AF390502

GUIDE PRATIQUE DU MÉDECIN

DANS LES

ACCIDENTS DU TRAVAIL

LEURS SUITES MÉDICALES ET JUDICIAIRES

GUIDE PRATIQUE DU MÉDECIN

DANS LES

ACCIDENTS DU TRAVAIL

LEURS SUITES MÉDICALES ET JUDICIAIRES

PAR

E. FORGUE

Professeur de clinique chirurgicale
à la Faculté de Montpellier
Chirurgien en chef de l'Hôpital St-Éloi
Correspondant de l'Académie de Médecine
et de la Société de Médecine Légale

E. JEANBRAU

Professeur agrégé à la Faculté
de médecine de Montpellier
Chirurgien de l'Hôpital Général
Correspondant de la Société de Chirurgie
et de la Société de Médecine Légale

PRÉFACE DE M. JEAN CRUPPI

Ministre du Commerce et de l'Industrie

Deuxième édition

Augmentée et mise au courant de la jurisprudence
Revue par M. MOURRAL, conseiller à la Cour de Rouen

PARIS

MASSON ET Cie, ÉDITEURS

LIBRAIRES DE L'ACADÉMIE DE MÉDECINE

120, BOULEVARD SAINT-GERMAIN

—

1909

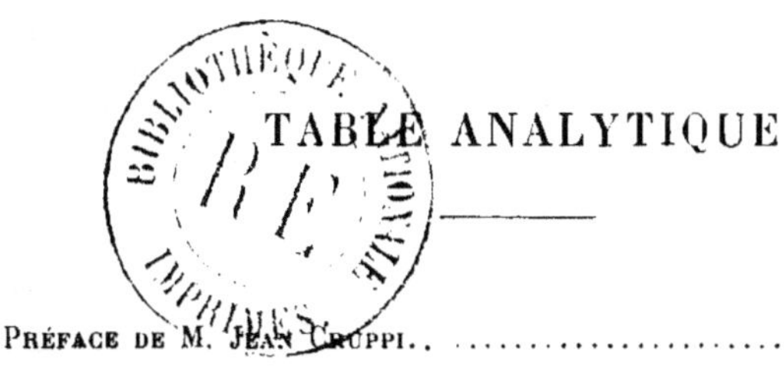

TABLE ANALYTIQUE

CHAPITRE II

LES SUITES MÉDICO-CHIRURGICALES DE L'ACCIDENT

CHAPITRE III

LES SUITES JUDICIAIRES DE L'ACCIDENT

CHAPITRE IV

ÉVALUATION DES INCAPACITÉS

CHAPITRE V

LES HONORAIRES MÉDICAUX

PRÉFACE

Le droit moderne offre le spectacle d'une collaboration chaque jour plus intime entre la science et la loi, entre le juge et le technicien, le jurisconsulte et l'expert.

La loi de 1898 sur les accidents du travail offre de ce concours un exemple saisissant.

Le régime nouveau qu'elle a institué marque même dans une certaine mesure la prépondérance dans l'œuvre judiciaire du médecin et du chirurgien.

Sous le régime de l'article 1382 du Code civil le juge se préoccupait avant tout de découvrir la faute qui seule engendrait la responsabilité : c'était dans les procès-verbaux d'enquête, dans les dépositions de témoins, dans l'analyse minutieuse des faits que le tribunal puisait sa conviction.

En posant le principe si large, si humain du risque professionnel, la loi du 9 avril 1898 a allégé le domaine judiciaire de toutes les controverses juridiques, de toutes les difficultés d'appréciation que soulevait l'application du droit commun à la matière des accidents du travail.

Désormais les litiges naîtront surtout de divergences d'appréciation sur la gravité des blessures, la nature et le degré des incapacités qu'elles entraînent.

Certes, pour résoudre ces problèmes, le magistrat conserve son indépendance, mais le médecin, le chirurgien, l'homme de l'art en un mot est devenu son auxiliaire, son guide le plus précieux.

A mesure, d'ailleurs, qu'il devenait plus décisif, le rôle du médecin devenait plus compliqué.

Il n'a pas seulement en notre matière un diagnostic à établir et un traitement à prescrire.

Il doit en outre se prononcer sur l'époque de consolidation de la blessure et évaluer la diminution de capacité ouvrière entraînée par une mutilation ou un traumatisme.

Et certaines questions d'ordre juridique doivent aussi lui devenir familières.

La loi de 1898, en effet, ne s'est pas bornée à unir dans une collaboration quotidienne magistrats, médecins et avocats : elle les a un peu confondus.

Le médecin qui dresse un certificat d'origine, qui rédige un rapport d'expertise, ne fera vraiment œuvre utile et n'aura chance de voir ses conclusions adoptées, ses avis suivis par le tribunal que s'il se tient au courant des controverses soulevées par la loi de 1898 et des solutions que leur donne la jurisprudence.

Et, d'autre part, le magistrat qui juge, l'avocat qui plaide en cette matière ne doivent-ils pas connaître dans leur généralité, pour discuter utilement et apprécier sainement les rapports d'experts, les difficultés médicales ou chirurgicales d'ordre technique soulevées par cette pathologie nouvelle qu'a créée la loi de 1898 et qu'on nomme déjà la Pathologie des accidents du travail.

C'est ce qu'ont parfaitement compris MM. Forgue et Jeanbrau en examinant dans leur livre, avec une clarté et une méthode dignes des plus vifs éloges, toutes les suites médicales ou judiciaires d'une blessure assujettie à la loi de 1898, en réunissant dans un même recueil tous les renseignements d'ordre juridique ou d'ordre technique indispensables à tous les praticiens, médecins, magistrats ou avocats.

Ils faciliteront ainsi aux magistrats et à tous les auxiliaires de justice l'accomplissement de la tâche si délicate que le législateur de 1898 leur a confiée.

JEAN CRUPPI,
Ministre du Commerce et de l'Industrie.

ACCIDENTS DU TRAVAIL

CHAPITRE I

LE RÔLE DU MÉDECIN
QUAND L'ACCIDENT VIENT D'ARRIVER

A. — CE QUE LE MÉDECIN DOIT SAVOIR DE LA LOI DE 1898[1]

I. — *Indemnités en cas d'accidents*

1° Incapacité temporaire.

Demi-salaire quotidien à partir du 5ᵉ jour après l'accident. Si l'incapacité dure plus de dix jours, l'indemnité est due dès le premier jour.

2° Incapacité permanente partielle.

Une rente viagère égale à la moitié de la réduction que l'accident aura fait subir au salaire.

---

[1]. La loi du 9 avril 1898, dont on trouvera le texte à la fin de ce volume, a été modifiée par celles des 22 mars 1902 et 31 mars 1905.

3° Incapacité permanente totale.

L'ouvrier a droit à une rente viagère égale aux deux tiers de son salaire annuel.

4° Accidents suivis de mort.

Au conjoint survivant : une rente viagère égale à 20 p. 100 du salaire annuel de la victime. Pour les enfants de moins de seize ans, une rente de 15 p. 100 du salaire annuel de la victime s'il y a un enfant, de 25 p. 100 s'il y en a deux, de 35 p. 100 s'il y en a trois, de 40 p. 100 s'il y en a quatre et plus.

Les rentes sont incessibles et insaisissables.

Soins médicaux.

Le chef d'entreprise supporte les frais médicaux et les frais pharmaceutiques. Un tarif spécial fixe le montant des honoraires et des fournitures (voy. aux Annexes).

Les médecins peuvent actionner directement le chef d'entreprise.

Au cours du traitement, le patron peut désigner au juge de paix un médecin chargé de le renseigner sur l'état du blessé. Cette désignation donnera audit médecin accès auprès de la victime en présence du médecin traitant, prévenu deux jours à l'avance par lettre recommandée.

Si le médecin certifie que la victime est en état de reprendre son travail et que celle-ci le conteste, le chef d'entreprise peut, lorsqu'il s'agit d'une incapacité temporaire, requérir du juge de paix une expertise médicale, qui devra avoir lieu dans les cinq jours.

II. — *Déclaration des accidents et enquête.*

Tout accident doit être déclaré à la mairie dans les quarante-huit heures. Dans les quatre jours, si la victime n'a pas repris son travail, le chef d'entreprise doit déposer à la mairie un certificat médical.

La victime ou ses répondants peuvent faire la déclaration.

Si l'incident doit entraîner une incapacité permanente, le juge de paix fait une enquête.

III. — *Procédure et juridiction en cas de litiges. Revision.*

Le demi-salaire (encore désigné sous le nom d'indemnité temporaire) est dû jusqu'au jour du décès ou de la consolidation de la blessure, c'est-à-dire jusqu'au jour où la victime se trouve soit complètement guérie, soit atteinte d'une incapacité permanente.

Tout ce qui concerne le règlement des indemnités temporaires et des frais médicaux et pharmaceutiques est de la compétence du juge de paix.

Les autres indemnités (rentes viagères) sont fixées par ordonnance du Président du Tribunal civil qui peut commettre un ou trois médecins-experts. En cas de désaccord, l'affaire vient devant le Tribunal civil.

Tous les jugements sont susceptibles d'appel.

Toutes les fois qu'une expertise médicale sera ordonnée, l'expert ne pourra être le médecin qui a soigné le blessé, ni celui de l'entreprise ou de l'assurance.

La demande en revision d'indemnité est ouverte pendant trois ans.

En cas de faute inexcusable du patron ou de l'ouvrier, la rente peut-être majorée ou diminuée.

La victime a, de plein droit, l'assistance judiciaire.

IV. — *Dispositions générales.*

Est passible d'une amende de 16 à 300 francs... 3° toute personne qui aura porté ou tenté de porter atteinte au droit de la victime de choisir son médecin; 4° tout médecin ayant, dans les certificats délivrés pour l'application de la présente loi, sciemment dénaturé les conséquences des accidents.

B. — CE QU'ON DOIT ENTENDRE PAR ACCIDENT DU TRAVAIL

La loi française indique seulement qu'elle s'applique aux sinistres survenus « par le fait ou à l'occasion du travail ». Elle ne précise pas ce qu'il faut entendre par accident.

Plusieurs auteurs ont cherché à donner de ce terme une définition exacte et complète, au double point de vue médical et juridique. MM. Marestaing [1], Sachet [2], Rémy [3], Mourral et Berthiot [4], Thoinot [5], Ollive et Le Meignen [6], Poëls [7], Thébault [8] ont écrit sur ce sujet d'intéressantes études. Nous adoptons la définition de Thoinot, aujourd'hui classique, et qui est la suivante : « *Toute blessure externe, toute lésion chirurgicale, toute lésion médicale, tout trouble nerveux psychique* (avec ou sans lésion corporelle concomitante) *résultant de l'action soudaine d'une violence extérieure intervenant pendant le travail ou à l'occasion du travail; et toute lésion interne déterminée par un effort violent dans les mêmes circonstances.* »

Le caractère *soudain* de la violence qui détermine l'accident exclut du bénéfice de la loi les maladies professionnelles [9].

1. Marestaing, Rapport au Congrès international des accidents du travail, 1889 (*Comptes rendus*, t. I, p. 129).

2. Sachet, *Traité théorique et pratique de la Législation sur les Accidents du Travail*, 1906, 4e édition, tome I, p. 140 et suiv. Paris, Larose et Tenin, éditeurs.

3. Rémy, *Cours de Chirurgie et de Médecine légale sur les Accidents du Travail*, p. 17, Paris, 1903.

4. Mourral et Berthiot, *Accidents du Travail. Commentaire pratique et Revue de Jurisprudence*, p. 58, 1906, 2e édit., Paris, Dunot et Pinat, éditeurs.

5. Thoinot, *Les Accidents du Travail et les Affections médicales d'origine traumatique*, p. 18, 1904, Paris, O. Doin, éditeur.

6. Ollive et Le Meignen, *Accidents du Travail. Médecine légale et Jurisprudence*, p. 8, 1904, Paris, de Rudeval, éditeur.

7. Poëls, La définition de l'accident de travail (devant la loi belge du 24 décembre 1903). *Communication au Congrès de Liège*, 1905.

8. Thébault, Essai d'une définition de l'accident, *Communication au Congrès de Liège*, 1905.

9. Voyez les maladies professionnelles, p. 303.

Celles-ci, dues à une cause indéfiniment répétée depuis de longues années, sont la conséquence d'une profession insalubre. Par exemple les intoxications par le plomb, le mercure, l'arsenic, le phosphore, etc. Il en est de même pour les stigmates et les déformations provoqués par l'exercice de certains métiers, callosités, durillons, bourses séreuses, déviations des membres chez les tourneurs sur métaux, etc.

Mais toute maladie, toute affection, dont l'éclosion ou l'aggravation est produite par un fait accidentel bien déterminé rentre dans la catégorie des sinistres réparés par la loi ; par exemple la pneumonie contractée à la suite d'une chute dans l'eau froide au cours du travail[1], le charbon inoculé à un ouvrier qui manipule des peaux contaminées, la syphilis que prend un verrier en utilisant la canne à souffler d'un camarade porteur de plaques muqueuses buccales. Mais il est bien évident que, dans ce dernier cas, la preuve doit être fournie de la possibilité de ce mode de contagion par la réalité d'une syphilis en activité chez l'ouvrier accusé d'avoir été l'origine de l' « accident ».

Lorsque l'organisme n'a pas été atteint par une violence extérieure, c'est-à dire lorsque l'ouvrier n'a été soumis ni à un choc, ni à l'action du froid, de la chaleur, d'un courant électrique, il n'en résulte pas que tout « accident » doive être écarté.

L'effort violent et brusque, anormal par son intensité ou sa durée, par conséquent l'effort qui n'est pas en rapport avec les nécessités habituelles de la profession, peut être assimilé à un choc : il en est ainsi pour celui qui est suivi de l'apparition d'une hernie[2], d'une hémoptysie, d'une hémorragie cérébrale. La Cour de Bordeaux[3] a déclaré, le 23 avril 1907, que « la garde-barrière qui, effrayée par le passage d'une automobile sur la voie dont elle ouvrait les barrières, est subitement frappée d'une apoplexie pulmonaire déterminée

---

1. Duchauffour, *Les Accidents du Travail. Manuel de Conciliation*, p. 67. 1905, Paris, Baillière, éditeur.

2. Voyez les hernies, p. 174.

3. *Recueil spécial des Accidents du Travail*, dirigé par M. Villetard de Prunières, juillet 1907, p. 123.

par l'émotion, doit être considérée comme victime d'un accident du travail. Il y a eu, en effet, sur elle, action violente et soudaine d'une cause extérieure, encore qu'il n'y ait pas eu heurt matériel du corps. » L'autopsie avait démontré que cette femme était en état de grossesse et présentait une cardiopathie. Le médecin-légiste avait conclu formellement à la mort par émotion violente.

Ces quelques exemples suffisent pour faire soupçonner l'infinie variété des espèces qui sont chaque jour soumises aux tribunaux [1].

C. — EXAMEN DU BLESSÉ
SOINS ET OPÉRATIONS D'URGENCE

Obligation légale de déclarer tous les accidents à la mairie.

La loi de 1898 oblige le patron à déclarer tout accident ayant entraîné une interruption de travail. Cette déclaration est faite à la mairie, dans les quarante-huit heures, non compris les dimanches et jours fériés. Le chef d'entreprise est passible d'amende s'il ne se soumet pas à cette obligation dans le délai légal. Mais la victime ou l'un de ses répondants peut toujours déclarer le sinistre, même plusieurs mois après.

Cette déclaration constitue « l'acte de naissance » légal de la blessure : c'est la pièce officielle qui ouvre le dossier de l'affaire que les juges ou les tribunaux auront à trancher en cas de litige.

L'impossibilité de prévoir d'une façon certaine les conséquences du traumatisme le plus léger rend cette déclaration nécessaire dans presque tous les cas, même quand l'incapacité n'a duré que quelques heures. Et cela dans l'intérêt de l'ouvrier comme dans celui du patron : en effet, si, plus tard,

----

1. La congélation de plusieurs doigts a été considérée comme un accident du travail par le Tribunal de paix de Versailles (23 mars 1904). « Il importe peu, dit le jugement, que la congélation soit une affection due à l'action lente et progressive du froid à laquelle l'ouvrier était exposé d'une façon continue. » (*Rec. sp.*, 1904-1905, p. 194.)

l'ouvrier se prétend malade des suites d'un accident non déclaré, il n'a pas droit à une indemnité, et le patron se trouve passible d'une amende pour n'avoir pas obéi à la loi.

Cette déclaration doit être faite dans les quarante-huit heures. Si l'ouvrier n'a pas repris son travail le quatrième jour après l'accident, le patron doit envoyer à la mairie un certificat de médecin.

En cas de blessure devant entraîner une incapacité de plus de quatre jours, le certificat médical est déposé à la mairie en même temps que la déclaration du chef d'entreprise. Le médecin est donc appelé pour donner ses soins au blessé et constater officiellement la blessure.

Il n'est pas nécessaire que l'accident ait entraîné une plaie ou une lésion apparente pour en faire la déclaration ; les contusions du crâne, du thorax, de l'abdomen, les pointes de hernies seront déclarées. De même les piqûres, les éraillures qui peuvent quelquefois servir de porte d'entrée à une septicémie mortelle, comme le professeur Brouardel en cite un cas [1].

La déclaration n'a pas le caractère d'un aveu.

Un chef d'entreprise, sur la plainte de l'intéressé, déclare qu'un de ses ouvriers s'est fait une piqûre ou une écorchure. Le prétendu blessé succombe. La mort n'est pas forcément imputable à l'accident déclaré. Aussi, à propos d'un cas où l'enquête et l'examen médical avaient conclu à l'absence d'accident, la Cour de Cassation a-t-elle statué, le 23 juillet 1902, que la déclaration à la mairie n'a pas le caractère d'un aveu.

La Cour de Cassation a décidé également que le paiement du demi-salaire ne peut être considéré comme un aveu [2].

Le blessé a le libre choix du médecin.

La loi laisse à l'ouvrier la liberté de s'adresser au médecin de son choix. Le patron ou la compagnie d'assurances ne

1. Ce cas est rapporté p. 26.
2. Cour de Cassation, 22 juin 1905, *Rec. sp.*, juillet 1905, p. 109.

peut donc imposer son médecin à la victime d'un accident du travail.

Cette disposition, spéciale à la loi française, repose sur un sentiment de louable humanité. Le blessé garde sa « liberté de confiance » et peut réclamer les soins de celui en qui il met ses plus grandes espérances de guérison. La loi de 1905. modifiant celle de 1898, a précisé cette disposition en spécifiant à l'article 30 que toute personne ayant tenté de porter atteinte au droit de la victime de choisir son médecin est passible d'une amende.

Dès le début de l'application de la loi, Brugeilles et Dalfort ont critiqué vivement le libre choix du médecin : « N'est-il pas à craindre, disent-ils, que l'ouvrier soit sollicité et souvent entraîné par des médecins peu scrupuleux et de troisième ordre, qui se feront une spécialité de ce genre de clientèle, à défaut de pouvoir s'en créer une autre, et tout en donnant des soins moins éclairés, viseront surtout à satisfaire la victime de l'accident, soit en prolongeant son incapacité temporaire, soit en grossissant les prévisions des suites probables de l'accident? »

Ces craintes ont été malheureusement justifiées dans certains centres ouvriers. Des médecins, inconscients ou poussés par le besoin, n'ont pas hésité à se faire une clientèle facile en délivrant des certificats de complaisance et en prolongeant des incapacités temporaires au delà de la guérison.

Ils fournissent en fin de compte des notes d'honoraires qui, pour une blessure insignifiante, atteignent quelquefois deux ou trois cents francs. M. le sénateur Petitjean a publié les résultats d'une enquête à ce sujet qui montre combien les dispositions législatives les plus bienveillantes sont frauduleusement exploitées [1]. « Pour l'honneur du corps médical et dans son intérêt, conclut M. le Docteur Petitjean, il faut faire cesser les agissements de ces médecins marrons; il faut que le Parlement les mette dans l'impossibilité de continuer leur exploitation des industriels qui, si elle demeurait impunie,

---

1. Petitjean, Médecins et accidents du travail. Une enquête. *Études professionnelles*, 15 juillet 1907, n° 7. Voyez plus loin, page 487.

irait sans cesse en progressant et finirait par imposer à l'industrie nationale une charge beaucoup plus lourde que celle qui lui est causée par la réparation légitime des accidents du travail. »

Ces abus portent le plus grave préjudice moral au corps médical. Mais il est juste de faire observer que la loi du 31 mars 1905 les a prévus et permet d'y mettre fin. Le paragraphe 5 de l'article 4 de la loi de 1898, modifié en 1905, autorise en effet le chef d'entreprise à désigner au juge de paix un médecin chargé de le renseigner sur l'état de la victime au cours du traitement. « Cette désignation, dûment visée par le juge de paix, donnera au dit médecin accès hebdomadaire auprès de la victime en présence du médecin traitant, prévenu deux jours à l'avance par lettre recommandée. » Le refus du blessé de se prêter à cette visite peut entraîner la suspension du paiement de l'indemnité journalière.

Deux questions se posent, comme corollaires de cette disposition, en ce qui touche *le changement du médecin par le blessé* et *la responsabilité du patron en cas de faute professionnelle du médecin.*

Le blessé qui, après s'être fait soigner par le médecin patronal, veut changer de médecin en cours de traitement, doit en informer le chef d'entreprise et lui en donner les motifs; si l'ouvrier a choisi un autre médecin que celui de l'entreprise au moment de l'accident, il doit également faire part de son désir de changer au patron qui supporte les frais médicaux [1] (voy. chap. V, page 476).

En aucun cas le sinistré ne peut rendre le patron responsable de la faute lourde du médecin « puisque le choix du blessé est parfaitement libre et volontaire et qu'il peut réclamer tout autre praticien, si bon lui semble [2] ». Il ne

---

1. Si la loi du 31 mars 1905 a donné à l'ouvrier le droit de choisir son médecin, elle ne lui permet pas d'en avoir deux aux frais du chef d'entreprise. Celui-ci ne doit donc que les honoraires dus au premier médecin, choisi par la victime. Mais si ce premier confrère cesse de soigner le blessé, le patron devra, à partir de ce moment, verser au second les honoraires qui lui sont dus. (Tribunal de paix de Bordeaux, 17 mai 1906, *Rec. sp.*, 1905-1906, p. 233.)

2. Cour d'appel de Nîmes, 23 juillet 1902, *Rec. min. Com.*, II, p. 203. Tribunal de paix du Havre, 9 mai 1905, *Rec. sp.*, 1905-1906, p. 237.

peut pas non plus critiquer le traitement suivi et soutenir que, soigné d'une manière différente, sa blessure eût été suivie d'une incapacité moins grave ou même de la guérison complète [1].

Examen du blessé. Diagnostic de la blessure.

Vous êtes appelé pour constater un accident, donner les premiers soins et rédiger le certificat imposé par la loi.

Examinez soigneusement votre blessé et ne vous bornez pas à regarder la région qui a subi le traumatisme. Vous courriez le risque de laisser passer inaperçue une lésion sur laquelle l'ouvrier, obnubilé par le choc, n'attirera pas votre attention. En règle générale, *inspectez, palpez et faites mouvoir méthodiquement les segments du membre atteint.* Toutes les fois que votre blessé sera en état de shock et que vous le trouverez étendu sans connaissance, ne le quittez pas avant de l'avoir examiné des pieds à la tête. Vous ne méconnaîtrez pas ainsi — comme cela se voit de temps à autre — une luxation de l'épaule ou de la hanche, ou une fracture de cuisse.

Notez sur votre carnet les circonstances de l'accident (en indiquant si c'est le blessé ou un témoin oculaire qui vous les a racontées), le siège exact de la lésion, ses dimensions ou son degré, et ses principaux caractères cliniques.

Pendant ce temps on prépare sur vos indications ce qui est nécessaire pour le pansement ou l'opération que vous devez pratiquer séance tenante.

Les fractures.

Recherchez, avant de réduire et de mettre un appareil, les principaux caractères de la fracture qu'il sera important de fournir sur le certificat d'origine, en cas de litige ultérieur. Dans toute fracture, il faut préciser les points suivants :

---

1. Cour de Paris, 30 déc. 1902, *Rec. min. Com.*, III, 149. — Valenciennes, 5 juillet 1900, *Rec. min. Com.*, II, p. 371.

a. *Le siège du trait de fracture* : la fracture est-elle diaphysaire, épiphysaire, articulaire?

b. *Le nombre des fragments* : fracture simple, esquilleuse, comminutive;

c. *La direction du trait de fracture* : fracture transversale ou en tuyau de pipe; oblique, en bec de flûte (fractures de jambe irréductibles);

d. *Les rapports des fragments* : écartement (rotule) ou chevauchement (os non couplés, humérus, fémur), engrènement (radius, épiphyse supérieure de l'humérus et du tibia);

e. *L'état des parties molles* : fracture abritée ou fracture ouverte?

f. *L'état des articulations sus ou sous-jacentes* : déviations, hémarthrose, hydarthrose ancienne, état douloureux de la jointure, etc.

Luxations et contusions articulaires.

Recherchez : 1° la variété du déplacement et, autant que possible, son degré; 2° la coexistence d'une fracture.

Pour les contusions articulaires, surtout pour les contusions de l'épaule si fréquentes, ne quittez point votre blessé avant d'avoir la certitude que le gonflement ne masque ni une luxation ni une fracture. Chez les scléreux et les arthritiques, ces contusions sont souvent suivies de raideur qu'il importe de traiter dès l'accident par le massage et dans les jours qui suivent par le massage et la mobilisation méthodiques.

Recherchez l'anesthésie de la région de l'épaule et prévoyez la paralysie du circonflexe !

Plaies nettes et plaies contuses.
Plaies chez les Variqueux.

Précisez le siège, l'étendue, la forme et la profondeur de la plaie, la présence de corps étrangers. A l'avant-bras, recherchez toujours si les tendons et les nerfs sont sectionnés pour en faire la suture immédiate. A la jambe, pensez toujours à constater l'absence ou la présence de varices. Les plaies contuses les plus insignifiantes chez des variqueux amènent des ulcères interminables, rapidement très étendus, dont les troubles circulatoires sont responsables et que le traumatisme n'a fait qu'amorcer.

Contusions du crâne, du thorax, de l'abdomen.

1. Dans les *contusions* du crâne, faites-vous expliquer l'accident et montrer l'agent contondant. Constatez l'absence ou le degré de commotion cérébrale, comptez les pulsations (pouls cérébral : 40, 30 pulsations à la minute), recherchez si du sang ou du liquide céphalo-rachidien coule par les oreilles, prenez la température (hyperthermie élevée pré-mortelle). La commotion cérébrale n'est pas toujours en rapport avec la gravité des lésions. Malherbe (de Nantes) a observé un jeune homme atteint de fracture du crâne et guéri après être resté cinq jours sans connaissance[1].

2. Dans les *contusions thoraciques*, faites préciser exactement le côté et la région frappée (dorsale, sus-épineuse, sous-épineuse, sous-claviculaire, mammaire, nombre et côtes frappées) ; recherchez les fractures de côte. — douleur localisée très vive, mobilité anormale et crépitation, immobilisation instinctive du côté blessé. Signes de pneumo- et d'hémothorax. — Immobilisez rigoureusement le blessé au lit, le thorax relevé par des oreillers, avec défense de parler et de bouger.

3. Les commémoratifs ont un rôle important dans le diagnostic de la *contusion abdominale*. Ils permettent souvent d'affirmer d'emblée la bénignité de l'accident ou d'en prévoir l'évolution. La contracture des muscles pariétaux, le « ventre en bois », n'est pas pathognomonique d'une lésion viscérale. L'hématurie, fréquente dans les contusions du flanc ou des lombes, peu abondante et courte, est souvent en rapport avec des lésions spontanément curables du rein. Mais quand le traumatisme a été violent (coup de pied de cheval en plein

---

1. Malherbe, *Gazette médicale de Nantes*, 19 décembre 1903, p. 1032.

ventre, l'homme étant appuyé contre un mur; ruade à pleine
volée), l'absence complète de phénomènes péritonéaux, la
possibilité pour le blessé de rejoindre à pied son domicile
après une courte perte de connaissance, ne prouvent pas
l'absence de lésion viscérale. Il s'agit là d'une accalmie traî-
tresse à laquelle succède toujours le tableau de la péritonite
suraiguë par perforation.

Les hernies de force [1].

Un violent effort fait par un homme chargé d'un fardeau
pesant peut : *a*. amorcer une hernie; *b*. compléter une pointe
de hernie; *c*. étrangler une hernie préexistante; *d*. occasionner
une hernie qui s'étrangle en même temps qu'elle se produit
(hernie inguinale avec canal péritonéo-vaginal cloisonné par
des diaphragmes).

Appelé pour constater une hernie survenue au cours du
travail, vous devrez : 1° vous informer des circonstances de
l'accident (effort violent dans une position déterminée, les
cuisses écartées, le tronc incliné en arrière, l'homme étant
chargé; ou bien choc sur l'abdomen); 2° préciser les sensations éprouvées par le sujet au moment de l'accident et
dans la suite (douleur vive ou légère, irradiée ou fixe, impotence); 3° vérifier si le sinistré a pu continuer son travail et
le genre de ce travail; 4° rechercher si la hernie ou le point
faible au niveau duquel le sujet accuse avoir senti un déchi-
rement sont douloureux; ce symptôme est très important;
en son absence on ne peut admettre qu'il s'agit d'une hernie
ou d'une rupture musculaire *récente*; 5° reconnaître s'il
existe réellement une hernie, son siège, son volume, son
degré, sa réductibilité, son expansion, sa consistance, son
indolence, la largeur et la laxité de l'anneau, l'état de contracture ou de relâchement des muscles de la paroi; 6° préciser, par l'interrogatoire et l'examen attentif de la région
(la peau bronzée, lisse, amincie, glabre, trahit le port d'un
bandage), si la hernie ne préexistait pas (celle-ci est alors

1. Voyez les hernies et les accidents, p. 174.

volumineuse et irréductible comme les hernies anciennes avec une paroi affaiblie et un anneau large).

La jurisprudence française est d'accord aujourd'hui pour refuser une origine traumatique à la hernie apparue sans douleur vive et n'ayant pas nécessité l'arrêt immédiat du travail. De plus, pour établir le lien de cause à effet entre l'accident et la hernie, elle exige que l'effort ait été violent et soudain, caractères qui sont nécessaires pour considérer un effort comme un accident du travail.

Le blessé a-t-il le droit de refuser de se laisser examiner?

Le certificat médical que la loi de 1898 oblige à joindre à la déclaration d'accident est une simple formalité destinée à vérifier la réalité et le degré de la blessure de l'ouvrier, pour lui accorder une réparation pécuniaire. Au point de vue juridique, l'intéressé peut refuser, mais il perd son droit à toute indemnité, puisque sa blessure, ne pouvant être constatée et déclarée, n'existe pas au point de vue de la responsabilité patronale. L'ouvrier qui s'obstinerait dans son refus irait donc contre son propre intérêt et devrait être surveillé au point de vue mental.

Le blessé a-t-il le droit de refuser de se laisser panser?

Ici encore ce droit est incontestable. Mais la question se complique. En refusant un pansement, le blessé a pour but l'aggravation de sa blessure dans l'espoir d'obtenir une plus forte indemnité. Le pansement d'une plaie est toujours une sauvegarde contre l'infection et ses conséquences immédiates et lointaines. Il ne peut retarder ou compromettre la guérison ni entraîner d'accident qui justifie le refus du blessé. Ce refus masque un calcul et le médecin devra faire comprendre à l'ouvrier que la plus forte indemnité ne compense pas la perte de son intégrité physique.

L'ouvrier a-t-il le droit de refuser de se laisser soigner?

S'il est prouvé que le refus du sinistré a entraîné une infirmité qu'un traitement aurait pu éviter, le blessé s'expose à voir sa demande en indemnité rejetée par le tribunal civil ou le chiffre de la rente diminué[1]. La loi de 1898, qui accorde au blessé les soins gratuits du médecin de son choix, rend injustifiable le refus d'un traitement médical.

Aussi la loi de 1905 a-t-elle cherché à sauvegarder les droits du patron en l'autorisant à faire examiner périodiquement le blessé par un médecin de son choix.

Les tribunaux français tiennent toujours compte de l'incurie et du refus des victimes d'accidents et partent du principe qu'un patron ne doit pas être rendu responsable du dommage auquel s'est volontairement et sciemment exposé un ouvrier affranchi par la loi des frais médicaux et pharmaceutiques[2].

Le blessé n'a pas le droit de se faire soigner par un empirique.

L'obligation du patron à supporter les frais médicaux et pharmaceutiques enlève au blessé le droit de se faire soigner par un empirique. Sur ce point les juges doivent être inflexibles.

La jurisprudence française est d'ailleurs établie dans ce sens. La Cour de Bordeaux a déclaré, le 13 décembre 1903, que le blessé qui a laissé modifier la position de sa jambe cassée dans l'appareil, hors de la présence du médecin et

---

1. De même le **Tribunal de paix de Saint-Étienne** (29 janvier 1904) et le **Tribunal de Lyon** (10 mai 1904) ont décidé qu'en cas de refus de soins l'indemnité journalière pouvait être réduite et même supprimée. (*Rec. sp.*, 1904-1905, p. 51.)

2. Cour d'appel de Rennes, 10 décembre 1901, *Rec. sp.*, février 1902, p. 369. — Tribunal civil de Draguignan, 18 juin 1901, *Rec. sp.*, décembre 1901, p. 287.

par une tierce personne sans qualité et sans connaissances spéciales, a commis une *faute inexcusable* justifiant la réduction de la rente à allouer.

Le blessé a-t-il le droit de refuser une opération urgente?

Ce droit est absolu et ne souffre pas d'exception. Mais comme les conséquences du refus peuvent être fort préjudiciables au blessé qui se retranche souvent derrière des motifs puérils, le médecin ne doit pas rester absolument passif. Il expliquera à l'ouvrier, en termes clairs et encourageants, l'utilité ou la nécessité de régulariser une plaie, d'enlever des corps étrangers, de suturer des tendons ou des nerfs, d'amputer un membre broyé. Il cherchera à le convaincre que, suivant la blessure, l'opération est sa seule chance de survie, ou de guérison prompte, ou de moindre infirmité. Les interventions primitives, pratiquées dans de bonnes conditions d'asepsie sont en effet toujours bienfaisantes. Elles évitent souvent les complications infectieuses (septicémie, tétanos, érysipèle, suppuration avec cicatrisation tardive par deuxième intention); elles réduisent beaucoup le délai de la guérison; elles donnent un résultat définitif meilleur que celui obtenu en abandonnant la lésion à elle-même sous un pansement. Exemple : Un ouvrier a le pied et le bas de la jambe broyés par un engrenage. Le médecin propose, quand le blessé n'est pas en état de shock, l'amputation de la jambe au lieu d'élection, c'est-à-dire à un travers de main au-dessous du genou. Si le blessé accepte cette intervention, il a toutes les chances pour être guéri sans complications en vingt jours, avec un bon moignon régulier, indolore et bien matelassé, et il commencera à marcher avec un membre artificiel ou un pilon vers le quarantième jour. S'il refuse, le pied broyé, souillé de terre et de graisse, peut être la porte d'entrée d'une septicémie mortelle que l'amputation de cuisse pratiquée d'urgence n'entravera pas; dans les cas heureux la partie écrasée se gangrénera et la cicatrisation aboutira péniblement, après nécrose des extrémités osseuses saillantes, à la formation d'un moignon conique douloureux, inutilisable comme point d'appui. Et, après plusieurs mois de pansements coûteux et de séjour au lit dans une chambre insalubre ou une salle d'hôpital, le blessé sera dans la nécessité de subir l'amputation qu'il a refusée le jour de son accident. Vous agirez donc ici en conseiller et en ami. Si l'intervention est nécessaire, par elle-même non susceptible d'aggraver l'état du blessé, et que celui-ci persiste dans un refus injustifié par la crainte d'une opération, vous exposerez dans votre certificat les soins que vous avez été réduit à donner et les raisons pour lesquelles vous n'êtes pas intervenu. Plus tard, les juges apprécieront.

Quand il s'agit d'une contusion de l'abdomen, le cas est différent. Lorsque le blessé refuse la laparotomie et meurt, on ne peut conclure qu'il aurait survécu si on l'avait opéré.

Le blessé a-t-il le droit de refuser une opération sans danger destinée à améliorer le résultat?

La jurisprudence française a décidé que si la victime d'un accident est fondée à refuser une opération grave et de résultat incertain, il n'en est plus de même lorsqu'il s'agit d'une intervention sans gravité. Dans ce dernier cas, le patron ne peut être tenu de réparer que le préjudice résultant directement de la blessure et non de l'aggravation causée par le mauvais vouloir du blessé. C'est ce qui a été jugé dans les espèces suivantes :

Enlèvement d'esquilles osseuses : Cour d'Aix, 21 déc. 1901[1].

Dilatation progressive d'un rétrécissement de l'urètre, Cour de Besançon, 31 déc. 1901[2].

Ablation d'une phalange : Cour de Douai, 10 avril 1905, Cour de Grenoble, 15 avril 1905[3].

---

1. *Rec. du min. Commerce*, II, 161.
2. *Id.*, II, 162.
3. *Recueil Sirey*, 1905, 2,192. — En Allemagne, en Angleterre, en Suisse et en Italie la jurisprudence admet également que la victime est obligée de se conformer au traitement ordonné, si douloureux qu'il puisse être,

Le blessé a-t-il le droit de refuser une injection de sérum antitétanique?

Toute plaie souillée de terre, de cambouis, de crottin de cheval, si petite soit-elle, peut servir de porte d'entrée à un tétanos mortel. Il faut donc systématiquement : 1° désinfecter soigneusement la plaie, enlever les corps étrangers, la régulariser, la drainer, appliquer un pansement soigneusement occlusif[1] ; 2° faire sous la peau du ventre une injection de sérum antitétanique de 10 cent. cubes le plus tôt possible après l'accident[2].

Cette première injection ne suffit pas : il faut en faire une seconde le troisième jour et une troisième le dixième jour après l'accident. C'est parce qu'on ne fait pas ces trois injections successives, qu'on a vu le tétanos apparaître et qu'on a tenté de refuser au sérum un rôle préventif.

Jusqu'à nouvel ordre, et malgré les quelques faits malheureux rapportés à la *Société de Chirurgie* en 1907, on doit considérer l'emploi préventif de sérum antitétanique comme mettant presque à coup sûr à l'abri du tétanos, lorsque la plaie est bien désinfectée et l'injection faite très peu de temps après la blessure. Un referendum a permis à M. Krafft, de Lausanne, d'établir que 84 sur 100 chirurgiens dirigeant des services hospitaliers étaient partisans résolus de cette pratique[3].

Un blessé peut refuser de se laisser injecter, comme l'a observé le docteur Cavalié (de Béziers). Que faire dans ce cas? Doit-on laisser l'ouvrier s'exposer à mourir du tétanos,

mais non de subir une opération qui porte atteinte à son intégrité corporelle, fût-elle même sans danger. (Mourral et Berthiot, *loc. cit.*, p. 107.)

1. N'hésitez pas à endormir le blessé, si la désinfection de sa plaie doit être très douloureuse. La question de désinfection et l'ablation des corps étrangers prime ici toutes les autres : si vous laissez une parcelle de terre dans la plaie, le sérum ne pourra éviter le tétanos.

2. Le Pr Calmette, de Lille, conseille avec raison de saupoudrer également la plaie avec du sérum sec.

3. Krafft, *Utilité des injections de sérum antitétanique*, Congrès de Chirurgie, 1906.

sans tenter de la persuader? Non. Le médecin lui expliquera, en termes clairs, la nécessité de cette précaution, sans douleurs et sans dangers. Il lui affirmera que, blessé comme lui, il n'hésiterait pas à se faire l'injection.

Si l'ouvrier persiste dans son refus et qu'il succombe au tétanos, les ayants-droit réclameront l'indemnité prévue par la loi à la compagnie d'assurances. Celle-ci ne manquera pas de se retourner contre le médecin en l'accusant de faute lourde pour n'avoir pas employé le sérum antitétanique.

Voici donc comment on devra procéder. Après avoir épuisé tous les moyens de persuasion, on fera constater le refus du blessé par deux témoins et on les priera d'écrire et de signer une déclaration de ce refus sur deux feuilles distinctes [1].

Le médecin gardera soigneusement ces deux déclarations dont il fera légaliser les signatures. Il les produira en justice, s'il est plus tard accusé de « faute lourde » dans le traitement du blessé.

En agissant ainsi, le médecin sauvegardera à la fois son intérêt personnel, celui du blessé et celui du patron. Il contribuera de plus à faire l'éducation du milieu ouvrier où l'on ne devrait plus voir un père de famille s'exposer à succomber du tétanos pour avoir refusé une injection moins douloureuse et moins dangereuse qu'une piqûre d'aiguille à la pulpe d'un doigt.

1. Jeanbrau, *Communication au Congrès international de Liège sur les accidents*, avril 1905. Voici un exemple de cette déclaration :

« Je soussigné, Louis Martin, ouvrier charron, domicilié à Montpellier (Hérault), certifie ce qui suit : J'ai constaté, le 20 août 1907, le refus de M. Pierre Fabre, charretier, blessé à la main, de se laisser pratiquer par le docteur Jeanbrau une injection préventive de sérum antitétanique. Le D⟨r⟩ Jeanbrau a expliqué devant moi au blessé le but, la nécessité et l'absence de dangers de cette injection, mais Pierre Fabre a persisté dans son refus.

« En foi de quoi, j'ai signé cette déclaration. »

(Date et signature.)

D. — LE CERTIFICAT D'ORIGINE

Le délai légal de dépôt à la mairie du certificat d'origine est de quatre jours

La loi de 1898 portait que le certificat médical devait être déposé à la mairie dans les quarante-huit heures, non compris les dimanches et les jours fériés.

Ce délai était trop court pour les villages privés de médecin : le patron ne pouvait pas toujours obéir à la loi. De plus il obligeait à faire établir un certificat pour les accidents les plus légers entraînant seulement deux ou trois jours de repos, ce qui était très onéreux pour le patron. Enfin il était fort embarrassant pour le médecin qui ne pouvait prévoir dès le lendemain les suites de la blessure. Pour ces motifs, la loi du 22 mars 1902 a porté de quarante-huit heures à quatre jours le délai de dépôt du certificat médical.

Le certificat n'est obligatoire que pour les incapacités dépassant quatre jours.

La loi de 1898 obligeait le patron à déposer le certificat médical dans les quarante-huit heures en même temps que la déclaration d'accident. Les deux documents faisaient corps l'un avec l'autre, se complétaient mutuellement et ne donnaient lieu qu'à un même récépissé.

La loi de 1902 a modifié cet état de choses : le certificat n'est obligatoire que si, le quatrième jour, le sinistré n'a pas repris son travail. Dans le cas où, après être rentré à l'atelier, l'ouvrier tombe malade et accuse son accident, le patron est à couvert puisqu'il a fait la déclaration dans le délai légal.

Lorsque l'accident a été suivi de mort, le certificat n'est pas nécessaire. La déclaration peut suffire. (Voy. Accidents suivis de mort, p. 40.)

Le certificat d'origine doit être rédigé sur papier libre.

La loi exempte du timbre les certificats d'origine, comme d'ailleurs tous les certificats (de guérison et de consolidation) délivrés à des ouvriers auxquels s'applique la loi de 1898. De même, elle leur accorde l'assistance judiciaire en cas de procès.

Il faut ajouter à la fin du certificat la mention suivante : « Certificat délivré sur papier non timbré, en vertu et pour l'application de la loi de 1898 sur les accidents du travail ». Mais on peut se borner à faire précéder le certificat de cette mention : *Accident du travail. Loi de 1898.*

Si le blessé n'appartient pas à une profession assujettie à cette loi, cette mention dégage votre responsabilité envers l'administration des finances.

Que doit renfermer le certificat d'origine.

La loi dit que le certificat doit contenir : *l'état de la victime, les suites probables de l'accident, l'époque à laquelle il sera possible d'en connaître le résultat définitif.*

Les entreprises et les compagnies d'assurances fournissent souvent des feuilles imprimées qui évitent des oublis au médecin. En voici un exemple ; mais ce schéma n'est utilisable que pour les petits accidents. Pour les blessures sérieuses, il est préférable de rédiger un certificat plus détaillé.

CERTIFICAT

Délivré par M.   *docteur-médecin*
de la **Compagnie X...,** *à*

NOM ET PRÉNOMS DE LA VICTIME	SEXE ET AGE DE LA VICTIME	SUITES DE L'ACCIDENT		SUITES PROBABLES DE LA BLESSURE	ÉPOQUE à laquelle il sera possible d'en connaître le résultat définitif.
		Mort.	Nature de la blessure		

, A   *, le*   *19*

LE MÉDECIN,

L'un de nous a fait établir pour une compagnie des carnets à souche qui permettent de garder au talon copie du certificat [1] et réduisent la perte de temps. Les indications répétées sur le talon, à chaque page, évitent des oublis au médecin. Ci-contre une feuille à titre d'exemple.

Rédaction du certificat. Conseils au praticien.

La rédaction de ce certificat est souvent hérissée de difficultés. Elle exige de la part du médecin une expérience clinique à laquelle le jeune praticien doit suppléer par une réflexion prudente. Songez que vous engagez votre responsabilité en signant un certificat rédigé à la hâte, après un examen superficiel. Si, au moment où vous quittez votre blessé, vous n'avez pas établi mentalement le diagnostic et prévu les complications possibles, n'ayez pas de fausse honte, retournez auprès de lui, examinez-le à nouveau. Ou bien attendez jusqu'au quatrième jour pour faire le certificat. Comme le dit le professeur Brouardel : « Le médecin qui donne le certificat est en réalité un expert et c'est une véritable expertise qu'il devra faire pour répondre à l'esprit de la loi. »

Le certificat doit contenir : *a*. le diagnostic de la blessure; *b*. le pronostic vital [mort ou survie]; *c*. le pronostic fonctionnel [guérison complète ou infirmité]; *d*. la date où il sera possible de fixer le résultat définitif de l'accident.

Nécessité de fournir un diagnostic clair, complet et précis.

Décrivez les lésions en détail, en termes dont le sens se devine aisément : le certificat est destiné non à des confrères, mais au maire et au juge de paix, qui n'ont pas le loisir de faire des recherches étymologiques.

---

1. Détail important. *Gardez la copie de vos certificats.* Si vous n'avez pas de carnet à souches (ce carnet est préférable) reproduisez-les à la presse dans votre copie-lettres. Le copie-lettres fait foi en justice.

LOI DU 9 AVRIL 1898

Chemins de fer d'Intérêt local
DE L'HÉRAULT

CERTIFICAT MÉDICAL
DE CONSTATATION D'ACCIDENT

Je soussigné Docteur en Médecine, demeurant à

déclare que l'accident survenu le [1]
au sieur [2]
a occasionné [3]

Cette blessure entraînera une incapacité [4]

Il sera possible d'en connaître le résultat définitif dans environ.

Fait à le 190

(Signature.)

1. Date.
2. Nom, prénoms. Spécialité de l'Agent.
3. Diagnostic complet et précis avec le côté atteint, l'étendue et la profondeur de la plaie, la variété de la fracture ou de la luxation, l'existence sur la région atteinte de lésions indépendantes de l'accident.
4. Temporaire ou permanente. Si l'incapacité parait devoir être temporaire, ajouter toujours « Sauf complications ».

CHEMINS DE FER D'INTÉRÊT LOCAL DE L'HÉRAULT

LOI DU 9 AVRIL 1898

CHEMINS DE FER D'INTÉRÊT LOCAL DE L'HÉRAULT

CERTIFICAT MÉDICAL
DE CONSTATATION D'ACCIDENT

Je soussigné Docteur en Médecine,
demeurant à déclare que l'accident survenu
le au sieur a occasionné

Cette blessure entraînera une incapacité

Il sera possible d'en connaître le résultat définitif dans environ.

Fait à le 190

(Signature.)

CHEMINS DE FER D'INTÉRÊT LOCAL DE L'HÉRAULT

LOI DU 9 AVRIL 1898

CHEMINS DE FER D'INTÉRÊT LOCAL DE L'HÉRAULT

CERTIFICAT MÉDICAL
DE CONSTATATION D'ACCIDENT

Je soussigné Docteur en Médecine,
demeurant à déclare que l'accident survenu
le au sieur a occasionné

Cette blessure entraînera une incapacité

Il sera possible d'en connaître le résultat définitif dans environ.

Fait à le 190

(Signature.)

N'oubliez pas *de noter le côté blessé*, la ou les régions atteintes, l'étendue et la profondeur de la plaie (en centimètres plutôt qu'avec des termes de mesures arbitraires), la variété d'une fracture et le degré d'une luxation, les complications du côté des téguments, des muscles, des vaisseaux, des nerfs, des tendons, des os, des articulations. *Un diagnostic complet, quand il est possible, est absolument de rigueur.* A lui seul, il permet de prévoir et de légitimer les suites et les complications.

Ne dites jamais « *fracture de jambe* » en présence d'un ouvrier qui s'est cassé la jambe droite au tiers moyen et dont le fragment supérieur du tibia, taillé en pointe, fait saillie à travers la peau. Écrivez tout au long : *fracture oblique de la jambe droite au tiers moyen, compliquée de plaie.*

Ne dites jamais « *écrasement d'un doigt* », mais « *écrasement de l'extrémité unguéale du pouce droit avec fracture comminutive de la deuxième phalange* ». S'il survient un phlegmon de l'avant-bras par infection de la gaine synoviale externe, votre diagnostic aura indiqué implicitement la possibilité de cette complication.

N'écrivez pas « plaie du poignet ». Ce n'est pas un diagnostic, puisqu'il peut s'agir aussi bien d'une éraflure de la peau que d'une plaie infectée de l'articulation radio-carpienne avec section du nerf médian. Ecrivez tout au long : « *Plaie de la région antérieure et interne du poignet droit, avec section complète des tendons fléchisseurs des doigts, du nerf médian et de l'artère cubitale.* »

Ne dites pas « froissement de la région rénale ». On froisse une étoffe ou une feuille de papier, on ne froisse pas le carré des lombes. Ecrivez donc « contusion de la région dorso-lombaire gauche avec fracture de la quatrième apophyse épineuse lombaire, sans plaie, et sans aucun symptôme actuel de paralysie ni d'anesthésie du côté du tronc et des membres inférieurs. Absence d'hématurie. »

Ne précisez que ce que vous voyez. Ne dites pas par quoi ni comment la lésion a été produite, puisque vous n'avez pas vu l'accident. N'écrivez pas « brûlure par fer rouge », mais brûlure au deuxième degré de deux centimètres de longueur sur un centimètre de largeur à tel endroit. Si l'enquête démontrait que le sujet s'est brûlé avec sa cigarette, votre brûlure « par fer rouge » ne manquerait pas de vous attirer des railleries sur la précision de votre diagnostic[1].

Le prof. Brouardel nous engage à ne jamais dire « *petite plaie* et *grande plaie* », mais plaie de tant de centimètres. En effet les termes petit et grand n'ont aucun rapport avec la gravité d'une blessure : une plaie de la cornée de deux millimètres peut amener la perte de l'œil; tandis qu'une plaie de la fesse de quinze centimètres de longueur pourra guérir en quelques jours sans laisser autre chose qu'une balafre non apparente.

Ecrivez vos certificats lisiblement et indiquez les nombres en toutes lettres. — Rappelez-vous que votre certificat sera recopié plusieurs fois par des scribes qui ne possèdent pas le vocabulaire médical et épargnez leur une perte de temps et des erreurs. Nous avons vu des dossiers dans lesquels on parlait de « tissu de crocodile » pour « tissu de cicatrice », de fracture de la vingt et unième vertèbre dorsale pour fracture de la onzième. On pouvait croire qu'il s'agissait d'un accident survenu à un serpent. Un peu de soin évitera de telles erreurs.

Utilité de faire un examen complet du blessé.

Faut-il indiquer combien il serait utile, dans la plupart des cas, que le médecin fît un examen complet du blessé? Julliard a insisté avec raison sur ce point et nous nous rallions à ses conclusions : « Il serait bon, dit cet auteur[2], que le médecin examinât après l'accident les principaux organes *en apparence respectés par le traumatisme* : les poumons avant tout, puis le cœur, l'abdomen, sans oublier les régions inguinales (anneaux, canaux, piliers), les régions crurales

1. Le tribunal du Havre a condamné à quatre mois de prison, le 10 avril 1906, un ouvrier qui, après s'être laissé tomber entre les brancards de sa brouette, avait, *muni d'un certificat de médecin*, fait valoir une blessure du genou qui fut reconnue d'origine ancienne.
2. Julliard, *Revue médicale de la Suisse Romande*, 20 déc. 1906, p. 727.

et ombilicale, les déformations extérieures du squelette, des parties molles, etc., bref, qu'il exposât succintement le *status* général du malade. »

Cette manière de procéder rendrait de grands services dans la suite, lorsque, par exemple, un blessé accuse une chute sur les pieds ou sur le siège d'avoir entraîné non seulement une fracture, mais une cardiopathie, ou une hernie.

Difficultés de fournir un pronostic immédiat avec certitude.

Le diagnostic est généralement facile. Il n'en est pas de même du pronostic, surtout chez un blessé dont on ignore les tares physiologiques et les maladies antérieures. C'est l'obligation d'estimer à l'avance quelle sera la durée de la maladie et comment elle se terminera qui constitue la principale difficulté de ce certificat. « Nous ne sommes pas chargés de prédire l'avenir, dit Mauclaire avec raison, nous ne pouvons prédire que des probabilités. »

Dans cette pathologie nouvelle, où le blessé ne peut comprendre que la plus forte indemnité pécuniaire ne compensera pas la plus faible infirmité, soyez très réservé dans vos pronostics.

Et d'abord, n'affirmez jamais qu'un blessé guérira certainement : une écorchure insignifiante peut tuer de tétanos, de septicémie, d'infection purulente. M. le prof. Brouardel [1] pratiqua, en 1902, l'autopsie d'un ouvrier forgeron mort à la suite d'un accident de ce genre. Cet ouvrier avait laissé échapper une barre de fer qu'il devait soutenir; son pantalon avait été déchiré et il s'était fait une légère érosion à la face antérieure de la jambe. Ni ses camarades, ni lui-même ne prêtèrent la moindre attention à cette blessure légère et le patron n'en fut pas averti. Le blessé mourut 48 heures plus tard. A l'autopsie, M. Brouardel trouva une infection purulente généralisée; or la lésion provocatrice, l'accident du tra-

---

1. P. Brouardel, *loc. cit.*, p. 113.

vail, consistait en une éraillure aussi insignifiante que celle faite par la griffe d'un chat.

N'affirmez pas non plus que la mort est certaine. L'un de nous a reçu, en 1898, à l'hôpital Saint-Éloi, un maçon qui, en tombant d'un échafaudage de sept mètres de hauteur, s'était fait des plaies contuses multiples et avait le cuir chevelu presque complètement scalpé. Le blessé était dans le coma; du sang coulait de l'oreille droite. On désinfecta les plaies, on sutura complètement le cuir chevelu, on insuffla de l'iodoforme dans l'oreille et on porta le blessé dans son lit. Un agent de police demandait un certificat; nous écrivîmes hardiment : « plaies contuses multiples de la tête et du tronc, fracture du crâne, mort à peu près certaine ». Or, le lendemain, le malade revenait à lui, et il sortait guéri de l'hôpital le 14e jour, avec toutes ses plaies et son cuir chevelu réunis par première intention. L'otorrhagie qui, chez ce blessé tombé de sept mètres sur la tête et en état de commotion cérébrale, nous avait fait penser à une fracture de la base du crâne, était due simplement à un enfoncement de la paroi antérieure du conduit auditif externe. Cette variété d'otorrhagie est bien connue, mais il faut y penser.

Pour les suites et l'estimation de leur durée, soyez extrêmement réservé; rappelez-vous qu'il ne faut pas se baser sur la durée théorique d'une maladie, pour estimer le délai de guérison chez un sinistré qui touche son demi-salaire, auquel s'ajoute quelquefois une indemnité journalière payée par une mutualité. Si le blessé touche, en se reposant, à peu près la même somme que lui valent 8 ou 9 heures de labeur pénible, il est facile d'en prévoir les conséquences : la guérison se fera attendre. Le tableau suivant, publié en 1894 par Bernacchi[1] et transcrit par Ferrette et Laval, est particulièrement frappant. Il montre la durée du traitement des fractures dans un hôpital de malades ordinaires et dans un hôpital de malades assurés.

1. Bernacchi, cité par Ferrette et Laval, *les Accidents du Travail*, p. 242.

FRACTURES	MALADES NON ASSURÉS		MALADES ASSURÉS			
	Nombre de cas.	Nombre moyen des journées d'hôpital.	Nombre de cas.	Nombre des guérisons.	Nombre moyen des journées d'hôpital.	Nombre des invalides.
Fémur.....	12	43,75	140	43	378	97
Jambe.....	10	42,80	148	111	300	37
Bras.......	9	13,33	29	21	196	8
Avant-bras.	1	19	65	57	204	8

On voit dans ce tableau qu'une fracture de l'avant-bras nécessite une moyenne de 19 jours de traitement chez un ouvrier non assuré, tandis que celui qui est assuré se fait soigner pendant plus de 200 jours!

Donc soyez réservé dans vos conclusions et présentez-les toujours sous une forme dubitative. Dites simplement : « Il est probable que l'incapacité résultant de cette blessure sera temporaire et qu'il sera possible d'en connaître le résultat définitif dans un mois, sauf complications ».

En principe, même lorsqu'il s'agit d'une blessure légère, ne devant entraîner qu'une courte incapacité temporaire, ajoutez toujours « *sauf complications* ».

Quoi qu'il arrive dans la suite, on ne pourra vous reprocher de n'avoir pas prévu les complications [1].

En 1904, un médecin de Lille avait prévu une incapacité temporaire de 30 jours pour une brûlure des mains, survenue à un employé de tramway. Mais il en résulta une rétraction des fléchisseurs des doigts et par conséquent une incapacité permanente d'assez fort degré. Le confrère qui avait fait le certificat d'origine se vit intenter une action en dix mille francs de dommages et intérêts « pour avoir commis une faute lourde dans un acte volontaire et rémunéré de sa profession », et avoir causé un préjudice grave

---

1. Lorsqu'il n'est pas possible de dire ce qui résultera de la blessure, écrivez simplement : « Le soussigné déclare qu'en l'état actuel, il lui est impossible de pronostiquer les suites de l'accident ni d'indiquer l'époque à laquelle il sera possible d'en connaître le résultat définitif ».

à un ouvrier en pronostiquant une incapacité temporaire au lieu d'une incapacité permanente [1].

Conclusion : n'affirmez jamais qu'une incapacité sera temporaire.

Un dernier conseil. Cantonnez-vous dans votre rôle médical et soyez très prudent dans vos commentaires. Gardez-vous surtout de parler au blessé des diverses complications qui pourraient survenir et entraîner une infirmité, alors que la blessure évoluant normalement peut guérir sans laisser de gêne. *Ne parlez jamais d'indemnité, ni de rente.* Nombre de personnes, dont le casier judiciaire est vierge et qui se feraient scrupule de dérober un objet sans valeur, trouvent naturel et même légitime de faire chanter les Compagnies ou les Sociétés et d'obtenir des sommes énormes pour des préjudices quelquefois fort peu importants. Le nombre croissant des accidents du travail déclarés depuis la mise en vigueur de la loi de 1898 prouve quel attrait exerce sur les esprits la perspective d'une pension viagère. La rôle du médecin est de soigner et de guérir. Il est assez important et souvent assez malaisé pour qu'il s'en contente.

Le secret médical et le certificat du 4ᵉ jour.

Le médecin appelé pour rédiger un certificat d'origine est-il assujetti au secret professionnel? A ce sujet, M. Brouardel dit simplement : « Il peut arriver qu'ayant antérieurement traité le malade, le médecin le connaisse comme un alcoolique, un syphilitique, circonstances à cause desquelles il faudra pour la guérison un temps supérieur à celui normalement nécessaire. Dans ce cas, le médecin se trouve placé dans une position difficile car il doit observer les règles du secret médical, sous peine de voir sa responsabilité engagée en vertu de l'article 378 du code pénal. »

Suivant M. P. Brouardel [2], lorsque le médecin qui est appelé pour établir un certificat d'accident a soigné le blessé, il doit

---

1. Tribunal civil de Lille, 19 avril 1905, *Rec. sp.*, 1905-1906, p. 177.
2. Brouardel, *loc. cit.*, p. 129.

observer le secret professionnel. Si le sinistré est diabétique, le médecin ne devra pas indiquer l'existence de la glycosurie et prévoir les complications du fait de cette affection. Mais nous avons dit plus haut, toujours sous l'autorité du Prof. Brouardel : « Le praticien qui donne le certificat est en réalité un expert et c'est une véritable expertise qu'il devra faire pour répondre à l'esprit de la loi ».

Or, une expertise médicale n'est possible qu'à la condition de décharger le médecin du secret professionnel. Les médecins examinateurs des compagnies d'assurances sur la vie ne pourraient remplir leur mission s'ils étaient astreints au silence. Malgré l'opinion de Ramé [1], nous croyons qu'on peut, sans être répréhensible, dire tout ce que l'on a constaté chez un blessé *dont on n'est pas le médecin habituel.* Supposons qu'un blessé inconnu de nous vienne solliciter un certificat pour constater un écrasement d'orteil avec lymphangite du pied. L'examen nous fait soupçonner un diabète et nous trouvons du sucre dans l'urine du malade. Nous avons le droit de réserver le pronostic à cause de la glycosurie et nous ne manquons pas plus au secret professionnel en mentionnant l'existence de la glycosurie qu'en précisant les caractères de la lésion traumatique elle-même.

Nous conclurons donc qu'il y a deux cas distincts. Dans le premier, il s'agit d'un blessé inconnu du médecin; dans le second, le blessé est son client habituel. Cette dernière éventualité seule est embarrassante : il est préférable de conseiller au blessé de s'adresser à un confrère qui lui délivrera un certificat en toute indépendance.

Le secret médical et l'état d'ivresse du blessé.

Les tribunaux [2] ont jugé que l'ivresse manifeste de l'ouvrier dans le travail constitue la faute inexcusable qui, d'après l'article 20 de la loi de 1898, permet aux juges de diminuer l'indemnité pécuniaire. Mais il n'appartient pas au médecin

1. Ramé, Thèse de Paris, 1900-1901, n° 323, p. 80.
2. Cour d'appel de Paris, 1re chambre, 24 novembre 1900. — Cour d'appel de Nancy, 1re chambre, 27 mars 1901.

de déclarer dans son certificat et encore moins de faire
savoir officieusement au patron ou à l'assureur que le blessé
auquel il a donné ses soins était en état d'ivresse. Les témoins
de l'accident apprendront, au cours de l'enquête faite les
jours suivants, que le sinistre a été provoqué par l'inconscience du blessé en ébriété. Il sera facile au patron responsable d'en faire la preuve, sans faire intervenir le médecin.
Ce dernier se retranchera derrière son caractère professionnel
pour ne pas charger son malade qui est avant tout « son
client [1] ».

Exemples de certificats d'origine.

Accident mortel à échéance prochaine.

Je soussigné, X..., docteur en médecine, demeurant à Montpellier, certifie avoir examiné le nommé Louis Martin, ouvrier
mineur, quatre heures après l'accident. Ce blessé, en état de
commotion cérébrale, présente une fracture des os du bassin et
une fracture de la colonne vertébrale dorsale. Les deux membres
inférieurs sont paralysés. Le sondage de la vessie a permis
l'écoulement d'urine sanglante, ce qui fait penser que la fracture
du bassin s'accompagne de rupture de la vessie.

Cette blessure entraînera probablement la mort, soit à brève
échéance, soit après une période d'incapacité permanente totale.

Il ne sera possible d'en connaître le résultat définitif que dans
un mois environ.

Certificat rédigé sur papier non timbré en vertu et pour
l'application de la loi de 1898 sur les accidents du travail.

Signé : X...

Montpellier, le premier janvier mil neuf cent sept.

Accident entraînant une incapacité temporaire.

Je soussigné, X..., docteur en médecine, demeurant à
Montpellier, certifie avoir examiné aujourd'hui, premier janvier

---

1. La jurisprudence n'a pas encore eu à trancher cette question. Toutefois un jugement du Tribunal d'Albertville du 26 juillet 1902 (*Rec. min.
Com.*, II, 116) a décidé que le juge de paix pouvait, dans son enquête,
entendre le médecin rédacteur du certificat et que les renseignements
recueillis par celui-ci ne rentrent pas dans la catégorie des faits auxquels la loi attribue un caractère secret et confidentiel non susceptible
d'être révélé.

mil neuf cent sept, le nommé Louis Martin, blessé à la manufacture Y..., il y a deux heures.

Louis Martin présente une fracture des deux os de la jambe droite à la partie moyenne (à peu près à égale distance du genou et du cou-de-pied). Le trait de fracture paraît unique et presque transversal. Il n'y a pas de déplacement. Il existe une petite plaie contuse des téguments au niveau de la crête du tibia au point où le choc a porté, mais cette plaie est tout à fait superficielle et ne communique pas avec le foyer de fracture.

Il n'y a pas d'entorse du genou ni du cou-de-pied.

Cette fracture n'entraînera qu'une incapacité temporaire, sauf complications.

Il sera possible d'en connaître le résultat définitif dans deux mois environ.

Certificat rédigé sur papier non timbré en vertu et pour l'application de la loi de 1898 sur les accidents du travail.

Signé : X...

Montpellier, le premier janvier mil neuf cent sept.

Accident devant entrainer une incapacité permanente partielle.

Je soussigné, docteur en médecine, demeurant à Montpellier, certifie avoir examiné aujourd'hui, premier janvier mil neuf sept, le nommé Louis Martin, blessé à la manufacture Y..., il y a deux heures.

Cet ouvrier présente : 1° un écrasement des deux derniers doigts de la main droite (annulaire et auriculaire), avec fracture comminutive des deux dernières phalanges; 2° une plaie de l'œil gauche, pénétrante, de deux centimètres environ de longueur, ayant déchiré la cornée dans toute son épaisseur et fissuré la sclérotique; l'iris fait hernie à travers la plaie cornéenne. Il est possible qu'un corps étranger ait pénétré dans le globe oculaire et s'y trouve encore, éventualité qui pourra nécessiter l'énucléation de l'œil.

Cette double blessure entraînera une incapacité permanente partielle.

Il ne sera possible de connaître le résultat définitif que dans un mois et demi environ.

Certificat délivré sur papier non timbré en vertu et pour l'application de la loi de 1898 sur les accidents du travail.

Signé : X...

Montpellier, le premier janvier mil neuf cent sept.

I. — DIFFICULTÉS AUXQUELLES PEUT DONNER LIEU LE CERTIFICAT D'ORIGINE

Le médecin-maire peut-il délivrer un certificat d'origine?

Oui. Il s'en donne récépissé à lui-même ou s'en fait délivrer le reçu par l'adjoint.

Le médecin étranger peut-il délivrer un certificat d'origine?

Oui, s'il est docteur en médecine d'une faculté française (avec le diplôme d'état pour les étudiants étrangers inscrits après 1897). Dans les départements-frontières, le maire ne peut refuser un certificat fait par un médecin du pays voisin; « mais, dit Ramé [1], il doit signaler au déclarant l'irrégularité de sa procédure ».

Les internes des hôpitaux peuvent-ils délivrer le certificat d'origine?

M. Ramé fait observer que cette tolérance ne serait pas sans danger, puisque certains internes sont de nationalité étrangère, que d'autres n'ont pas douze inscriptions (c'est-à-dire le droit d'exercer), enfin que tous n'ont pas l'expérience suffisante. Jamin [2] proteste contre la faculté laissée aux internes de signer les certificats : « ils n'ont pas le droit de signer des actes médico-légaux, destinés à servir hors de l'hôpital ». Nous ne partageons pas ce sentiment. Dans les hôpitaux des villes de Faculté où les internes sont assimilés aux docteurs, ce droit est légitime. Il n'est d'ailleurs pas nécessaire d'être docteur même pour être officiellement nommé expert par un tribunal ou une Cour d'appel. Dans les autres villes, il est plus régulier que le chef de service

1. Ramé, Thèse citée, p. 61.
2. Jamin, Thèse de Paris, 1901-1902, n° 247, p. 86.

rédige lui-même le certificat. Mais c'est là une subtilité qui provoquera rarement des difficultés. Dans les hôpitaux d'une certaine importance, les cas d'urgence (sauf les blessures viscérales) sont pansés, soignés et opérés par les internes qui sont nommés pour cela, après concours. Il serait parfaitement illogique qu'on refusât toute compétence à un interne pour établir un certificat d'origine, alors qu'on le juge assez expérimenté pour donner des soins au blessé. La direction générale de l'Assistance publique à Paris [1] a d'ailleurs établi le principe « que les certificats devaient être délivrés par le chef de service ou par l'interne [2] ». Toutefois, hormis cette situation de faveur faite aux internes des grandes villes, il nous paraît préférable que le signataire du certificat d'origine soit un docteur.

Le blessé peut-il refuser de laisser établir le certificat?

Ramé dit que le médecin, même lorsqu'il a été accepté à la fois par le patron et par l'ouvrier, ne peut pas délivrer de certificat sans le consentement du blessé! Et il ajoute : « En fait, on se contente de la non-opposition de l'ouvrier, qui équivaut à une acceptation tacite, mais au cas où le médecin redouterait des difficultés, il devrait se faire délier par son client du secret professionnel avant de verser à la procédure le certificat médical exigé par la loi [3]. »

Cette assertion est contestable pour les deux raisons suivantes. D'abord un blessé ne peut délier son médecin du secret professionnel [4]. En second lieu, il ne s'agit pas ici d'une précaution facultative prise par le législateur pour sauvegarder

1. Lettre du Directeur de l'Assistance publique aux directeurs des hôpitaux, *in Bulletin officiel du syndicat des médecins de la Seine*, année 1900, p. 90.

2. L'objection faite par M. Issaurat (*Congrès international de médecine professionnelle*, Paris, 1900, p. 230) que les internes ne paient pas patente ne nous paraît pas suffisante pour leur refuser le droit d'établir un certificat.

3. Ramé, Thèse citée, p. 79.

4. P. Brouardel, *La responsabilité médicale*.

les droits de l'ouvrier, mais d'une *obligation légale*, au même titre que la déclaration d'accident.

La loi de 1898 est une loi d'exception. Elle protège, même malgré eux, les ouvriers d'industrie contre le risque professionnel. L'ouvrier qui a fait choix d'un médecin pour le soigner des suites d'un accident, sans avoir d'ailleurs à supporter les frais médicaux, puisque c'est le patron responsable qui paiera, ne peut s'opposer à l'établissement du certificat imposé par la loi, sans perdre ses droits à l'indemnité. En règle générale, si le blessé persiste dans son opposition, le médecin s'abstiendra de faire le certificat et délivrera au chef d'entreprise une attestation certifiant que le sinistré le met dans l'impossibilité de joindre un certificat d'origine à la déclaration d'accident. Cette attestation sera déposée à la mairie et dégagera la responsabilité patronale.

Un médecin peut-il refuser un certificat d'origine?

Tout médecin est libre de refuser d'établir un certificat, sans en donner les raisons. Le chef d'entreprise, dans l'impossibilité d'obéir à la loi, doit alors demander au juge de paix de désigner officiellement un médecin pour rédiger ce certificat.

Le médecin peut-il fournir le certificat à un tiers?

En règle générale, on ne doit jamais délivrer de certificat à un tiers. Exemple : un automobiliste renverse un passant. Le médecin appelé constate de légères contusions et quelques éraflures. En prévision du cas où la victime le poursuivrait en demande d'indemnité le chauffeur prie le médecin de lui donner un certificat constatant la bénignité des contusions dont il est l'auteur responsable. Désir naturel, peut-être, mais auquel on ne doit jamais satisfaire sous peine de violer le secret professionnel.

Dans l'application de la loi de 1898, il y a presque toujours un tiers : c'est la compagnie d'assurances à laquelle le patron est affilié. L'assurance en cas d'accidents n'est possible que si le médecin est délivré du secret professionnel envers l'agent de la compagnie.

Si l'ouvrier refuse formellement qu'un duplicata de son certificat soit communiqué à l'assureur, le médecin devra s'incliner, mais il avertira le blessé qu'il s'expose à voir son demi-salaire impayé et toute demande ultérieure de rente rejetée. Le cas doit être très rare, mais il faut le prévoir.

Le médecin refusera tout certificat constatant l'état d'un blessé à un camarade responsable de l'accident ou à toute autre personne qui croirait devoir le demander.

Le chef d'entreprise a le droit de refuser un certificat d'origine.

Le patron étant, comme le dit la circulaire du 23 mars 1902, « responsable de la régularité du certificat médical exigible à l'appui de sa déclaration », il peut refuser un certificat incomplet, obscur ou d'une évidente inexactitude. Sous aucun prétexte, il n'acceptera une pièce aussi importante dans laquelle il manquerait soit le diagnostic, soit le pronostic ou qui ferait mention d'une blessure imaginaire ou différente de celle produite par l'accident. Si le blessé ne consent pas à se procurer un certificat conforme à l'esprit de la loi, le chef d'entreprise, qui n'a pas le droit d'imposer son médecin, demande au juge de paix de désigner officiellement un médecin pour examiner l'ouvrier et donner le résultat de ses constatations.

Réquisition par la justice d'un médecin pour établir un certificat d'origine.

Cette éventualité peut se produire dans trois circonstances : *a*. aucun médecin n'a accepté de fournir le certificat; *b*. le blessé s'est procuré un certificat obscur, incomplet ou inexact et refuse d'en fournir un second; *c*. le maire apprend par la rumeur publique qu'un accident a eu lieu qui n'a pas été déclaré. Dans ce dernier cas, le maire informe le juge de paix qui fait une enquête et nomme un médecin pour examiner le blessé.

Le médecin est alors officiellement désigné comme expert, mais peut être dispensé de la prestation de serment. Il dépose alors, non un simple certificat, mais un rapport, rédigé sur papier libre, au greffe de la justice de paix, qui l'enregistre gratuitement et lui en donne récépissé.

Conflits entre le médecin du patron ou de l'assurance et le médecin du blessé au sujet du certificat et des suites immédiates de la blessure.

Un blessé a fait appeler un médecin autre que celui de l'exploitation et a obtenu le certificat d'origine.

Le patron responsable, ou la compagnie d'assurances qui s'est substituée à lui, ont-ils le droit d'envoyer leur médecin se renseigner sur l'état du blessé et même établir un second certificat?

La loi de 1898 était muette sur ce point. Mais celle du 31 mars 1905 a prévu cette éventualité. Si le patron conteste les énonciations du certificat produit par l'ouvrier, il n'aura qu'à user du droit que lui confère l'article 4 et à désigner au juge de paix un médecin de son choix qui aura ainsi accès auprès de la victime.

Si les résultats de second examen sont en contradiction avec le diagnostic et le pronostic formulés par le premier médecin, le patron pourra requérir une expertise du juge de paix. Au cas où ce dernier se déclarerait incompétent, il se présenterait devant le président du tribunal civil qui, aux termes de l'article 19, pourra ordonner une expertise.

Le visa prévu par l'article 4 n'est qu'une simple formalité destinée à assurer au médecin du patron l'entrée du domicile du blessé. En aucun cas, le juge de paix ne peut le refuser, même si le médecin qu'on lui proposait ne lui paraissait présenter aucune garantie. Mais il aurait le devoir de ne pas l'accorder si on lui demandait son visa pour une personne non munie du diplôme nécessaire pour exercer la médecine.

Le médecin du patron et de l'assurance et les chefs de service des hôpitaux.

Presque toujours le certificat d'origine a été établi par le médecin du patron ou de l'assurance avant l'entrée du blessé dans un hôpital. Dans le cas contraire, assez rare, c'est le chef de service, le chef de clinique ou l'interne qui délivrera le certificat d'origine.

Des contestations se sont élevées, à Paris et en province, presque toujours dues à des fautes de déontologie élémentaire. Le bureau du syndicat des médecins de la Seine fit, en février 1900, une démarche auprès du ministre du Commerce afin d'obtenir pour les médecins du blessé, du patron ou de l'assureur, le libre accès dans les hôpitaux pour constater l'état des victimes et rédiger les certificats d'origine. Cette demande fut refusée. La circulaire ministérielle du 21 février 1900 a décidé que « le médecin de l'hôpital qui a la victime dans son service paraît seul qualifié pour délivrer le certificat requis, tout autre médecin ne pouvant le faire qu'à la condition ou bien de défaire les pansements appliqués et de compromettre la santé du blessé, ou bien, en respectant les pansements, de délivrer un certificat sans bases suffisantes puisqu'il n'a pas constaté lui-même la lésion ».

Dans une lettre aux directeurs des hôpitaux, le Directeur général de l'Assistance publique les informait à la même date :

« 1° Qu'il est formellement interdit à tout médecin du dehors de venir constater l'état des victimes d'accidents du travail admises dans les hôpitaux ;

« 2° Que les certificats devront être délivrés par le chef de service ou par l'interne. »

Cette décision était par trop draconienne et allait à l'encontre des idées défendues par le professeur Brouardel[1]. M. Brouardel dit avec raison « qu'un malade quelconque, soigné à l'hôpital, a le droit de faire dans son intérêt tout

---

1. P. Brouardel, *La Profession médicale au XX⁰ siècle*, p. 126.

ce qu'il ferait s'il était soigné à son domicile ». Si l'on empêche les médecins d'assurance de voir les blessés dont leur compagnie est responsable, on entrave les formalités nécessaires pour le règlement des indemnités et le sinistré ne peut défendre ses droits aussi facilement qu'il aurait pu le faire, si ses moyens lui eussent permis de se faire traiter à domicile.

Aussi, dans une circulaire du 28 février 1901, le directeur général de l'Assistance publique a-t-il rapporté sa décision antérieure et autorisé les médecins d'assurances à assister aux pansements des blessés qui les intéressent[1].

Ici encore, la courtoisie évitera les difficultés. Un chirurgien d'hôpital ne refusera jamais à un confrère de lui donner l'état actuel du sinistré qui l'intéresse et de l'avertir du jour et de l'heure du pansement. Nous croyons superflu d'ajouter (malgré qu'on ait vu des médecins pénétrer à l'insu du chef de service dans une salle d'hôpital, dépanser un blessé et critiquer le traitement appliqué) que jamais, sous aucun prétexte, un confrère ne se permettra d'examiner un malade d'hôpital sans en avoir l'autorisation et qu'il se gardera de désapprouver ouvertement les soins ou l'opération qu'on a jugés opportuns.

Plusieurs médecins, appelés d'urgence, se rencontrent ou se succèdent sur le lieu de l'accident.

Lorsque, dans la crainte de ne pas trouver un médecin assez vite, on en fait appeler plusieurs en même temps et que ceux-ci se trouvent avoir été dérangés inutilement, ils s'effa-

1. Voici les termes de cette circulaire :
« Sur l'avis conforme émis par le Conseil de surveillance, j'ai décidé, dit la circulaire du directeur de l'Assistance publique, que les médecins des chefs d'entreprise ou des compagnies d'assurance, de même d'ailleurs que les médecins des victimes elles-mêmes, pourraient être autorisés à visiter les blessés admis dans les hôpitaux, mais sous la réserve expresse, toutefois, qu'ils ne pourront, en aucun cas, toucher aux pansements ni faire tout autre acte de nature à compromettre la santé du malade. Afin d'éviter toutes les difficultés, les autorisations d'accès seraient délivrées par vous, et les médecins dont il s'agit pourraient assister à la visite du chef de service, afin de se rendre compte

ceront soit devant le premier arrivant, soit devant le médecin du patron, si l'ouvrier accepte ses soins. Ils se feront, bien entendu, régler des honoraires pour leur déplacement.

F. — ACCIDENTS SUIVIS DE MORT IMMÉDIATE OU RAPIDE. MORT SUBITE AU COURS DU TRAVAIL.

L'accident entraîne la mort immédiate.

Deux cas sont à envisager. Ou bien le traumatisme est si important et les lésions si graves que la mort immédiate est facilement explicable : écrasement du thorax, chute de grande hauteur, violente contusion du crâne ou de l'abdomen, etc. Pour ces sinistres, la déclaration du chef d'entreprise suffit : il n'est pas nécessaire d'y joindre de certificat médical [1]. Le médecin sera donc appelé pour constater la mort, mais ne sera pas toujours tenu de rédiger ses constatations.

Mais il arrive quelquefois qu'une blessure légère est suivie de mort chez un individu sain : — choc léger sur l'abdomen pendant la digestion, pression brusque sur le larynx, chute à califourchon et contusion des testicules, — plus souvent chez un individu atteint d'une lésion organique latente, — cardiopathie compensée, symphyse péricardique, méningite de la base, abcès du foie, etc. Le traumatisme a déterminé dans ce cas soit une embolie, soit une syncope, soit une rupture de l'abcès dans le péritoine. Le médecin appelé auprès de la victime constatera l'absence de toute violence extérieure et portera le diagnostic de *mort subite* en réservant la cause que l'autopsie pourra seule préciser.

de visu, au moment où le pansement serait refait, de l'état du blessé; ils pourraient, d'ailleurs, revenir ultérieurement, aussi souvent qu'ils en auraient besoin, mais sous les réserves et conditions spécifiées plus haut. »

1. *Circ. minis. du 30 juin 1899.* « En cas de mort, la déclaration du chef d'entreprise semble recevable sans certificat médical, car alors il n'y a point à indiquer l'état de la victime, les suites probables de l'accident et l'époque à laquelle il sera possible d'en connaître le résultat définitif. »

L'ouvrier est mort subitement au cours de son travail, en l'absence de témoins.

Un mineur dans une galerie, un électricien dans un souterrain, sont trouvés inanimés. Le médecin devra : 1° distinguer la syncope et le coma de la mort réelle[1] ; 2° en cas de mort, rechercher si celle-ci peut être attribuée à une cause extérieure (éboulement de charbon, chute dans le vide, électrocution, asphyxie par privation d'air respirable ou par gaz délétères, etc.). Il agira prudemment, lorsque la cause extérieure du décès ne sera pas évidente, en déclarant également que, dans ce cas, il s'agit peut-être d'une mort subite dont l'autopsie seule dévoilera la cause. Mais il notera soigneusement la position du cadavre au moment où on l'a découvert, le genre de travail auquel se livrait l'ouvrier, les marques de traumatisme sur les vêtements, le visage et les mains, la pâleur ou la cyanose de la face, la présence ou l'absence d'écume sanglante dans la bouche, et enfin certaines particularités relatives à l'atmosphère (odeur forte, odeur d'air confiné, extinction de la lampe de l'ouvrier). Ces constatations seront fort utiles aux médecins experts commis plus tard en cas de litige. Toutes les fois qu'il y aura lieu de soupçonner un crime ou un suicide, on avertira le chef d'entreprise qui fera ordonner une enquête immédiate.

La mort survient quelques heures ou moins de quatre jours après un accident non déclaré.

Le cas suivant, rapporté par Ramé[2], mérite d'être rappelé. Un ouvrier fait dire à la manufacture qu'il est obligé de garder le lit parce qu'il s'est blessé la veille en descendant

---

1. Voici un signe diagnostique de la mort qui peut rendre des services au praticien. Il a été indiqué par le docteur Ott, de Lillebonne : « Avec une bougie ou une allumette tison, on flambe l'avant-bras : si le blessé est mort, il se produit une phlyctène qui éclate. S'il est vivant, il se produit soit une escarre, soit une phlyctène à contenu séreux. (*Concours médical*, 25 février 1906, p. 129.)

2. Ramé, Thèse citée, p. 53.

une caisse à la cave. Un médecin appelé diagnostique une
contusion, parce que le malade accuse une douleur diffuse
dans la fosse iliaque droite et allègue un traumatisme. Le
patron va voir son ouvrier le lendemain et le trouve plus
mal; il fait venir un second médecin qui diagnostique une
fièvre typhoïde grave. Deux jours après le malade est mort.
Mort de quoi? D'une appendicite perforante, d'une péritonite suite de traumatisme réel ou d'une typhoïde? Une
autopsie seule eût permis de répondre avec certitude.

Quel sera le rôle du médecin dans un cas analogue?
Devra-t-il se désintéresser des suites ou intervenir en conseillant à la compagnie d'assurances ou à la famille de demander
l'autopsie? Il agira suivant sa conscience, non seulement
pour éviter des litiges onéreux pour le patron et la famille
du mort, mais pour sauvegarder les droits des deux parties.
Il fera comprendre à la famille que l'autopsie n'est pas une
violation de corps, mais une constatation purement médicale
dont le refus entraînera la nécessité d'une exhumation ou,
le plus souvent, fera débouter les demandeurs par le tribunal.

En cas d'accident déclaré suivi de mort, qui peut demander l'autopsie?

Les ayants-droit de la victime peuvent toujours demander
l'autopsie. C'est même leur intérêt puisque « *la preuve que
la mort est due à un accident reste à la charge des demandeurs* ». La Cour de cassation l'a déclaré à plusieurs reprises,
en particulier dans le cas suivant.

Un ouvrier meurt en se baissant, au cours de son travail,
pour relever un contrepoids d'ailleurs très peu pesant. On
ne peut donc voir dans cet acte un effort violent susceptible
d'avoir causé une lésion interne. Faute d'autopsie, la cause
de la mort reste donc inconnue. La Cour de Douai repoussa, le
12 août 1901, la demande d'indemnité formulée par la veuve.
L'arrêt fut attaqué devant la Cour de cassation qui rejeta
le pourvoi le 29 février 1904 « attendu que si G... a été
atteint d'une lésion interne mortelle pendant qu'il travaillait,
la nature de cette lésion est restée inconnue et qu'il n'est pas

établi que cette lésion ait été occasionnée par le fait du travail ou à l'occasion du travail. »

Si les ayants-droit de la victime refusent de laisser faire l'autopsie, le chef d'entreprise responsable peut-il la solliciter par voie de requête au parquet? C'est, dit M. Sachet, le juge de paix qui doit décider : au cours de son enquête (voir chap. III, p. 314). s'il reconnaît que la cause de la mort est incertaine, il nomme un médecin expert avec mission d'examiner le cadavre et d'en faire l'autopsie, quand l'examen extérieur du corps n'est pas suffisant[1].

Si le patron peut demander l'autopsie. il n'a aucun droit pour l'exiger contre la volonté de la veuve ou des parents.

Conseils au sujet de la levée de corps.

En présence du corps d'un blessé qui a succombé à la suite d'un choc sur la tête, par exemple, gardez-vous de vous borner à l'examen du crâne et du cerveau. **Soyez inflexible : sous aucun prétexte, ne faites une levée de corps incomplète.** Notez d'abord tout ce que vous trouverez d'anormal sur le corps; n'oubliez pas de rechercher dans les cheveux : on trouve quelquefois les orifices d'entrée et de sortie d'une balle de revolver, alors que rien ne permettait d'y penser. Retournez le corps et examinez le dos attentivement. Puis procédez à l'examen méthodique de la tête, du thorax, de l'abdomen[2]. Ne négligez rien et notez au fur à mesure vos constatations. Un exemple entre mille prouve la nécessité de ces précautions.

Un jeune homme tire sur une jeune fille trois coups de

1. Voici ce que dit au sujet de l'autopsie la circulaire du Garde des Sceaux du 22 août 1901 : « Il semble que l'autopsie ne soit indispensable que dans les hypothèses où il y a doute sur le point de savoir si le décès se rattache à l'accident. C'est ce qui peut arriver dans le cas où, plusieurs jours après une chute ou une explosion qui n'a pas occasionné des lésions extérieures, ni entraîné un état morbide apparent, il se produit un décès dont la cause n'apparaît pas *a priori*. L'autopsie permettra alors de découvrir les lésions internes et de les rattacher, soit à l'accident, soit à un état de maladie préexistant. Il est, dans ce cas, du devoir du juge de paix de l'ordonner. »

2. Voyez Vibert, *Médecine légale*, 6ᵉ éd., p. 65.

revolver et se tue d'une balle dans la tête. Le médecin désigné par la justice pour faire la levée du corps du meurtrier se borne à constater les lésions crâniennes. Quelque temps après, poussés par l'opinion publique, les journaux locaux attaquent violemment le médecin disant que le meurtrier avait été assailli par le frère de la jeune fille et avait reçu deux balles dans le dos. L'examen du corps ayant été négligé, le confrère ne pouvait rien objecter.

G. — LES CAS DE FORCE MAJEURE : INSOLATION, FULGURATION, INONDATION, ETC.

La loi de 1898 ne protège pas l'ouvrier contre les accidents de force majeure comme la foudre, l'inondation, le tremblement de terre, etc. Ces accidents ont une cause étrangère au travail et ne constituent pas un risque dont l'industrie et le patron puissent être rendus responsables. Ils peuvent atteindre aussi fréquemment « les simples promeneurs, les désœuvrés », que les ouvriers assujettis.

Dans une circulaire du 10 juin 1899, le Garde des Sceaux a toutefois un peu atténué la portée de ce principe par une restriction grosse de conséquences juridiques. « L'événement de force majeure, dit la circulaire, est étranger à l'exploitation ; on peut citer comme exemple : la foudre, l'inondation, le tremblement de terre. Le dommage qui en résulte ne me paraît pas garanti par le risque professionnel, *à moins que les effets de l'événement de force majeure n'aient été aggravés pour les ouvriers ou employés, par l'exercice de l'industrie dans laquelle ils sont occupés.* »

Au point de vue médical, un seul cas nous intéresse : l'insolation rentre-t-elle parmi les cas de force majeure ou doit-elle être assimilée à l'inondation, à la chute d'une cheminée d'usine, etc.?

Les tribunaux ont jugé diversement à maintes reprises. La Cour de Paris, le 24 janvier 1902, avait déclaré qu'il n'y a point lieu à application de la loi de 1898 lorsque les effets de l'insolation n'ont point été provoqués ou aggravés

par les conditions dans lesquelles le travail était accompli,
et que la cause de la mort étant imputable à la force majeure,
est étrangère au risque professionnel.

Il s'agissait d'un ajusteur mécanicien, âgé de quarante-cinq
ans, trouvé sans connaissance sur la voie publique, rue Franklin,
qui fut porté à l'hôpital Boucicaut où il succomba aussitôt. Le
médecin constata que la mort devait être attribuée à une insolation. La Cour, « considérant que Philippe avait travaillé
pendant la matinée dans les ateliers de la rue Pierre-Picard ;
qu'après le déjeuner il avait été envoyé au parc Monceau où il
s'était rendu en omnibus pour effectuer une réparation à un
moteur distribuant la force électrique pour l'éclairage du parc :
que le bâtiment dans lequel est installée la machine, dont les
feux sont éteints dans cette saison dès deux heures du matin,
est particulièrement abrité contre les rayons du soleil ; que
Philippe, qui se sentait déjà sous le coup d'un malaise en
arrivant à l'atelier du parc Monceau, l'a quitté peu après en
annonçant au contremaître qu'il allait regagner son domicile,
ce qu'il a en effet tenté de faire, puisqu'il avait déjà parcouru
une assez longue distance dans cette direction lorsqu'il a été
trouvé rue Franklin ;
 « Considérant que dans ces circonstances de fait il n'est pas
établi que les effets de l'insolation à laquelle Philippe a
succombé aient été provoqués ou aggravés par les conditions
dans lesquelles cet ouvrier avait dû accomplir le travail dont il
avait été chargé au cours de la journée ; qu'ainsi la cause de la
mort soudaine de Philippe demeure imputable à la force
majeure ; qu'elle est étrangère au risque professionnel et ne
donne pas ouverture à l'application de la loi de 1898 au profit
de la veuve et des enfants mineurs, par ces motifs, infirme le
jugement qui accordait une pension à la veuve de l'ouvrier
décédé. »

La Cour de cassation a définitivement tranché la question.
Elle a statué, le 10 décembre 1902, de la façon suivante :
« En principe, la loi de 1898 ne s'applique pas aux accidents
dus aux forces de la nature, même quand ils sont survenus
pendant le travail, à moins que le travail ait contribué à mettre
les dites forces en mouvement ou en ait aggravé les effets. »
 Depuis lors cette jurisprudence s'est affirmée par de
nombreux arrêts [1].

1. C. de cassation, 10 déc. 1902, 15 juin 1903, 2 mars 1904, 8 juin 1904.

Les mêmes conclusions sont applicables à la fulguration. De même que l'insolation n'est un accident assujetti que si l'ouvrier l'a subie au cours ou à l'occasion d'un travail exécuté en plein soleil, nu-tête, de même la fulguration, risque commun à tous les hommes, sera assimilée à *une blessure* du travail « lorsque l'ouvrier aura été obligé de rester exposé aux atteintes de la foudre, disent Mourral et Berthiot, sur un toit par exemple, près d'un bâtiment isolé, ou de manier des instruments de fer capables de l'attirer ». Il en sera de même pour un ouvrier employé à une installation électrique qui créerait un danger spécial sans lequel l'accident ne serait pas survenu [1].

1. Mourral et Berthiot, *loc. cit.*, p. 61.

CHAPITRE II

LES SUITES MÉDICO-CHIRURGICALES DE L'ACCIDENT

A. — LA BLESSURE DANS SES SUITES NORMALES ET SES COMPLICATIONS

Évolution et terminaison des blessures.

Malgré l'infinie variété des traumatismes, ils se terminent tous par l'une des trois éventualités suivantes :

1° La mort;

2° La guérison complète après une période d'incapacité temporaire;

3° Une infirmité qui entraîne une incapacité permanente.

1° Accidents suivis de mort.

La *mort* survient souvent à bref délai chez des sujets sains, après les fractures du crâne, du rachis, du bassin, les enfoncements du thorax, les plaies et les contusions violentes de l'abdomen, les hémorragies abondantes, les grands écrasements des membres, les brûlures étendues. Les plaies. même petites et superficielles, souillées dans les heures qui suivent, peuvent tuer par tétanos, septicémie aiguë, gangrène gazeuse, infection purulente. On connaît la susceptibilité des séreuses articulaires à l'infection : les plaies articulaires sont particulièrement graves.

Chez les sujets atteints d'une tare pathologique (artério-sclérose, albuminurie, diabète), d'une tuberculose ou d'un cancer latents, ou chez ceux dont les reins et le foie sont adul-térés et insuffisants, la mort peut survenir après un trauma-tisme léger. Un ouvrier observé par Marc Lehman [1] reçoit un choc sur le flanc droit, le 4 octobre. Le lendemain, il se met au lit : un médecin porte le diagnostic de cirrhose hyper-trophique avec ascite. Le 17 octobre, le malade entre à l'hôpital Beaujon et succombe le 18. La veuve affirme que son mari n'a jamais été malade, et demande une indemnité parce que son mari est mort des suites de son accident. Or l'autopsie montra que le blessé avait un cancer du foie avec ascite. La demande fut rejetée.

2° Accidents suivis d'incapacité temporaire.

La *guérison* survient complètement après une période d'*incapacité temporaire* qui va de un jour à un an et plus. En ce cas, elle ne laisse aucune mutilation susceptible de diminuer la capacité professionnelle du blessé et par suite de réduire son salaire. La plupart des accidents ayant occa-sionné des plaies, des contusions, des luxations et des frac-tures simples chez des individus sains guérissent avec l'inté-grité anatomique et fonctionnelle des organes atteints.

Peut-on fixer le délai d'incapacité temporaire occasionné par les traumatismes les plus fréquents, en dehors de toute complication? Non, pour les raisons suivantes : 1° certains blessés sont sains ou arthritiques et leurs plaies se cicatrisent vite; d'autres sont syphilitiques, alcooliques, impaludés, brightiques ou glycosuriques; 2° le blessé, sauf le cas où il

1. Marc Lehman, *Recueil spécial*, juillet 1903, p. 145.

est père de famille et désire reprendre son travail, considère son accident comme l'occasion d'un chômage avantageux. Il se repose, en touchant son demi-salaire quotidien, déchargé des frais médicaux et pharmaceutiques; et mû par un sentiment dont il n'est pas toujours répréhensible, il ne cherche pas à activer sa guérison. Nous avons montré par des statistiques [1], et tous les praticiens le savent par expérience, que les blessés assurés guérissent deux ou trois fois moins vite que ceux qui ne le sont pas. Nous avons plusieurs fois été chargés d'examiner des blessés qui se déclaraient incapables de tout travail six, huit et dix mois après une fracture de l'avant-bras parfaitement guérie à la fin du deuxième mois. L'un de nous a même examiné un ouvrier boulanger qui, *sept* mois après une entorse du poignet gauche, se déclarait dans l'impossibilité de reprendre son travail. Or l'examen le plus minutieux aidé de la radiographie permettait d'affirmer la guérison parfaite de cet ouvrier. S'il n'avait pas été assuré et si des camarades ne lui avaient monté la tête en lui affirmant qu'il avait droit à une rente, ce boulanger aurait probablement chômé quinze jours ou trois semaines au lieu de sept mois.

Aussi faut-il, dans les certificats, donner un délai purement approximatif et indiquer qu'il n'est pas possible pour le moment de préciser la date de la guérison.

Voici, *à titre de simple indication*, le délai habituel nécessaire à la consolidation anatomique et à la guérison fonctionnelle des fractures. Nous parlons des fractures abritées, chez des individus sains. Ces chiffres sont une moyenne obtenue en fusionnant ceux qui ont été fournis par Malgaigne, Hamilton, Hoffa, Ricard et Demoulin et Rieffel [2].

---

1. Voyez p. 26.
2. Hoffa, *Lehrbuch der Fracturen and Luxationen*; Ricard et Demoulin, Les fractures, *in Traité de Chirurgie* de Duplay et Reclus; Rieffel, Les fractures, *in Traité de Chirurgie* de Le Dentu et Delbet, t. II.

Délai moyen de guérison des fractures simples.

Os fracturé.	Délai moyen de la consolidation osseuse.	Durée moyenne de l'incapacité temporaire.
Clavicule	25 jours	2 mois 1/2
Humérus { Extrémité supérieure	30 à 35 jours	2 — 1/2
Humérus { Corps	30 à 35 —	2 — 1/2
Humérus { Extrémité inférieure	30 à 40 —	3 —
Olécrâne	20 à 30 —	2 —
Avant-bras (les deux os)	25 à 35 —	2 — 1/2
Cubitus	25 à 30 —	2 —
Extrémité inf. du radius	25 à 30 —	40 à 50 jours
Métacarpien	20 à 30 —	2 à 3 mois
Phalange	15 à 20 —	1 mois 1/2
Fémur { Col (extra-capsulaire)	2 à 6 mois	6 —
Fémur { Diaphyse	60 jours	6 — 1/2
Fémur { Sus-condylienne	4 à 6 mois	6 — 1/2
Fémur { Sus- et inter-condylienne.	6 mois	1 an
Rotule { Sans arthrotomie	2 à 3 mois	6 mois à 1 an
Rotule { Après suture	1 mois	2 mois
Les deux os de la jambe (fr. transversale)	35 à 40 jours	3 à 6 mois
Les deux os de la jambe (fr. oblique).	3 mois	12 à 15 mois
Extrémité sup. de la jambe	6 mois	12 à 18 mois
Tibia	30 à 40 jours	3 mois
Péroné	25 à 30 —	2 à 3 mois
Bimalléolaire par adduction	25 à 30 —	1 mois 1/2 à 2 mois
Bimalléolaire par abduction	40 à 60 —	5 mois
Calcanéum par arrachement	50 jours	3 à 4 mois
Astragale	2 mois	4 à 6 mois
Métatarsien	20 à 30 jours	2 mois

Il est bien entendu que ces délais n'ont qu'une valeur d'indication. Il n'est pas, dans la pathologie des traumatismes, d'affection où la « volonté de guérir » joue un rôle aussi important. Tous les praticiens ont vu la même fracture guérie sans laisser d'impotence en deux mois chez un père de famille non assuré et entraîner une incapacité permanente après six ou huit mois de demi-salaire chez un ouvrier assuré ! Le tableau de Bernacchi, reproduit page 26, en donne la preuve.

Le Pr Berger, dans une de ses cliniques, a présenté un malade dont l'histoire est palpitante d'intérêt : il s'agit d'un homme âgé de soixante ans entré dans son service, en novembre 1906, pour se faire opérer d'une volumineuse hernie scrotale. Cet homme travaillait de son métier de menuisier depuis 1880 et avait élevé 7 enfants, malgré une pseudarthrose flottante du fémur gauche et un cal fibreux de 4 à 5 cent. de la rotule du même côté. Examiné debout, cet homme présente un raccourcissement de seize centimètres de son membre inférieur gauche, dû au chevauchement des deux fragments de son fémur. Ces deux fragments sont en effet unis par un lien fibreux, constitué aux dépens des restes du périoste et des tissus environnants ; ce cordon permet aux fragments une incursion d'une certaine étendue, passé laquelle il se tend et limite net le mouvement. « C'est ainsi, dit M. Berger, que cet homme peut se tenir debout sur son membre. Le fragment supérieur, à ce moment, s'enfonce comme un clou dans l'épaisseur des parties molles et descend vers le genou, jusqu'à ce que la corde qui le rattache au fragment inférieur soit tendue ; cette corde arrête alors la descente, et le fragment supérieur, supportant le côté droit du tronc, reste suspendu par ce cordon fibreux au fragment inférieur, comme la caisse de certaines voitures grossières est suspendue par des courroies au cadre que supportent les roues. »

Malgré cette pseudarthrose du fémur et de la rotule, cet homme marche sans fatigue et sans souffrance, en s'appuyant sur une forte canne. Pour travailler, il s'appuie contre son établi. Pendant vingt-huit ans, il a exercé un métier pénible et malgré cette double « incapacité » a gagné sa vie et celle des siens [1].

1. M. Berger fait suivre l'exposé de ce cas des réflexions suivantes que nous jugeons nécessaire de reproduire : « Combien voyons-nous, cependant, de gens atteints de fractures qui nous disent au bout de plusieurs mois et parfois d'années qu'ils ne peuvent se servir de leur membre, qui nous détaillent avec prédilection toutes les sensations pénibles, toute la gêne que ce membre leur cause : engourdissements, fourmillements, absence ou exagération de la sensibilité, et par-dessus tout l'impossibilité où ils sont de se mouvoir et de s'en servir pour le moindre des usages ! On leur prescrit des massages, des douches, de la mécanothérapie. Ils se soumettent en rechignant. Pourquoi se donner tant de mal puisque ce membre est impotent et qu'on voit bien, qu'ils savent bien, qu'il ne peut plus servir !

Loin d'en recueillir le bénéfice qu'on en espère, ils accusent parfois

Desfosses a publié un cas du même genre qui prouve bien que la consolidation vicieuse d'une fracture, moins encore que la pseudarthrose, n'est pas forcément une cause d'incapacité de travail. Il s'agit d'un acrobate qui se fit une fracture du péroné à quatorze ans. Il n'en continua pas moins à travailler pour devenir acrobate. A dix-sept ans, une chute de la barre fixe lui occasionna une fracture des deux os de l'avant-bras droit. Cette fracture ne fut pas soignée et n'interrompit que pendant quelques jours ses exercices. Depuis 1888, cet homme s'est fait successivement une fracture de la jambe gauche, une luxation de l'auriculaire droit, de nombreuses fractures de côte, une rupture du grand pectoral droit, et une luxation de la clavicule du même côté.

La consolidation de ces diverses fractures est très imparfaite.

Au niveau du poignet droit, les mouvements de pronation sont très limités, les autres mouvements de flexion et d'extension ont gardé toute leur amplitude et toute leur force. Le radius a son extrémité inférieure très déformée, la diaphyse présente une courbe dont la convexité est dirigée en dehors et en arrière. Le cubitus est fracturé à sa partie moyenne et à son extrémité inférieure (fig. 1 et 2). Au niveau du poignet gauche, atteint également par un violent traumatisme, les mouvements d'extension sont limités. Quant à la jambe

ces traitements, irrégulièrement suivis, d'aggraver même leur état par la fatigue qu'ils leur causent; et ils nous montrent, en effet, un membre flasque, inerte et ballant, dont les articulations même les plus éloignées de la fracture sont enroidies, dont les masses musculaires sont molles et presque absentes, et dont les extrémités œdématiées prouvent, par leur refroidissement et leur coloration livide et violacée, l'insuffisance de la circulation et de l'innervation. Ce sont des ouvriers qui, comptant sur le bénéfice de la loi de 1898, se croient le droit et ont souvent, en effet, droit à une rente correspondant au degré d'incapacité permanente dont ils sont atteints. Dès lors, pourquoi se donner tant de peine pour obtenir le retour du membre blessé à son état normal; le patron, la compagnie d'assurances, l'État ne leur doit-il pas l'existence assurée sans rien faire? Et, en attendant que les tribunaux aient fixé le montant de leur incapacité, une amélioration véritable de leur état n'aurait-elle pas pour effet de faire diminuer le taux de leur indemnité? » (Berger, *Bulletin médical*, 28 novembre 1906, p. 1043.)

droite, on voit sur le schéma 3 que les fragments ne sont
pas dans le prolongement l'un de l'autre.

Malgré ces déviations osseuses, pour lesquelles un ouvrier
couvert par la loi de 1898 se déclarerait en état d'incapacité

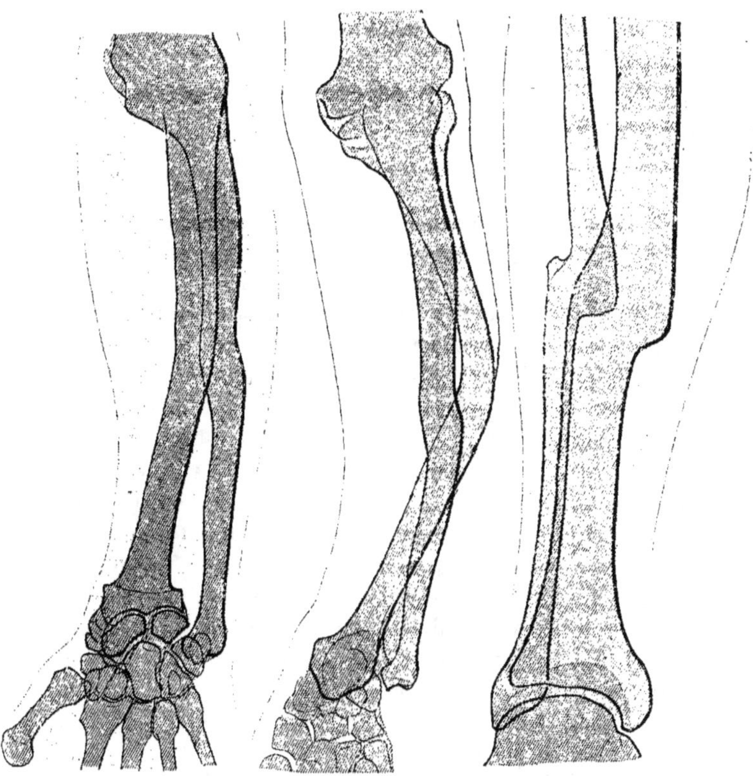

<table>
<tr><td align="center">Fig. 1.
Avant-bras et poignet droits.
(Cas de Desfosses.)</td><td align="center">Fig. 2.
Avant-bras et poignet droits.
(Cas de Desfosses.)</td><td align="center">Fig. 3.
Jambe droite.
(Cas de Desfosses.)</td></tr>
</table>

(Schémas d'après radiographie.)

permanente presque totale et à qui l'on accorderait une rente
d'au moins 60 pour 100, cet homme, actuellement âgé de
cinquante-quatre ans, n'a cessé d'exercer son métier d'acrobate et de se livrer à des exercices dangereux tels que ceux

du trapèze volant. Sous le nom de *Monkey man* (homme singe), il a visité l'Europe et les deux Amériques, illustrant par son exemple, comme le dit P. Desfosses, ce mot bien connu : « Une âme vigoureuse est maîtresse du corps qu'elle anime[1] ».

Au sujet de la radiographie des fractures consolidées, voyez page 564.

Au sujet des incapacités permanentes dues aux fractures, voyez page 57.

3° Accidents suivis d'incapacité permanente. Consolidation anatomique et consolidation légale.

Il faut donc distinguer entre la *guérison anatomique*, qui est pour une fracture la consolidation avec un cal osseux, solide, indolore, et la *guérison fonctionnelle*, caractérisée par la disparition de l'œdème du membre, de l'atrophie musculaire et des douleurs, et le retour des articulations sus- et sous-jacentes à leur souplesse normale. L'intégrité fonctionnelle est plus importante encore que l'intégrité physique. Dans la troisième éventualité que nous envisageons comme conséquence d'une blessure, ni l'une ni l'autre ne peuvent être récupérées. Le blessé reste partiellement ou totalement infirme. On ne peut donc dire qu'il est guéri. En l'absence de terme plus précis, on a convenu de dire que la blessure est « consolidée ».

Ici se place donc l'étude de ce que les juges appellent *consolidation* de la blessure[2].

La loi de 1898, modifiée en 1902, ne spécifie pas à quel moment le patron responsable doit cesser de payer le demi-salaire pour verser une rente viagère.

La *Cour de cassation a décidé que la rente viagère*

---

1. P. Desfosses, *Presse médicale*, 5 octobre 1907. Voir aussi, du même auteur, Capacité au travail et consolidation vicieuse des fractures, *Presse médicale*, 26 mai 1902-1903, n° 406.

2. Voir l'intéressante thèse de Boyer, *La consolidation dans les accidents du travail*, Paris, 1904; Baillière, éditeur.

était due à partir du jour de la consolidation de la blessure [1].

Mais ce mot n'a de signification précise que pour les fractures. Appliqué à une luxation, à une plaie, à une contusion, c'est un contre-sens. Après de nombreuses discussions, on est arrivé à s'entendre et voici ce que les tribunaux entendent par consolidation de la blessure : *une blessure est consolidée, au point de vue juridique, le jour où l'état du blessé est devenu définitif et par conséquent ne peut être amélioré.* L'ouvrier est atteint d'une infirmité qui constitue pour lui une incapacité permanente et immuable dont le degré est certain le jour où le médecin dit qu'il y a consolidation.

Il en résulte que, le jour même : 1° l'ouvrier peut reprendre son travail avec une capacité professionnelle réduite par le fait de son infirmité, si l'incapacité permanente est partielle; 2° l'ouvrier est déclaré pour toujours incapable de tout travail, si l'incapacité permanente est totale.

Donc, deux termes expriment le résultat définitif d'un accident du travail : *la guérison signifie que la blessure s'est cicatrisée sans laisser ni mutilation, ni impotence fonctionnelle. Le blessé, guéri, a gardé son intégrité physique et professionnelle. Son salaire restera le même qu'avant l'accident.*

La consolidation signifie que la blessure s'est cicatrisée en laissant une mutilation ou une impotence fonctionnelle définitive. Le blessé ne recouvrera jamais son intégrité corporelle et professionnelle : son salaire sera en général

---

1. *Cour de cassation, Chambre civile*, 7 janvier 1902. Présidence de M. Ballot-Beaupré. « Attendu que la rente allouée à la victime d'un accident, atteinte d'une incapacité partielle et permanente, doit courir non de l'époque où intervient une décision définitive sur le règlement de l'indemnité, mais du jour où le caractère de l'incapacité est devenu définitivement certain; que le point de départ de la rente ne saurait, en effet, être subordonné aux éventualités de la procédure, mais qu'il doit, au contraire, avoir une date indépendante de la volonté du patron et de l'ouvrier... »

La Chambre des requêtes, par deux arrêts du 24 février 1902, a également décidé que la rente doit avoir pour point de départ le jour de la consolidation de la blessure. (*Rec. min. Com.*, I (fasc. 3), 866.)

diminué proportionne!lement à la réduction de sa capacité ouvrière [1].

Le médecin est, à chaque instant, appelé à fixer la date de la guérison et la date de la consolidation d'une blessure. Il doit savoir qu'à partir du jour de la guérison, l'ouvrier n'a droit ni au demi-salaire, ni aux frais médicaux et pharmaceutiques. Il en est de même pour la consolidation : le jour où on la déclare terminée, le blessé n'a droit qu'à la rente viagère dont le chiffre sera fixé par le tribunal, et correspondra à la moitié de la réduction de salaire entraînée par l'incapacité permanente.

Exemple d'un cas d'incapacité temporaire : fracture ouverte de l'humérus droit. La consolidation anatomique (formation d'un cal osseux résistant) demande trente jours. Mais l'appareil plâtré enlevé, malgré que le bras soit solide, le blessé ne peut reprendre son travail. Le bras est tuméfié et douloureux. Les articulations du coude et de l'épaule sont enraidies. Après la période de consolidation, le malade entre dans la période de *convalescence chirurgicale*, jusqu'au jour où le massage et la mobilisation lui auront rendu l'usage intégral de son membre fracturé. A ce moment, mais à ce moment seulement, il y a pour les juges guérison de la blessure. Le blessé, complètement guéri, n'aura droit qu'au demi-salaire jusqu'au jour de la reprise du travail.

Exemple d'un cas d'incapacité permanente partielle : écrasement du médius et de l'annulaire gauches. Régularisation des moignons qui sont désinfectés et suturés. La réunion se fait par première intention et les fils sont enlevés le douzième jour. Trois jours après, la cicatrisation est complète. Mais les cicatrices sont encore sensibles et les moignons ne peuvent servir de points d'appui. De plus la main est légèrement enraidie par l'immobilisation dans le pansement. C'est seulement vingt-cinq jours après la cicatrisation que le blessé, atteint désormais d'une incapacité

---

1. Voyez, sur ce point, sur quels principes on doit se baser pour évaluer une incapacité, chapitre IV, pages 402 et suiv.

permanente partielle, peut reprendre son travail. Douze,
plus trois, plus vingt-cinq, cela fait quarante jours. Le quarantième jour, la consolidation est considérée comme terminée. L'ouvrier cessera de recevoir son demi-salaire. Le
Président du Tribunal civil fixera le chiffre de la rente à
laquelle lui donne droit l'article 3 de la loi de 1898.

Exemples pour les incapacités totales : il y a deux cas à
envisager.

Si l'incapacité totale est la conséquence immédiate de la
blessure (perte des deux yeux ou des deux membres), la
rente part du jour même de l'accident. Il n'y aura donc
pas à préciser la date de la consolidation.

Si elle est la conséquence tardive de l'accident et se produit par le fait de complications (panophtalmie), ou après
des tentatives de conservation d'organes ou de membres
mutilés, la date de la consolidation est celle du jour où le
médecin a constaté que ceux-ci étaient irrémédiablement
perdus.

Une statistique concernant les suites des fractures.

Voici, d'après l'excellent mémoire de Gallez[1], qui a réuni
516 fractures concernant exclusivement des ouvriers houil-
leurs, la proportion des guérisons et des invalidités permanentes et la variation des délais d'incapacité temporaire.

1. Gallez, *Académie royale de médecine de Belgique*, 1895, n° 2, p. 199.

Fractures de la clavicule (Gallez).

Sur 56 cas
{ 50 guérisons
4 invalidités permanentes.
2 blessés perdus de vue.

Sur les 50 guérisons l'incapacité temporaire a été de :	1 mois dans 5 cas	1 à 2 mois dans 10 cas	2 mois dans 10 cas	entre 2 et 5 mois dans 16 cas	6 mois dans 1 cas	6 à 7 mois dans 2 cas

Fractures de l'humérus (Gallez).

Sur 51 cas
{ 41 guérisons.
6 incapacités permanentes.
3 malades en traitement.
1 perdu de vue.

Guérisons complètes : 87 p. 100
Incapacités permanentes : 13 p. 100

Sur les 41 guérisons l'incapacité temporaire a été de :	2 mois dans 21 cas	entre 2 et 3 mois dans 3 cas	3 mois dans 7 cas	entre 3 et 4 mois dans 5 cas	4 mois dans 3 cas	6 à 7 mois dans 2 cas

Fractures de l'avant-bras (Gallez).

Sur 42 cas
{ 37 guérisons.
5 incapacités permanentes.

Sur les 37 guérisons l'incapacité temporaire a été de :	1 mois dans 12 cas	1 à 2 mois dans 8 cas	2 à 3 mois dans 4 cas	3 à 4 mois dans 2 cas	5 à 7 mois dans 3 cas	11 à 12 mois dans 1 cas

Fractures du radius (Gallez).

Sur 24 cas
{ 22 guérisons.
1 incapacité permanente.
1 perdu de vue.

Sur les 22 guérisons l'incapacité temporaire a été de :	2 à 6 semaines dans 11 cas	moins de 2 mois dans 6 cas	2 mois 1/2 dans 1 cas	3 mois dans 4 cas		

Fractures du cubitus (Gallez).

Sur 12 cas : 12 guérisons.

Sur les 12 guérisons l'incapacité temporaire a été de :	15 jours dans 1 cas	1 mois dans 4 cas	1 mois 1/2 à 2 mois dans 4 cas	3 mois dans 1 cas	5 mois dans 1 cas	6 mois dans 1 cas

Fractures des doigts (GALLEZ).

Sur 50 cas :
- 46 guérisons.
- 2 invalidités permanentes.
- 1 en traitement.
- 1 perdu de vue.

Sur les 46 guérisons l'incapacité temporaire a été de :	15 jours dans 10 cas	1 mois dans 12 cas	1 à 2 mois dans 16 cas	2 à 3 mois dans 4 cas	3 à 5 mois dans 4 cas	1 mois dans 12 cas

Fractures du fémur

Sur 53 cas :
- 29 guérisons.
- 18 invalidités permanentes.
- 1 mort.
- 3 perdus de vue.
- 2 en traitement.

Guérisons : 60,4 p. 100.

Invalidités permanentes : 39,6 p. 100.

Sur les 29 guérisons l'incapacité temporaire a été de :	2 mois dans 1 cas	3 mois dans 4 cas	4 à 5 mois dans 10 cas	6 à 7 mois dans 8 cas	7 à 9 mois dans 3 cas	13, 14 24 mois dans 1 cas

Fractures de jambe (GALLEZ).

Sur 138 cas :
- 99 guérisons.
- 31 invalidités permanentes.
- 5 en traitement.
- 3 perdus de vue.

Guérisons 76,1 p. 100.
Invalidités : 23,9 p. 100.

Sur les 99 guérisons l'incapacité temporaire a été de :	2 mois dans 7 cas	entre 2 mois 1/2 et 3 mois dans 20 cas	4 mois dans 21 cas	4 mois 1/2 à 6 mois dans 25 cas	6 mois 1/2 à 13 mois dans 23 cas	15, 18 et 24 mois dans 1 cas

Fractures du tibia (GALLEZ).

Sur 9 cas :
- 8 guérisons.
- 1 invalidité permanente.

Sur les 8 guérisons l'incapacité temporaire a été de :	3 mois dans 2 cas	4 à 5 mois dans 3 cas	6 à 7 mois dans 2 cas	11 mois dans 1 cas		

Fractures du péroné (GALLEZ).

Sur 17 cas : 17 guérisons.

Sur les 17 guérisons l'incapacité temporaire a duré :	moins de 1 mois dans 3 cas	entre 1 et 2 mois dans 6 cas	3 à 4 mois dans 5 cas	4 mois 1/2 dans 1 cas	5 mois 1/2 dans 1 cas	10 mois dans 1 cas

Complications des blessures.

L'évolution d'une lésion traumatique peut être troublée par l'apparition de complications qui retardent la guérison, entraînent ou aggravent une infirmité, et occasionnent parfois la mort.

Causes et variétés des complications.

Les causes tiennent à :

1° La nature de la blessure ;
2° L'état organique du blessé ;
3° Au traitement { Négligence du médecin ; Intervention d'empiriques ; Refus ou négligence de soins.

Leurs variétés { *Complications non infectieuses* { Pseudarthrose, cal exubérant et douloureux ; paralysie par contusion nerveuse ; névrite ; amyotrophies réflexes ; cicatrices vicieuses, adhérentes, douloureuses et gênantes. *Complications infectieuses* { *locales* : lymphangite, abcès, phlegmon, adénite, synovite et arthrite suppurée. Suppurations tardives. Phlébite des variqueux. *générales* : septicémie aiguë, gangrène gazeuse, tétanos, érysipèle, infection purulente.

Complications non infectieuses.

Pour les fractures, il faut prévoir : l'ouverture secondaire du foyer par sphacèle de la peau comprimée de dedans en dehors par la pointe d'un fragment ; les sections, déchirures partielles, distensions, embrochement d'un nerf par l'un des fragments, ou l'enclavement du nerf entre les deux fragments ; les retards de consolidation et pseudarthroses (surtout la pseudarthrose par interposition fibreuse ou musculaire) ; les cals vicieux ou exubérants comprimant des nerfs moteurs (parésies et paralysies) ou des nerfs sensitifs (anesthésie et douleurs). Les fractures de la clavicule peuvent se consolider avec un cal volumineux qui comprime le plexus brachial ou qui étreint les filets du plexus cervical super-

ficiel. Les fractures de l'extrémité inférieure de l'humérus
s'accompagnent parfois de lésions des nerfs radial, médian
ou cubital [1]; celles de la tête du péroné peuvent être suivies
de déchirure ou d'englobement dans le cal du nerf sciatique
poplité externe.

Le traumatisme qui a produit la fracture a souvent déterminé une contusion ou une entorse d'une ou des deux articulations voisines. L'immobilisation dans un plâtré contribue
aussi, chez les rhumatisants, à enraidir les jointures fixées
dans l'appareil. L'un de nous a vu plusieurs fois une incapacité produite par une arthrite sterno-claviculaire persistant après consolidation d'une fracture de la clavicule.

Il faut se souvenir que le deltoïde reste parfois paralysé
pendant plusieurs semaines après des contusions simples ou
des luxations de l'épaule, par névrite du nerf circonflexe contusionné ou tiraillé. De même des contusions articulaires
quelquefois très légères sont suivies d'amyotrophies rapides
et graves, dont Mignot et Mally ont montré l'origine dans
une lésion d'ailleurs réparable des cellules des cornes antérieures de la moelle épinière.

Les complications infectieuses sont les plus fréquentes
et les plus graves, mais aussi les plus évitables. L'observation rapportée par le Prof. Brouardel, et citée page 26,
est un exemple que la plaie la plus minime peut ouvrir la
porte à une infection mortelle. Aussi ne saurait-on trop
engager le médecin à faire lui-même le premier pansement,
au lieu de le confier à un infirmier ou à une personne
ignorant l'antisepsie. Cette règle de conduite s'impose
absolument pour les plaies articulaires, pour les fractures
ouvertes, pour les écrasements des doigts, surtout pour
les écrasements du pouce et de l'auriculaire, dont les
gaines synoviales se prolongent jusque dans l'avant-bras.

**Montrez à votre blessé les précautions d'asepsie que
vous prenez pour lui faire la toilette de la région
blessée et le pansement, et recommandez-lui à plusieurs reprises de n'y toucher sous aucun prétexte.**

1. Voir Broca et Mouchet, *Revue de Chirurgie*, 1899, n° 6, p. 702.

Si. comme cela arrive encore, le blessé enlève son pansement pour arroser sa plaie d'urine, de lait, ou la recouvrir
de peau de serpent ou de graisse d'ours, il ne pourra se
retrancher derrière son ignorance et sa bonne foi. Et vous
aurez soin de noter, quand on vous demandera le certificat
de guérison ou de consolidation, que l'infection de la blessure s'est produite malgré vos précautions et vos recom-
mandations. Nous avons vu que, dans le règlement des
indemnités, les tribunaux français tenaient compte, avec
raison, de la négligence, de l'incurie ou du mauvais vouloir
du sinistré.

Les cas incertains d'accidents du travail.

Il est des cas où l'accident est incertain : par exemple le
coup de fouet, le durillon forcé, le tour de reins. Poels [1] a
bien étudié ces différentes éventualités sur lesquelles Secrétan
a attiré à nouveau l'attention [2]. Voici les notions qu'il est
nécessaire de connaître.

Coup de fouet.

On appelle ainsi une douleur subite et aiguë dans le
mollet, consécutive à une contraction énergique des muscles
extenseurs du pied. Il survient rapidement un gonflement
notable et quelquefois une ecchymose. L'impotence du
membre persiste quelquefois assez longtemps. Ce « coup
de fouet » est souvent dû, comme l'a montré Verneuil, à
la rupture d'une veine variqueuse profonde. Mais il s'agit
parfois d'une rupture de quelques fibres musculaires ou
même du muscle plantaire grêle.

Par abus de langage, on donne le nom de coup de fouet à
des ruptures musculaires, ligamenteuses ou aponévrotiques
à localisation indécise. Il en était ainsi dans le cas soumis

1. Poels, Les cas incertains d'accidents du travail, *Médecine des Accidents.*
1905, pp. 18-23 et 213-217.
2. Secrétan, *L'assurance contre les accidents*, Genève, 1906.

au Tribunal de paix du xviie arrondissement de Paris, le 19 septembre 1900[1]. Le blessé ayant pu prouver que sa lésion était la conséquence d'un accident survenu au cours du travail, le tribunal a naturellement indemnisé ce « coup de fouet » comme une lésion par choc direct.

On ne peut cependant pas en conclure que tous les « coups de fouet », c'est-à-dire toutes les ruptures variqueuses (voy. varices, page 267), musculaires, tendineuses, ligamenteuses sont des accidents du travail. Il y a deux cas à considérer : 1° si l'effort a été violent, nécessité par un travail de force, ses conséquences doivent être indemnisées sans tenir compte de l'état antérieur du blessé (varices, arthrite, etc). Mais si : 2° la rupture s'est produite dans un mouvement dont l'amplitude n'était pas exagérée et au cours du travail habituel, le coup de fouet ne peut être considéré comme un accident. Ainsi l'a déclaré une sentence arbitrale d'un tribunal belge[2] du 20 février 1906 dans le cas suivant : un ouvrier avait le genou droit malade. Il glissa sur un rail et éprouva une douleur brusque dans le mollet, sans signes extérieurs, douleur qui persista dans la suite. Le tribunal débouta l'ouvrier de sa demande parce qu'il n'avait fait aucun effort et parce que son genou était malade, ajoutant que le coup de fouet aurait pu se produire à tout autre moment. Or les jurisprudences belge et française concordent.

Le « durillon forcé » est-il un accident du travail?

Le durillon ou callosité est un épaississement épidermique de la paume de la main, sous l'influence de pressions fortes et répétées. Il suffit de faire du tennis ou du canotage pendant trois jours pour avoir une main calleuse. C'est évidemment une lésion professionnelle, sans gravité par elle-même. Mais il se forme souvent au-dessous du durillon une petite bourse séreuse qui permet à la peau de glisser sur les plans profonds et qui, comme toutes les

1. *Rec. min. du Commerce*, III, 1902, p. 97.
2. *Bull. méd. des Acc. du Tr.*, 15 sept. 1906, p. 53.

bourses séreuses, peut s'infecter facilement. Il suffit d'une piqûre ou d'une écorchure du doigt le plus proche pour que, par les lymphatiques, les microbes arrivent dans cette bourse séreuse et l'enflamment. Il en résulte un petit hygroma suppuré auquel on donne vulgairement le nom de *durillon forcé.* Cette dénomination est mauvaise : on doit la remplacer, comme le demande M. Granjux, par celle de durillon *infecté.*

Le durillon infecté, qu'il suppure ou non, ne détermine ordinairement qu'une incapacité temporaire de 4 à 12 jours, lorsqu'il est soigné par un médecin. Mais l'inflammation peut se propager à la main, aux synoviales tendineuses des fléchisseurs des doigts et déterminer un phlegmon des gaines avec toutes ses conséquences (doigts en crochet, ankylose des doigts, du poignet, main en battoir, amputation de doigts, de la main ou de l'avant-bras).

Le durillon est donc une lésion professionnelle. Mais s'il s'enflamme, le médecin doit-il conclure que le durillon infecté est un accident du travail? Et les juges doivent-ils déclarer le patron pécuniairement responsable?

Actuellement la question se résout très simplement, lorsque le blessé prouve qu'il s'est infecté son durillon « au cours ou à l'occasion du travail ». Une piqûre, une écorchure, une plaie par usure au niveau d'un durillon ou à son voisinage, *si elles se sont produites au cours du travail,* sont responsables de toutes les complications qui peuvent survenir. Sur ce point la jurisprudence française est fixée. Mais il faut, comme l'indiquent les arrêts de la Cour de Limoges du **24** février et du **22** juillet 1904 [1], que l'enquête et l'expertise établissent l'existence d'une piqûre ou d'un accident susceptibles d'infecter la bourse séreuse sous-jacente au durillon.

D'ailleurs la Cour de cassation [2] avait déclaré, le 19 jan-

---

1. *Rev. jud. des Acc. du Tr.,* 1904, pp. 141 et 371.

2. Cour de cassation (Ch. des requêtes), 19 janvier 1903. *Rec. de documents du min. du Com.,* Fascicule 7, 1903, p. 318. — L'arrêt attaqué (Cour d'Angers, 21 déc. 1901) était ainsi conçu : « Attendu qu'il résulte de la déclaration du sieur Denis, recueillie dans l'enquête du juge de

vier 1903, au sujet d'un phlegmon de la main suite d'une coupure prétendue faite au cours du travail, « que la loi de 1898 n'ayant pas abrogé l'article 1315 du Code civil, *le demandeur au procès est dans l'obligation d'établir que le mal dont il a été atteint se rattache au travail par une relation directe de cause à effet.* »

Pour qu'un phlegmon de la main consécutif à un durillon forcé rentre dans la catégorie des accidents indemnisés, il faut donc que l'enquête prouve que l'inoculation septique a eu lieu au cours du travail.

Un cas récent, publié par Dabout [1], constitue un exemple de l'éventualité contraire, le sujet infectant lui-même son durillon en dehors du travail. Il s'agit d'un forgeron de vingt-neuf ans, porteur d'un durillon depuis l'âge de dix-sept ans. Le 26 octobre 1905, il reçoit un choc sur la main qui ne détermine pas d'écorchure et ne l'oblige pas à interrompre son travail. Trois jours après, il aperçoit sur sa main une petite boule de même coloration que la peau, « qu'il crève avec une aiguille non flambée ». Il en résulte un phlegmon de la main qui, drainé par M. Thiéry, guérit au bout de deux mois sans ankylose ni raideur.

M. Dabout, nommé expert, conclut que ce phlegmon ne rentrait pas dans la catégorie des accidents du travail. Mais le juge de paix se déclara incompétent, après avoir cependant reconnu que « l'ouvrier avait fouillé avec un instrument septique dans le durillon forcé ».

paix, que, le 8 juillet précédent, Brunet ne se fit qu'une seule déchirure à la paume de la main droite, et que celui-ci, après lui avoir montré sa main droite, lui en expliqua la cause ; que, Denis, seul présent au moment de l'accident, a examiné la main de Brunet avec une attention qui lui a permis de préciser la longueur de la déchirure par lui constatée et d'indiquer que celle-ci ne paraissait pas très profonde ;

« Attendu, en conséquence que les autres coupures, écorchures, crevasses, gerçures ou excoriations relevées sur la même main par les médecins qui ont été entendus par le tribunal ne sont pas le résultat de l'accident du 8 juillet 1900 ; que leur cause est restée inconnue et que l'une d'elles a pu être l'origine du phlegmon opéré par le Dr D... ; que Brunet ne rapporte pas la preuve que ce phlegmon soit consécutif à la déchirure que lui a occasionnée l'accident du 8 juillet 1900.... par ces motifs, déclare mal fondées les conclusions de l'appelant. »

1. Just. de paix du XIe arr., Paris, 7 février 1906. — *Méd. des Accidents*, 1906, p. 348.

Il est de toute évidence, si l'on s'en tient à la lettre de la loi, que ce durillon infecté en dehors du travail ne constitue pas un accident susceptible d'être indemnisé [1].

Une objection se pose au sujet des difficultés à préciser l'origine d'un phlegmon de la main : on ne déclare généralement par les simples piqûres qui ne saignent presque pas et, sur le moment, ne font pas souffrir. Aussi nous paraît-il utile, pour sauvegarder les droits des blessés et des assureurs, que les contremaîtres avertissent les ouvriers afin que ceux-ci signalent les plus minimes blessures. La déclaration à la mairie ne sera faite que pour celles qui auront déterminé quelques phénomènes douloureux ou inflammatoires avant le 4ᵉ jour.

Lumbago ou tour de reins.

Le lumbago est une douleur diffuse ayant pour siège les muscles de la masse sacro-lombaire. Il est le plus souvent de nature rhumatismale, comme certains torticolis musculaires; le travail dans l'humidité, dans un courant d'air, le tronc courbé en avant, surtout lorsque l'ouvrier a le torse nu, en sont des causes fréquentes. Deux jours de repos et quelques grammes de salicylate de soude ont facilement raison de ce *lumbago-maladie* [2].

Plus rarement il est d'origine traumatique et produit par la rupture de quelques fibres musculaires [3] dans un violent

1. Restent les cas où il n'y a pas eu piqûre ou blessure appréciable. Le Tribunal civil d'Angers a déclaré, le 6 juin 1907 (*Rec. sp.*, nov. 1907, p. 224), que « l'ouvrier emballeur atteint d'une ampoule forcée due au frottement continuel des cordes sur la main est victime d'une maladie professionnelle et non d'un accident du travail ».
Même décision du Trib. de paix du VIIᵉ canton de Marseille (9 janvier 1907), et du IVᵉ arr. de Nantes (23 avril 1907). — *Rec. sp.*, juin 1907, p. 58.
2. Patry, *Revue Suisse des Accidents*, mars, avril et mai 1908.
3. Matignon (*Gaz. hebd. des Sc. méd. de Bordeaux*, 1904, p. 547) fait observer que le lumbago traumatique est parfois dû, non pas à une rupture musculaire, mais à une *entorse des ligaments vertébraux*. La réalité de celle-ci serait vérifiée, dit Matignon, de la façon suivante : le sujet étant debout ou assis, il peut, sans éprouver de douleurs, fléchir le tronc tout d'une pièce en avant et latéralement. Mais s'il fléchit

effort pour redresser le tronc chargé d'un fardeau. Il s'agit alors du véritable « *tour de reins* », caractérisé par un lumbago unilatéral, avec point douloureux maximum, localisé au niveau de la rupture, et quelquefois, mais très rarement, ecchymose sous-cutanée. Ce *lumbago-accident*, assez rare, doit être assimilé aux blessures indemnisées, comme une entorse ou une rupture musculaire.

Mais on doit savoir que, pour le public, toutes les courbatures, toutes les douleurs lombaires ou intercostales sont des « tours de reins », des « efforts ». Le médecin examinera donc son plaignant très soigneusement, d'abord pour ne pas se laisser tromper sur la réalité de ce lumbago, ensuite pour en préciser l'origine et rechercher s'il n'est pas symptomatique d'une lésion profonde (vertébrale, médullaire, radiculaire), ou d'une infection générale (variole, syphilis, grippe), etc. [1].

Le lumbago est assez souvent simulé pour justifier un chômage de quelques jours. Les simulateurs immobilisent complètement leur colonne vertébrale et prétendent ne pouvoir s'incliner sur le côté. Dans le vrai lumbago, au contraire, l'inclinaison du tronc est toujours possible grâce à l'élévation de la hanche du côté opposé au mouvement.

Secrétan insiste sur la fréquence de la simulation pour « pseudo-lumbago ». Sur 100 assurés qui chôment, dit cet auteur, il y en a 8 qui accusent un effort dorsal ou lombaire. Le chômage dure en moyenne 6 jours. Secrétan en a observé qui, massés et électrisés tous les jours, chômaient depuis un et même trois mois, mais qui reprenaient leur travail le jour où on refusait de leur payer leur indemnité temporaire. Aussi Secrétan conclut-il que le traitement des « douleurs

énergiquement et progressivement la tête, il ressent un point douloureux dans la colonne lombaire, à droite ou à gauche de l'apophyse épineuse. Si on presse à ce niveau, la douleur est à peine augmentée, parce que les muscles protègent les ligaments tiraillés contre la pression digitale.

1. *Auscultez vos malades*, vous découvrirez quelquefois une affection thoracique. Secrétan envoya à l'hôpital pour épanchement pleurétique un assuré qui était *depuis trois semaines* indemnisé par l'assurance pour un lumbago traumatique.

par effort » (lumbago et coup de fouet) est inutile. « Plus on s'occupe de ces cas, dit Secrétan, plus on masse et plus le chômage dure. Nous interdisons l'usage des frictions avec des pommades et les badigeonnages de teinture qui provoquent souvent des éruptions cutanées beaucoup plus longues à guérir que le lumbago lui-même. Le repos, quelques bains et, après 4 ou 6 jours, la reprise du travail suffisent. » Nous partageons ce sentiment : avant la loi de 1898, la reprise du travail, qui était très précoce, faisait rapidement disparaître la douleur que l'immobilité contribue à fixer.

Lorsqu'on n'a pas de raison de soupçonner la simulation, il faut examiner très soigneusement le malade, nu et debout et dans les différentes postures.

Dans un cas personnel, le « tour de reins » a démasqué un mal de Pott latent. Il s'agissait d'un ouvrier embauché comme employé aux chemins de fer du Midi pour quelques jours de travail. En chargeant un sac de café sur un wagon, il ressent une vive douleur dans les lombes. Durant quatre mois, il se déclare incapable de tout travail. Nous le voyons à ce moment et nous reconnaissons l'existence d'un mal de Pott lombaire. Cet ouvrier, qui avait eu une pleurésie quelques années avant, était atteint de tuberculose vertébrale demeurée latente jusqu'au jour où un effort la démasqua et l'aggrava.

En résumé, le lumbago est assez rarement un accident du travail.

Jamin cite dans sa thèse le cas suivant, fort instructif. « Un ouvrier est pris pendant son travail d'une douleur brusque dans le dos qui le force à s'asseoir. Le médecin appelé délivre le certificat suivant : « L'ouvrier X... a été pris tout d'un coup d'une vive douleur dans les reins. J'ai constaté une rupture musculaire, suite d'efforts, autrement dit coup de fouet, nécessitant une interruption de travail d'environ huit jours. » — Un autre médecin appelé donne un certificat semblable. Or, quarante-huit heures après l'accident, X... succombe. A la demande de la compagnie d'assurance, le juge ordonne l'autopsie. X..., âgé de

trente-quatre ans, était bien constitué et n'avait jamais été
malade. Depuis sept ans, il n'avait pas un seul instant
interrompu son travail. L'autopsie pratiquée par le Dr Vibert
permit de reconnaître : 1° une légère ecchymose dans le
muscle psoas droit; 2° une ostéite vertébrale d'origine probablement syphilitique; 3° une abondante hémorragie cérébrale gauche. »

Coccygodynie.

Courtois-Suffit a publié[1] le cas d'un ouvrier qui souffrait
du coccyx depuis une chute sur le siège faite deux ans avant.
Par le toucher rectal, on reconnaît que le coccyx recourbé en
dedans, fait avec le sacrum un angle droit. De plus une
pression même très légère sur la pointe du coccyx détermine
une douleur extrêmement violente, tellement aiguë que le
malade se soulève et se projette en avant. Le diagnostic est
donc : coccygodynie par luxation du coccyx en avant après
chute sur le siège. M. Courtois Suffit a évalué l'incapacité
permanente résultant à 80-85 p. 100. Mais étant données
l'innocuité et l'efficacité d'une résection du coccyx, il nous
paraît préférable, dans l'intérêt de l'ouvrier plus encore que
dans celui de l'assureur, de soumettre le blessé à l'intervention chirurgicale.

Doit-on laisser retourner au travail les ouvriers en période de convalescence chirurgicale?

Non, dans l'intérêt même de l'ouvrier et du patron responsable. Un fracturé de jambe qui reprendrait son poste à
l'usine le 40° jour risquerait fort, malgré que sa fracture
soit *anatomiquement* consolidée, d'être victime d'un nouvel
accident. Les statistiques démontrent que c'est à la fin de la
journée ou de la nuit, quand les ouvriers sont fatigués par
huit ou neuf heures de travail consécutives, que se produisent
la plupart des sinistres. Or, un blessé dont le membre est

1. Courtois-Suffit, *Annales d'Hygiène*, juillet 1904, p. 66 à 67.

enraidi, œdématié et douloureux est dans une situation autrement défavorable pour se garer des machines que celui qui vient de travailler, comme il en a une longue habitude, pendant huit heures de suite. Et M. Kraft[1] a raison de soutenir que l'ouvrier ne doit reprendre son poste qu'après guérison complète. C'est par irréflexion que certains entrepreneurs sont d'un avis contraire, à moins qu'ils n'aient l'habitude de donner aux blessés convalescents certaines fonctions peu actives dans des postes non exposés au danger.

Certificat de consolidation [2].

Lorsqu'une blessure ayant entraîné une mutilation est consolidée, c'est-à-dire devenue définitive et impossible à améliorer, le médecin délivre un *certificat de consolidation*. Ce certificat doit préciser : 1° la nature de la blessure consolidée ; 2° la date de la consolidation ; 3° si l'incapacité de travail permanente qui en résulte est totale ou partielle ; 4° en cas d'incapacité permanente partielle, quelle réduction de capacité professionnelle en est la conséquence[3].

Ce certificat, qui porte la date du dernier jour de traitement, est très important : il servira à la Compagnie d'assurance pour proposer au sinistré devant le président du Tribunal civil, en audience de conciliation[4], une rente annuelle et viagère, et au blessé pour justifier sa demande en indemnité. Il marquera de plus le terme du paiement du demi-salaire, puisqu'il portera la date de consolidation de la blessure.

Ce certificat sera rédigé après examen complet et méthodique du blessé, hors de sa présence. Il devra être aussi précis que possible, et contenir à la fois les arguments scientifiques et les considérations de physiologie professionnelle

1. Kraft, Convalescence chirurgicale et assurances (*Revue médicale de la Suisse romande*, 20 sept. 1898).

2. Voy. Marquès et Philippot, Médecine des accidents du travail, 1903 ; et Boyer, La consolidation dans les accidents du travail, p. 323 ; Paris, Baillière, 1904.

3. Voy. l'évaluation des incapacités au chapitre IV.

4. Voy. chap. III, p. 319.

sur lesquelles seront basées les conclusions. Destiné à fournir une base d'appréciation à des personnes étrangères à la médecine, il sera rédigé en un style clair, dépourvu de termes techniques trop spéciaux, pour qu'il ne porte en lui-même des sources de contestations litigieuses.

Comme le dit avec raison le docteur Remy [1], « le juge conciliateur le considérera souvent comme une véritable expertise. Les conclusions établies avec exactitude et sincérité inspireront la confiance et, en cas de non-entente amiable, serviront de guide aux experts judiciaires dans la recherche de la vérité. »

Exemple de certificat de consolidation.

Je, soussigné, X..., docteur en médecine, domicilié à Montpellier, certifie avoir examiné, le vingt-six décembre mil neuf cent trois, M. Louis Martin, âgé de vingt-cinq ans, employé aux chemins de fer de l'Hérault. Cet homme est entré à l'hôpital Suburbain le 26 mai 1903 pour un écrasement des orteils du pied gauche. D'après ce que nous raconte l'intéressé, l'interne du service a régularisé la plaie et sectionné les lambeaux de peau qui rattachaient au pied les débris d'orteils broyés. M. Martin a quitté l'hôpital le 13 octobre 1903 avec un moignon incomplètement cicatrisé.

État du blessé le vingt-six décembre mil neuf cent trois. — Le pied gauche est mutilé par la perte des orteils qui ont été inégalement et irrégulièrement amputés.

Premier orteil : il manque la deuxième phalange et le tiers antérieur de la première (le squelette du gros orteil se compose seulement de deux phalanges).

Deuxième, troisième et quatrième orteils : il manque les deux dernières phalanges.

Cinquième orteil : la dernière phalange seule fait défaut.

La cicatrisation est complète, et l'état du pied est définitif.

Le moignon qui résulte de la cicatrisation des parties molles autour des extrémités osseuses, suffisamment matelassé au niveau des quatre derniers orteils, est défectueux pour le gros orteil. La peau qui recouvre l'extrémité de l'os est à son niveau rouge, amincie, et adhérente à l'os sous-jacent. De plus, le segment du quatrième orteil qui a été conservé est anesthésié (ce qui veut

1. Remy, *loc. cit.*, p. 119.

dire insensible, par suite de la section des nerfs collatéraux par le traumatisme.

Toutes les autres régions du pied sont intactes, en particulier les trois points d'appui normaux dans la station debout.

Cette mutilation constitue pour le blessé une incapacité permanente de travail. Cette incapacité est partielle : elle est due à ce que le moignon conique du gros orteil constitue une gêne notable pour la marche, le saut, la course. La pression de la chaussure, le moindre heurt contre l'extrémité du pied sont partiellement incompatibles avec ce moignon conique. Mais une opération, absolument bénigne et sans danger, pourrait permettre de régulariser le moignon pour qu'il soit indolore et qu'il puisse servir de point d'appui.

Conclusions : M. Louis Martin est atteint d'une infirmité consécutive à une blessure qui est actuellement consolidée.

Cette infirmité entraîne une incapacité de travail qui est : 1° permanente ; 2° partielle ; et 3° correspond à une réduction de capacité fonctionnelle de 10 p. 100 environ.

La date de la consolidation peut être fixée au 15 novembre 1903.

Certificat délivré sur papier non timbré en vertu et par application de la loi du 9 avril 1898 sur les accidents du travail.

Docteur X.

Montpellier, le 27 décembre 1903.

Certificat de guérison.

Le blessé est guéri définitivement et sans infirmité. Le médecin de son choix, ou le médecin de l'assurance, l'examine et lui délivre un certificat sur papier libre, constatant que sa blessure est complètement guérie : c'est le certificat de guérison ou de reprise de travail. Il ne faut pas oublier : 1° que le blessé doit immédiatement reprendre son travail, ou tout au moins que le demi-salaire cessera de lui être payé à partir du jour porté sur le certificat de guérison; donc, n'exposez pas un ouvrier dont la cicatrice est encore sensible ou dont le cal est encore souple à entraver sa guérison par une reprise prématurée d'un travail de force; 2° que, si vous n'avez pas constaté la blessure après l'accident, si vous ne connaissez pas le sinistré, vous ne devez pas vous en rapporter à ses dires, pour certifier la guérison d'un traumatisme dont vous ignorez l'origine, le degré et l'évolution. Vous

devez vous faire montrer la copie du certificat d'origine, et
vous baser sur ses informations.

Exemple de certificat de guérison.

Je, soussigné, X..., docteur en médecine à Montpellier, certifie
avoir examiné, le 1er janvier 1904, M. Louis Martin, âgé de
vingt-cinq ans, ouvrier à la manufacture X... Cet ouvrier, blessé
au cours de son travail le 20 décembre 1903, avait reçu une forte
contusion au niveau de la cuisse droite. Il est à l'heure complètement guéri et peut reprendre son travail.

Certificat délivré sur papier non timbré en vertu de l'application de la loi de 1898 sur les accidents du travail.

Montpellier, le 1er janvier 1904.

La mécanothérapie et l'atténuation des accidents.

1° Principes de la mécanothérapie. — La mécanothérapie, inventée par le Suédois Zander, il y a plus de vingt
ans, est une méthode de gymnastique dans laquelle un dis-
positif mécanique remplace les mains du chirurgien. Les
appareils Zander sont l'application d'un principe très
simple[1] : ils se réduisent tous en déplacement d'un bras de
levier, dont un contrepoids mobile gradue la résistance, le
malade agissant suivant les cas sur une poignée, une pédale,
un siège articulé, etc. Les uns sont mus par le malade lui-
même, qui fait ainsi des *mouvements actifs*; les autres,
reliés à un moteur, sont destinés à exercer des *mouvements
passifs* suivant une amplitude, une force, une vitesse et une
direction variables.

Les appareils Zander ont été modifiés en Allemagne par
Krukenberg (de Halle), inventeur d'appareils à pendule qui
sont à la fois actifs et passifs; Muller (de Berlin), qui a
appliqué les propriétés des ressorts; Herz (de Vienne), qui

---

1. Roques, La médecine des accidents et les hôpitaux des *Corporations
industrielles en Allemagne*, Thèse de Paris, 1900-1901, n° 255, Masson, éditeur. — Faidherbe, Thèse de Paris, 1901-1902, n° 561. — Guermonprez, Hôpitaux corporatifs allemands, *Extrait du Bulletin de la Société Industrielle du
Nord de la France*, 1903, Paris, Baillière, édit.

utilise des poulies excentriques, etc. Ces complications des appareils Zander ne sont pas compensées par des résultats meilleurs, ni plus rapides.

Grâce à ces appareils, le mouvement est dosé comme un médicament, sans à-coups et sans secousses. Les articulations enraidies se mobilisent, les muscles atrophiés reprennent force et souplesse, la circulation s'accélère dans le membre œdématié par l'immobilisation : la convalescence chirurgicale est abrégée, le résultat définitif est meilleur, et le blessé peut reprendre son travail quelques semaines ou quelques mois plus tôt.

La mécanothérapie n'est pas encore devenue en France une thérapeutique officielle. Aucun hôpital, parisien ou provincial, n'est pourvu d'appareils Zander. Les instituts de mécanothérapie qui existent en 1907 dans notre pays ont tous été fondés par l'initiative privée. Grâce aux docteurs Courtault et Vermeulen, dont on doit louer l'œuvre bienfaisante d'initiation et de vulgarisation, il en existe déjà à Paris, à Reims, à Lille, à Bordeaux, à Lyon, à Marseille, à Saint-Étienne, à Toulouse, à Limoges et à Nantes. Il y a lieu d'espérer que bientôt tous les centres industriels en seront pourvus.

2° *La mécanothérapie en Allemagne*. — En Allemagne, la loi de 1884 a fait depuis longtemps utiliser les heureux résultats de la mécanothérapie. Après la promulgation de cette loi, il s'est formé, sous le nom de corporations, des associations réunissant des industries similaires : par exemple « la corporation de l'industrie du bois » comprenant les scieries, les menuiseries, l'ébénisterie, le découpage du bois, etc. ; la corporation des mines ; la corporation de la mécanique de précision, etc. Chaque corporation constitue une compagnie d'assurances, une société mutuelle qui répartit annuellement, entre ses membres, les charges lui incombant pour l'année écoulée. Pour diminuer les frais d'indemnités et de rentes aux sinistrés, les corporations ont utilisé les bienfaits de la mécanothérapie et ont tenté de réaliser le traitement intensif des accidents. Dans ce but, elles ont aménagé des hôpitaux où le blessé est immédiatement transporté après l'accident, et où il est soigné au point de vue médical, chirurgical, orthopédique jusqu'à consolidation ou guérison complète. Il existe trois hôpitaux corporatifs, l'un à Halle (Saxe), l'autre à Bochum (Westphalie), le troisième à Neu-Rahnsdorf (Prusse). MM. Roques et Guermonprez ont visité ces hôpitaux et en ont décrit le fonctionnement. Les résultats ont été excellents et rapides. En 1888, 55 p. 100 des blessés ayant droit à l'indemnité avaient eu besoin d'un traitement excédant 20 semaines. En 1893, ce chiffre était abaissé à 20 p. 100. Conséquence : diminution des rentes versées aux sinistrés et diminution des frais médicaux et des demi-salaires.

Les hôpitaux corporatifs, parfaitement aménagés au point de vue chirurgical, comprennent une installation complète de 34 appareils du système Zander où les convalescents, sous la direction du médecin, s'exercent plusieurs fois par jour à des mouvements actifs et à des mouvements passifs progressivement « dosés ».

De plus, à l'hôpital de Neu-Rahnsdorf[1] est aménagée une salle de travail. « On a établi cinq modèles de machines à travailler le bois : une scie circulaire, une scie à bande, une machine à tenons et à mortaises, une machine à planer, et un banc à fraiser. Prenons pour exemple la scie circulaire : au lieu de lame est disposé un disque de bois sans dents, qui reçoit par une transmission un mouvement très lent. On a évité ainsi tout danger de blessure par suite de quelque fausse manœuvre. Le patient pousse contre cette fausse lame une planche où le trajet de la scie est déjà pratiqué à l'avance et disposée de telle sorte, grâce à un système de poids et de poulies, qu'il doit surmonter dans cette action une résistance variable, et toujours un peu plus forte que celle du véritable sciage. »

Ces appareils remplissent un but multiple :

1° Le blessé ayant perdu, par une longue cessation du travail, l'habitude de son métier, peut retrouver par cet

____

1. Thèse de Roques, p. 49.

exercice le coup de main nécessaire. Une fois que le traitement mécanique systématique a rendu la mobilité à chaque articulation et la vigueur à chaque groupe de muscles, le patient restaure ici les mouvements associés, les actions musculaires synergiques dont sa profession exige le libre jeu.

2° En supposant que les conséquences du traumatisme soient si mauvaises que la gêne de certaines articulations rende le travail à la scie circulaire impossible à première vue, le blessé peut, avec de la bonne volonté, s'exercer avec un appareil à faire le travail accoutumé en mettant progressivement en jeu d'autres articulations suppléantes, aidées de certains mouvements du tronc.

3° Ces appareils facilitent les expertises médico-légales. L'expert voit ce que peut faire l'ouvrier avec ses articulations dans l'exercice de sa profession.

De plus, la même salle renferme ce qui est nécessaire à des convalescents pour des travaux légers (menuiserie légère, vannerie). C'est encore un bon moyen d'habituer les blessés à la reprise du travail, tout en leur procurant, à l'hôpital même, l'occasion de gagner quelque argent.

Ainsi, grâce à cette merveilleuse organisation, les blessés sont guéris et leurs infirmités sont atténuées malgré eux. La loi, dont le seul but est de réparer pécuniairement les accidents, a donc un effet doublement bienfaisant : elle ingénie le patron à réduire le nombre et la gravité des infirmités pour payer moins d'indemnités et de rentes.

Dans une de ses intéressantes leçons cliniques de 1907, le Pr Reclus[1] exprime l'avis que nous devrions avoir en France de pareils hôpitaux. « Je m'étonne, dit M. Reclus, que nos puissantes compagnies d'assurances n'y aient pas songé. » Nous partageons ce sentiment. On devrait créer dans les trois ou quatre plus grandes villes industrielles de France des hôpitaux pour les blessés du travail, ou plus exactement pour les victimes d'accidents. Dans ces hôpitaux, où l'on ne verrait pas un fracturé de jambe bien portant

---

1. Reclus, Accidents du travail, *Journal des Praticiens*, 27 avril 1907.

couché entre un cancéreux et un tuberculeux fistulisé, des chirurgiens spécialisés dans la pathologie des traumatismes, *aidés d'électrothérapeutes et de mécanothérapeutes*, surveilleraient et soigneraient quotidiennement les blessés, sans se préoccuper d'hystérectomies ni de pylorectomies. Un fracturé de cuisse serait apporté dans cet hôpital. Quelques minutes après, sur un brancard en toile au-dessous duquel serait placée l'ampoule de Rœntgen, le chirurgien ou l'interne examinerait sur l'écran radioscopique le siège de la lésion et le rapport des fragments. Une fois la réduction faite dans la pièce voisine, on vérifierait l'exactitude de la réduction. De même pour les luxations. Quant aux raideurs, ankyloses, atrophies musculaires, on n'aurait guère à les traiter, puisqu'on leur éviterait de se produire en mobilisant et en massant dès le premier jour les membres blessés, suivant les préceptes si remarquablement vulgarisés (et si peu appliqués) de L. Championnière.

Il n'y aurait aucune période de tâtonnements à craindre, puisque des modèles de ces hôpitaux existent qui ont fait leurs preuves. Nous ne citerons que l'institut privé fondé à Cottbus par le Pʳ Thiem, et le magnifique hôpital de Bergmanstrost (mot à mot : consolation du mineur) à Halle. Cet établissement, le modèle du genre, a été fondé par la IVᵉ section de la corporation des mines, sur les indications techniques des docteurs Oberst et Thiem.

En attendant qu'il existe en France des hôpitaux [1] et des services dans lesquels on ne se bornera pas, faute de temps et d'outillage, à réduire les fractures et à panser les plaies, mais où on visera d'emblée à réduire la durée de la convalescence tout en obtenant le meilleur résultat anatomique et fonctionnel, les blessés doivent être envoyés aux établissements privés de mécanothérapie, dès que leur état le permet.

---

1. A notre connaissance, il n'existe en France qu'un seul hôpital pour les accidents du travail. Il est à Lyon, dirigé par le docteur Siraud, chirurgien en chef.

3° *Résultats de la mécanothérapie.* — Au congrès de Liège, en 1905, Pilet a donné les résultats obtenus à l'institut de mécanothérapie de Paris en 1903 et 1904 : Pilet a compté plus de 85 p. 100 de guérisons complètes. Or, comme le disent avec raison Courtault et Vermeulen, beaucoup de ces ouvriers pouvaient être considérés, avant de commencer le traitement mécanothérapique, comme atteints d'incapacité permanente partielle. Les praticiens savent combien sont tenaces et désespérantes les arthrites traumatiques du genou. Voici ce que dit Pilet à ce sujet : « Sur 145 cas d'arthrite du genou, suite de contusion ou d'entorse, cinq seulement sont portés améliorés; *tous les autres cas se sont terminés par la guérison*; dans les deux tiers des cas, le traitement a duré deux mois au maximum, souvent beaucoup moins; chez un tiers des blessés, le traitement a dû se prolonger quatre ou cinq mois. La cause la plus habituelle du traitement prolongé au delà de quatre à six semaines est l'*ancienneté* du traumatisme; vient ensuite la gravité des lésions; il y a aussi à tenir compte de l'âge du blessé, le retour des fonctions étant d'autant plus rapide, toutes choses égales d'ailleurs, que le sujet est plus jeune. »

De plus, et ce n'est pas un des moins remarquables résultats de la mécanothérapie, cette méthode déjoue la simulation. En Allemagne, les cas de simulation d'infirmité, qui étaient autrefois supérieurs à 20 p. 100, sont tombés à 4 p. 100 (Courtault et Vermeulen).

4° *Indications du traitement mécanothérapique.* — Toutes les suites de traumatismes en sont justiciables : fractures compliquées, fractures articulaires, luxations réduites, luxations avec fractures, entorses, ruptures musculaires, tendineuses, ligamenteuses, cicatrices cutanées rétractiles, suites de brûlures, cicatrices tendineuses ou musculaires adhérentes aux tissus voisins, consécutives à des phlegmons, névrites traumatiques avec névralgies tenaces, paralysies névritiques, par contusion nerveuse, etc. Il est bien entendu que la mécanothérapie est employée concurremment, si besoin est, avec l'électrothérapie, l'hydrothérapie et même le massage manuel. Mais, mieux que par toute autre méthode, les appareils Zander qui « localisent le mouvement utile aux seuls organes qui en ont besoin, et dosent mathématiquement cet exercice, avec une progression graduée et individualisée », rompent les adhérences, font jouer les articulations, mobilisent les tendons dans leurs gaines, détachent la peau des plans sous-jacents, étirent et assouplissent les cicatrices, rendent aux muscles leur volume, leur nutrition et leur vigueur, et suppriment les troubles trophiques en réamorçant les réflexes vaso-moteurs.

Il n'y a qu'une contre-indication : l'arthrite déformante due le plus souvent à une myélopathie.

3° *A quel moment commencer le traitement mécanothérapique?* — Point important qui influera sur les résultats et aussi sur la rapidité du résultat : il faut envoyer le blessé à la mécanothérapie dès que sa blessure est *réparée anatomiquement*. Donc, dès que le cal d'une fracture est solide; dès qu'une plaie est cicatrisée, dès que les phénomènes douloureux aigus ont disparu dans la plupart des traumatismes, il faut appliquer le traitement. Ce n'est pas là une idée nouvelle : Lucas-Championnière la défend depuis longtemps en conseillant de masser légèrement les fractures sans déplacement dès le premier jour. La doctrine de Championnière, « le mouvement, c'est la vie », est donc appliquée par la mécanothérapie aussitôt que la réparation anatomique d'une blessure le permet.

Les fractures de la partie inférieure de l'humérus, les luxations de l'épaule doivent être traitées plutôt vers le cinquième jour. Les fractures de la clavicule et de l'omoplate doivent être massées et mobilisées presque immédiatement. Les fractures des doigts (phalanges), de la main (métacarpien et os du carpe), de l'avant-bras (radius), peuvent être soumises au traitement dès la première semaine.

Seules les fractures de cuisse et les fractures de Dupuytren doivent être immobilisées longtemps pour empêcher l'inflexion secondaire du cal : mais le séjour au lit ou l'ap-

plication d'une bottine à tuteur métallique n'empêche pas
qu'on pratique le massage des muscles et la mobilisation
des articulations voisines.

**6° *Mécanothérapie simplifiée sans appareils utilisable
par le praticien*. —** Mais nous ne prétendons pas que, sans
l'emploi des appareils Zander, le médecin ne puisse obtenir
une guérison complète dans les cas de raideurs articulaires
ou tendineuses et dans certaines atrophies musculaires,
suites de traumatismes. Si le praticien veut bien s'astreindre
à agir *tous les jours*, par une séance de massage, de mobilisation active et passive et, suivant le cas, de galvanisation
ou de faradisation, il obtiendra des guérisons complètes
après de courtes convalescences, même chez des blessés qui
auraient gardé une incapacité permanente partielle, après
un traitement irrégulier ou négligé. Mais il faut s'ingénier
à assouplir les articulations et à fortifier les muscles parésiés
et atrophiés par une gymnastique méthodique et progressive
qui n'est en somme qu'une mécanothérapie simplifiée.
Deléarde a donné à ce sujet des indications fort utiles pour
le praticien. Cette mécanothérapie simplifiée a, sur les
appareils Zander, deux avantages qui ont leur prix : elle
peut être mise en œuvre n'importe où, puisqu'elle ne nécessite pas d'outillage coûteux; de plus, le médecin s'occupe
lui-même du blessé qu'il peut favorablement influencer au
point de vue moral pour le persuader qu'il est bien préférable pour lui de recouvrer sa capacité totale de travail
plutôt que d'obtenir une rente de 20 francs par trimestre.
Mais ce traitement doit être continué *tous les jours* jusqu'à
la guérison, et doit être combiné au massage, à la galvanisation ou à la faradisation.

Il suffit, pour mettre en œuvre cette mécanothérapie simplifiée, d'une table, de bandes en caoutchouc et en toile,
de quelques poids de bascule en fonte (de 50 gr. à 5 kilogr.).
La méthode est basée sur l'emploi de la traction élastique
continue qui fatigue les muscles, allonge les ligaments, étire
et rompt les adhérences articulaires et fait glisser les sur-
faces osseuses sans secousses, par conséquent sans pro-

voquer ni douleur, ni phénomènes réactionnels intenses. On peut varier les dispositifs suivant le mouvement à restituer et la jointure à mobiliser. Voici quelques moyens excellents, indiqués la plupart par Déléarde, pour les raideurs articulaires post-traumatiques qui aboutissent à peu près fatalement à l'ankylose définitive, si elles ne sont pas combattues dès que la lésion traumatique est cicatrisée ou dès que les douleurs aiguës ont disparu.

Raideurs de l'épaule (Déléarde). L'ankylose de l'épaule aboutit le plus souvent à l'immobilisation du bras qui reste rapproché du tronc et qu'on ne peut en écarter dans aucun sens. Il faut donc rétablir les mouvements d'abduction, de projection en avant, et de projection en arrière. Rappelons que, normalement, l'abduction du bras atteint l'angle droit (au delà, c'est l'omoplate qui bascule); la projection en avant (ou flexion) atteint 110 à 120°; la projection en arrière (ou extension) atteint 30 à 35°.

Mouvements d'abduction du bras (fig. 1). — Le blessé est assis sur un siège un peu bas, de façon que le médecin le domine. Pour éviter l'ascension de l'omoplate et limiter les mouvements *provoqués* à l'articulation scapulo-humérale seule, on immobilisera l'omoplate soit avec une bande en caoutchouc enroulée d'une aisselle à l'autre et dont les tours se croisent sur l'omoplate, ou bien on suspendra un poids de 5 kilogr. à une bande dont le plein passe dans l'aisselle du côté sain et dont les deux chefs se croisent sur l'omoplate. Pour faire exécuter le mouvement d'élévation, l'opérateur prendra le bras, mis en extension, comme levier, et ce levier sera plus ou moins puissant suivant que la bande élastique servant de tracteur sera placée au-dessus ou au-dessous du coude, en un point plus ou moins rapproché du poignet. Il faut prendre garde que le blessé ne se soulève pas du siège sur lequel il est assis. Au besoin, on peut immobiliser davantage l'omoplate en appuyant une main sur l'épaule.

Sur la figure 4, on a dessiné par erreur une bande en toile au niveau du coude, alors qu'il fallait une bande en caoutchouc pour obtenir une traction élastique.

Mouvements de projection du bras en avant. Épaule droite. — L'opérateur, placé devant le blessé, refoule l'épaule en arrière avec la main droite, qui embrasse la clavicule sur le bord supérieur de l'omoplate, tandis que la

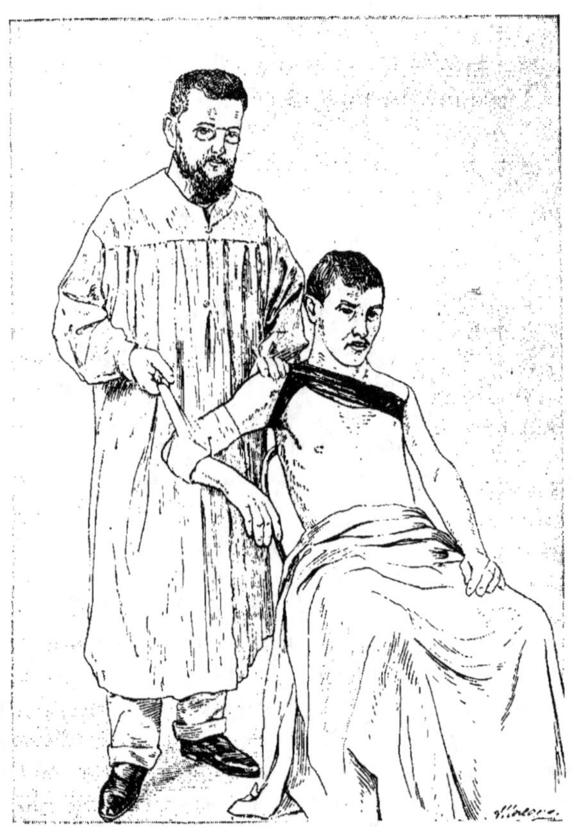

Fig. 4. — Abduction de l'épaule après immobilisation de l'omoplate.

main gauche tire en avant sur la bande de caoutchouc enroulée autour du bras ou de l'avant-bras.

Épaule gauche. — Même disposition, mais la main gauche refoule l'épaule du blessé, tandis que la main droite exerce la traction avec la bande.

Mouvements de projection du bras en arrière. — La

manœuvre s'exerce comme pour la flexion en avant, avec cette différence que l'opérateur se place derrière le blessé au lieu de se placer en avant.

Raideurs du coude (Deléarde). — Dans l'ankylose angu-

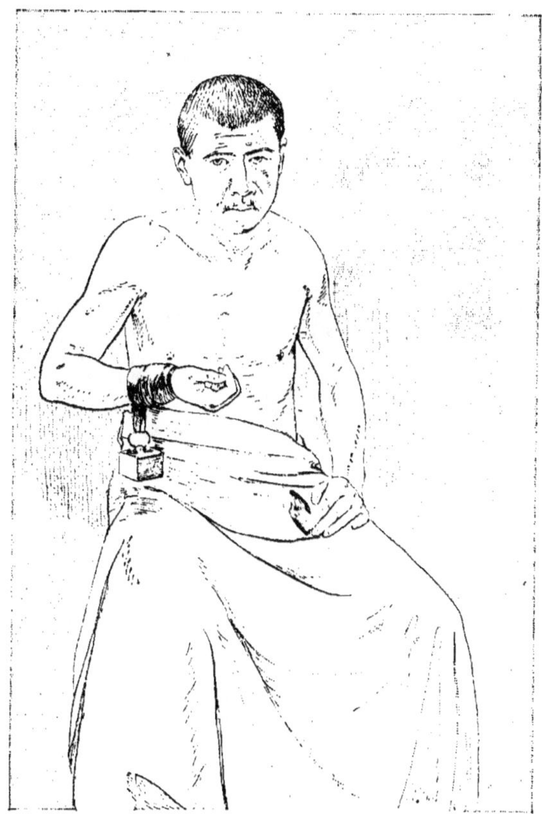

Fig. 5. — Extension de l'avant-bras sur le bras.

laire, le traitement est très simple. La bande de caoutchouc est enroulée sans constriction sur l'avant-bras; un poids de plus en plus lourd est attaché à la bande et y est suspendu (fig. 5).

Lorsque le coude est ankylosé en extension, on dispose

la bande en prenant un point d'appui autour du bras (fig. 6) ou de l'épaule du côté opposé et autour du poignet du côté ankylosé. Inévitablement le coude se fléchira. La tension de la bande mesurera l'intensité de l'effet produit.

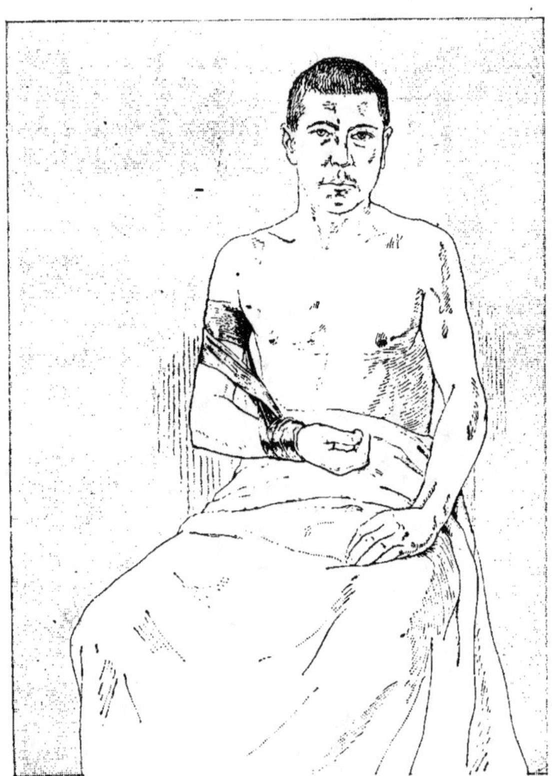

Fig. 6. — Flexion de l'avant-bras sur le bras.

Raideurs du poignet (Deléarde). — Il y a réduction ou abolition des mouvements d'extension, de flexion, de pronation et de supination. On disposera la bande de caoutchouc d'une manière différente suivant le mouvement à rétablir.

Il faudra d'abord s'efforcer de rétablir la pronation et la supination. Pour la supination (fig. 7), on enroulera la bande autour des métacarpiens, en plaçant le pouce en abduction forcée : la bande sera ensuite ramenée sur la face palmaire du pouce, et le poids sera suspendu à l'extrémité libre de la bande.

Pour la pronation, l'application de la bande se fera en

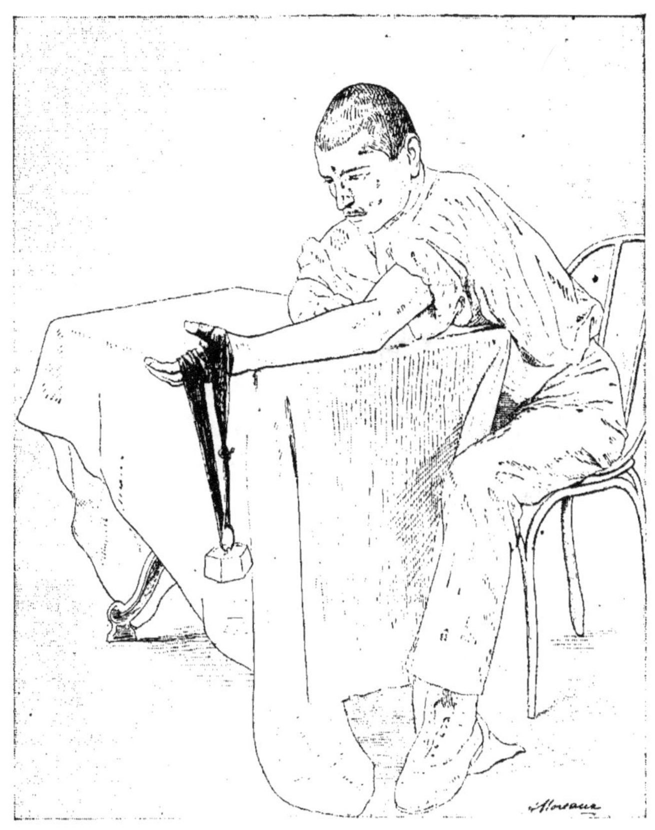

Fig. 7. — Supination de l'avant-bras et de la main.

sens contraire, c'est-à-dire que l'extrémité de la bande passera sur la face dorsale du pouce.

Le coude et l'avant-bras, jusqu'à sa partie moyenne environ, reposeront sur une surface plane, une table par exemple.

Pour la flexion et l'extension (fig. 8), les deux poulies

de renvoi de la bande seront constituées par la main au
niveau des métacarpiens et le bras en un point plus ou
moins rapproché du coude. Le mouvement de flexion s'obtiendra en dirigeant la paume de la main vers la face anté-

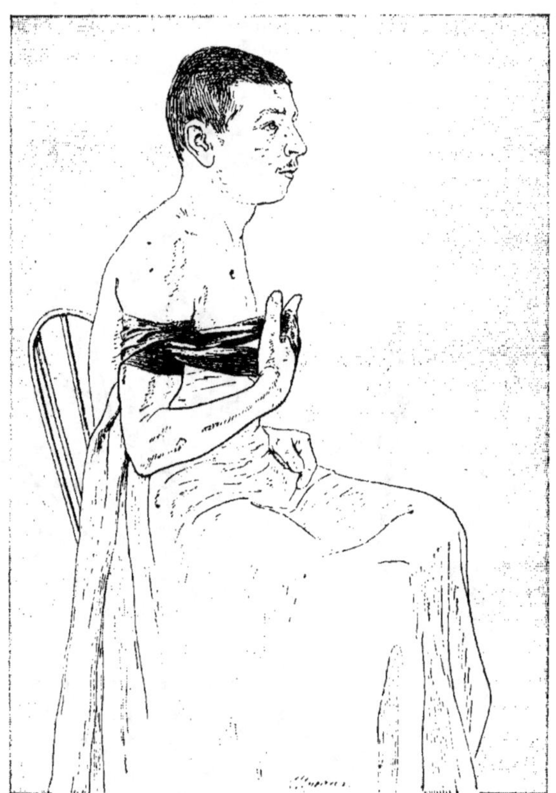

Fig. 8. — Flexion du poignet sur l'avant-bras.

rieure du bras ; le mouvement d'extension, en tournant le
dos de la main vers le bras.

Raideurs des doigts (Deléarde). — Elles sont très rapides
et d'autant plus rebelles que l'atrophie des interosseux et
des lombricaux est très précoce. On constate toujours, en

effet, le retour des mouvements commandés par les fléchisseurs et extenseurs des doigts avant ceux que détermine l'action des interosseux et des lombricaux. Voici comment on utilise la bande en caoutchouc pour faire de la mobilisation passive. On applique la main ouverte sur un objet arrondi de gros volume, comme une boule de croquet, et on la maintient appliquée sur cette boule avec une bande

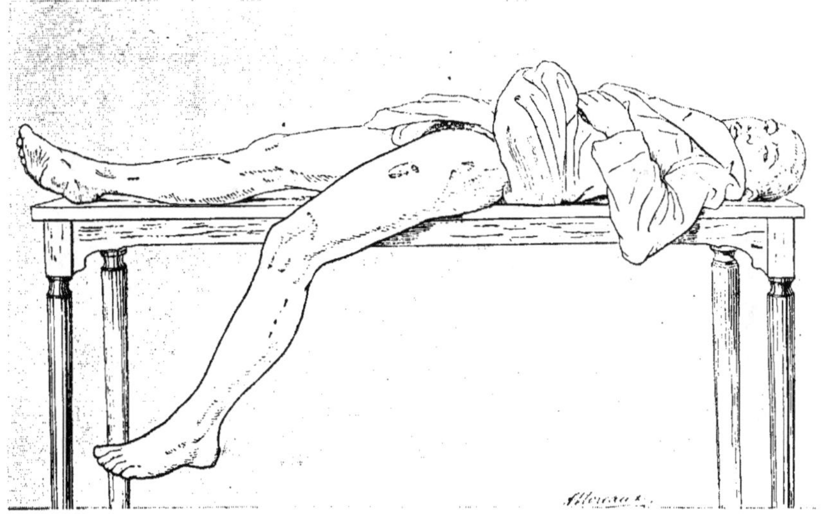

Fig. 9. — Extension de la cuisse sur le bassin.

en caoutchouc. Puis, lorsque le blessé peut, de ses propres forces, serrer assez fortement la boule, on prend un objet moins gros, un bâton, par exemple. Il faut veiller à ce que les doigts, dans toute leur étendue, soient appliqués exactement sur l'objet, et pour cela la bande élastique doit embrasser dans ses spires la main et l'objet d'une façon complète.

Raideurs de la hanche. — Faites étendre le blessé sur une table. Pour rétablir l'extension de la hanche sur le bassin, il sera couché sur le dos, au bord de la table, de façon que le membre du côté malade tombe librement et par son propre poids se rapproche de la verticale. A mesure que les muscles se fatigueront, l'extension de la hanche se fera peu à peu (fig. 9).

Pour rétablir la flexion de la hanche (fig. 10), faites coucher le malade sur le ventre très au bord de la table; le

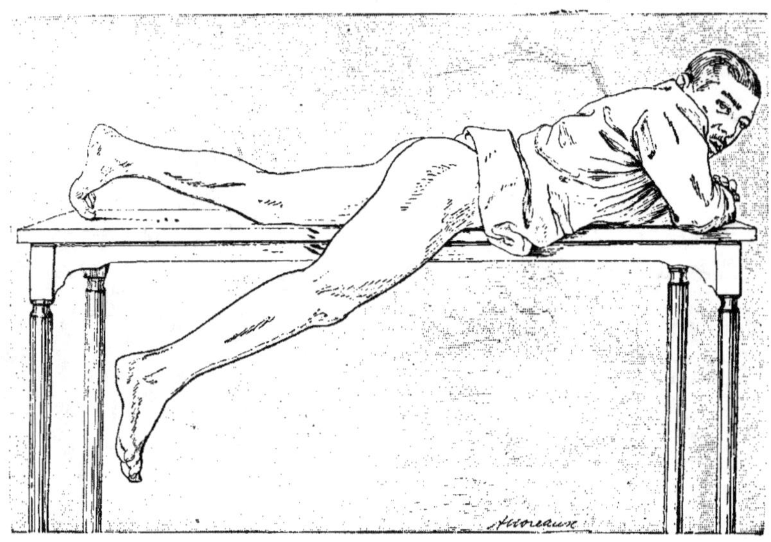

Fig. 10. — Flexion de la cuisse sur le bassin.

membre malade tombera et se mettra en flexion sur le bassin par son propre poids.

Raideurs du genou. — Pour rétablir la flexion, utilisez la manœuvre de Delorme. Le blessé est couché sur le dos. Vous fléchissez la cuisse du côté malade sur le bassin et avec vos deux mains dont les doigts s'intriquent sous la cuisse, vous maintenez la cuisse verticale pendant quelques minutes, le pied en l'air. Rapidement, sous l'influence de la fatigue musculaire, le genou commence à se fléchir (fig. 11). On peut encore faire asseoir le blessé sur un siège élevé et lui suspendre un poids à l'aide d'une bande élastique enroulée autour du pied (Deléarde).

Pour rétablir l'extension (fig. 12), faites coucher le malade

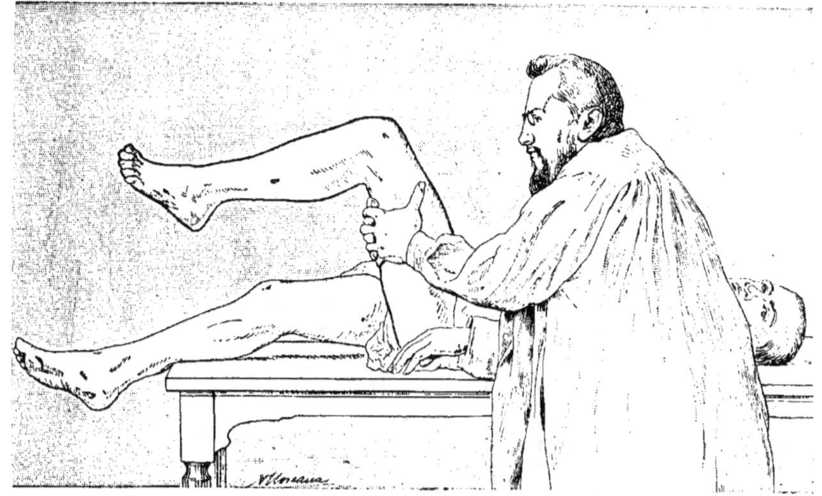

Fig. 11. — Flexion de la jambe sur la cuisse (Procédé de Delorme).

à plat ventre et prenez soin qu'il ne laisse pas sa jambe se

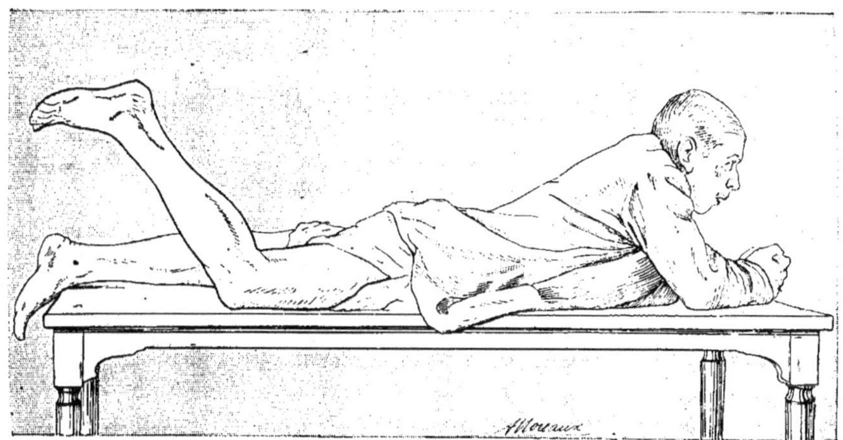

Fig. 12. — Extension passive de la jambe sur la cuisse.

reposer sur l'autre. Peu à peu, la jambe s'étendra sur la cuisse. Massez et électrisez le triceps.

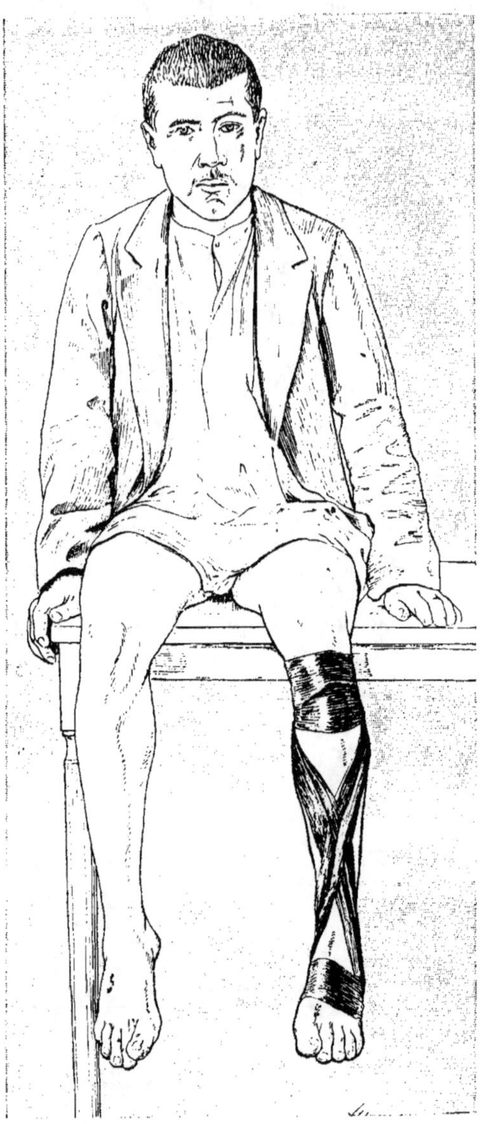

Fig. 13. — Flexion du pied sur la jambe.

Raideurs du pied. — Dans les cas de pied équin, on

enroulera la bande à la partie supérieure de la jambe et on la conduira sur le métatarse où on la fixera (fig. 13). En

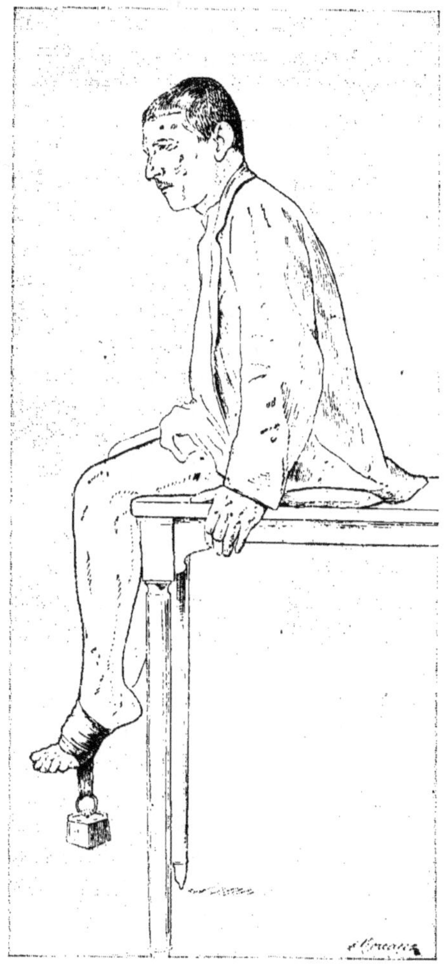

Fig. 11. — Extension du pied sur la jambe.

cas de raideur du pied en flexion, on suspendra un poids à l'aide d'une bande élastique enroulée autour de l'avant-pied (fig. 14).

Un blessé assuré a-t-il le droit de refuser le traitement mécanothérapique? — Le traitement mécanothérapique n'est ni dangereux, ni douloureux, ni susceptible d'aggraver l'incapacité d'un blessé. De plus, il est fait aux frais du patron ou de la compagnie d'assurances. L'ouvrier n'a donc aucune raison légitime pour refuser de s'y soumettre ou pour ne pas le suivre régulièrement pendant tout le temps nécessaire. La jurisprudence française a d'ailleurs sanctionné ce principe. Plusieurs jugements ont réduit le chiffre de la rente à des ouvriers ayant refusé de se soumettre à ce traitement n'offrant aucun danger, « attendu que le patron ne saurait être pécuniairement victime du refus d'un ouvrier qui, contre son intérêt, préfère conserver une infirmité plus grande, afin de toucher une indemnité plus forte ». (Tribunal de Lille, 20 mars 1902.)

La Cour d'appel de Toulouse, dans un arrêt du 4 août 1903, a nettement déclaré qu'on devait laisser à la charge de l'ouvrier le surplus de l'impotence fonctionnelle occasionné par son refus de continuer un traitement mécanothérapique n'offrant aucun danger, et a réduit des trois quarts l'indemnité réclamée par la victime. Les experts avaient fixé à 15 p. 100 la réduction de salaire entraînée par la lésion du blessé, ajoutant que les trois quarts de cette impotence étaient dus à son mauvais vouloir et à son incurie. La Cour accepta donc le chiffre de 4 p. 100 et fixa à 2 p. 100 la rente à allouer au sinistré.

B. — RAPPORTS DES ACCIDENTS AVEC CERTAINES MALADIES. LEUR INFLUENCE ÉTIOLOGIQUE, LEUR ROLE LOCALISATEUR OU RÉVÉLATEUR. LES COINCIDENCES.

Lorsqu'un accident crée par son action soudaine sur les tissus, soit une mutilation, soit un désordre que nos moyens d'investigation rendent évident, on ne peut douter de la relation de cause à effet : le traumatisme a déterminé une affection traumatique.

Mais si, quelque temps après un accident n'ayant pas occasionné de lésion ouverte ni même de troubles fonctionnels sérieux, il se développe une affection médicale, infectieuse ou non, surtout dans une région profonde éloignée du point frappé, la relation de cause à effet perd de son évidence.

On sait avec quelle complaisance les malades expliquent l'origine d'une maladie ou d'un néoplasme par une violence extérieure et même simplement par une émotion brusque. Lorsqu'il entrevoit la perspective d'une indemnité sous forme de pension viagère, l'intéressé ne se borne pas à soupçonner l'origine traumatique de son mal : il l'affirme avec énergie et persévérance. Il finit souvent par se persuader lui-même et, de bonne foi, arrive à convaincre son entourage.

Seule, une expertise médicale permettra aux juges de se faire une conviction et de trancher le litige en sauvegardant les intérêts légitimes du patron et de l'ouvrier.

Voici un exemple schématique dans sa vraisemblance clinique : un ouvrier est légèrement contusionné au thorax par une manivelle en mouvement. Quinze jours après, il a une hémoptysie et, deux mois après, il succombe à une tuberculose galopante. Sa veuve intente un procès au chef d'entreprise, affirmant que son mari était bien portant avant l'accident. Le tribunal nomme des experts et leur pose les questions suivantes, pour résoudre ce litige pécuniaire : 1° Le traumatisme a-t-il été l'origine de la maladie qui a emporté la victime? 2° A-t-il eu seulement un rôle révélateur en provoquant l'hémoptysie chez un tuberculeux latent? 3° Ne s'agit-il pas d'une simple coïncidence?

Dans les décès suivis d'autopsie, les experts pourront établir des conclusions scientifiquement inattaquables. La tâche des magistrats sera facile. En l'absence de toute constatation nécropsique, il n'en sera plus de même : l'expertise n'aboutira pas toujours à des conclusions fermes. Mais les difficultés seront souvent insurmontables lorsque le blessé, demeuré vivant et atteint d'une affection chronique, n'aura jamais été examiné médicalement avant l'accident.

Il n'est guère d'expertises médicales qui offrent autant de variété, d'imprévu et de difficultés. Jusqu'à ces dernières années, les suites des traumatismes n'étant indemnisées que dans les cas où il y avait faute de la Compagnie d'exploitation, les médecins n'avaient guère à s'en occuper. Mais les lois ouvrières, promulguées ces vingt dernières années en Europe, obligeant les patrons à réparer pécuniairement tous les accidents, rendus forcément plus nombreux par la puissance de la mécanique industrielle, ont créé une pathologie nouvelle, *la pathologie des accidents du travail*. Et cette pathologie, qui embrasse toutes les branches de la médecine et de la chirurgie, s'éclaire par les procédés de laboratoire et s'explique par l'expérimentation, est dominée par une source de difficultés nouvelles : l'exagération et la simulation par les malades intéressés à paraître toujours plus gravement atteints qu'ils ne le sont en réalité.

Nous allons passer rapidement en revue quelques-unes des maladies d'origine traumatique qui peuvent occasionner des litiges. Nous nous bornerons à donner un court exposé de chaque question au seul point de vue médico-légal, sans entrer dans le domaine de la pathologie médicale ou chirurgicale que nous supposons connues du lecteur.

L'indemnité forfaitaire et les états antérieurs.

Mais il est un point sur lequel nous devons dès à présent prévenir le praticien : la jurisprudence française ne tient compte ni des prédispositions, ni des maladies antérieures dans l'évaluation des incapacités permanentes.

Dans la première édition de ce livre, nous nous étions efforcés de délimiter dans les suites d'une blessure la part qui constituait la conséquence directe du trauma, et l'aggravation produite par le diabète, la tuberculose, la cardiopathie, en un mot par la maladie préexistante, l' « état antérieur » du sujet. Nous pensions avec d'autres auteurs, qu'on ne devait indemniser que les conséquences directes de l'accident. Depuis, le Congrès de Chirurgie de 1907 a émis, à l'unanimité, un vœu en faveur de cette interprétation de la loi de 1898, à la suite d'une discussion sur les tuberculoses et le cancer.

Mais la jurisprudence, guidée par la Cour de cassation, applique depuis plusieurs années la doctrine contraire. Tout récemment, MM. Balthazard, Reclus et Brissaud, dont l'expérience en médecine légale des accidents est considérable, ont défendu les avantages de cette interprétation. Nous nous rallions donc à la doctrine qui prévaut aujourd'hui et qui se résume dans la rédaction de l'article 3 de la loi de 1898. L'indemnité accordée au blessé est une indemnité forfaitaire dont on fixe le chiffre en comparant seulement deux éléments d'appréciation : le salaire touché par la victime avant l'accident et celui qu'il peut gagner après. La différence indique le degré de réduction de capacité ouvrière et permet de calculer aisément le montant de la rente viagère à accorder.

Il résulte de cette interprétation que, dans la pratique, trois conditions seulement sont nécessaires pour donner lieu à l'application de l'article 3 :

1° Il faut qu'il y ait eu accident ;

2° Il faut que la blessure ou l'affection incriminée par l'ouvrier se rattache à l'accident par un lien de cause à effet ;

3° Il faut que l'accident ait eu lieu au cours ou à l'occasion du travail. Cette dernière condition, étant exclusivement du domaine juridique, n'intéresse pas le médecin.

Exemple : voici un diabétique qui travaillait et gagnait le salaire d'un ouvrier sain. Un choc léger lui écrase un orteil au cours du travail. Il survient une gangrène du pied pour laquelle on pratique l'amputation de jambe. Le blessé aura droit à l'indemnité correspondant à la perte de son membre, absolument comme si le traumatisme avait broyé la jambe d'un ouvrier sain.

La question que doit se poser l'expert en présence de ce cas est en effet celle-ci : le blessé aurait-il perdu sa jambe en l'absence de tout traumatisme? Évidemment non. L'accident est donc responsable, au point de vue de la loi de 1898 qui est, nous le répétons, basée sur le principe de l'indemnité forfaitaire.

Mais s'il n'est pas nécessaire que l'accident constitue à lui seul toutes les causes des lésions ultérieures, il faut cependant qu'il y ait réellement un *lien de cause à effet* entre l'accident du travail et l'incapacité permanente ou la mort. Exemple : un ouvrier est phtisique et porte des cavernes dans les deux poumons. Il travaille encore et fait un effort qui est suivi d'une hémoptysie abondante. Il meurt quelques jours après. Dans ce cas, l'accident n'a fait que révéler la maladie dont la terminaison était de toute évidence fatale à bref délai. L'indemnité temporaire et les soins médicaux seront seuls dus à la victime.

Ces deux exemples suffisent à montrer comment l'expert doit interpréter les cas cliniques. Le lecteur retrouvera dans les pages suivantes, inspirées des ouvrages de Thoinot, Vibert, P. Brouardel, Sand, etc., la préoccupation évidente de préciser le rôle du trauma dans la production, la révélation ou l'aggravation des maladies. La doctrine à laquelle nous nous rallions, à la suite de MM. Thoinot, Balthazard, Reclus et Brissaud, diminue, il est vrai, l'importance des états antérieurs. Mais il est cependant de nombreux cas où il faut distinguer entre la maladie *révélée* et la maladie *créée* ou *aggravée* par l'accident. C'est pour aider à discuter ces cas que nous avons parfois insisté assez longuement sur l'influence réciproque des traumatismes sur les maladies et *vice-versa*.

TRAUMATISMES ET TUBERCULOSES

La fréquence des tuberculoses nous oblige à exposer cette question avec détail. Nous utiliserons ici le rapport présenté par l'un de nous au Congrès de Chirurgie de 1907 [1].

A. — *Interprétation pathogénique du rôle des Traumatismes dans la production des tuberculoses externes.*

Toutes les éventualités cliniques peuvent se réduire à l'une des trois suivantes :

---

1. Jeanbrau, *Rapport présenté au XX° Congrès de chirurgie*, octobre 1907. Félix Alcan, éditeur, Paris. — On trouvera la bibliographie à la fin de

1° Une plaie est suivie de tuberculose locale dans la région blessée;

2° Un traumatisme fermé — contusion ou entorse — est invoqué comme cause d'une tuberculose locale;

3° Chez un malade en puissance de tuberculose, un traumatisme avec ou sans plaie est suivi d'une granulie mortelle.

Nous les étudierons successivement au seul point de vue pathogénique.

I. — Tuberculoses locales développées au niveau d'une plaie.

L'interprétation est aisée : il s'agit d'une tuberculose locale par inoculation directe. L'expérimentation la reproduit à volonté. Le bacille de Koch est introduit dans les tissus au niveau d'une perte de substance ou d'une solution de continuité quelquefois microscopique. L'infection peut être contemporaine de la lésion ou se produire tardivement. Dans le premier cas, c'est l'agent vulnérant lui-même qui inocule l'affection. Il en est ainsi pour les tubercules anato miques, qui sont une forme bénigne de la tuberculose pro fessionnelle, puisque, en général, la lésion reste localisée au point d'inoculation. Mais la faible tendance à l'extension ganglionnaire et à la généralisation tient surtout à deux causes aujourd'hui bien connues : tout d'abord la virulence atténuée du bacille inoculé, ensuite la résistance organique du sujet contaminé.

Toutes ces tuberculoses par inoculation — sauf le cas où un phtisique s'inocule lui-même — ont été créées par l'accident : celui-ci a réalisé les deux conditions nécessaires à la production d'un foyer bacillaire chez un individu sain. Il a ouvert une porte à l'infection et a introduit le bacille de Koch dans les tissus. Sans la plaie, sans la piqûre, la tuberculose

ce rapport et de nombreux faits cliniques dans la discussion qui a suivi l'exposé de ce rapport. (Communications de MM. Thiem, Schwartz, Giordano, Tédenat, Malherbe, Astor, Doyen, Rémy, Thiéry, Coudray. Moulonguet, Lapeyre.)

ne se serait pas produite : l'accident a donc été le *générateur de l'affection. Sa responsabilité est totale et exclusive.* Nous allons voir que c'est la seule tuberculose qu'on puisse considérer comme véritablement d'origine traumatique, toutes les autres nécessitant une tuberculisation préalable du sujet.

II. — Tuberculoses locales apparues après des traumatismes sans plaie.

L'origine de la croyance à l'entorse génératrice de tumeur blanche, au choc créateur d'abcès froid, de mal de Pott et de phtisie, aux frottements répétés producteurs d'adénites scrofuleuses se perd dans l'histoire de la chirurgie. Jusqu'à la découverte du bacille de Koch et aux expériences de Lannelongue et Achard, la question ne reposait que sur des hypothèses.

Pour donner une interprétation claire de la responsabilité des accidents dans l'éclosion des tuberculoses, on doit s'appuyer sur les données fournies par :

1° Les faits cliniques ;

2° Les faits expérimentaux ;

3° Les constatations nécropsiques.

Voyons donc comment ces sources d'information si diverses s'entr'aident pour solutionner la question.

1° *Les faits cliniques.* — Nous avons vainement cherché dans la littérature des cas qui prouvent le rôle déterminant d'un traumatisme fermé dans le développement d'une tuberculose. Les statistiques établies en compulsant les registres d'observations des hôpitaux ne peuvent fournir d'arguments valables, puisqu'elles sont basées sur l'interrogatoire des malades ayant souvent pris l'effet pour la cause en attribuant une tumeur blanche à une entorse. Il y a d'ailleurs entre les chiffres des divers auteurs des écarts considérables qui prouvent combien les statistiques sont influencées par la conception personnelle du chirurgien.

C'est ainsi que Jeannel a trouvé 5,5 p. 100 de tubercu-

loses post-traumatiques; Wiener 6 à 7; Pietrzikowski. 8;
Lemgey. 8.81; Estor, 9,5; Hahn. 13 (tuberculoses du
cou-de-pied); Honsell. 14; König. 20 (tuberculoses du
genou); Voss, 21.5; Horzetzky. 44 (tuberculoses vertébrales);
Taylor, 53, et enfin Bauer. près de 100 pour 100!

Ces statistiques ne prouveraient rien, si elles ne réunis
saient presque exclusivement des cas où l'accident invoqué
comme générateur de tuberculose a été en général sans
gravité. Il s'agit en effet de *chocs légers, de chutes sans
détermination exacte de la région frappée, d'entorses, de
distorsions.* Très exceptionnellement. il y a eu fracture,
luxation ou contusion violente. Or, cette constatation
clinique permet déjà de dénier à l'accident un rôle déter
minant. puisque plus il est léger. plus il a de chances d'être
tuberculogène. Lannelongue et Achard. les premiers. avaient
bien mis en lumière ce fait paradoxal. au moins en appa
rence. C'est même en partant de ce fait d'observation
courante que le professeur Lannelongue désira vérifier les
expériences de Max Schüller. Il s'appuyait d'ailleurs sur
d'autres observations cliniques d'égale valeur. bien faites
pour douter de l'importance du rôle nocif du traumatisme.

En effet. les points suivants sont parfaitement établis en
clinique. comme l'ont fait observer Lannelongue et Achard :
1° les fractures. les luxations. les écrasements de membre
et. d'une façon générale, tous les grands traumatismes ne
sont pas suivis chez les phtisiques de tumeurs blanches
ni de tuberculoses osseuses; 2° les plaies se cicatrisent
normalement chez les tuberculeux; 3° les injections sous-
cutanées de sérum et de substances médicamenteuses ne
déterminent pas de suppurations chez les phtisiques. alors
que les mêmes injections sont fréquemment l'origine d'abcès
chez les malades atteints d'infection éberthienne. staphylo-
coccique ou streptococcique.

Comment dès lors admettre qu'une entorse légère, une
contusion minime puisse, chez un phtisique, et à plus forte
raison chez un sujet en apparence sain, déterminer une
tuberculose? Quand on songe à la fréquence des chocs
que reçoivent les enfants, à la multiplicité des chutes qu'ils

font chaque jour, on devrait voir, comme le remarque justement Urban, tous les adolescents coxalgiques. N'est-il pas plus vraisemblable d'admettre qu'il y avait préexistence d'un foyer tuberculeux latent, soit au début de son évolution, soit déjà ancien mais emmuré dans une coque de sclérose et n'attendant qu'une fissure de son enveloppe pour éclore et aboutir à l'ostéo-arthrite?

En faveur de cette interprétation, Lannelongue a fourni des arguments tirés de l'étude minutieuse et approfondie des antécédents de ses malades. Lorsqu'il s'agit d'un enfant, on apprend, en obligeant les parents à préciser leurs souvenirs, qu'il était souvent fatigué par la moindre marche, trois ou quatre mois avant l'entorse incriminée, qu'il tournait un peu le pied, qu'il se plaignait de douleurs de croissance. Preuve que la jointure n'était plus saine et que l'entorse a été provoquée par la maladresse du membre malade. « Du reste, ajoute le Pr Lannelongue[1], l'entorse même tibio-tarsienne est une affection tellement rare chez l'enfant que je n'en ai jamais vu d'exemple durant trente ans de pratique, si bien qu'il y a lieu de s'étonner de ne jamais entendre parler d'entorses récentes et d'entendre si souvent parler d'entorses anciennes. » C'est ainsi que nous avons trouvé, dans les tableaux d'observations que nous a communiqués très aimablement M. le Pr Estor (de Montpellier), sept enfants de trois à quatorze ans chez lesquels une entorse tibio-tarsienne était accusée par les parents du développement d'une tuberculose du pied.

Chez l'adulte, les commémoratifs donnent de même souvent des indications assez nettes pour conclure à une tuberculose préexistante. Si le sujet n'a pas intérêt à tromper, il avoue avoir souffert de sa jointure le soir, il accuse des douleurs rhumatoïdes anciennes dans tout le membre du côté malade. Ces douleurs n'étaient autre chose que du rhumatisme tuberculeux de Poncet, si fréquemment avant-coureur et révélateur, comme cet auteur l'a montré, d'un foyer bacillaire en

---

1. Lannelongue. *Leçons de clinique chirurgicale*, Paris, Masson, éditeur, 1905, p. 188.

voie de développement insidieux. Survient une entorse, provoquée par le défaut de souplesse et l'endolorissement de
l'articulation malade, qui démasque au médecin l'arthrite
encore ignorée du sujet.

Il nous paraît inutile d'insister sur les faits, d'observation banale, d'anciens coxalgiques guéris et dont le médecin
ignore les antécédents qui font une poussée aiguë d'arthrite
bacillaire à la suite d'une chute sur le grand trochanter. De
même, il est fréquent de voir des malades atteints d'une
tuberculose locale et qui attribuent à un choc un abcès froid
développé à une certaine distance. L'un de nous examinait
dernièrement un « accidenté » qui affirmait avoir été toujours bien portant et accusait une contusion d'avoir été
l'origine d'un abcès froid crural. Or cet homme était porteur d'une double tuberculose testiculaire et de lésions pulmonaires très nettes.

L'observation clinique nous fournit donc trois notions importantes : 1° les traumatismes fermés de faible importance
sont presque exclusivement accusés de produire des tuberculoses ; 2° les entorses, autrefois considérées comme l'origine
fréquente de tumeurs blanches, sont souvent, surtout chez
les enfants, la conséquence d'une arthrite encore ignorée du
sujet ; 3° des tuberculoses viscérales se rencontrent souvent
chez des individus qui attribuent un abcès froid à un traumatisme.

2° Les *faits expérimentaux* antérieurs à la découverte du
bacille de Koch ne pouvaient fournir que des conclusions
provisoires. Et cependant les arthrites pyohémiques que
Max Schüller détermina, en 1880, au niveau des jointures
traumatisées d'animaux inoculés avec des crachats et des
fragments de tissus caséeux suffirent, jusqu'aux recherches
de Lannelongue et Achard, à consolider la doctrine des
tumeurs blanches traumatiques.

Les expériences de von Krause, en 1890, n'avaient paru confirmer les résultats de Max Schüller que grâce à une interprétation erronée. En effet les animaux inoculés par von Krause, non
plus avec des produits impairs, mais avec des cultures diluées,

succombèrent à une tuberculose miliaire généralisée au bout de trois à sept semaines. Ceux auxquels on avait pratiqué des entorses présentaient des granulations synoviales dans la proportion de 1 sur 3 pour les cobayes, de 1 sur 2 pour les lapins. Mais il s'agissait en réalité de déterminations granuliques, et non pas d'arthrites à proprement parler.

La question en était là lorsque, en 1898, Lannelongue et Achard[1] la reprirent dans de nombreuses expériences faites dans les conditions les plus variées. Ils utilisèrent des cultures pures injectées tantôt dans les veines, tantôt dans le péritoine, la trachée ou l'oreillette droite, et pratiquèrent des lésions articulaires fermées d'intensité variable, soit avant l'inoculation, soit deux jours, huit jours ou plus après l'inoculation. *Pas une seule fois, sur près de cent expériences, ces auteurs n'obtinrent d'arthrite fongueuse.*

Mais en utilisant les mêmes matériaux d'infection que Max Schüller, Lannelongue et Achard virent apparaître des lésions au niveau des jointures traumatisées. Or l'examen des pièces leur montra qu'il ne s'agissait pas d'ostéo-arthrites exclusivement tuberculeuses, mais d'arthrites mixtes causées par des streptocoques, des staphylocoques et d'autres microbes associés au bacille de Koch. Dans ces cas complexes, le trauma avait fixé les agents « professionnels » de la suppuration, et sur ce foyer déjà infecté s'était greffé le bacille tuberculeux.

En 1899, Friedrich, et Honsell l'année suivante, confirmèrent les conclusions de Lannelongue et Achard. Ils avaient utilisé des cultures de virulence variée, et Friedrich en particulier s'était servi de bacilles atténués. Ces deux auteurs observèrent des localisations articulaires, mais, chose curieuse, ces arthrites portaient plus souvent sur les jointures demeurées intactes que sur celles qui avaient été tordues ou contusionnées. C'est pourquoi Honsell concluait en déniant toute influence tuberculogène au traumatisme.

Ces recherches, malgré leur précision, manquaient toutefois d'un contrôle histologique. Pétrow les reprit en 1904 ; il découvrit deux points nouveaux dont l'importance est considérable : 1° *des bacilles de Koch peuvent exister dans les épiphyses de lapins tuberculisés par la voie veineuse, sans provoquer de lésions macroscopiques,* trois mois et demi après l'inoculation ; 2° *sous l'influence de traumatismes violents pratiqués quelques heures avant la tuberculisation, il a pu obtenir des localisations articulaires.*

Nous avons tenté, avec M. le professeur Rodet, de reproduire ces résultats, en introduisant dans l'expérience trois facteurs

1. **Lannelongue et Achard**, Communication au Congrès de la tuberculose de Berlin, mai 1899, et *Bulletin médical*, 1899, p. 511. — Académie de Médecine, 1905.

nouveaux, afin de nous rapprocher de ce qui se passe en pathologie humaine. Tout d'abord, nous avons utilisé des lapins très jeunes, en période de croissance, à épiphyses non soudées, parce que les tumeurs blanches sont plus fréquentes chez les adolescents et les enfants que chez l'adulte. En second lieu, nous avons tuberculisé nos animaux par la voie digestive, afin de nous placer dans les conditions qui paraissent être aujourd'hui celles de la contamination humaine, depuis les recherches de Behring, Bartel, Calmette et Guérin, Vallée, etc. Enfin, nous avons opéré avec des cultures atténuées, entretenues dans le laboratoire depuis plusieurs mois. Ces bacilles, faiblement virulents, étaient peu aptes à déterminer des tuberculoses généralisées, et nous pensions nous rapprocher ainsi de ce qui se passe chez l'homme dont la tuberculose, lorsqu'elle se localise sur un os ou une jointure, ne se généralise que très tardivement. Nous avons fait deux séries d'expériences sur 10 lapins. Toutes deux ont été négatives. En aucun cas nous n'avons obtenu de tumeurs blanches, même chez les animaux sacrifiés après six mois et atteints de tuberculose pulmonaire discrète, preuve que chez ces animaux contaminés par la voie digestive, les bacilles avaient, à un moment donné, circulé dans leur sang.

Mais ces résultats négatifs ne prévalent pas contre les expériences positives de Pétrow, qui prouvent que le traumatisme joue un rôle nettement *aggravateur*, sans qu'on puisse toutefois le considérer comme un *fixateur* des bacilles de Koch, puisqu'il en a retrouvé dans les épiphyses non traumatisées.

3° Les *constatations nécropsiques* nous fournissent une notion qui éclaire un point obscur dans cette question. Dans les expériences précédentes, faites d'ailleurs sur des animaux trop différents de l'homme pour adapter aveuglément leurs résultats à la clinique, on injectait le bacille de Koch en quantité colossale sous forme d'émulsion de cultures pures. D'où vient, chez l'homme, l'agent infectieux qu'on accuse un traumatisme fermé de fixer dans la région blessée?

Il n'y a que trois hypothèses possibles : ou bien le bacille préexistait au point frappé, ou bien il colonisait dans une région plus ou moins éloignée de l'organisme, ou enfin le sujet était indemne de tuberculose, mais s'est contaminé postérieurement à l'accident.

Or, dans la plupart des cas cliniques, la succession rapide des faits qui permet de reconnaître, au bout de peu de temps, une tuberculose en plein développement, est en faveur des deux premières hypothèses, et surtout de la première : le sujet était inoculé lorsque le trauma est intervenu, souvent même la jointure présentait des fongosités synoviales non perceptibles à l'examen, l'épiphyse recélait un tubercule enkysté, lorsqu'une entorse ou une contusion a démasqué cette ostéo-arthrite encore larvée.

Mais comment fournir la preuve de cet enchaînement des faits? A l'aide des autopsies en série qui ont permis de constater que les foyers de tuberculose, ayant évolué silencieusement pendant la vie, sont d'une fréquence qu'on n'eût jamais soupçonnée. C'est ainsi que les recherches de Natalis Guyot, Brouardel, Letulle, Orth, Grawitz, Vibert ont démontré la présence de lésions bacillaires limitées, éteintes, guéries, au moins en apparence, chez les *deux tiers* des sujets morts à un *âge avancé*, d'une affection accidentelle.

Lerefait (de Rouen) a même constamment trouvé des lésions de cette nature dans plus de trois cents autopsies de vieillards. Et, comme le disait Mosny, ces lésions étaient bien réellement latentes, puisque, pendant la vie, elles sont demeurées également méconnues des sujets qui les portent et des médecins qui les examinent.

Jusqu'ici ces chiffres ne se rapportent qu'à des vieillards. Mais Nœgeli (de Zurich) n'a pu trouver un seul cadavre d'homme de plus de trente ans exempt de lésions tuberculeuses. D'après les constatations de cet auteur, les cadavres des individus âgés de dix-huit à trente ans présentent de la tuberculose dans 96 p. 100 des cas; de quatorze à dix-huit ans, 50 p. 100; de cinq à quatorze ans, 33 p. 100; de un à cinq ans, 17 p. 100; enfin, chez les enfants de moins d'un an, Nœgeli n'a pu en découvrir.

La proportion est sensiblement la même pour Burkhardt qui, sur 1 292 autopsies d'adultes, n'en trouva que 9 p. 100 indemnes de tuberculose. Cet auteur ajoute que, sur l'ensemble de ces cas, les foyers latents inactifs lui avaient paru deux fois plus fréquents que ceux en apparence virulents.

Ces foyers décelables à l'examen macroscopique ne sont d'ailleurs pas la seule manifestation de l'infection tuberculeuse. C'est ainsi que Harbitz a donné des chiffres plus élevés que

Nægeli, Baginsky et Lubarsch[1], pour la tuberculose infantile, parce qu'il a recherché, par l'inoculation au cobaye, la présence de bacilles de Koch virulents dans des ganglions lymphatiques paraissant sains à l'examen microscopique. Malgré qu'il n'ait pu découvrir de tubercules ni de granulations spécifiques sur des coupes histologiques de ces ganglions, l'inoculation fut positive dans une proportion telle que Harbitz conclut que 42,5 p. 100 d'enfants au-dessous de quinze ans sont infectés de tuberculose.

Est-on en droit de conclure de ces chiffres que la proportion de tuberculeux latents soit aussi grande chez tous les adultes vivant et travaillant normalement? Nous ne le pensons pas. Ces statistiques, faites dans les hôpitaux et les asiles de vieillards, ont porté sur des individus sélectés par la maladie, la misère, les infirmités. Et ce serait une grave erreur que d'appliquer ce pourcentage de nécropsie à la population ouvrière ou globale d'un pays.

Toutefois, un point demeure acquis : *plus de la moitié des adultes ayant succombé à des affections autres que la phtisie présentent à l'autopsie, des foyers, virulents ou éteints, de tuberculose locale. Dans la population hospitalière, cette proportion est même plus considérable et peut atteindre, entre quatorze et trente ans, comme l'a montré Nægeli, 73 p. 100 des cas.*

Comment interpréter le rôle des traumatismes fermés à l'aide des notions cliniques, expérimentales et anatomo-pathologiques précédentes?

La fréquence des foyers bacillaires latents nous découvre quelle part exacte de responsabilité le traumatisme sans plaie prend dans l'éclosion des tuberculoses par accidents. Mais, pour mieux comprendre les différentes éventualités, il est nécessaire d'indiquer par quel mécanisme la contagion par voie respiratoire ou digestive a pu déterminer ces foyers extra-pulmonaires qui demeurent latents ou évoluent spontanément pour aboutir à la fonte caséeuse des organes.

_____

1. Les chiffres de ces auteurs oscillent autour de 20 p. 100.

L'embolie vasculaire sanguine est, comme l'a fort bien exposé Mosny, l'intermédiaire nécessaire entre ces bacilloses locales en apparence indépendantes et une lésion primitive que l'autopsie, faite à une période peu avancée, permet presque toujours de découvrir. Si le sujet a été contaminé par inhalation, les bacilles arrivent aux ganglions trachéo-bronchiques et vont déterminer des foyers pulmonaires de voisinage. Si la contamination a lieu par l'intestin, les bacilles traversent les ganglions mésentériques et, fixés sur des leucocytes, ils arrivent au cœur par le canal thoracique et la veine cave supérieure. Du cœur ils sont lancés dans les poumons où ils peuvent, comme dans le cas précédent, s'arrêter et coloniser. On conçoit que, de ces foyers pulmonaires qui peuvent demeurer minimes et guérir spontanément dans la suite, des bacilles puissent passer dans la grande circulation et parcourir toutes les régions de l'organisme pour être finalement éliminés par les reins. Mais un certain nombre ont pu s'arrêter dans une synoviale, dans un testicule, dans les régions douées d'une suractivité physiologique et d'une riche vascularisation surtout, comme les épiphyses en voie de développement ou surmenées. Si à ce niveau les leucocytes bacillifères sont frappés de mort, les bacilles se fixent, ayant tué leurs porteurs. Et ils vont créer un foyer de tuberculose locale en apparence indépendante, mais en réalité contemporaine à l'origine d'une lésion thoracique demeurée méconnue.

Voilà, tel que l'expose Calmette, le schéma de la formation de ces tuberculoses extra-pulmonaires. Faut-il indiquer les destinées diverses qui attendent ces « ensemencements bacillaires » et qui varient suivant plusieurs conditions : la virulence et le nombre des microbes apportés par le sang, les tares organiques du sujet l'un alcoolique, syphilitique, indifférent à l'hygiène, l'autre robuste, sobre, bien nourri, vivant dans une atmosphère salubre ? On les soupçonne aisément : tantôt les bacilles sont détruits par la phagocytose et la localisation infectieuse avorte ; tantôt des follicules se forment que la sclérose peut enkyster et même étouffer complètement si, au cours de cette période de sommeil, une cause locale ne vient pas déterminer une poussée d'accroissement ; enfin, troisième éventualité : la germination bacillaire s'étend, des tubercules infiltrent les tissus, une ostéo-arthrite fongueuse, un tuberculome se développent qui, par fonte caséeuse, aboutiront à l'abcès froid.

Il est bien évident que toute cause d'affaiblissement de l'organisme ou de surmenage de la région atteinte aidera à l'éclosion et au développement des foyers extra-pulmonaires de ces « tuberculisés sans le savoir ». Les médecins militaires ont depuis longtemps remarqué combien les fatigues qui suivent l'incorporation font évoluer des bacilloses jusque-là demeurées

latentes. Comme les petits accidents — coups de pied et chutes
de cheval, entorses dans les marches d'épreuve, chutes de
gymnase, etc. — sont fréquents pendant la période d'instruction,
on conçoit qu'il est très difficile d'apprécier ce qui revient à
l'accident et au surmenage. Mais, en dehors de ces circonstances
exceptionnelles, chez un enfant, chez un adulte qui vivent de
leur existence habituelle, il est possible de dégager la part de
responsabilité du traumatisme, si l'on s'inspire des notions
cliniques, expérimentales et anatomiques exposées plus haut, et
si l'on tient compte de toutes les circonstances du cas.

Voici comment on doit interpréter les principales éventualités :

1° Le cas le plus fréquent est le suivant : une entorse,
une contusion légère *révèle* une tumeur blanche ou une
tuberculose locale ignorée jusque là à cause de sa symptomatologie larvée, ou volontairement dissimulée si le sujet a
intérêt à le cacher. Nous avons déjà insisté, en étudiant les
faits cliniques, sur ce point que le professeur Lannelongue a
si clairement précisé; nous avons vu, en particulier, que
l'entorse tibio-tarsienne n'est presque jamais observée chez
l'enfant, malgré qu'on l'accuse souvent d'être l'origine
d'une tuberculose du cou-de-pied ou du tarse postérieur.
C'est que cette entorse, cette « distorsion », comme disent
les chirurgiens allemands, est l'effet et non la cause : elle se
réduit à une complication préparée par l'affection insidieusement développée dont elle démasque un jour l'existence
par des symptômes douloureux.

La radiographie peut d'ailleurs prendre sur le fait la
lésion déjà constituée au moment de l'accident. Exemple le
cas suivant de M. Thiéry : un homme de vingt-sept ans
reçoit une contusion du poignet sans torsion; gonflement
immédiat. L'articulation était indemne, affirme le blessé.
Or, une radiographie faite huit jours après décèle des lésions
avancées qu'une résection vérifia quelques semaines plus tard.

2° Il n'est pas nécessaire d'insister sur les cas dans lesquels une contusion, une entorse violentes **aggravent** une
lésion préexistante à marche torpide, activent son évolution

et déterminent une suppuration rapide. Le fait se voit fréquemment, en clinique, chez les coxalgiques qui, incomplètement guéris, sont autorisés à marcher trop tôt, et font une chute suivie d'une poussée aiguë. De même un choc sur les bourses d'un individu atteint d'épididymite bacillaire chronique donne un coup de fouet à cette lésion : un épanchement abondant se produit dans la vaginale en même temps que le foyer jusque-là en sommeil grossit, se ramollit et suppure.

Les maux de Pott latents sont quelquefois révélés par l'aggravation brutale due à une chute, à un choc, à une flexion forcée du rachis.

Ces faits sont d'observation ancienne; ils ont même eu une influence heureuse en thérapeutique, puisqu'ils ont établi la nécessité d'immobiliser rigoureusement les tumeurs blanches jusqu'à la guérison complète.

3° Un accident peut-il, chez un sujet portant des foyers latents disséminés dans ses poumons, ses plèvres, ses ganglions, ses os, *localiser* une tuberculose, en créant dans une région saine, non ensemencée jusqu'ici par des bacilles de Koch, un foyer traumatique? Cette éventualité devrait être fréquente chez les phtisiques victimes de fractures et de luxations : elle est au contraire extrêmement rare. Lannelongue et Achard se sont appuyés, pour expliquer cette rareté paradoxale, sur ce fait que le sang des tuberculeux est rarement bacillifère. En effet, les recherches fort intéressantes de Jousset lui ont permis d'établir que la bacillémie se rencontrait chez les phtisiques seulement au cours de poussées fébriles, des crises dyspnéiques, d'arthralgies[1]. Encore s'agit-il de bacillémies fugaces disparaissant rapidement.

Passant du connu à l'inconnu, est-on en droit de penser qu'une bacillémie transitoire, due à l'ouverture dans un vaisseau d'un tubercule ganglionnaire, osseux, pleural, pulmonaire, puisse ensemencer le foyer traumatique? Il faut évidemment pour cela que les bacilles franchissent le cœur et

1. Jousset, La bacillémie tuberculeuse, *Semaine médicale*, 14 sept. 1904, p. 239 à 293.

les poumons pour pénétrer dans la grande circulation : mais c'est précisément par ce mécanisme que se produisent toutes les tuberculoses extra-pulmonaires. Il n'y a donc aucune raison pour ne pas admettre la possibilité du fait sans qu'on puisse s'appuyer, pour l'accepter, sur d'autres arguments que les deux suivants : 1° l'origine métastatique de toutes les tuberculoses locales ; 2° la constatation, en clinique, d'une tuberculose apparaissant sur un foyer traumatique plusieurs mois après l'accident.

Mais il nous paraît que l'éventualité la plus fréquente doit être celle-ci : il existe à proximité de la région meurtrie un foyer clandestin contenant des bacilles vivants, soit dans l'épiphyse opposée de l'os frappé, soit dans l'extrémité articulaire voisine, soit dans les parties molles ou un organe en connexion lymphatique avec le foyer traumatique. Et suivant une hypothèse de Pétrow, c'est par la voie lymphogène que se fait l'inoculation de l'hématome. Calot (de Berck) est également convaincu de la fréquence de cette éventualité.

Il reste un dernier cas à élucider concernant la localisation de la tuberculose chez un individu jusque-là indemne même d'un seul tubercule crétacé perdu dans un organe profond. Tous les chirurgiens ont vu des arthrites traumatiques devenir un jour fongueuses et aboutir à l'abcès froid, après une longue phase, étendue quelquefois à plusieurs années, d' « arthrite chronique ». Lewis Sayre était même si convaincu du rôle du traumatisme qu'il étudiait dans un chapitre commun les arthropathies traumatiques et les arthropathies fongueuses consécutives.

Ne peut-on admettre, à côté des cas de beaucoup les plus nombreux où le sujet portait en lui-même une colonie, un repaire de bacilles de Koch, que certains sujets se contaminent après l'accident ? Pendant le séjour du blessé dans une salle d'hôpital encombrée de tuberculeux porteurs de lésions ouvertes, ou dans un logement mal aéré qu'un phtisique contamine par ses expectorations, l'hypothèse est vraisemblable. Si les bacilles qui pénètrent dans son organisme ne sont pas détruits par la phagocytose, et s'ils peuvent fran

chir le réseau pulmonaire pour pénétrer dans le sang arté-
riel, ils pourront arriver dans le foyer traumatique et y
déterminer une tuberculose locale : dans cette circonstance,
il est donc exact que le traumatisme « aura fait le lit de la
tuberculose ». L'accident aura *localisé* chez un individu
indemne jusque-là l'infection bacillaire contractée dans la
suite.

Ainsi, le traumatisme fermé joue, suivant les cas, un
rôle *révélateur, aggravateur, localisateur*. En aucun cas
il ne crée une tuberculose, puisqu'il n'introduit pas le bacille
de Koch dans l'organisme.

Cette interprétation s'est trouvée confirmée par les résultats d'un referendum que nous avons adressé à plus de 600
chirurgiens et dont on trouvera les résultats consignés dans
notre rapport.

Après avoir donné des tuberculoses « post-traumatiques »
une interprétation avec laquelle la précédente est complètement d'accord, M. Calot (de Berck-sur-Mer) nous écrivait :
« 99 fois sur 100 le traumatisme n'a eu d'autre résultat que
de révéler ou de faire éclore une tuberculose qui se trouvait
déjà en germe, en incubation dans l'organisme... Je n'ose
dire 100 fois sur 100, puisque j'ai vu des cas où, malgré
mes recherches, je n'ai rien pu trouver en dehors du traumatisme qui paraissait avoir créé la tuberculose. » Et
M. Calot nous donne le résumé de trois observations fort
intéressantes, mais qui ne peuvent prouver plus que de simples faits cliniques, sans vérification nécropsique : de ces
trois malades, dont deux enfants et un adulte, l'un fait une
coxalgie après une chute de poney; le second, une trochan-
térite avec abcès froid à la suite d'une contusion; le troisième, un ouvrier, présente une tumeur blanche du genou
développée sur une hémarthrose. Ces trois malades, dit
M. Calot, paraissaient indemnes de tout foyer bacillaire; ils
étaient en superbe santé au moment de l'accident et on ne
trouvait rien de suspect ni dans leurs antécédents héréditaires, ni dans leurs antécédents personnels. Est-ce suffisant
pour conclure, avec M. Calot, que le traumatisme a joué un

rôle créateur, dans le sens intégral du mot? Nous ne le pensons pas. On peut admettre que la responsabilité de l'accident est totale, en ce sens que sans lui l'affection ne se serait fort probablement pas développée. On ne peut dire plus. Car entre le rôle générateur et la responsabilité clinique ou, plus exactement, l'attribution que nous faisons au traumatisme d'une responsabilité étiologique, une distinction s'impose.

Nous avons donc proposé les conclusions suivantes, acceptées par tous les chirurgiens qui ont pris la parole dans la discussion de notre rapport au Congrès de Chirurgie de 1907 :

Un traumatisme sans plaie ne peut créer une tuberculose locale. Il se borne à révéler ou aggraver une lésion bacillaire préexistant dans la région blessée, ou à localiser au point frappé une tuberculose évoluant ou sommeillant à distance. Plus rarement, si le sujet se contamine après l'accident, l'infection peut se localiser sur le foyer traumatique qui a créé simplement une prédisposition locale.

III. — Tuberculoses généralisées à la suite de traumatismes ouverts et fermés.

A l'époque préantiseptique, Verneuil et Ollier avaient mis en garde les chirurgiens contre les dangers de la généralisation consécutive aux grattages et aux résections pour tumeur blanche. Verneuil insistait particulièrement sur ce fait que les opérations conservatrices les plus bénignes, comme l'incision et la cautérisation d'un trajet fistuleux, déterminaient quelquefois soit une granulie généralisée aux poumons, au péritoine, soit la généralisation d'une tuberculose inerte, paraissant guérie et siégeant dans un organe profond non touché par l'acte opératoire. Et, en 1887, Metaxas et Verchère confirmèrent ces données en étudiant la tuberculose méningée post-opératoire et en apportant des observations d'enfants ayant succombé rapidement après une chute sur la tête avec des symptômes de méningite.

Cependant, avec les progrès de l'antisepsie, les cas de généralisation post-opératoire devenaient plus rares.

Et il a fallu la sécurité que nous donne l'asepsie, pour nous rendre compte de la diversité des conditions dans lesquelles se produisaient les généralisations tuberculeuses post-opératoires et pour les faire presque entièrement disparaître : la plupart n'étaient en effet que des septicémies aiguës ou suraiguës, n'ayant rien de commun avec la tuberculose ; d'autres étaient simplement des coïncidences, le malade étant sur le point de succomber à une granulie ou à une méningite lorsqu'il fut opéré !

Il peut en être de même après un traumatisme fermé, comme une chute, un choc léger sur la tête, la réduction d'une attitude vicieuse de tumeur blanche, ou même une contusion sur une région indemne de foyer bacillaire. Après un choc sur le crâne, si les phénomènes méningitiques surviennent immédiatement comme dans les cas de Schelling, de Mauclaire, nul doute que la méningite était en voie d'évolution et à la veille de se terminer selon la règle habituelle. L'autopsie permettra de reconnaître si le trauma a joué un rôle aggravateur, par la constatation au point frappé d'un foyer bacillaire. Si les symptômes n'apparaissent qu'une dizaine de jours après l'accident, comme dans le cas de Becker, l'hypothèse d'une coïncidence peut être abandonnée et l'on sera en droit de soupçonner une généralisation due à une poussée aiguë produite par le traumatisme ayant agi sur un foyer torpide. Mais l'autopsie seule, par la constatation de l'âge des granulations et de la présence d'une lésion traumatique intra-crânienne, pourra permettre de préciser le rôle exact de l'accident.

Bien des généralisations bacillaires ont été mises sur le compte du redressement de tumeurs blanches, alors qu'un examen attentif du sujet eût permis de soupçonner l'existence d'une méningite ou d'une granulie en pleine évolution.

Cependant les notions qui nous ont permis d'interpréter la pathogénie des bacilloses locales après un traumatisme sans plaie nous fournissent des arguments irréfutables pour admettre et expliquer la généralisation tuberculeuse post-traumatique. Voici un foyer en voie de guérison spontanée : à son niveau un choc écrase les tissus, déchire les vaisseaux.

Les bacilles, mis en liberté, peuvent pénétrer dans les veines et provoquer une bacillémie qui aboutira à la granulie ou à la méningite. Mais on conçoit que, dans ce cas, il y aura un intervalle de plusieurs semaines entre l'accident et la mort du blessé. Et l'on trouvera à l'autopsie, disséminées sur toutes les séreuses, des granulations récentes, de même âge, plus nombreuses autour du foyer initial.

Une bacillémie provoquée par un traumatisme au niveau d'un foyer torpide encore virulent, voilà en quoi consiste le « réveil de la diathèse » dont parlait Verneuil. Le fait reste le même : seule l'interprétation s'est adaptée aux doctrines modernes.

En résumé, la généralisation tuberculeuse se manifestant immédiatement après un traumatisme ouvert ou fermé, n'est en général qu'une simple coïncidence que l'autopsie permet de vérifier. Plus rarement, un accident peut determiner l'éclosion d'une granulie méningée ou généralisée rapidement mortelle chez un tuberculeux porteur de lésions en activité.

B. — *Interprétation pathogénique du rôle des traumatismes dans la tuberculose pulmonaire.*

Un traumatisme thoracique — avec ou sans fracture de côte — peut, chez un homme en apparence bien portant, *démasquer* une tuberculose latente, et à plus forte raison *aggraver* la tuberculose d'un phtisique et en *accélérer* la marche. L'accident a donc joué simplement un rôle **révélateur** ou **aggravateur**. Très exceptionnellement, un traumatisme violent, avec fracture de côte et lésion du poumon, peut, chez un individu sain placé dans des conditions d'hygiène défectueuse et exposé à la contamination, *amorcer* une phtisie dont il est totalement responsable.

I. — Le rôle des traumatismes thoraciques chez les tuberculeux avérés ou latents.

Beaucoup d'ouvriers, qui se livrent à des travaux pénibles, sont des phtisiques latents ou guéris malgré les apparences d'une santé normale, malgré que leur capacité ouvrière ne soit pas diminuée. On conçoit que chez eux une contusion thoracique, même légère, puisse « réveiller » des lésions latentes et « mettre en marche » une tuberculose pulmonaire torpide.

C'est ce qui a lieu en réalité; et l'hémoptysie est le signal habituel qui trahit la poussée aiguë provoquée par le traumatisme révélateur. Alors que, chez un homme sain, le même choc thoracique n'eût produit qu'un endolorissement passager, ou une fracture de côte rapidement guérie, chez le phtisique latent ou en voie de guérison, le traumatisme rompt l'état d'équilibre de résistance du poumon. Suivant le degré des lésions existantes, il les réveille ou les aggrave, hâtant leur caséification, déterminant la propagation à la plèvre et leur extension au poumon opposé. « Ainsi s'expliquent, dit M. Mosny, ces *hémoptysies* soudaines et plus ou moins abondantes, ces *pneumonies* et ces *broncho-pneumonies* aiguës dont l'évolution prolongée et les allures bâtardes doivent faire toujours suspecter la tuberculose et qui, en réalité, aboutissent si fréquemment à la consomption rapide et à la mort. Ainsi s'expliquent ces *pleurésies séro-fibrineuses* dont le traumatisme paraissait être la seule cause possible et qui sont pourtant d'origine tuberculeuse.

On avait pensé, jusqu'à ces dernières années, qu'il s'agissait là de pneumorragies simples par déchirures traumatiques du poumon, de pneumonies, de broncho-pneumonies ou de pleurésies aiguës banales, simples, de nature purement inflammatoire, capables d'appeler à leur suite une greffe tuberculeuse et courant grands risques d'aboutir tôt ou tard à la consomption et à la mort.

On pensait, comme l'exprimait M. Jaccoud, à propos de la phtisie traumatique, que l'inflammation simple du poumon, une pneumonie le plus souvent, servait d'intermédiaire entre le traumatisme et l'infection tuberculeuse. C'était là un vestige des idées qui naguère avaient cours en Allemagne sur la pneumonie caséeuse : c'était une manifestation de l'ancienne conception dualiste de la phtisie. Aussi Guder insistait-il sur la nécessité de soustraire à la contagion hospitalière de la tuberculose les blessés atteints d'un traumatisme thoracique.

Très différentes sont les idées actuelles. Si l'observation

clinique a, depuis longtemps, fait justice de la tuberculisation *ab hemoptæ* jadis invoquée par Morton, elle fait également justice aujourd'hui, grâce à l'appoint du contrôle expérimental et grâce à la conquête de nouveaux procédés d'investigation médicale, des soi-disant lésions inflammatoires simples du poumon et de la plèvre qu'envahirait secondairement le virus tuberculeux. Les hépatisations simples, lobaires ou lobulaires, du poumon, les pleurésies séro-fibrineuses n'appellent pas plus à leur suite la greffe tuberculeuse que l'hémoptysie n'ouvre la porte à la phtisie.

Hémoptysies, pneumonies, broncho-pneumonies et pleurésies traumatiques aboutissant à la tuberculose chez des sujets qui jusqu'alors avaient toutes les apparences extérieures de la santé sont, d'emblée, des manifestations de l'infection bacillaire. Le traumatisme en **révèle** la présence parce qu'il réveille l'activité de lésions latentes (Mosny).

II. — Le rôle des traumatismes thoraciques
chez les individus sains.

Il serait téméraire de nier, d'une façon absolue, la possibilité, pour un violent traumatisme thoracique avec lésions viscérales, de provoquer, chez un individu absolument sain, le développement ultérieur d'une tuberculose pulmonaire. La pathogénie suivante est parfaitement admissible : le malade, au cours de sa convalescence, s'il est placé dans des conditions défectueuses d'hygiène et d'alimentation et entouré de tuberculeux qui crachent autour de lui, réalise le maximum de prédispositions pour se contaminer. Et ses lésions pulmonaires étant incomplètement cicatrisées, la tuberculose trouvera un terrain favorable pour évoluer avec rapidité.

Le traumatisme a eu un rôle *fixateur*. Il a *précédé* la contamination bacillaire dont il a assuré la réalisation. On pourrait dire, comme de certaines inflammations qui précèdent la localisation bacillaire, qu'il a fait « le lit de la tuberculose ».

Le cas de Franchomme[1] peut servir d'exemple. Un tisserand très robuste et très sobre, sans antécédents morbides personnels et familiaux, est victime d'un accident : fractures

1. Franchomme, *Journal des sciences médicales de Lille*, 28 mars 1903.

du bras et de l'avant-bras gauches, et de trois côtes du même côté. On constate les jours suivants les signes d'une double congestion pulmonaire et d'un épanchement dans le péricarde. Cet ouvrier soigné en hiver, dans un logement insalubre, paraissait devoir guérir normalement, lorsque, vers la dixième semaine, il commença à tousser et la fièvre apparut de nouveau. Une tuberculose pulmonaire à marche rapide évolua et le malade succomba cinq mois après l'accident.

Il nous paraît certain que ce blessé, après un traumatisme aussi violent qui l'a immobilisé pendant plus de deux mois dans une chambre malsaine et peut-être contaminée, est devenu secondairement tuberculeux. En tout cas, *le traumatisme est intégralement responsable de la mort du blessé*, et, si l'on peut faire quelques réserves au point de vue pathogénique sur le mode de tuberculisation, on ne peut contester que, sans l'accident, ce tisserand robuste ne fût demeuré bien portant.

III. — Les traumatismes thoraciques et les pleurésies séro-fibrineuses.

On sait, grâce aux travaux de Landouzy, Le Damany, Chauffard, etc., que la pleurésie séro-fibrineuse est de nature tuberculeuse. Les faits de Lustig, Stern, Chauffard, Herbert, Lesieur et Mosny ont prouvé qu'un choc sur le thorax, même léger, peut être suivi de pleurésie séreuse. Le trauma a donc réveillé, ici encore, une tuberculose latente de la plèvre ou provoqué la propagation à la séreuse d'une bacillose cantonnée au poumon, à marche torpide. Dans une thèse récente, M. Chavastelon[1] en a réuni 14 cas, dont un seul nous paraît suspect. Mais cet auteur a réuni des faits qu'il ne faudrait pas considérer comme des preuves, en médecine légale des accidents du travail. La jurisprudence risquerait de faire de la loi de 1898, qui a pour but de ré-

---

1. Chavastelon, Thèse de Paris, 1901-1002, n° 554, Boyer, éditeur, Paris ; — et Hugues, Thèse de Lyon, 1901-1902, n° 2.

parer seulement les conséquences des blessures, une loi d'assistance pour les malades.

Sur les 14 observations réunies par M. Chavastelon, 11 pleurésies ont eu pour origine une contusion du thorax du côté malade (dont 6 fois avec fractures de côtes). Mais dans un fait, celui de Specker, le blessé était seulement tombé d'une échelle basse et s'était incliné du côté droit : il n'avait reçu aucun choc. De même, le malade de Barjon et Lesieur avait été contusionné sur la tête et sur la nuque mais non au thorax. Sauf les cas où le traumatisme a violemment ébranlé le malade, on ne peut admettre, au point de vue de la loi de 1898, qu'une pleurésie tuberculeuse avec toutes ses conséquences, révélée par une « inclinaison brusque sur le côté », comme dans le cas de Specker, doit être indemnisée. De même, si un léger choc sur le siège ou la nuque est suivi d'une pleurésie avec phtisie consécutive, nous pensons qu'il n'est pas légitime de faire supporter au traumatisme une pareille responsabilité. Sans conclure à la simple coïncidence, le médecin expert devra fortement atténuer le rôle étiologique de l'accident.

C. — *Interprétation médico-légale du rôle des accidents dans la production des tuberculoses externes.*

Comment interpréter la responsabilité clinique de l'accident?

Cinq éventualités, comme on vient de le voir, peuvent se rencontrer :

1° Une tuberculose qui demeure locale ou se généralise est *inoculée* au niveau d'une plaie ou d'une piqûre accidentelles, seule circonstance où l'accident joue un rôle créateur.

2° Un traumatisme fermé *révèle* une tuberculose locale préexistante.

3° Il *aggrave* la même affection et accélère sa marche.

4° Le même accident *localise* au point frappé une tuberculose dont les germes existaient dans une région voisine ou éloignée de l'organisme.

5° Un traumatisme, avec ou sans plaie, *généralise* une tuberculose localisée et entraîne la mort par granulie.

Quelle est la responsabilité de l'accident dans ces différents cas? Si l'on envisage la question en dehors de toute idée préconçue sur la législation des accidents, voici comment on doit, semble-t-il, préciser la part qui revient au traumatisme.

1° La tuberculose *inoculée* au moment de l'accident, au niveau d'une plaie ou d'une piqûre, comme le fait peut arriver chez un médecin, un infirmier, un employé à la désinfection, une blanchisseuse, a été créée intégralement par le traumatisme. Celui-ci doit donc être indemnisé dans toutes ses conséquences, la mort comprise, si elle survient.

2° L'accident qui *révèle* une tuberculose préexistante, par exemple l'entorse que se fait, en portant un fardeau, un ouvrier atteint de tumeur blanche du cou-de-pied, n'a aucune responsabilité dans l'éclosion de l'affection. En effet, chez un sujet sain, l'entorse ne se fût pas produite, une contusion même n'eût donné lieu qu'à une incapacité temporaire. Cette dernière seule devra donc être indemnisée [1].

3° Le trauma qui *aggrave* une lésion à évolution lente, en accélère la marche, est partiellement responsable. Suivant la gravité de la blessure, l'état de santé du blessé avant l'accident, la différence d'évolution de la lésion avant et après le trauma, l'expert attribuera à ce dernier un rôle plus ou moins important par rapport à l'affection préexistante. Mais, en saine logique, on ne peut considérer l'accident comme

---

1. C'est ainsi qu'a jugé tout récemment le tribunal civil de Lorient (6 mars 1906) à propos d'une ostéo-arthrite, tuberculeuse révélée par un accident. Le tribunal décida que l'incapacité permanente partielle n'étant pas la suite immédiate et directe de l'accident, le blessé n'avait pas droit à une rente viagère, mais seulement à une indemnité temporaire et au remboursement des frais médicaux. (*Recueil sp.*, juin 1906, p. 73.)

ayant produit cette tuberculose et lui en faire supporter toutes les conséquences. Ici, comme dans le cas précédent. chez un individu sain. la blessure n'eût déterminé qu'une incapacité de travail temporaire.

4° Il n'en est pas de même pour le cas où l'accident a *localisé* une tuberculose sur une région saine ou qui paraissait telle. Il a déterminé cette fois une affection qui. sans lui, ne serait pas survenue. malgré que le malade portât. en lui-même, le germe morbide. On doit donc considérer l'accident comme ayant joué un rôle créateur et l'indemniser dans toutes ses conséquences. amputation. incapacité permanente totale. mort. Le cas que nous rapportait M. Calot — celui d'un ouvrier robuste et en apparence bien portant chez qui une hémarthrose fut suivie de tumeur blanche — est un exemple de cette éventualité.

Mais si la contamination est postérieure à l'accident et si le foyer traumatique devient secondairement tuberculeux. comme cela arrive pour des arthrites chroniques. doit il en être de même? Il y a une distinction à faire : (*a*) lorsque l'arthrite s'est améliorée au point d'avoir semblé guérie pendant un certain temps et qu'après un long délai la jointure devient tuberculeuse, on ne peut forcément accepter la relation de cause à effet. Mais si. (*b*) par une transition insensible. l'arthrite traumatique est devenue le siège de lésions bacillaires, l'accident initial est intégralement responsable.

5° Comment interpréter les cas de *généralisations tuberculeuses* par accident? L'analyse serrée du cas, la date d'apparition des premiers symptômes de généralisation souvent antérieure au trauma. la mort survenue peu de jours après l'accident, les lésions nécropsiques d'apparence ancienne, tout cela permettra d'établir l'existence d'une coïncidence ou tout au moins le rôle minime de l'accident. Par contre. un bon état général avant le trauma. l'apparition des signes de généralisation ou de méningite huit ou dix jours seulement après le choc, la vérification nécropsique d'un hématome entouré de granulations d'origine récente aideront à prouver la responsabilité de l'accident. Devra-t-on considérer ce dernier comme ayant déterminé la mort ou aggravé seulement une maladie à évolution spontanément et fatalement mortelle ? L'autopsie seule permettra de préciser ce point important : si le foyer initial était minime, on peut admettre qu'il aurait guéri ou serait demeuré latent longtemps encore en l'absence de tout traumatisme. En ce cas, ce dernier est responsable de la mort, comme s'il avait produit une fracture du crâne. Mais lorsqu'on découvre des lésions viscérales multiples et étendues, incompatibles avec une survie de quelque durée, on doit réduire notablement la responsabilité de l'accident.

D. — *Expertise médico-légale dans les tuberculoses pulmonaires*.

Deux cas sont à distinguer : 1° l'ouvrier était notoirement phtisique au moment de l'accident ; 2° l'ouvrier était bien portant et le traumatisme thoracique a révélé sa tuberculose.

I. —Accident aggravateur chez un phtisique.

Cherchez à préciser : *a*. depuis quand l'ouvrier était malade ; *b*. à quel degré il était arrivé au moment de son accident ; *c*. dans quelles proportions la maladie avait réduit sa capacité ouvrière et par suite son salaire ; *d*. le siège et la nature du traumatisme ; *e*. la marche probable de la maladie en l'absence de tout traumatisme intercurrent. Évaluez autant que possible : *f*. quelle aggravation l'accident a imprimée à la maladie, au double point de vue de l'incapacité de travail d'abord, du pronostic vital ensuite. Les juges apprécieront.

II. — Accident révélateur chez un tuberculeux latent, en apparence bien portant.

L'expert devra rechercher et préciser : *a*. les antécédents morbides personnels du sujet (bronchites à répétition, pleurésies, tuberculoses locales, adénites, abcès froids, etc.);

b. son état au moment de l'accident et la nature du travail auquel se livrait journellement l'ouvrier; *c*. la région thoracique sur laquelle a porté le choc, la nature des lésions traumatiques produites par celui-ci (contusion simple, fracture de côte, hémo-thorax, plaie pénétrante avec hémo-pneumothorax, etc.); *d*. l'intervalle entre l'accident et les premiers symptômes de tuberculose (hémoptysie); *e*) l'évolution de celle-ci par la succession des symptômes, des signes stéthoscopiques, la constatation des bacilles dans les crachats, etc.

Pour que le traumatisme soit rendu légitimement responsable d'avoir démasqué et par suite « mis en marche » et accéléré une tuberculose latente ou en voie de guérison, il faut, en principe, que le choc ait porté sur le côté du thorax où l'auscultation a permis de reconnaître les premiers signes en date et les signes de la lésion maxima. L'intervalle écoulé entre l'accident et les premiers signes d'une tuberculose, prétendue traumatique, ne doit pas dépasser deux mois.

Comment évaluer le préjudice causé à un blessé par un traumatisme aggravateur d'une tuberculose confirmée ou révélateur d'une tuberculose latente? Dans le premier cas, l'issue du malade étant fatale en l'absence de tout accident, celui-ci est comparable à toute complication qui avance le terme d'une maladie mortelle. Dans le second cas, on peut conclure que, sans l'accident, la maladie serait demeurée longtemps ou indéfiniment latente : par conséquent, nous pensons, avec M. Mosny, que le traumatisme qui démasque une tuberculose jusque-là silencieuse, porte au blessé un préjudice *presque* aussi grand que s'il le rendait effectivement tuberculeux.

E. — *État de la législation et de la jurisprudence françaises*.

L'interprétation que nous venons d'exposer peut se résumer ainsi :

a. La tuberculose *révélée* ne donne pas droit à une rente;

b. La tuberculose *aggravée* justifie une rente réduite;

c. La tuberculose *inoculée* et *localisée* chez un individu en apparence bien portant donne droit à la totalité des indemnités prévues par la loi.

Au début de l'application de la loi de 1898, les médecins-experts furent unanimes pour proposer aux magistrats des conclusions analogues aux précédentes et que Mosny vulgarisa, en 1902, dans deux mémoires à tous égards remarquables. Plusieurs Cours et Tribunaux les adoptèrent et réduisirent dans une certaine proportion les indemnités accordées à des tuberculeux chez qui le traumatisme n'avait joué qu'un rôle aggravateur [1].

En 1904, avec M. le professeur Forgue, en 1905, au Congrès de Liège, avec notre collègue Cunéo, nous avions indiqué les avantages de cette interprétation médico-légale. Nous suivions d'ailleurs l'avis de M. le président Sachet qui, dans les deux premières éditions de son *Traité de la Législation des Accidents du Travail*, concluait à la nécessité, dans l'évaluation des incapacités, de défalquer la part imputable aux maladies préexistentes, aux « états antérieurs ».

Nous appuyions notre manière de voir sur trois arguments d'égale valeur, très clairement présentés par M. Sachet : 1° l'intention du législateur, non formulée dans la loi de 1898, mais affirmée au cours des travaux préparatoires [2],

1. Voici, à titre d'exemple, un extrait de la Cour de Rennes du 6 janvier 1902. Un tuberculeux avait succombé quelque temps après une contusion thoracique. La veuve réclamait la totalité de la rente prévue par la loi : La Cour réduisit de moitié la rente que le tribunal avait fixée « attendu, dit l'arrêt, qu'en accordant à l'intimée l'intégralité des pensions spécifiées dans l'article 3 de la loi de 1898, les premiers juges ont imposé à la Société de X... une responsabilité excessive, décision dont le maintien pourrait avoir pour effet de déterminer cette société et les sociétés similaires à exclure de leurs chantiers tous les ouvriers atteints de maladies chroniques...; que, dans le silence gardé par le législateur, cette solution, acceptée en principe par la Commission de la Chambre des députés, est imposée par l'équité, et concilie l'intérêt bien entendu des familles ouvrières avec celui des industriels... »

2. Au cours de la discussion de la loi, à la Chambre des députés, dans la séance du 5 juin 1893, M. le docteur Dron présenta un amendement ainsi libellé : « Les indemnités ne seront dues qu'aux conséquences

de n'indemniser que les conséquences directes des accidents ; 2° la charge trop lourde que le fait de ne pas tenir compte des « états antérieurs » imposerait à l'industrie ; 3° les conséquences fâcheuses qui en résulteraient pour les ouvriers tarés, débiles, mais capables de gagner un salaire normal et qu'on éliminerait des chantiers dans la crainte de les voir se tuberculiser.

Mais la Cour de cassation a tranché la question en sens contraire et la jurisprudence a dû s'incliner. Elle a décidé que *les juges ne doivent pas distinguer dans les suites d'accidents la part qui revient à une maladie préexistante et celle qui est la conséquence directe du traumatisme* (voyez p. 94 et 447).

Pour établir cette jurisprudence, la Cour de cassation s'est appuyée exclusivement sur le texte de la loi du 9 avril 1898 : celle-ci ne mentionne, en effet, aucune restriction au sujet des prédispositions, des maladies préexistantes ni des infirmités antérieures. « L'article 1, dit M. Sachet, reconnaît à l'ouvrier le droit à une indemnité pour tous les accidents dont il est victime au cours ou à l'occasion du travail. Une fois ce droit acquis, l'application en est réglée d'une façon presque automatique par l'article 3 qui établit 4 catégories d'indemnités suivant l'état de la victime, sans permettre de faire une distinction entre la part du traumatisme et celle d'une cause étrangère. »

La seconde raison sur laquelle s'est appuyée la Cour de cassation est la suivante. La réparation accordée par la loi est calculée en prenant pour base le salaire annuel touché par le blessé avant l'accident. C'est donc le salaire seul qui donne la mesure légale de l'état de l'ouvrier avant sa bles-

---

directes et immédiates des accidents..., et *non pour les aggravations résultant de lésions ou d'infirmités préexistantes ; en cas d'aggravations de ce genre les indemnités pourront être réduites.* » — M. Maruéjouls, rapporteur, répondit : « La commission est d'accord avec M. Dron sur le fond de l'amendement, mais comme nous estimons que ce qu'il demande résulte suffisamment de l'esprit de la loi, nous demandons qu'on n'alourdisse pas le texte par ces deux paragraphes que nous jugeons surabondants. *La commission n'hésite pas à déclarer que les indemnités ne sont dues que pour les conséquences directes et immédiates des accidents.* »

sure. Or l'indemnité prévue par la loi de 1898 est une indemnité transactionnelle et forfaitaire : sous le régime du droit commun, le blessé qui apporte la preuve que l'accident est de la faute d'un tiers, est dédommagé intégralement. Sous le régime de la loi de 1898 le blessé n'a plus à fournir la preuve de la faute de l'employeur, mais en revanche il ne lui est accordé que la moitié de l'indemnité correspondant au dommage subi.

La jurisprudence établie par la Cour de cassation entraîne les conséquences suivantes : *tout accident qui a joué un rôle nettement constaté dans l'éclosion, l'aggravation ou la localisation d'une tuberculose est intégralement et exclusivement responsable.* Si le blessé a été amputé, on lui accorde la rente correspondant à la perte de son membre. S'il succombe aux progrès de la maladie aggravée, accélérée par un accident, ses ayants-droit sont indemnisés comme si la victime était morte d'une tuberculose par inoculation.

Toutefois, pour conclure que, chez un tuberculeux latent ou porteur de lésions chroniques susceptibles de guérison spontanée, l'accident a réellement causé l'aggravation et l'issue mortelle, les tribunaux exigent que les quatre conditions suivantes soient réunies. M. Sachet, qui s'est rallié à la doctrine de la Cour de cassation, les précise de la manière suivante : 1° il faut que l'accident soit nettement caractérisé et particulièrement propre par sa nature à aggraver l'affection préexistante. Ainsi une entorse chez un phtisique porteur d'une tumeur blanche du pied ne peut être déclarée responsable de l'accélération occasionnée à la tuberculose pulmonaire par le séjour au lit du malade, dans une chambre mal aérée; 2° il faut que l'aggravation se manifeste par des symptômes caractéristiques et d'une nature telle que leur cause puisse se rattacher à l'accident ; 3° il faut que les premiers symptômes se soient manisfestés peu de temps après l'accident, quelques jours au plus, puisque la maladie était en évolution ; 4° il faut enfin que la maladie préexistante ne soit pas, au moment où survient le traumatisme, arrivée à sa dernière période, au point que la mort n'est qu'une question de jours.

« Dans cette éventualité, comme le fait observer justement M. Sachet, le décès du blessé a sa cause dans le traumatisme qui n'aura pu, au pis-aller, qu'avancer la mort de quelques jours. »

Il est certain qu'une telle doctrine diminue et simplifie notablement les litiges. Nous l'accepterions volontiers, si elle n'avait pas eu une répercussion fâcheuse sur l'embauchage des ouvriers dans nombre d'industries et d'exploitations.

En résumé, au point de vue de la loi de 1898 :

1° La tuberculose *révélée* ne donne pas droit à une rente;

2° La tuberculose *inoculée*, *aggravée* ou *localisée* chez un individu en apparence bien portant au moment de l'accident donne droit à la même rente que si la tuberculose avait été créée de toutes pièces par l'accident[1]. Mais, comme nous le disons p. 450, il faut que le rapport entre le traumatisme et l'inoculation, l'aggravation, ou la localisation soit nettement prouvé.

Pneumonie traumatique[2].

La pneumonie lobaire aiguë peut être la conséquence d'un traumatisme du thorax. S'il y a fracture de côte,

---

1. Une seule de ces conclusions a été combattue au Congrès de Chirurgie par M. Moulonguet (d'Amiens). Notre collègue a soutenu qu'il y avait danger à assimiler la tuberculose localisée à la tuberculose inoculée. Il est cependant impossible de faire autrement. Les conséquences fâcheuses qui résultent de cette interprétation prouvent seulement une fois de plus que, pour être équitable, la loi de 1898 devrait tenir compte des « états antérieurs ». Aussi le Congrès de Chirurgie, sur la proposition de MM. Segond et Jeanbrau, a-t-il émis à l'unanimité le vœu que la loi sur les accidents soit modifiée « de façon à tenir compte des résponsabilités atténuées et à accorder une indemnité exactement proportionnelle au dommage ».

2. Souques, Pneumonie contusive, *Presse médicale*, 3 mars 1900, p. 109. — Meunier, *Rôle du système nerveux dans l'infection de l'appareil broncho-pulmonaire*, Thèse de Paris, 1896-1897, n° 11 (Mémoire important, bibliographie complète). — Mora, *La pneumonie traumatique* et la loi de 1898, *Thèse de Paris*, 1905-06, n° 144. — Gaudelut, *Quelques complications pleuro-pulmonaires consécutives aux traumatismes thoraciques sans fractures de côtes*, Thèse de Paris, 1905-1906, n° 378. — Litten, Furbringer, etc. Discussion sur la pneumonie par contusion, *Soc. de méd. interne* de Berlin, février et mars 1907. Résumé dans la *Semaine médicale*, 1907.

déchirure pleuro-pulmonaire et pneumonie **consécutive**. celle-ci est dite *traumatique*. Si la pneumonie a pour origine une simple contusion du thorax, elle est dite *contusive*.

La pathogénie est aisée à comprendre dans la *pneumonie traumatique*. Le pneumocoque et de nombreux saprophytes vivent normalement dans les voies respiratoires supérieures. À l'état de santé, la phagocytose suffit à détruire ces agents infectieux et à protéger le poumon. Mais si cet organe est déchiré ou violemment contusionné, le foyer pulmonaire hémorragique constitue un véritable bouillon de culture pour le pneumocoque et les saprophytes aspirés par la ventilation respiratoire.

Le mécanisme est plus difficile à saisir dans la *pneumonie contusive*. Lorsque le choc surprend le thorax immobilisé en inspiration, comme cela a lieu pendant un effort, il peut déterminer l'éclatement de quelques alvéoles et créer ainsi un foyer traumatique susceptible d'être ensemencé par inhalation. C'est ce qui a lieu lorsque l'hémoptysie survient immédiatement ou peu de temps après le choc. Lorsque le choc ne détermine aucune lésion pulmonaire, il faut bien admettre, avec Meunier, le mécanisme suivant : le trauma est l'origine d'une action réflexe inhibitoire, à point de départ pariétal (tégumentaire, musculaire ou osseux) arrivant au bulbe, d'où elle se réfléchit aux poumons par l'intermédiaire des pneumogastriques : il en résulte une vaso-dilatation paralytique du poumon qui suspend, comme dans la pneumonie *a frigore*, l'action défensive de l'organe contre les saprophytes.

Quelle que soit la pathogénie, on doit savoir : 1° qu'un choc sur le thorax peut déterminer, chez un individu sain, soit une pneumonie lobaire, soit une broncho-pneumonie, soit une pneumonie gangréneuse; 2° que ces pneumonies se terminent assez souvent par la purulence ou la gangrène (14 cas sur 49 relevés par Meunier); 3° que les blessés, sans avoir forcément interrompu leur travail immédiatement, sont pris du frisson initial quelquefois le soir du premier jour, plus souvent le deuxième ou troisième jour, et que la pneumonie traumatique est presque toujours démasquée le cinquième jour [1].

Règles pour l'expertise médico-légale.

L'expert aura à prouver : 1° que la pneumonie s'est déclarée postérieurement au traumatisme ; 2° la relation de cause à effet entre le traumatisme et la pneumonie.

Il faut savoir que les éthyliques continuent quelquefois leur travail avec une pneumonie latente (pneumonie ambulatoire des alcooliques) et que, s'ils font une chute ou reçoivent un choc et succombent rapidement, la pneumonie seule est responsable de la mort.

Pour établir qu'une pneumonie est réellement consécutive à un traumatisme, il faut :

a. Que le choc, accompagné ou non de fracture de côte, ait porté sur le thorax et sur le côté hépatisé ; sur 26 observations réunies par Meunier [2], 19 contusions droites (dont 18 thoraciques, 2 scapulaires droites et 1 lombaire) ont été suivies 15 fois de lésions pulmonaires droites et 3 fois de lésions bilatérales ; et 7 contusions gauches ont précédé 7 fois une pneumonie gauche.

b. Que les symptômes de la pneumonie (frisson, point de côté, fièvre, etc.) aient apparu dans les premiers jours qui ont suivi le traumatisme, le sixième au maximum [3].

1. Des plaies infectées — surtout de la tête — peuvent servir de porte d'entrée à une infection générale qui, en se localisant sur l'appareil respiratoire, déterminera une broncho-pneumonie bâtarde presque toujours mortelle. Exemple le cas cité par Vibert, *loc. cit.*, obs. LIV : Coup de pied de cheval sur la face. Double fracture du maxillaire inférieur avec contusions des parties molles. Trois jours après, pneumonie mortelle.

2. Meunier, *th. citée*, p. 245. — Pour les chocs légers, nous pensons que cette première condition — le développement de la pneumonie sur le côté frappé — est presque indispensable. Pour les chocs violents, il n'en est pas de même. Il est prouvé qu'un choc sur la base gauche du thorax, par exemple, peut entraîner un foyer de contusion du poumon droit. Chez les alcooliques, en particulier, qui sont très prédisposés à la pneumonie, il en est quelquefois ainsi. Exemple le cas de Gauthier, *Lyon médical*, 4 et 11 nov. 1906.

3. En général le frisson survient au bout d'un jour ou deux. Litten l'a vu se produire au bout de dix heures. — Dans un cas expertisé par von

c. Qu'il soit prouvé que le blessé était bien portant avant l'accident et qu'il ne présentait aucun phénomène thoracique (toux, expectoration, douleur thoracique, dyspnée, etc.)[1].

Malgré la théorie fort séduisante, mais purement hypothétique, que donne Meunier, dans sa remarquable thèse, pour expliquer la production d'une pneumonie traumatique à la suite d'un choc sur la nuque, les lombes ou après une chute sur les pieds, on ne doit admettre, en médecine légale, la responsabilité d'un traumatisme que s'il a porté sur le thorax, et sur le côté du thorax correspondant au poumon hépatisé[2], exception faite pour les chocs très violents.

La pneumonie hypostatique doit-elle être considérée comme la conséquence directe d'un accident?

Quand, au cours du traitement d'une affection traumatique immobilisant un vieillard au lit, une pneumonie hypostatique se déclare et entraîne la mort du blessé, l'accident est-il intégralement responsable de la mort? Nous sommes pour l'affirmative : sans la blessure, l'ouvrier ne se serait pas alité, n'aurait pas fait d'hypostase et n'aurait pas succombé.

Une espèce de ce genre a été jugée par M. Mourral, le 1er août 1901, au Tribunal de Dijon. Un chauffeur de la Compagnie P.-L.-M. tombe de sa locomotive et se fracture la colonne vertébrale. Quelques mois après survient une paraplégie pour laquelle on l'immobilise dans un appareil

Leyden, la pneumonie ne s'était déclarée que 15 jours après l'accident. *Mais une série ininterrompue de symptômes morbides permettait de saisir la filiation des faits.*

1. Il faut évidemment pour cela que le médecin qui a constaté l'accident ait ausculté le blessé attentivement et qu'il ait pris sa température. C'est ce qu'avait fait le D*r* Laffont dans un cas de ce genre rapporté dans la *Province médicale*, le 14 juillet 1906.

2. Leyden et Krauss ont conclu à la probabilité d'un rapport causal entre l'effort et la pneumonie dans le cas suivant : deux ouvriers soulèvent une pierre, pesant 225 kilogr. Brusquement l'un d'eux lâche la pierre et se plaint de douleurs très vives dans le côté. Il crache le sang. Deux jours après, signes de pneumonie, puis de gangrène pulmonaire. Mort quelques jours après. (Litten, Kontusionspneumonie, résumé in *Bull. méd. des accidents du travail*, 15 sept. 1907, p. 60.)

plâtré. Une pneumonie hypostatique se déclare à laquelle succomba le blessé. Le Tribunal décida très justement que la mort se rattachait à l'accident par un lien de cause à effet.

La pneumonie traumatique en jurisprudence.

La pneumonie traumatique est admise par les tribunaux, quand la relation de cause à effet est évidente, ainsi que le prouve l'arrêt suivant de la Cour de Nancy (19 juillet 1901) : « Attendu qu'il est établi par les pièces du procès que D... a eu, au cours du travail, le 17 mai 1900, plusieurs côtes fracturées sur le côté droit du thorax ; que, soigné pour cette grave blessure, il a dû s'aliter et qu'il est décédé le 30 mai à la suite d'une pneumonie déclarée quelques jours auparavant ; que les éléments de la cause démontrent que cette pneumonie avait un caractère traumatique, et qu'elle avait été déterminée par les lésions thoraciques que D... avait subies ; qu'il y a donc relation de cause à effet entre la mort de cet ouvrier et l'accident qui est survenu ; qu'il y a lieu, en conséquence, de décider qu'un accident du travail a été la cause directe du mal, etc. »

Dans un cas où une broncho-pneumonie grippale était survenue au cours du traitement d'une frature de la rotule et avait entraîné la mort un mois après l'accident, le Tribunal de Pamiers (20 mars 1901) a rejeté la demande d'indemnité, « attendu que, par accident suivi de mort, le législateur a naturellement visé la mort qui a été la suite de l'accident, et dont celui-ci a été la cause directe et déterminante ; que cette solution s'impose d'autant plus dans l'espèce que, d'après le rapport, la grippe infectieuse existait en ce moment à Pamiers à l'état épidémique ; que, sans doute, l'ébranlement nerveux produit par la fracture de la rotule, et l'obligation de rester couché sur un lit pendant le traitement de la fracture ont placé le malade dans des conditions d'infériorité physique pour lutter contre une maladie aiguë à forme infectieuse ; mais que cette considération ne peut pas changer la réalité des faits et autoriser la veuve du défunt à soutenir que l'accident a été la cause directe et déterminante de sa mort. »

Par contre, le Tribunal civil de Mirecourt a, le 19 juillet 1900, admis une demande d'indemnité dans un cas analogue au précédent. Un ouvrier avait eu le poignet mutilé par une scie et, après une abondante hémorragie, le médecin avait pratiqué l'amputation. Le moignon suppura et quelque temps après une pneumonie grippale emporta le blessé. Le tribunal accorda l'indemnité à la veuve, « considérant que la pneumonie grippale dont a été atteint l'ouvrier constitue une complication de sa blessure; que cette complication n'ayant pu être évitée, et aucune faute ne pouvant être imputée de ce chef à l'ouvrier, il ressort donc que tout porte à croire, d'après les prévisions humaines, que c'est la forte perte de sang occasionnée par l'accident qui a été l'une des causes déterminantes de son décès; que, dans ces conditions, il y a lieu de décider que le décès de la victime est la conséquence, au moins indirecte, de l'accident. »

Les cardiopathies d'origine traumatique[1].

Un traumatisme sur la paroi antérieure gauche du thorax ou plus rarement un effort violent et prolongé peuvent : 1° *révéler* une cardiopathie latente et jusque-là parfaitement compensée; 2° *aggraver* une affection compensée ou non; 3° *créer* une lésion qui aura pour conséquence une cardiopathie. Enfin la mort peut survenir subitement ou rapidement chez un individu porteur d'une cardiopathie latente ou même

---

1. Barié, *Revue de médecine*, 1881. — Delhommeau, *Lésions valvulaires aortiques consécutives aux contusions du thorax*, Thèse de Paris, mai 1902, n° 307 (Boyer, éditeur). — Dreyfus, *Ruptures valvulaires consécutives au traumatisme et à l'effort*, Thèse de Paris, 1895-96, n° 150. — Dufour, *Des insuffisances aortiques traumatiques*, Thèse de Paris, 1896-97, n° 120. — Ercklentz, Des maladies traumatiques du cœur, *Zeitschrift für klin. Medicin*, 1902. — Ebbinghaus, Lésions du cœur dues au traumatisme, *Deutsche Zeitschrift für Chir.*, t. LXIV, fasc. 1 et 2. — Bourquin et de Quervain, Des lésions valvulaires du cœur par brusque effort, *Monatschr. für Unfallh.*, n° 5, 1902. — Wolff, Des troubles de l'appareil circulatoire consécutifs aux accidents, *Aerztl. Sachverstand Zeitung*, 15 déc 1902. — Brouardel, Les blessures et les accidents du travail, 1906. — Vibert, Les accidents du travail, 1906, pp. 160 à 238. — Rimbaud, Les cardiopathies traumatiques (bibliographie), *Gazette des hôpitaux*, 16 et 18 octobre 1906.

simplement de coronarite ou d'athérome aortique. Si un accident a précédé les premiers phénomènes d'angoisse, on conçoit la tendance de l'entourage à attribuer la mort au traumatisme.

La lésion traumatique initiale porte soit sur le péricarde ou l'endocarde, — d'où péricardite ou endocardite trauma tique, — soit sur le myocarde, — d'où myocardite localisée ou diffuse, — soit le plus souvent sur les piliers, les cordages et les parois des valvules aortiques et auriculo-ventriculaires. La cicatrisation de cette lésion initiale traumatique entraîne, comme l'a dit Potain : 1° une myocardite scléreuse avec rétraction inodulaire ou une myocardite dégénérative, qui diminue la résistance de la paroi cardiaque et prépare la dilatation du cœur ; 2° quand une valvule a été endommagée, une insuffisance valvulaire à marche généralement rapide.

Lorsque l'aorte est violemment contusionnée il peut en résulter un anévrysme d'origine traumatique.

1° Lésions valvulaires aortiques.

Ce sont les plus fréquentes. Potain, Barié et Delhommeau ont reproduit ces lésions sur le cadavre. Dufour les a réalisées chez l'animal vivant. La rupture traumatique des valvules aortiques détermine une aortite aiguë qui aboutit quelquefois rapidement à l'insuffisance aortique, avec asystolie aiguë et précoce, sans intermédiaire nécessaire d'une hypertrophie cardiaque. Sur 28 cas, réunis par Delhommeau, 17 fois le début des accidents a été immédiat ou postérieur de quelques jours au traumatisme. Dans un cas, le début survint après deux ans, dans un autre seulement après quatre ans.

Le pronostic de l'insuffisance aortique traumatique est grave. La survie va de un à trois ans. Mais elle est curable dans certains cas. Potain a vu un cas de guérison, Leyden également : il s'agissait, dans l'observation de Leyden, d'une rupture par effort vérifiée à l'autopsie. Castiaux (de Lille) en a publié un exemple fort instructif. Un homme de trente-trois ans reçoit un coup sur le thorax, dans un accident de chemin de fer, en 1879, et présente les signes d'une insuffisance aortique d'origine traumatique. Le blessé fait un procès à la Compagnie : les médecins experts portent un pronostic très grave. La Compagnie est condamnée à payer au sinistré un capital de 26 000 francs et une rente annuelle et viagère de 4 000 francs. Examiné en 1881 par Leroy, le malade était déjà amélioré. En 1900, les professeurs Castiaux et Carrière l'examinent et le déclarent guéri.

Une observation très démonstrative a été publiée par Hendersen [1]. Un alcoolique de quarante-quatre ans fait des efforts très violents et soutenus pour pousser une charrette en montant une côte rude. Brusquement il est pris d'une forte oppression et perd connaissance. Asystolie. Mort plus de 6 semaines après. À l'autopsie, on trouve deux des valvules aortiques déchirées : elles avaient été arrachées près de leur point d'insertion.

2° Lésions auriculo-ventriculaires.

Ce ne sont pas les valvules elles-mêmes qui se déchirent, mais leurs piliers ou leurs cordages tendineux. En voici un exemple typique publié par Corvisart : « Un tonnelier de trente-quatre ans, dans un effort violent pour déplacer à lui seul un tonneau d'eau-de-vie, se donne un tour de reins. Il est aussitôt pris d'un étouffement intense et d'une vive douleur entre les deux épaules. Bientôt après, toux et palpitations cardiaques. Le malade meurt vingt mois après. À l'autopsie, les deux piliers de la mitrale sont rompus ; les lésions sont nettement anciennes. Les extrémités de ses 2 tendons sont mousses, lisses, arrondies à l'endroit de leur rupture. »

Les déchirures auriculo-ventriculaires se traduisent par une douleur vive, avec palpitations et dyspnée, en somme une crise d'asystolie aiguë. En quelques jours ou quelques semaines apparaissent les signes de l'insuffisance mitrale ou tricuspidienne. Le pronostic est beaucoup plus grave que pour l'insuffisance aortique traumatique.

1. Thoinot, *loc. cit.*, p. 238.

3° Endo-myo-péricardites traumatiques.

Un choc sur la région cardiaque crée rarement une myocardite pure : presque toujours il détermine des lésions qui portent à la fois sur l'endocarde et le myocarde, et même quelquefois sur le péricarde. Il en résulte une *endo-myo-péricardite* traumatique. Cette question a été parfaitement exposée en 1906 par Rimbaud et nous ne pouvons mieux faire que de reproduire une partie de son étude[1].

Rimbaud a recueilli, dans la littérature, 49 cas d'affections cardiaques traumatiques distinctes des ruptures valvulaires proprement dites. Ils se décomposent ainsi :

26 cas d'endocardite, dont 5 avec péricardite, 3 avec ruptures valvulaires, 1 avec myocardite, 1 avec myocardite et péricardite ;

13 cas de péricardite, dont 2 avec rupture des valvules aortiques, 1 avec dilatation aiguë du cœur ; — il faut ajouter les 6 cas associés à l'endocardite ;

10 cas de myocardite, dont un avec péricardite chronique.

Comme cause on retrouve presque toujours un *traumatisme* vrai ; dans 4 cas seulement il s'est agi d'un *effort* (pour arrêter un tonneau, pour ne pas être renversé) et alors la lésion cardiaque a été secondaire à une déchirure valvulaire, à une dilatation aiguë du cœur, conséquences directes de l'effort.

Généralement le traumatisme a porté sur la région précordiale ; dans 34 cas, c'est la portion antérieure et gauche du thorax qui a été directement atteinte.

Mais la cardiopathie peut être consécutive à un choc portant sur une autre région : ouvrier pris dans un éboulement, chute d'une échelle sur le dos et l'occiput (Stern), chute sur la tête, chute d'un 3° étage et fracture de la colonne vertébrale (Riedinger).

---

1. Rimbaud, Des endo-myo-péricardites traumatiques, *Archives générales de médecine*, 18 septembre 1906.

Contrairement à ce qui se produit dans les déchirures valvulaires, les *symptômes* immédiats peuvent manquer ; deux, trois, quatre jours peuvent se passer sans que le malade attire l'attention du côté du cœur. — Le plus souvent cependant, il se produit, au moment de l'accident, une douleur vive dans la région précordiale, avec dyspnée, palpitations, tendance à la syncope, parfois hémoptysie. Dans presque tous les cas qui ont été suivis de myocardite il y a eu perte de connaissance immédiate. Sur le moment enfin on peut constater des fractures de côte, du sternum, etc.

Dans la suite, chacune des lésions se manifeste par ses signes cliniques habituels.

La péricardite reste souvent latente ; les premiers jours, elle passe inaperçue du fait de l'intensité des symptômes douloureux, cependant dans un cas, cité par Dupuich, les frottements péricardiques furent perçus le jour même de l'accident. Peu de jours après la fièvre apparaît, la douleur s'accentue, la dyspnée est vive. L'évolution est rapide et souvent conduit à la mort.

Dans la plupart des observations, les manifestations myocardiques ne se sont produites qu'un certain temps après le traumatisme ; elles se sont révélées par de l'oppression et des palpitations, et surtout par de la tachycardie et de l'arythmie ; après des alternatives d'amélioration et d'hyposystolie, la mort survient au bout de quelques années par défaillance cardiaque.

L'endocardite traumatique atteint les divers orifices cardiaques. Elle se fixe de préférence sur les valvules qui ont subi quelque déchirure superficielle ou profonde.

L'évolution est aiguë ou chronique. Dans le premier cas, la fièvre apparaît peu de jours après l'accident, la dyspnée s'accroît, des souffles se révèlent au niveau des foyers correspondant aux orifices atteints. Souvent la mort survient en asystolie, ou par embolie, en général, au bout de quelques semaines, parfois plus rapidement. L'endocardite peut passer à l'état chronique, et le sujet, les phénomènes aigus disparus, conserve les signes d'une lésion orificielle plus ou moins bien compensée.

L'endocardite traumatique peut être chronique d'emblée : après l'accident, le sujet ne présente aucun trouble, le cœur examiné est normal (cas de Flint), le travail est repris, puis, après quelques mois, apparaissent des troubles cardiaques et l'examen révèle une lésion orificielle. Ce sont presque toujours des rétrécissements que l'on observe ; lorsqu'il y a eu rupture valvulaire, on a affaire au contraire à des insuffisances. Le rétrécissement mitral est le plus fréquent (7 cas), puis vient le rétrécissement aortique.

Le *pronostic* des cardiopathies traumatiques est grave. La mort est fréquente, souvent rapide ; dans 17 cas, elle s'est produite moins de deux mois après l'accident ; dans 5 cas, moins d'un an après. C'est la péricardite qui emporte le plus rapidement les malades; la myocardite permet une plus longue survie. Mais dans les cas qui n'ont pas entraîné la mort, le sujet est et reste atteint d'une affection cardiaque. Nous verrons que, pour l'ouvrier, c'est presque toujours l'incapacité de travail absolue.

Au point de vue *diagnostic*, une première question se pose : *Y a-t-il lésion cardiaque?* Les symptômes et les signes stéthoscopiques suffiront en général à en affirmer la réalité.

Mais le traumatisme peut être suivi de troubles fonctionnels du cœur, de névrose cardiaque grave, qui pourront en imposer pour une lésion. Nous ne parlerons pas de la tachycardie que l'on observe immédiatement après l'accident, elle est pour ainsi dire physiologique. De même le médecin ne devra pas oublier que sa présence seule auprès d'un émotif, surtout à propos d'une expertise, peut faire s'élever sensiblement le nombre de pulsations.

Mais, parfois, c'est seulement après quelques jours ou quelques semaines que l'accidenté attire l'attention du côté de son cœur : il a des palpitations, de l'oppression, des tendances à la syncope; on l'examine, et on constate de la tachycardie, de l'arythmie, des intermittences, parfois même des souffles cardiaques. Or, tout ce tableau, qui simule à s'y méprendre la myocardite ou la lésion valvulaire, est souvent créé de toute pièce par la névrose cardiaque.

La thèse de Cottu [1] contient des observations très intéressantes de ce genre et Vibert en a apporté plusieurs cas.

Ces troubles cardiaques fonctionnels surviennent presque toujours après de graves accidents, souvent des accidents de chemin de fer, dans lesquels la commotion morale est quelquefois plus grande que le choc physique. La région précordiale n'a pas été spécialement atteinte, elle peut l'être cependant : dans un cas de Debove [2], un peintre tombe d'une échelle sur le côté gauche, il se fracture une côte gauche et le bassin; trois jours après, pouls rapide, irrégulier; depuis, sans cause ou à propos d'un effort, trois, quatre fois par jour, le pouls monte à 160 avec arythmie. Il y a des stigmates d'hystérie; le rapport conclut à la névrose : le tribunal rejette la demande d'indemnité.

Le médecin expert devra donc faire une analyse attentive des symptômes. En général, ne pas attacher trop d'importance aux palpitations accusées par le sujet. Potain disait : « Toutes les fois qu'un malade vient consulter pour des palpitations, celles-ci constituant le seul phénomène morbide, il ne s'agit presque jamais d'un cardiaque ». La tachycardie est permanente ou paroxystique; elle atteint souvent un chiffre que l'on n'observe

<hr>

1. Cottu, *Thèse Paris*, 1903-1904, nº 527.
2. Debove, *Arch. gén. de méd.*, 1904.

que rarement dans les myocardites. Il peut y avoir bradycardie et pouls lent permanent vrai, avec crises nerveuses. Debove [1] en a rapporté un cas consécutif à un coup de pied de cheval à la cuisse. L'arythmie accompagne ces diverses formes.

Les souffles peuvent tenir à un peu de dilatation aiguë et passagère du cœur; souvent ils sont extra-cardiaques.

Le médecin devra surtout rechercher les symptômes nerveux. Ces symptômes peuvent être évidents : Blum [2] rapporte l'observation d'un homme qui fut renversé par un train; sur le moment il ne paraît avoir aucun mal, mais, dans la nuit, son cœur se met à battre à 190 avec arythmie; cette tachycardie coexiste avec des mouvements convulsifs de la face; c'est une névrose cardiaque. En général un examen approfondi permettra de découvrir les stigmates de l'hystérie; la céphalée, l'insomnie, le vertige, les troubles digestifs révèlent une neurasthénie. Enfin, l'évolution, lorsqu'on pourra attendre, aboutira souvent à une amélioration ou à la guérison.

Il y a lésion cardiaque. *Le traumatisme ou l'effort ont-ils déterminé cette lésion?*

Il faudra s'entourer de tous les renseignements possibles concernant les conditions dans lesquelles s'est produit l'accident. Laisser d'abord parler le malade, puis le faire insister sur la nature du traumatisme : Y a-t-il eu chute ou le corps immobile a-t-il été frappé par un objet? S'enquérir de la nature de cet objet, de sa forme, de l'intensité du choc. Quelle était la position du corps du sujet? La commotion est moins vive si l'on est projeté que si, frappé en avant, l'on est arcbouté en arrière. Rechercher avec soin les traces du choc, ecchymoses, plaies, fractures. On comprend l'importance des blessures portant sur la région précordiale. Mais ne pas oublier que, néanmoins, une cardiopathie peut être consécutive à un traumatisme ne laissant aucune trace sur le thorax.

Lorsqu'il s'agit d'un effort, l'appréciation est encore plus difficile : « Il faut, dit de Quervain, que l'effort ait une durée limitée et dépasse l'effort moyen nécessité par l'exercice du métier dont il s'agit. »

On devra toujours être réservé lorsque le choc n'aura pas porté sur la région précordiale elle-même. Le plus souvent il s'agira d'une névrose cardiaque et l'émotion seule est capable de la créer : Da Costa [3] rapporte le cas d'un soldat qui, en excellente santé antérieure, assiste à une bataille sans y prendre part;

1. Debove, *Presse médicale*, 1904.
2. Blum, *De l'hystéro-neurasthénie traumatique*, Paris, 1893.
3. Da Costa, in *Thèse Guénebaud*. Lyon, 1882, n° 115.

il est pris immédiatement de palpitations, douleurs précordiales, tachycardie et arythmie, symptômes qui, du reste, ne tardèrent pas à guérir complètement.

Le cœur était-il antérieurement sain? Le traumatisme n'a-t-il pas simplement révélé une cardiopathie latente ou aggravé une affection cardiaque bien compensée? Ces questions, étudiées par Rimbaud, n'ont ici qu'une importance secondaire puisque la jurisprudence ne tient pas compte des états antérieurs.

Il faut *déterminer ensuite le préjudice causé à l'accidenté par sa cardiopathie*. Nous ne pouvons que renvoyer ici à ce que nous avons dit à propos du pronostic : la mort est fréquente, souvent rapide, et, dans le cas où elle n'est pas survenue, le sujet, dont la capacité de travail est toujours très diminuée, reste un *infirme*. Il est considéré comme tel dans un rapport de Lacassagne, concernant un ouvrier atteint de péricardite et d'endocardite traumatiques. L'influence néfaste de la fatigue et de l'effort chez les cardiaques est suffisamment connue pour que nous n'ayons pas à insister sur les difficultés qu'éprouvera à faire un travail tant soit peu pénible, un ouvrier atteint de péricardite, d'endocardite ou de myocardite, et même sur le danger auquel il serait exposé du fait de la menace continuelle d'une défaillance aiguë ou subite de l'appareil cardiaque.

Au point de vue de *l'évaluation de l'incapacité* la myocardite traumatique ne peut être assimilée à la perte d'un membre ou d'un œil. Non seulement elle empêche tout travail physique pénible ou continu, mais elle constitue une menace pour la vie du sinistré. En laissant les apparences de l'intégrité corporelle, elle est donc plus grave que beaucoup de mutilations, car elle est incompatible avec des efforts répétés, même peu intenses. Suivant l'âge du blessé, l'état de ses artères, sa profession, il nous semble qu'on peut considérer que la capacité de travail est réduite par une endocardite, une myocardite ou une péricardite traumatiques à 70 ou 90 p. 100, et même plus si le sujet a fait une crise d'asystolie. — Exemples : Voici un mécanicien de trente ans, ayant une certaine instruction, pouvant gagner sa vie dans une profession sédentaire ou en exerçant un travail peu fatigant ; sa lésion est bien compensée ; s'il est sobre, s'il observe les prescriptions d'hygiène qu'on ne manquera pas de lui indiquer, on peut évaluer sa réduction de capacité de 70 à 80 p. 100. Voilà, au contraire, un charretier illettré, de soixante ans, artério-scléreux, dont le foie et les reins sont adultérés. Il est peu probable que cet homme puisse trouver à gagner sa vie ; il est même menacé d'une fin prochaine. Nous croyons légitime de le considérer comme atteint d'une incapacité permanente totale.

En ce qui concerne la *névrose cardiaque* traumatique, elle diffère des lésions organiques, au point de vue médicolégal, par deux points importants : 1° elle est curable et ne constitue pas une incapacité permanente définitive ; 2° la date de la guérison est impossible à prévoir. Et il est à remarquer que plus le procès dure, plus l'état du malade « se fixe » et s'aggrave. De sorte que, ici comme pour l'hystéro-traumatisme, le médecin expert doit, pour ne pas léser les intérêts des blessés ou ceux du responsable, faire solutionner le litige le plus rapidement possible. Il faut donc, pour celui-ci, qu'il explique aux magistrats « que l'affection ne constitue pas une lésion cardiaque organique et incurable, mais un trouble de fonctionnement du cœur, susceptible de guérir spontanément comme aussi de persister indéfiniment, sans qu'il soit possible de prévoir l'une ou l'autre terminaison ».

En tenant compte de ce fait que les névroses cardiaques sont, en général, plus tenaces et plus graves que les autres névroses traumatiques, on pourra évaluer l'incapacité à 10, 20 ou 30 p. 100, suivant que les troubles présentés par le malade sont ou non compatibles avec sa profession. — Du reste, la revision est toujours possible pendant trois ans ; mais on n'oubliera pas que celle-ci peut suffire à déterminer une récidive chez un névrosé traumatique qui paraissait complètement guéri.

4° Anévrysmes traumatiques de l'aorte.

L'anévrysme traumatique de l'aorte est rare : Brouardel dit qu'il n'en a pu trouver un seul cas sur plusieurs milliers d'autopsies qu'il a faites à la Morgue.

Cette affection a été étudiée en 1905 par Etling[1] et en 1906 par Rimbaud[2] qui en a réuni 25 observations. Voici, d'après l'excellent mémoire de Rimbaud, les notions les plus importantes à connaître sur l'anévrysme traumatique de l'aorte.

Les traumatismes invoqués comme cause ont été presque toujours très violents et en général localisés sur une petite étendue du thorax.

La lésion se produit souvent au niveau de la *crosse de l'aorte*. Mais la déchirure et les lésions consécutives du vaisseau *peuvent-elles se produire sur une artère antérieurement saine*? Huchard affirme que non. « Le plus souvent, dit-il, le traumatisme ne provoque l'apparition d'un anévrysme de l'aorte qu'à la faveur d'une lésion préalable de ce vaisseau, et, si l'étiologie traumatique est bien étudiée pour les anévrysmes externes, il n'en est pas de même pour ceux de l'aorte. » Barié, Lancereaux émettent un avis analogue.

Eppinger, s'appuyant sur de nombreuses constatations anatomiques, soutient au contraire qu'un traumatisme suffisamment grave peut déterminer la déchirure d'une aorte antérieurement saine. Bonnet, dans une thèse très documentée, réfute cette opinion et, dans ses conclusions, « rejette toute théorie autorisant la formation d'un anévrysme sur des aortes saines ».

Il est évident que la plupart du temps on pourra retrouver dans les antécédents du blessé de nombreuses causes susceptibles de léser l'aorte : syphilis en première ligne, paludisme, alcoolisme, maladies infectieuses, athérome et artériosclérose, et dans ces conditions un traumatisme ou un effort violent pourront favoriser la formation d'un anévrysme sur des tuniques artérielles aortiques déjà malades. Vibert rapporte le cas d'un charretier qui éternue en soulevant un sac de charbon. Il sent une vive douleur lombaire et meurt quatre jours après de la rupture d'un anévrysme de l'aorte

1. Etling, Contribution à l'étiologie des anévrysmes de l'aorte traumatiques. *Thèse de Paris*, 1904-1905, n° 98.
2. Rimbaud, Les anévrismes traumatiques de l'aorte. *Province Médicale*, 27 octobre 1906.

constaté à l'autopsie. On ne peut accuser évidemment ni la secousse produite par l'éternuement, ni l'effort développé pour soulever le sac de charbon, effort que l'ouvrier accomplissait un grand nombre de fois chaque jour depuis onze ans et qui constituait un acte habituel de sa profession. Comme le dit Vibert, on ne peut, dans un cas de ce genre, conclure que la mort a été la conséquence d'un accident du travail. Mais il se peut que l'effort ait amorcé une déchirure d'un anévrysme aortique latent, déchirure qui s'est complétée les jours suivants.

Nous croyons cependant que, dans quelques cas, le traumatisme peut être considéré comme la cause vraie de la lésion. La fillette de neuf ans, dont Marone rapporte l'observation, est d'un âge où les lésions aortiques sont exceptionnelles. De plus, l'anévrysme guérit, et « s'il y avait eu athérome ou sclérose dystrophique, la guérison ne serait certainement pas survenue, parce que les causes persisteraient encore ». Les violences ont donc bien été la cause de l'ectasie. Le malade de G. Brouardel nie toute maladie antérieure à l'accident; il n'a jamais présenté de symptômes de paludisme; marié, il a des enfants bien portants; il ne porte aucune trace de lésion syphilitique, et le traitement spécifique reste sans effet sur son anévrysme; aussi G. Brouardel rend-il responsable de cet anévrysme de l'aorte un accident dont le malade fut victime deux ans auparavant et dans lequel il eut le thorax serré entre deux wagonnets et fortement contusionné. A l'autopsie du malade d'Allen, on trouve l'aorte comme déchiquetée, *sans aucune altération de sa texture intime*. Schnabel rapporte un cas d'ectasie aortique consécutive à un coup de tampon sur la poitrine chez un ouvrier de quarante-trois ans. L'autopsie montra une déchirure longue de deux pouces au niveau de la crosse aortique, intéressant les tuniques interne et moyenne. A ce niveau le sang a décollé la tunique externe et il en résultait un anévrysme disséquant. *L'aorte ne présentait aucune trace de lésions anciennes.*

Quant au mécanisme de ces lésions, il est difficile à élucider. Pour Gils, il s'agirait soit d'une extension des parois de l'aorte, soit d'une flexion forcée du vaisseau, soit plus souvent de tiraillement de la crosse résultant de l'action du diaphragme sur le péricarde. L'effort considérable qui se produit toujours au moment d'un traumatisme doit, semble-t-il, par l'élévation exagérée de la pression sanguine, faciliter la formation d'une ectasie au niveau des lésions anatomiques que le choc vient de créer.

Nous ne voulons pas faire ici l'*histoire clinique* des anévrysmes de l'aorte; leur origine traumatique ne donne à leur symptomatologie aucun caractère spécial.

Leur *diagnostic* a une plus grande importance, surtout lorsqu'il faut établir *la responsabilité du traumatisme dans une expertise médico-légale*. « Dans les cas à évolution foudroyante (anévrysme disséquant), dit Gils, la liaison entre l'accident et la lésion s'impose par son instantanéité et le développement aigu des symptômes. Mais, lorsque l'évolution sera plus lente (et c'est le cas habituel), la relation sera plus difficile à établir. » La nature du traumatisme aura une grande importance; il faut, avons-nous dit, des *chocs particulièrement violents* pour déterminer une ectasie aortique; ceux qui porteront directement sur la partie antérieure du thorax et *sur la région précordiale* seront les plus offensifs à ce point de vue.

Il n'est pas très rare de voir un anévrysme évoluer insidieusement. L'ouvrier de G. Brouardel se plaignait uniquement d'une douleur localisée, fixe, progressive, siégeant au niveau de la région dorsale, en un point rétro-scapulaire gauche. Son état général était excellent, et, l'examen le plus minutieux ne révélant aucune lésion organique, les médecins des Compagnies d'assurance, qui l'examinèrent à plusieurs reprises et fort soigneusement, le considéraient comme un simulateur complètement guéri du traumatisme qu'il avait subi. G. Brouardel, désigné comme expert, fait faire un examen radioscopique et radiographique du thorax du blessé. Cet examen révéla un anévrysme de l'aorte dont les symptômes ne se développèrent que beaucoup plus tardivement.

Pour affirmer l'origine traumatique, il faudra tenir compte aussi du *moment de l'apparition des accidents*. Dans beaucoup d'observations, ce moment n'est pas exactement noté. En tout cas, il faut considérer comme douteux des faits dans le genre de celui de Bamberger, où l'ectasie ne fut perceptible que quatre ans après un traumatisme de poitrine, ou celui de Zolowicz, dans lequel les accidents n'apparurent que six ans après, ou cet autre de Stern, dans lequel l'anévrysme ne se manifesta que huit ans après l'accident. Il faut évidemment quelque temps pour que l'ectasie se développe, mais, au delà d'une certaine limite, le rôle du traumatisme sera des plus douteux. D'autre part, il paraît impossible qu'un anévrysme simple puisse se développer en quelques heures; le malade de Duflocq fait une chute sur la nuque; le soir même, on constate près de la poignée du sternum une tumeur dure, animée de battements synchrones à ceux du pouls, etc. Cet homme, âgé de cinquante-cinq ans, alcoolique, avait certainement un anévrysme qui ne s'était traduit, jusque-là, que par des symptômes fonctionnels auxquels le malade n'avait pas pris garde. L'accident avait fait découvrir l'anévrysme au cours de l'examen, il n'avait joué aucun rôle dans sa production.

En général, lorsque les phénomènes immédiats se sont amendés, le sujet continue à éprouver de la douleur, de la gêne, un peu de dyspnée, souvent il pourra reprendre son travail, mais les efforts intenses et soutenus lui seront de plus en plus difficiles, jusqu'au jour où, au bout de deux, quatre, huit mois, il sera obligé de garder le repos : les signes physiques d'un anévrysme seront alors devenus manifestes.

L'existence d'un anévrysme de l'aorte étant prouvée et son origine traumatique étant vraisemblable, il importe peu, au point de vue de la loi de 1898, que l'aorte fût déjà malade au moment de l'accident. Nous avons vu [1] que la jurisprudence française ne tient pas compte des « états antérieurs ». Donc il suffit de trouver une relation de cause à effet entre l'accident et la lésion, pour que le blessé ait droit à l'indem-

---

1. Voyez page 94 et 447.

nité correspondant à son incapacité. Peu importe donc qu'on trouve chez le malade le signe d'Argyll-Robertson que Babinski considère comme pathognomonique d'une syphilis antérieure. C'est ainsi que, dans le cas suivant, M. Thoinot conclut à un anévrysme traumatique de l'aorte malgré l'existence chez son patient d'un myosis et du signe d'Argyll, qui trahissaient une aortite syphilitique : un sellier de 47 ans, sans antécédents avérés de syphilis, reçoit sur la poitrine, en juillet 1903, une clef de serrage de 40 kilogrammes, qui lui contusionne le thorax en écharpe, de l'épaule gauche vers l'hypochondre droit. Le choc et la douleur le font tomber à genoux dans une demi-syncope qui dura dix minutes. La nuit, il fut réveillé par une dyspnée angoissante, avec douleur constrictive dans la région précordiale et irradiations dans le bras gauche jusqu'au coude. Cinq semaines après, crises de douleurs précordiales avec irradiations incessantes. Le 24 mars 1904, M. Thoinot examine le malade et, malgré l'existence du syndrome de Babinski, admet qu'il s'agit d'un anévrysme d'origine traumatique.

L'évaluation de l'incapacité ne prête pas à discussion, semble-t-il ; la gravité des anévrysmes de l'aorte est extrême et leur pronostic des plus sombres. La base du traitement et la meilleure prophylaxie d'une perforation toujours imminente sont le repos le plus complet. Un ouvrier présentant un anévrysme traumatique de l'aorte doit être considéré comme atteint d'une *incapacité de travail permanente totale*, et celle-ci doit être indemnisée comme telle.

3° Aortite aiguë.

M. Vibert insiste sur la fréquence relative de la mort par aortite aiguë[1]. Il en a observé 18 cas dans ses sept dernières années de pratique. Cet auteur fait observer qu'il est nécessaire, à l'autopsie, d'examiner l'aorte dans toute son étendue pour ne pas laisser échapper des cas de cette nature et

---

1. Vibert, *loc. cit.*, p. 215.

« porter le diagnostic de congestion ou d'œdème pulmonaire, complication terminale fréquente de l'aortite aiguë, ce qui est un diagnostic incomplet et insuffisant en ce qui concerne la solution des questions posées par la loi de 1898 ».

Ces lésions, dit M. Vibert, sont très apparentes et très caractéristiques. Elles sont constituées par des plaques arrondies ou ovalaires qui font saillie à la surface interne du vaisseau.

Leur diamètre varie de 1 à 2 millimètres à 1 centimètre ou 1 centimètre et demi.

Leur surface forme une voussure lisse, quelquefois ulcérée et couverte de petites végétations.

Quand on incise ces plaques, on voit qu'elles sont formées, au-dessous de la tunique interne du vaisseau, par une substance homogène, ferme, résistante, élastique (plaques dites cartilagineuses en raison de cette consistance), de coloration blanc grisâtre ou blanc jaunâtre. Presque toujours l'aorte présente en même temps des lésions plus ou moins nombreuses d'athérome ancien ; quelquefois on voit une ou plusieurs plaques d'aortite aiguë empiéter quelque peu sur une plaque d'athérome ; mais le plus souvent, les deux lésions, même lorsqu'elles siègent dans la même région, sont séparées les unes des autres.

L'aortite aiguë peut déterminer la mort rapide après avoir évolué d'une manière absolument latente. M. Vibert en donne plusieurs exemples. Voici en particulier deux cas typiques. Un charretier de trente ans (obs. XXXIII de M. Vibert) prétend que son cheval l'a serré contre le mur au moment où il était occupé à l'atteler. L'homme continue sa besogne, mais s'évanouit et meurt trois heures après l' « accident » dont personne n'a été témoin. A l'autopsie, poumons très œdématiés. Plaque d'athérome aortique avec deux ulcérations d'aortite aiguë.

Deuxième cas (obs. XXXIV de M. Vibert). Un charretier reçoit un coup un peu au-dessus du genou gauche. Les jours suivants, il se plaint de fatigue, reste au lit trente-six heures. Puis il reprend son travail et meurt le dixième jour après s'être plaint de violents étouffements.

A l'autopsie, M. Vibert constate que les poumons sont très congestionnés et surtout très œdématiés. Le cœur est hypertrophié ; les coronaires et toute l'aorte thoracique sont athéromateuses. La portion initiale de l'aorte présente des plaques récentes confluentes. Comme le fait observer M. Vibert, on ne peut voir aucune relation entre l'accident et l'aortite aiguë qui a entraîné la mort onze jours après.

Applications aux expertises médico-légales.

Le médecin expert aura à préciser les points suivants :

1° Le blessé est-il atteint d'une lésion cardiaque?

2° Quelle est cette lésion?

3° Quel est le rôle du traumatisme ou de l'effort dans le développement de cette cardiopathie?

4° Quelles sont les conséquences de cette lésion pour l'avenir du blessé?

Trois cas peuvent se présenter : 1° ou bien le blessé était sain et un ou plusieurs examens du cœur avant l'accident avaient été négatifs; 2° ou bien le blessé était malade avant l'accident, mais aucun médecin ne l'avait examiné; 3° un examen antérieur à l'accident avait décelé une cardiopathie.

Le premier cas se rencontre rarement, sauf chez les jeunes gens sélectés par les conseils de revision, et les administrations qui imposent un examen médical, ou chez les personnes assurées depuis peu sur la vie. Il suffira de rechercher la nature et l'intensité du traumatisme et de préciser les points suivants :

a. Le traumatisme doit avoir porté sur la région cardiaque ou au moins sur la partie gauche du thorax; s'il s'agit d'un effort, celui-ci doit avoir été intense et prolongé;

b. L'accident doit avoir été suivi immédiatement de douleur thoracique aiguë et profonde, de palpitations, de dyspnée, de tachycardie;

c. Des troubles fonctionnels doivent avoir persisté pendant plusieurs jours après l'accident, sans intervalle libre entre le jour du traumatisme et le jour où l'on constate à l'auscultation une lésion orificielle ou une hypertrophie.

Dans le second cas, — blessé atteint de phénomènes cardiaques avant l'accident, sans examen médical, — les commémoratifs (rhumatisme, diphtérie, etc.), l'enquête auprès des personnes qui ont connu le blessé, l'existence d'une hypertrophie du cœur dans les jours qui suivent l'accident, permettent de reconnaître que la cardiopathie existait déjà et que le traumatisme n'a fait que rompre la compensation.

Dans une observation publiée par Jorns en 1902, où un violent effort fut suivi de douleur dans la région du cœur et de dyspnée, pouls faible et rapide, dilatation du cœur, la mort survint en huit jours. L'autopsie ne fut pas faite. Le tribunal déclara que l'accident était responsable de la mort. La dilatation du cœur constatée immédiatement après l'effort causal nous paraît justifier des réserves sur le rôle créateur de l'accident. Il est vraisemblable que le sujet était cardiaque et que sa lésion a été brusquement aggravée. Mais, au point de vue de la loi de 1898, on est obligé d'admettre que, sans l'accident, la mort ne serait pas survenue.

Enfin, dans la troisième éventualité, lorsque le sinistré était notoirement cardiaque, on devra discuter si l'accident a aggravé la cardiopathie ou s'il l'a seulement révélée. Le lien de cause à effet entre un accident et une cardiopathie ne peut être établi que s'il y a eu réellement aggravation.

Toute lésion traumatique du cœur persistant après six mois, bien compensée, doit être indemnisée comme réduisant des trois quarts la capacité professionnelle; en cas d'asystolie, l'incapacité de travail est permanente totale. En Allemagne, une cardiopathie compensée est considérée comme ne diminuant que de 50 p. 100 le salaire; et une lésion avec asystolie comme réduisant de 75 p. 100. Ces chiffres sont trop faibles, étant donné le peu de chances de survie au delà de quelques années.

Si le blessé meurt au cours de l'action judiciaire ou quelques temps après le règlement, et que la famille ait l'intention de demander une revision pour obtenir une indemnité, conseillez l'autopsie. Sauf le cas où le blessé aura succombé dans une crise d'asystolie constatée et suivie par un médecin, il est impossible de dire que la mort est due à la lésion cardiaque. L'autopsie seule permet d'établir les responsabilités.

La syphilis.

L'inoculation syphilitique est-elle un accident du travail?

L'inoculation syphilitique est-elle un accident du travail? Et doit-elle être indemnisée comme une incapacité temporaire de longue durée ou comme une incapacité permanente partielle?

Cela revient à demander si l'on doit admettre une syphilis-accident, c'est-à-dire la syphilis dont une plaie ou une piqûre produite au cours du travail a permis l'inoculation. parmi les complications infectieuses des plaies : septicémie, tétanos, érysipèle, arthrite suppurée?

Nous pensons que non. sauf lorsque la contamination syphilitique au cours du travail peut être démontrée. Il faut distinguer deux cas : ou bien, comme dans les épidémies de chancres buccaux chez des souffleurs de verre qui se sont passé de l'un à l'autre une canne contaminée par l'un d'eux. l'inoculation syphilitique s'est faite très probablement au cours du travail. En ce cas la syphilis doit être indemnisée comme les suites d'une blessure nécessitant un traitement prolongé. Ou bien, et ce doit être le cas le plus fréquent, il n'y a pas de raison de penser que le contage se soit fait à l'atelier : une écorchure a servi de porte d'entrée à une contamination d'origine vénérienne ultérieure. Il nous paraît excessif d'assimiler la syphilis ainsi contractée à une arthrite suppurée ou à une septicémie consécutive à un écrasement du doigt.

La jurisprudence est fixée sur la première éventualité : la contamination d'un souffleur de verre à qui un camarade porteur de plaques muqueuses passe une canne souillée de salive virulente est un accident assujetti à la loi de 1898. Un jugement du tribunal de Montbrison, en date du 21 février 1903. le précise en ces termes [1] :

---

1. Ce jugement a été confirmé par un arrêt de la Cour de Lyon, le 3 août 1903, *Rec. sp.*, t. IV, p. 268.

... On ne doit pas considérer la syphilis comme exclue par la volonté du législateur du risque professionnel ; elle est plutôt le résultat d'une atteinte non pas violente, mais insidieuse et néanmoins soudaine au corps humain, provenant de l'action extérieure du virus syphilitique ;

S'il est établi que c'est l'instrument de travail qui a été pour l'ouvrier l'agent de la propagation de ce virus, il faudra nécessairement voir entre le travail et la manifestation de la maladie une relation directe et immédiate de cause à effet, donnant lieu à l'application de la loi de 1898.

Mais il ne peut de toute évidence en être de même lorsque la victime ne fournit pas la preuve que la contamination s'est faite au cours ou à l'occasion du travail. C'est ainsi que le Tribunal de la Seine a débouté de sa demande un ouvrier verrier, qui prétendait avoir contracté la syphilis en se servant d'une canne que lui passait, suivant l'usage, un autre souffleur (Ch. des vacations, 10 sept. 1903). Le jugement constate que le demandeur ne rapporte pas la preuve de la relation entre l'accident et le travail, l'ouvrier qui aurait communiqué la syphilis en ayant été reconnu indemne[1].

Un jugement du 4 juillet 1902[2] n'a pas fait cette distinction. Voici le cas.

Un ajusteur-mécanicien se fait, au pouce droit, une excoriation en heurtant un coussinet de cuivre, le 9 décembre 1900. Il n'interrompt pas son travail. Le 20 décembre, il apparaît sur l'excoriation un bouton rouge qui devient douloureux et oblige le blessé à interrompre son travail vers le 25 décembre. Le docteur V..., puis le professeur G... portent le diagnostic de chancre syphilitique.

M. le professeur G..., nommé expert, déclare que c'est bien « l'excoriation de la main qui a été l'origine du mal, que la maladie a commencé par le pouce droit, qu'il est infiniment probable que le traumatisme par l'objet infecté a été le point de départ de la maladie, que tout porte à penser que l'excoriation et la contamination ont eu lieu en même temps ». La Compagnie fut condamnée à payer

1. *Rec. sp.*, mars 1905, p. 386.
2. Justice de paix de Lyon, 4 juillet 1902, *Rec. sp.*, déc. 1902, p. 271.

le demi-salaire pendant toute la durée des accidents secon
daires (111 jours), réserves faites par le blessé pour réclamer
toutes autres indemnités auxquelles il pourrait avoir droit,
en cas de nouvelle rechute avant la guérison complète de la
maladie contractée le 9 décembre 1900.

Ce jugement est très discutable au point de vue scientifique et au point de vue juridique. D'abord, comme l'a dit
M. Thébault[1], l'excoriation s'étant produite le 9 décembre, le
chancre serait apparu le 20, *onze jours après* : cas très
exceptionnel de brève incubation. En second lieu, quelle
raison de supposer que le coussinet de cuivre sur lequel
l'ouvrier s'est heurté était contaminé? Il est plus logique
d'admettre que la contamination du doigt a été d'origine
vénérienne.

Doit-on considérer la syphilis professionnelle comme une cause d'incapacité temporaire ou permanente?

On admet qu'une syphilis bien soignée guérit en trois ans,
quatre au maximum. Il ne peut être question de solder à la
victime le demi-salaire pendant tout ce temps. La solution
la plus équitable nous paraît consister dans le paiement du
demi-salaire jusqu'à la disparition des accidents secondaires
(à cause plutôt des dangers de contagion que de l'état mor
bide du sujet) et de fixer à ce moment la date de la consolidation. On considérerait le sujet comme atteint d'incapacité
permanente partielle et on lui accorderait une rente corres
pondant à 15, 20 ou 30 p. 100 de sa capacité ouvrière, suivant l'âge, l'état de santé et d'usure de la victime.

Plusieurs jugements et arrêts ont d'ailleurs établi cette
jurisprudence. Le Tribunal de Saint-Étienne, le 28 mai 1906,
a parfaitement exposé la question dans les termes suivants :

... Attendu que l'indemnité temporaire devra continuer à être
servie, jusqu'au jour de la disparition de tous symptômes morbides
de nature à faire prévoir un danger de contagion qui permettra
à l'ouvrier de reprendre son travail à la verrerie; que le principe

1. Thébault, *Rec. sp.*, février 1903, p. 406.

de l'incapacité permanente partielle ne sera pas douteux, étant donné que la science ne permet pas actuellement d'affirmer la guérison des syphilitiques à la suite de la disparition des accidents secondaires de la maladie ;... que le malade reste soumis à des traitements prolongés;... qu'il est continuellement sous le coup de menaces qui, en altérant son moral, ont une répercussion sur son état physique....

Attendu que si, pour tous ces motifs, le caractère permanent de l'incapacité de travail est certain, il est certain aussi que la gravité de cette incapacité variera suivant la gravité du mal, l'âge du malade, son état de santé antérieur [1]...

Cette jurisprudence a suscité des critiques sérieuses. « Le demi-salaire sera payé jusqu'à la date de la consolidation, dit M. Tourey-Pialat [2]. Quel spécialiste se chargera de la fixer d'une manière précise? Qu'appellera-t-on un syphilitique consolidé? Je me le demande... Pourra-t-on jamais prétendre que la disparition d'un chancre constituera une consolidation de la syphilis? C'est absurde. » La sévérité de cette critique est atténuée par ce fait que M. Tourey-Pialat propose une solution plus logique. On sait que ce n'est pas fréquent et le Pr Brouardel répétait souvent combien les Français étaient prompts à critiquer la législation, sans jamais proposer une disposition plus équitable.

Que l'ouvrier demande une réparation pécuniaire à son patron en se basant sur la loi de 1898 ou sur l'article 1382 du Code civil, il doit faire la preuve de la contamination. « La faute du patron une fois prouvée entraînerait l'application de l'article 1382, dit M. Tourey-Pialat. L'ouvrier obtiendrait ainsi la réparation intégrale du préjudice : une indemnité lui serait allouée qui pourrait être plus équitablement proportionnée à l'état actuel de la victime. »

Nous pensons qu'il serait encore plus simple, avec de la bonne volonté et de l'énergie, d'éviter les contaminations dans les verreries. Nul accident n'est aussi évitable que la syphilis

---

1. *Rec. sp.*, 1906-1907, p. 224. Ce jugement a été confirmé par arrêt de la Cour de Lyon, le 26 mars 1907, *Rec. sp.*, août 1907, p. 170.

2. Tourey-Pialat, La syphilis est-elle un accident du travail ? *La Clinique*, 8 novembre 1907.

des souffleurs de verre. C'est la conclusion de M. Thibierge dans son mémoire très précis sur cette question [1].

Les accidents tertiaires et les traumatismes.

Un choc peut provoquer l'apparition d'une gomme au point frappé, chez un syphilitique à la période tertiaire, que la syphilis soit acquise ou héréditaire. De même une blessure, insignifiante par elle-même, peut avoir des suites plus longues et plus graves, si le blessé est spécifique. Verneuil, un des premiers, a insisté sur le réveil des accidents tertiaires par les traumatismes. En 1858-59, dit Brouardel, Virchow a recueilli 15 faits de violences légères ayant produit à la surface du crâne du syphilitique de petites exostoses, et il remarqua que ces exostoses n'existaient pas seulement à la face externe du crâne, mais parfois à la surface interne.

M. le Pr Brouardel eut à examiner un jour, avec MM. Berger et Richardière, un homme qui, à la suite d'une blessure de la tête, se plaignait de douleurs siégeant au niveau de la hanche. Il les attribuait à l'accident récent. Elles étaient dues en réalité à une ostéite syphilitique du grand trochanter avec plusieurs fistules. Le traumatisme de la hanche avait réveillé ce foyer d'ostéite mal éteint.

Une gomme ulcérée des os ou des parties molles, survenue au point frappé peu de temps après le choc, doit-elle être considérée comme un accident du travail? Une fracture pathologique, préparée par une lésion spécifique de l'os et provoquée par une contusion légère, un mouvement brusque, un léger effort, doit-elle être rangée parmi les incapacités temporaires indemnisées par la loi de 1898?

Logiquement non : car, chez un sujet sain, le choc, le mouvement, l'effort n'eussent rien produit. Il est injuste de faire supporter au patron les conséquence d'une maladie indépendante du travail, surtout lorsque la cause révélatrice,

1. Thibierge, De la responsabilité civile en matière de contamination syphilitique, *Bull. de la Soc. de méd. légale*, novembre 1906. Voir aussi : Julliard et Patry, La contamination syphilitique par accident du travail, *Rev. Suisse des accidents*, février et mars 1907.

l' « accident », a été si léger que ses suites immédiates ont été sans importance. Nous pensons donc que la gomme ou l'exostose syphilitiques apparues quelque temps après une contusion, si légère que l'ouvrier n'a pas interrompu son travail immédiatement après, ne doivent pas être indemnisées. Il en est tout autrement lorsqu'il s'agit d'une fracture pathologique : ici l'incapacité survient brusquement, sous l'influence indirecte mais immédiate de l'accident. Mais le demi-salaire et les frais médicaux sont seuls dus au blessé. S'il en résulte une infirmité par pseudarthrose ou consolidation vicieuse, l'assureur ne doit pas être responsable. Les conséquences de la syphilis ne doivent pas être payées par l'industrie.

En pratique, le médecin se méfiera de ces ulcères torpides à bords circulaires, à fond jambonné, entourés de cicatrices cuivrées, que les malades affirment être survenus après un traumatisme. Il instituera aussitôt le traitement anti-syphilitique et il expliquera au patient la nécessité de s'y soumettre jusqu'à l'extinction de sa maladie, dont les manifestations pourraient apparaître en dehors de tout traumatisme et avoir les plus graves conséquences.

M. Mauclaire[1] était un jour sollicité de donner un certificat constatant qu'un enfant, manifestement hérédo-syphilitique, était atteint d'ostéite consécutive à un choc. Il fit observer au père que le certificat, pour être complet, devait mentionner qu'il avait transmis la syphilis à son fils. Le père n'insista pas.

Alcoolisme.

Alcoolisme chronique : son rôle aggravateur.
Le délirium tremens[2].

L'alcoolisme chronique, qui détermine des scléroses viscérales multiples, aggrave souvent les suites d'accidents,

1. Mauclaire, *Annales d'hygiène*, 1903, p. 407.
2. Maussire, *Alcool et traumatisme*, Thèse de Paris, 1900-1901, n° 676. — Mabille, Traumatisme et délire alcoolique, *Journal de neurologie*, 5 novembre 1904. — Julliard, Le délirium tremens, *Rev. méd. de la Suisse Romande*, 20 octobre 1906, p. 599.

surtout des traumatismes de la tête, de l'abdomen, des fractures ouvertes et même fermées du membre inférieur. Friedrich, sur 100 observations de blessés alcooliques chez lesquels le délirium tremens se montra dans les heures ou les jours suivants, compta 41 décès. Or, sur ces cent blessures, il y avait :

> 33 plaies simples;
> 23 fractures simples;
> 12 fractures ouvertes;
> 24 érysipèles phlegmoneux;
> 1 hernie inguinale;
> 3 luxations;
> 2 brûlures;
> 1 hémorroïde (?);
> 1 congélation.

Total : 100 accidents chez des alcooliques avec 41 morts.

Les traumatismes les plus insignifiants, quand ils immobilisent le blessé au lit, peuvent provoquer un delirium tremens mortel. Il faut savoir que les fractures ouvertes de jambe ou de cuisse sont très souvent mortelles, chez les alcooliques, par septicémie, et que l'amputation précoce ne permet pas toujours d'enrayer l'infection. D'où la nécessité : 1° de réserver le pronostic chez les alcooliques invétérés; 2° de ne pas changer trop radicalement les conditions d'existence de ces blessés, en leur donnant régulièrement de l'alcool ou du vin opiacé dès le jour même de l'accident et en réduisant le plus possible leur séjour au lit [1]; 3° de désinfecter énergiquement et de drainer largement tous les foyers de fractures ouvertes, toutes les plaies, même lorsqu'on est appelé immédiatement après l'accident. Toute plaie, chez un éthylique, doit être considérée comme probablement infectée et traitée comme une lésion exposée aux plus graves complications infectieuses.

État de la jurisprudence française. — Le médecin, dans ses certificats ou dans ses protocoles d'autopsie, indiquera

---

1. Nombre de cals angulaires, après des fractures fermées de cuisse ou de jambe, sont dus à ce que le blessé, dans son délire, a fait chevaucher ses fragments et déplacer son appareil. Attention!

toujours les lésions qu'il croit devoir attribuer à l'alcoolisme du blessé. Le dossier de l'enquête permettra aux magistrats de savoir si réellement ce dernier était intempérant. Doit-on tenir compte de l'état antérieur du sujet, dans l'évaluation des indemnités, ou indemniser les conséquences d'une blessure chez un alcoolique comme si ce dernier était absolument sain? La jurisprudence française, après une période d'hésitation, est aujourd'hui fixée.

Le Tribunal civil d'Alais, dans un jugement du 29 janvier 1902, confirmé par la Cour de Nimes le 23 juin 1902, a jugé qu'il n'y avait pas lieu d'allouer une rente viagère à la victime d'un accident atteinte d'une maladie provoquée par l'alcoolisme et chez laquelle l'accident n'a fait qu'accélérer la marche de l'affection.

Il s'agissait d'un ouvrier atteint d'alcoolisme chronique, avec cirrhose hypertrophique du foie ayant déterminé une incapacité permanente et absolue de travail; d'après les experts, l'accident n'avait occasionné aucune lésion nouvelle, mais « par son action sur le système nerveux » il avait avancé, d'une année au plus, le moment où l'ouvrier devait cesser tout travail. Le tribunal accorda seulement le paiement du demi-salaire, mais refusa toute rente viagère.

Le Tribunal civil d'Orléans avait, par contre, le 8 août 1900, fixé l'indemnité sans égard à l'état antérieur du blessé. Un ouvrier tombe sur la tête et meurt dix jours plus tard. Le médecin expert dit « que l'accident a fait éclore des désordres qui seraient restés latents encore longtemps et que la mort est due aux lésions de l'alcoolisme réveillées par l'accident ». Le tribunal ne tint pas compte de ces restrictions, « attendu, dit le jugement, qu'il serait contraire à la pensée humanitaire qui a inspiré le législateur de 1898 de priver de toute indemnité en cas d'accident les ouvriers dont la santé serait altérée et qui cependant auraient, comme dans l'espèce actuelle, dépensé pendant de longues années, au profit de leur patron, leur activité et leur dévouement ».

La Cour d'Amiens n'a pas tenu compte de l'alcoolisme d'un blessé mort de delirium tremens, attendu, dit-elle dans un arrêt du 26 juin 1900, « qu'il importe peu que des lésions, conséquences d'un accident du travail, aient été aggravées par des maladies ou des infirmités préexistantes ».

Aujourd'hui la question paraît résolue : il importe peu que le blessé soit alcoolique et, s'il succombe, que ce soit à la suite du delirium tremens. Il suffit qu'il y ait une relation de cause à effet entre l'accident et la mort qui en est la conséquence.

Cependant, la Cour de Douai a confirmé, le 25 avril 1906, un jugement du Tribunal de Lille du 8 février précédent, qui avait débouté de sa demande la veuve d'un ouvrier mort dans un accès de delirium tremens quatre jours après une fracture de jambe survenue au cours du travail. Le jugement dit que « l'accès de *delirium tremens* dû à l'état d'alcoolisme chronique du blessé ne saurait, à aucun point de vue, être considéré comme une suite directe et immédiate de l'accident [1] ». Nous ne pouvons accepter cette affirmation. Si le blessé est mort dans un accès de délire alcoolique, celui-ci a été provoqué par la fracture de jambe. Sans cette dernière, l'ouvrier aurait pu continuer à vivre et à travailler comme auparavant. Ce cas prouve seulement une fois de plus combien il est difficile de concilier la réparation forfaitaire avec des solutions toujours équitables.

<h3 align="center">Alcoolisme aigu : ivresse cause d'accident
ou d'aggravation.</h3>

L'état d'ivresse joue surtout un rôle occasionnel dans les accidents, en supprimant la conscience pour reconnaître le danger et la coordination des mouvements pour y échapper. Mais l'ébriété du blessé peut être aussi responsable d'une aggravation de la blessure, par exemple de la contamination d'une plaie par la chute de l'ouvrier, de la continuation d'une hémorragie qu'un peu de sang-froid eût facilement permis d'arrêter. En général le médecin n'a pas à donner son avis et c'est aux magistrats d'apprécier si l'état d'ivresse constitue la faute inexcusable prévue par l'article 20

---

1. *Rec. sp.*, t. VII, 1906-07, p. 14.

de la loi de 1898 et qui justifie la réduction du chiffre de l'indemnité.

Malgré quelques jugements contraires, la Cour de Paris (24 novembre 1900) a déclaré que l'ivresse manifeste de l'ouvrier dans le travail constitue une faute inexcusable et a réduit la pension allouée au blessé. De même, le Tribunal de Saint-Etienne a, le 16 juin 1902, débouté de sa demande un ouvrier auquel le patron avait formellement interdit de rester sur le chantier à cause de son état d'ébriété.

Le 26 février 1903, la Cour d'Amiens a considéré comme une faute inexcusable le fait, pour un ouvrier, de monter à une échelle, alors qu'il est en état d'ivresse.

Il nous paraît équitable de ne pas faire supporter à l'employeur les conséquences de l'ivresse d'un ouvrier. Mais c'est là une question exclusivement du domaine de la jurisprudence.

La glycosurie et le diabète traumatiques.

a. **La glycosurie traumatique.**

La glycosurie traumatique ressemble à la glycosurie expérimentale, provoquée par la piqûre du plancher du 4e ventricule. Elles sont toutes deux rapides dans leur apparition, peu abondantes et passagères.

La physiologie nous apprend que le mécanisme intime suivant lequel la glycosurie traumatique se produit, consiste dans une vaso-dilatation active du foie, provoquée par le trouble nerveux.

La glycosurie traumatique est fréquente surtout après les chocs sur la tête ou le rachis. Higgens, sur 212 cas de traumatismes de la tête, en a trouvé 20 cas, soit 9,43 p. 100. Sur ces 212 cas, il y avait :

167 observations de plaies du cuir chevelu avec 10 glycosuries ;

45 observations de fractures du crâne avec 10 glycosuries.

Donc plus la lésion est grave, plus la glycosurie est fréquente.

Le siège du traumatisme est important. Jodry en a groupé 145 cas, dans sa thèse. Sur ces 145 cas, 72 fois le choc avait porté sur la tête;

29 fois sur le rachis;

12 fois sur la région hépatique.

La glycosurie traumatique ne peut-elle survenir que chez des prédisposés, chez les futurs glycosuriques? Non. Nous croyons qu'elle est purement accidentelle et, comme le dit Roques [1], « qu'elle peut se développer de toutes pièces chez des individus exempts de toute tare névropathique, et dont le système cérébro-spinal serait demeuré indemne, sans la brusque commotion qui a troublé son équilibre ».

La glycosurie traumatique apparaît précocement, — douze à vingt heures, — ou tardivement, dix à trente jours après l'accident [2]. Elle apparaît et demeure un symptôme isolé, sans polyphagie, ni polyurie, ni troubles nerveux ou visuels, ni aucun des petits signes du diabète. Elle est peu abondante : en général 1 à 3 grammes de sucre par litre; elle dépasse rarement 15 grammes. Elle est capricieuse, variant d'un jour à l'autre, et n'est pas augmentée après les repas, ni par le régime alimentaire. Quelquefois accompagnée d'une légère albuminurie transitoire, cette glycosurie dure plusieurs semaines, et disparaît toujours après deux ou trois mois, sans dégénérer en diabète.

Strauss a dit à la Société de médecine interne de Berlin, en 1901, que, 1 fois sur 3 dans 80 cas observés par lui, la glycosurie traumatique était une glycosurie alimentaire.

Applications pratiques. — L'expert devra d'abord différencier cette glycosurie isolée d'avec le diabète vrai, puis en surveiller l'évolution et attendre qu'elle ait disparu pour

1. Roques, Les glycosuries non diabétiques, p. 63. Baillière, éditeur. 1899.

2. Rappelons, au sujet de la recherche du sucre dans l'urine, un moyen pour éviter toute erreur, lorsqu'on obtient des réductions douteuses. *Seule la glycose réduit, à froid, dans l'obscurité, la liqueur de Fehling.* Il faut donc, après avoir filtré l'urine, en mélanger dix cent. cubes avec parties égales de liqueur de Fehling et enfermer le tube, bien bouché, dans un placard, *à l'abri de la lumière*. Au bout de 12 heures, si la liqueur est réduite, c'est que l'urine est sucrée.

déposer ses conclusions. La glycosurie traumatique, symptôme sans gravité, ne donne lieu à aucune réparation pécuniaire, car elle ne constitue pas une incapacité et n'assombrit pas le pronostic éloigné d'une blessure.

b. Le diabète traumatique.

Un traumatisme — physique ou psychique — peut : 1° *créer* un diabète chez un individu prédisposé ou non; 2° *révéler* un diabète, cas fréquent; 3° *aggraver* un diabète préexistant. Le médecin-expert devra donc, dans tous les cas : *a.* établir si le blessé était indemne de tout symptôme diabétique avant l'accident; *b.* déterminer le rôle du traumatisme dans la genèse ou l'évolution du diabète.

L'étude de Brouardel et Richardière, parue en 1888 dans les *Annales d'Hygiène et de Médecine légale* est d'une précision remarquable. On n'y a rien ajouté depuis. En voici le résumé.

a. Il existe un diabète traumatique, distinct de la glycosurie, et qui peut apparaître chez des non-prédisposés. — En effet, tandis que la glycosurie traumatique débute isolément et demeurera isolée pour disparaître spontanément, le diabète peut se manifester par un symptôme autre que la glycosurie, en particulier par l'impuissance, l'amaigrissement, la perte des forces, des diabétides génitales, etc. La glycosurie apparaît ensuite.

La prédisposition au diabète est une condition favorable, mais non nécessaire. Il peut se produire chez de très jeunes enfants, chez des individus sans antécédents héréditaires, et indemnes de tout stigmate d'arthritisme. D'ailleurs, comme le disent Brouardel et Richardière, la question est secondaire : sans le traumatisme, même chez un obèse ou un goutteux prédisposés, le diabète ne se serait pas produit.

b. Les chocs sur la tête sont la cause la plus fréquente. — Sur 33 cas, réunis par Brouardel et Richardière, 17 fois il s'agissait d'un traumatisme crânien, 5 fois d'un traumatisme rachidien. L'âge adulte y est prédisposé et l'arthritisme est certainement une prédisposition importante[1].

c. Date de début. — Sur 25 cas, 8 fois les premiers signes du diabète ont apparu dans les deux premiers jours ; 4 fois la semaine suivante ; 1 fois seize mois après l'accident.

Tout diabète qui apparaît plus de deux ans (Brouardel et Richardière disent trois à quatre ans, mais ce délai nous paraît trop long) après le traumatisme, doit être considéré comme sans rapport avec l'accident. Encore faut-il, pour les cas où un certain intervalle sépare le traumatisme de la glycosurie, que cet intervalle ait été marqué par d'autres symptômes prémonitoires : troubles nerveux, polyurie, polydypsie, diabétides, etc.

d. Formes du diabète traumatique. — Le diabète traumatique est identique, au point de vue clinique, au diabète spontané. Les mêmes symptômes, les mêmes accidents, les mêmes complications en caractérisent l'évolution. Mais celle-ci présente deux modes, bien établis par Brouardel et Richardière. Le diabète traumatique est précoce ou aigu, tardif ou chronique. Le diabète précoce a une marche aiguë et finit généralement par guérir : les symptômes disparaissent successivement, l'embonpoint reparaît, et en deux ou trois mois la glycosurie disparaît, laissant de la polyurie qui persiste quelques semaines.

Le diabète tardif ou retardé a une marche chronique et fatale : le malade meurt soit de cachexie, soit de tuberculose pulmonaire, soit dans le coma diabétique.

1. Une intéressante étude statistique de Navarre (*Lyon Médical,* 5 mars 1905, p. 514), faite sur le personnel du P.-L.-M., lui a montré que les trépidations continues éprouvées par les agents des services ambulants paraissent constituer une cause prédisposante pour le diabète. En effet M. Navarre a trouvé, sur 1 000 agents, 12 mécaniciens ou chauffeurs diabétiques, 13 conducteurs ou wagonniers et seulement 1,75 agents sédentaires. — M. Lépine fit observer que la fréquence des émotions violentes joue un rôle important chez les mécaniciens au point de vue de la genèse possible du diabète.

e. Le diagnostic avec la glycosurie est aisé. — Mais il faut de toute nécessité distinguer le diabète aigu précoce du diabète tardif et chronique chez un arthritique obèse. Une longue surveillance et des examens répétés seront nécessaires.

Applications à l'expertise médico-légale. — Les experts devront chercher à préciser suivant les cas :

1° Si le traumatisme a créé le diabète chez un individu non glycosurique antérieurement ;

2° Si le traumatisme a révélé un diabète ignoré du blessé ou dissimulé par lui ;

3° Si le traumatisme a aggravé un diabète ou si les lésions traumatiques ont été aggravées par le diabète préexistant[1].

Il est admis depuis longtemps que les plaies, surtout les plaies infectées, ont un pronostic sérieux chez les diabétiques. De même les affections viscérales : une pneumonie traumatique chez un glycosurique est souvent mortelle. Les responsabilités respectives du diabète et de l'accident seront aisément établies.

Ce qui est difficile, c'est de prouver la relation de cause à effet entre l'accident et le diabète chez un individu prédisposé ou non.

Les experts devront se livrer à une enquête minutieuse : 1° sur les antécédents personnels et héréditaires du blessé ; 2° sur la nature, l'intensité et le siège exact du traumatisme ; 3° sur la date d'apparition et l'évolution des phénomènes présentés par le malade à partir du jour de l'accident.

---

1. Litten (*Soc. de méd. interne de Berlin*, 6 mai 1904), a rapporté le cas suivant : « Un homme, au cours d'une chute accidentelle, se fit une contusion du testicule gauche avec gonflement considérable. Au bout de quelques jours l'état s'aggrava ; fréquentes gastralgies avec vomissements, puis coma. On constata à ce moment que l'urine renfermait 3 p. 100 de sucre. Les deux sommets étaient le siège de lésions tuberculeuses. Dix jours après l'accident, mort dans le coma. On demanda à Litten : 1° si la mort avait été causée par l'accident, celui-ci ayant déterminé le diabète ; 2° ou si l'on devait admettre que l'accident avait aggravé un diabète préexistant et avait entraîné une mort prématurée. Litten répondit affirmativement à la seconde question, se basant sur ce qu'il n'existe pas dans la science d'exemple qu'un diabète ait, quelques heures après son début, provoqué un coma.

On devra difficilement admettre l'origine traumatique d'un diabète chronique chez un obèse, un goutteux ou un rhumatisant, survenu plus de un ou deux ans après un traumatisme, surtout si ce traumatisme a été léger, s'il n'a pas porté sur la tête, le rachis, la région hépatique, s'il ne s'est pas accompagné de commotion cérébrale, et s'il n'a pas été suivi à très courte échéance de phénomènes nerveux ou de l'un quelconque des grands symptômes du diabète.

Le diabète aigu, généralement transitoire, ne constitue pas une cause d'incapacité permanente. Le demi-salaire et les frais médicaux et pharmaceutiques sont seuls dus au patient. Quant au diabète chronique, il constitue, à notre avis, une cause d'incapacité permanente réduisant des deux tiers la capacité de travail. Si la mort survient dans le coma, la cachexie ou à la suite d'une tuberculose développée postérieurement à l'accident, la relation de cause à effet entre le traumatisme et la mort ne peut être contestée. Mais il faut que le coma ait apparu un certain temps après l'accident. Dans le cas où le coma survient huit à dix jours après le traumatisme, il ne paraît pas possible d'admettre que l'accident a créé le diabète. Celui-ci préexistait. Mais la jurisprudence française se bornera à constater le lien de cause à effet entre l'accident et la mort, sans tenir compte de l'ancienneté du diabète.

c. Diabète insipide traumatique.

Il est moins rare que le diabète sucré. Son étiologie est la même. Il apparaît en général dans les premiers jours qui suivent l'accident. Il se caractérise par la polydypsie et la polyurie. Nous en avons observé un cas typique en 1907 dans le service du Pr Carrieu : un ouvrier, tombé de 7 mètres sur les pieds, éliminait 20 litres d'urine par jour. L'état général reste bon en général et la guérison survient très souvent.

Le diabète insipide succède quelquefois au diabète sucré traumatique. Les règles précédentes lui sont applicables. Le délai de trois ans fixé pour la revision permet, lorsque la guérison est survenue durant cette période, de demander la suppression de la rente.

Les néoplasmes.

Les relations des néoplasmes malins avec les accidents du travail ont été mises à l'ordre du jour du Congrès de Chirurgie de 1907. Dans un remarquable rapport[1] M. le professeur Segond a mis la question au point. Nous ne pouvons mieux faire que de transcrire textuellement la troisième partie de ce travail qui précise très clairement les différentes « conditions nécessaires pour qu'il soit rationnel d'admettre la responsabilité du traumatisme chez les accidentés atteints de néoplasmes malins ». Aucun mémoire de l'importance de celui de M. Segond n'existe, à notre connaissance, dans la littérature médicale. Pour donner une idée de la valeur des conclusions de ce travail, il suffit de rappeler que M. Segond a rédigé son rapport, après avoir étudié plus de 600 observations de cancers et de sarcomes publiés en France, en Allemagne et aux États-Unis, et dont 356 sont considérés par leurs auteurs comme ayant une origine traumatique indiscutable. Il a de plus sollicité l'avis et les observations de plus de 500 chirurgiens français et étrangers en leur adressant un referendum en trois langues. On voit donc que, dans l'état actuel de la question du cancer, et jusqu'au jour où la pathogénie en sera connue, les conclusions de M. Segond resteront applicables à l'interprétation médico-légale du rôle des accidents dans la production des tumeurs malignes. Voici, transcrit *in extenso*, comment M. Segond interprète les différentes éventualités cliniques.

---

1. P. Segond, Le cancer et les accidents du travail. Rapport au XXᵉ Congrès de chirurgie, octobre 1907, *in* Compte rendu du Congrès, Félix Alcan, éditeur, Paris.

**Conditions et garanties nécessaires pour qu'il soit
rationnel d'admettre la responsabilité du traumatisme chez les accidentés du travail atteints de
tumeurs malignes.**

« Le rôle du traumatisme considéré comme cause, non
point déterminante, mais simplement occasionnelle, des
tumeurs malignes étant admis, il va de soi que. sous peine
de prêter la main aux interprétations les moins justifiées,
l'expert doit s'entourer de toutes les garanties possibles et se
montrer très sévère dans l'appréciation des documents
capables de lui faire admettre. dans tel ou tel cas particulier
de tumeur maligne, la vraisemblance de son origine traumatique. Recherchons donc quelles peuvent être ces garanties et demandons-les successivement au *blessé*, à la *blessure* et à *ses conséquences*, c'est-à-dire à l'évolution même
de la tumeur soupçonnée d'en être le résultat plus ou moins
tardif.

« Les renseignements qu'il est possible de recueillir à ces
trois sources. concernent d'abord l'*âge* du blessé. ses *prédispositions* générales héréditaires ou acquises et l'*état de
la région blessée avant la blessure.*

« L'*âge du blessé* peut avoir son intérêt. en ce sens que
le développement d'un épithélioma, par exemple, chez un
sujet n'ayant pas encore l'âge auquel s'observe généralement
le cancer, pourrait, dans une certaine mesure, augmenter la
responsabilité du traumatisme. Mais c'est là considération
spécieuse et rarement applicable.

« Par un interrogatoire bien conduit et un examen clinique
attentif, on arrive souvent, soit à la notion d'une hérédité
cancéreuse indiscutable, soit même à la certitude que le blessé
était déjà *cancéreux.* Le fait est, à coup sûr, évident lorsqu'il
existe, plus ou moins loin de la région contuse, un cancer en
voie d'évolution, mais il ne faut pas oublier que le même
diagnostic a bien des chances d'être exact quand le blessé
porte les traces de l'ablation d'une tumeur antérieure.

« Quant à l'*état de la région blessée avant la blessure,*

sa connaissance exacte et précise est d'une *importance pri-mordiale* et nous devons tout faire pour avoir, à son égard, les renseignements les plus précis.

« L'examen de la *blessure* elle-même détient, de son côté, deux documents d'une valeur particulière : l'une concerne la nature et l'*intensité* du traumatisme sur lesquelles il importe évidemment d'être instruit autrement que par le blessé lui-même ou ses représentants. L'autre a trait à la question tout à fait capitale de savoir s'il y a, oui ou non, *correspondance exacte* entre la région blessée et celle qui devient cancéreuse.

« La *tumeur*, enfin. doit être examinée et suivie de telle façon, que nous puissions avoir des données aussi positives que possible : 1° sur le diagnostic même de la tumeur; 2° sur les phénomènes qui ont pu, oui ou non, évoluer au niveau de la région blessée, entre l'instant de la blessure et l'apparition des premiers signes de la dégénérescence cancéreuse ; 3° sur le temps exact qui s'est écoulé entre l'accident du travail et l'apparition de la tumeur dont on le soupçonne d'être la cause première.

« Cette énumération laisse entrevoir les difficultés d'une documentation probante. Ceux-là même qui ont serré la question de plus près, comme l'ont fait Kauffmann ou Thiem en Allemagne et Raffaelle en Italie, ne sont guère arrivés qu'à des conclusions approximatives et ce n'est pas sans raison que Thoinot a pu dire qu'avec de semblables données, il est possible de raisonner, mais bien difficile de prouver. Nous croyons cependant qu'en certaines circonstances le raisonnement voisine beaucoup avec la preuve, et c'est avec cette pensée que nous allons passer à l'étude des cas particuliers, en prenant le soin de n'envisager ensemble que des faits comparables.

« *a. Accidentés du travail traumatisés en bonne santé apparente, au niveau d'une région notoirement saine.* — N'ayant pas plus à tenir compte ici des prédispositions locales indéterminables que d'une prédisposition générale admise en principe, mais négligée par la loi, M. Segond pense que chez les accidentés de ce premier groupe, il faut, au minimum, pour admettre la responsabilité de l'accident, la réunion des cinq garanties suivantes :

« 1° L'authenticité du traumatisme ; 2° son importance suffisante ; 3° l'intégrité avérée de la région blessée avant la blessure ; 4° le fait d'une correspondance exacte entre la blessure et la tumeur ; 5° une date d'apparition de la tumeur rendant la filiation vraisemblable.

« Les deux premières garanties ont une portée trop évidente pour être commentées et il va de soi qu'elles doivent être établies, non point sur le récit du blessé ou de ses ayants-droit, mais bien par un certificat médical précis.

« Même réflexion pour la troisième et primordiale constatation qui est seule capable de nous éviter la fâcheuse méprise d'accorder une valeur génératrice quelconque à un traumatisme purement révélateur.

« La quatrième possède, on le conçoit, une valeur analogue.

« Quant à la cinquième, elle est d'une interprétation beaucoup plus délicate.

« Suivant l'usage, nombre d'auteurs ont voulu résoudre la question par des chiffres. René Sand assigne les limites suivantes au temps qui doit s'écouler entre le traumatisme et la tumeur dont il favorise l'éclosion : trois semaines à un an pour le sarcome ; six semaines à un an pour le cancer ; un mois à dix ans pour le gliome ; trois semaines à deux ans pour les autres tumeurs. Machol déclare qu'un sarcome d'origine traumatique doit se développer trois semaines au plus tôt après l'accident, et les carcinomes, au bout de deux ou trois ans, au plus tard. Hechinger estime que deux ans est une limite extrême au delà de laquelle le rôle générateur d'un traumatisme devient invraisemblable, etc., etc.

« Mais pareils décrets sont sans valeur. De ce qu'un sarcome, par exemple, évoluera aussitôt après un traumatisme, en résultera-t-il que l'origine traumatique est impossible, que la tumeur préexistait sûrement à l'accident, et que celui-ci n'a pu que l'aggraver ? En aucune manière, et les sarcomes, en dehors de toute influence traumatique, offrent trop souvent une surprenante rapidité d'évolution pour autoriser une négation semblable.

« Inversement, l'apparition d'un épithélioma, plus de trois ans après l'accident, enlèvera-t-elle nécessairement à celui-ci toute responsabilité? Pas davantage. Et cela, pour la très bonne raison que des greffes cancéreuses d'origine opératoire indubitable peuvent rester silencieuses fort longtemps et n'évoluer, au niveau de la cicatrice d'une laparotomie, qu'au bout de plusieurs années (treize ans, dans un cas de Ricard rapporté par Cerné, dans son travail de 1904 sur la malignité des kystes dé l'ovaire).

« Il est donc bien certain que cette question de temps défie toute évaluation absolue et qu'il est plus sage, sinon pour les tumeurs épithéliales, au moins pour les sarcomes, de se contenter de dire avec René Sand que, pour admettre la filiation traumatique d'une tumeur, il faut qu'elle se soit développée « après le trauma et dans un espace de temps qui rende acceptable la relation de cause à effet »; c'est-à-dire dans un délai qui ne saurait dépasser deux ou trois ans.

« On peut d'autant mieux se rallier à cette évaluation, que le chiffre de trois ans est précisément celui que les législateurs assignent à ce qu'ils nomment *le délai de revision*. Celui-ci court du jour où on a cessé de payer le demi-salaire, s'il n'y a pas eu allocation de rente, et, dans le cas contraire, de l'accord intervenu devant le président ou de la décision passée en force jugée, qui a réglé la rente définitive. Passé ce délai, il n'y a plus de litige possible, et, par conséquent, si l'évaluation moyenne que nous adoptons est scientifiquement arbitraire, elle n'en constitue pas moins une barrière suffisante à opposer aux exigences des accidentés et de leurs ayants-droit.

« Une sixième garantie dont certains auteurs font grand cas est de pouvoir, durant toute la période qui sépare l'accident de l'apparition du néoplasme, constater, au niveau de la région blessée, la continuité de manifestations pathologiques telles que douleur, gonflement, hématome, nodules indurés, suppuration ou cicatrice. Lorsque cette succession existe, lorsqu'elle n'est pas, ainsi que cela pourrait être, la preuve que le traumatisme a simplement aggravé une tumeur préexistante, lorsqu'elle est, en un mot, constatée et jugée par un médecin, elle est en vérité très significative, notamment en cas d'apparition néoplasique tardive. Mais lorsqu'elle n'existe pas, nous ne pensons pas qu'on en puisse inférer que le traumatisme n'est pas responsable. La perturbation cellulaire dont il est l'occasion peut, en effet, comme nous le disions il y a un instant, rester silencieuse plus ou moins longtemps, sans devenir pour cela contestable.

« Notons enfin que la vérification histologique du cancer est une septième et dernière garantie de haute valeur, mais comme elle implique l'ablation de la tumeur ou la mort de l'accidenté, nous sommes bien obligés de savoir nous en passer et, d'ailleurs, lorsque le diagnostic de tumeur épithéliale est porté par un clinicien, il est rarement discutable.

« En résumé, lorsque les sept conditions précédentes sont notoirement réunies, on peut, chez les accidentés de ce premier groupe, conclure nettement à la responsabilité de l'accident, et, lorsque nos garanties se réduisent aux cinq premières, la même conclusion reste légitime et nous avons le droit de faire bénéficier les accidentés des doutes scientifiques que nous pouvons encore conserver.

« *b. Accidentés du travail déjà cancéreux au moment de l'accident et traumatisés en un point plus ou moins éloigné du néoplasme préexistant.* — On aurait à coup sûr mauvaise grâce à se montrer plus exigeant pour les accidentés de ce groupe que pour ceux du précédent, et par conséquent, lorsqu'il sera possible de réunir les cinq premières garanties spécifiées il y a un instant, on doit conclure à la responsabilité de l'accident. Il convient toutefois de bien spécifier que, dans le cas présent, la responsabilité de l'accident devrait être, en bonne justice, atténuée dans une mesure proportionnelle à la différence de situation (et ce n'est pas peu dire !) qui existe entre la santé d'un sujet notoirement cancéreux et celle d'un blessé qui a peut-être

un grand-oncle cancéreux, mais qui ne s'en porte pas plus
mal à l'heure où un accident du travail vient réveiller ses
prédispositions héréditaires.

« *c. Accidentés du travail déjà cancéreux et traumatisés au
niveau même du néoplasme préexistant.* — Dans ce groupe
se range certainement la majorité des cas susceptibles de
faire croire à l'origine traumatique d'un néoplasme et ce
sont ceux, du reste, qui tiennent le record dans la liste des
affaires déjà portées devant les tribunaux français et étrangers.
La chose se conçoit. Il est en effet de notoriété courante que
la plupart des malades, venant consulter à propos d'une
tumeur quelconque, se complaisent, avec la meilleure foi du
monde, à mettre leur mal sur le compte d'un choc antérieur.
À leurs yeux, la pureté héréditaire de leur sang ne saurait
être en cause et le coup, le heurt, l'effort qu'ils retrouvent
dans leurs souvenirs, est sûrement le seul et vrai coupable.
Lorsque, par surcroît, le traumatisme antérieur peut avoir
couleur d'un accident du travail, il est bien clair que les
convictions du patient n'en deviennent que plus véhémentes.
Et, il faut bien le reconnaître dans un grand nombre de cas,
notamment dans les tumeurs du sein, la fréquence des
observations sérieuses contenant mention d'un traumatisme
antérieur plus ou moins rapproché, est vraiment impres-
sionnante.

« Ajoutons que si les conditions d'une juste appréciation
demeurent cependant délicates à préciser, en présence de
tumeurs facilement accessibles, comme les néoplasmes du
sein, elles le deviennent bien plus encore, lorsqu'il s'agit de
néoplasmes profonds ou bien de néoplasmes osseux. Témoin
l'affaire suivante, soumise au Tribunal civil de la Seine le
20 mai 1904.

Un ouvrier se fracture l'avant-bras, en soulevant une pierre.
On reconnaît qu'il s'agit d'une fracture spontanée, produite au
niveau d'un ostéo-sarcome, et le blessé n'en réclame pas moins
la rente correspondante à l'incapacité permanente absolue. Le
professeur Reclus, nommé expert, termine son rapport par les
conclusions suivantes : « 1° la fracture de l'avant-bras gauche

qui s'est produite pendant que le demandeur soulevait une pierre, n'a pu se faire que parce qu'il existait une tumeur, un sarcome ayant raréfié et rendu fragile la substance de l'os ; 2° la fracture n'eût pas été possible sans le sarcome et l'action de soulever la pierre n'a pu que la hâter de quelques jours, tout au plus de quelques semaines. » Le Tribunal de la Seine a débouté le blessé de sa demande « attendu que le demandeur ne faisait pas la preuve d'un accident du travail ; que, bien au contraire, les lésions dont il se trouvait atteint résultaient, d'après l'expert, d'une maladie qui n'a aucun rapport avec son travail ».

« Quant aux néoplasmes viscéraux profonds, la mesure dans laquelle ils peuvent engager la responsabilité d'un accident du travail est encore plus complexe à préciser et l'on peut vraiment s'étonner de la facilité avec laquelle certains auteurs ont pu admettre la réalité de leur origine traumatique.

« Le professeur Brouardel a publié un fait qui montrera bien notre pensée :

Il s'agit d'un jeune homme de seize ans, qui fit une chute, du haut des fortifications, dans le fossé ; au bout de peu de temps, trois ou quatre semaines, il présenta, dans la cavité abdominale, des bosselures qui semblaient changer de place et que nous prîmes, pendant un certain temps, pour des scybales. Cependant, on reconnut bientôt que ce jeune homme était atteint d'un cancer de l'intestin. L'autopsie confirma le diagnostic et montra, en plus, l'existence d'un noyau cancéreux dans la paroi interventriculaire du cœur.

« N'est-il pas probable et même certain que ce néoplasme intestinal, développé en trois ou quatre semaines, préexistait à la chute et que celle-ci n'a pas eu d'autre influence que de le révéler et peut-être de l'aggraver. Et cependant, un homme de la haute et supérieure compétence du professeur Brouardel n'hésite pas à donner ce fait comme un exemple des cas où « le traumatisme semble bien avoir été la cause réelle de l'apparition du cancer ».

« Si réelles que puissent être toutes ces difficultés d'appréciation, les faits ici visés ne devraient cependant pas prêter à grande discussion. Toute la question est de savoir si les documents versés à l'expertise démontrent, oui ou non, qu'il y avait néoplasme avant l'accident. Dans le premier cas, comme le disait Broca, « la contusion n'est qu'une cause occasionnelle qui, en éveillant de la douleur, attire l'attention des malades sur le point frappé, et leur dévoile l'existence d'une petite tumeur, jusque-là indolente et inaperçue. » Bref, l'influence du traumatisme est purement révélatrice et par conséquent l'opportunité d'une indemnité ne saurait être un instant défendue. Dans le deuxième cas, la prétendue intégrité de la région contuse n'a pas d'autre preuve que l'affirmation des intéressés et la situation devient par conséquent plus litigieuse. Nous croyons cependant qu'en prenant en considération, d'une part, la grande prédominance numérique des cas dans lesquels l'influence du traumatisme se réduit à une influence révélatrice et, d'autre part, la mentalité des demandeurs aussi bien que la rareté des tumeurs susceptibles de reconnaître une origine traumatique, on doit, ici encore, conclure qu'il n'y a pas lieu d'admettre la responsabilité de l'accident.

« Jusqu'ici, nous avons envisagé ce qui doit se passer lorsque l'accidenté du travail et ses défenseurs se contentent d'accuser le traumatisme d'avoir causé la tumeur qu'ils montrent à l'appui de leur thèse et qui, d'ailleurs, reste stationnaire. Mais il se peut qu'une autre éventualité se présente et conduise à des conclusions différentes. Il en est ainsi quand le traumatisme aggrave un néoplasme préexistant, d'autant que les conséquences de l'espèce de coup de fouet ainsi donné peuvent être fort graves.

« Les observations qui en témoignent sont nombreuses et, récemment encore, Chevassu, dans sa remarquable thèse sur les tumeurs du testicule, a appelé l'attention sur ces aggravations particulières. « Peut-être, dit-il, le traumatisme est-il capable d'accélérer l'évolution d'un néoplasme, en provoquant dans son intérieur des ruptures vasculaires, voies ouvertes à la généralisation. J'ai rencontré quelques observations dans lesquelles une tumeur, à marche lente jusque-là, avait présenté, très nettement, une évolution rapide à la suite d'un traumatisme. C'est un peu dans le même sens qu'on a accusé le traumatisme opératoire, la castration, de favoriser la généralisation ou tout au moins d'en accélérer la marche.

« L'interprétation des cas précédents ne soulève pas de grosses difficultés. En effet, l'aggravation du néoplasme, à la condition d'être médicalement prouvée : 1° par l'authenticité du traumatisme; 2° par sa violence; 3° par sa localisation avérée au niveau du néoplasme préexistant; 4° par l'apparition presque immédiate des symptômes d'aggravation; celle-ci, disons-nous, est un premier fait qui ne prête pas à discussion. Il entraîne évidemment, pour l'accident, une responsabilité dont la mesure est donnée, non point par la nature cancéreuse du néoplasme, mais seulement par le degré de l'aggravation.

« C'est là un deuxième exemple de *responsabilité atté-nuée* et, bien entendu, cette atténuation ne saurait être modifiée par le doute qu'on peut avoir sur la préexistence du néoplasme, car, ainsi que nous le disions, il y a un instant pour les néoplasmes préexistants révélés et stationnaires, le doute doit toujours être interprété dans le sens de la préexistence.

« *d. Accidentés du travail non cancéreux au moment de l'accident, mais traumatisés au niveau d'une région sur laquelle existe déjà une lésion prédisposée, par elle-même, à une dégénérescence cancéreuse ultérieure.* — Il est depuis longtemps admis que toute lésion ancienne des téguments ou des muqueuses possède une tendance spontanée à subir la dégénérescence épithéliale, ceci soit dit aussi bien pour les *cicatrices anciennes* que pour les *trajets fistuleux* d'origine osseuse ou viscérale et les *ulcères cutanés*. Les cicatrices osseuses sont, de même, susceptibles d'une transformation maligne et les observations de *vieux cals* se laissant envahir par le sarcome et le sarco-chondrome ne sont point rares. Semblable éventualité se rencontre aussi pour les *fibromes* dont la dégénérescence sarcomateuse et même carcinomateuse est partout admise.

« On sait enfin que les *nævi vasculaires* et *pigmentaires* (envie, grains de beauté, molluscum) subissent, avec une certaine fréquence, la dégénérescence maligne et peuvent être considérés comme l'amorce indiscutable d'un sarcome ou d'un carcinome.

« *c. Accidentés du travail devenant cancéreux par la dégénérescence maligne spontanée de l'une des lésions étudiées dans le groupe précédent, mais chez lesquels ces lésions sont, elles-mêmes, produites par un accident de travail.* — Au point de vue de la prédisposition, les faits ici groupés sont en somme très voisins des précédents, ils s'en distinguent cependant par cette considération que la lésion génératrice du cancer (cicatrice, fistule, ulcère, vieux cal) est, elle-même, la conséquence de l'accident du travail. Considération significative, car s'il est établi que l'accident du travail est bien la cause de la lésion primitive, il devient, *ipso facto*, responsable du cancer qui se greffe sur elle ultérieurement.

Notons que ces considérations pourraient aussi bien s'appliquer à certains fibromes. D'une part, en effet, leur dégénérescence maligne est partout admise et, d'autre part, l'origine traumatique de quelques fibromes paraît soutenable. La fréquence du traumatisme, comme cause apparente première des rares fibromes de l'homme, en témoigne, et, chez les femmes, notamment pour les fibromes de la paroi abdominale, il est rationnel d'admettre avec Trélat et son élève Bezancèle que la production fibreuse a souvent pour foyer traumatique originel un petit épanchement sanguin, résultant lui-même d'une déchirure musculaire provoquée par les efforts de l'accouchement.

« A supposer que nous nous trouvons en présence d'un cas de ce genre, il nous suffira donc, pour admettre la responsabilité légale du traumatisme, que nos garanties soient suffisantes et, nous comportant vis-à-vis des lésions ici considérées, comme nous l'avons fait pour les néoplasmes, il nous faudra les renseignements les plus précis : 1° sur l'authenticité du traumatisme; 2° sur son importance; 3° sur sa localisation; 4° sur l'intégrité antérieure de la région; 5° sur la nature de la lésion causée par le traumatisme.

« Quant à la question du temps écoulé entre le traumatisme et la date de la dégénérescence cancéreuse greffée sur la lésion primitive, question qui reste en somme notre seul guide pour établir la filiation traumatique du cancer, elle se présente ici dans des conditions très particulières, en ce sens que la caractéristique des dégénérescences spontanées dont nous parlons est d'être fort tardive et de dépasser en général de beaucoup les trois ans accordés par le délai de revision. Il y a là une cause d'erreur que nous tenions à signaler et dont les tribunaux devraient, à l'occasion, consentir à se garer.

« Parmi les lésions post-traumatiques susceptibles de créer un terrain favorable à l'évolution du cancer, on a classé d'autorité les phlegmasies viscérales profondes les moins déterminées. Quelques décisions de l'Office Impérial allemand en témoignent. Mais la question est encore trop mal connue pour être discutée ici.

.   .   .   .

« Qu'il nous soit permis, avant de terminer, dit M. Segond, de revenir une dernière fois sur la nécessité, pour nous formelle, de faire admettre le principe des *responsabilités atténuées* dans les trois circonstances que nous avons relevées : 1° Accidentés du travail déjà cancéreux au moment de l'accident et chez lesquels le traumatisme, quelle que soit son action (ébranlement à distance, provocation d'accidents métastatiques et d'une tumeur au point contus), trouve par conséquent une prédisposition diathésique trop active et trop évidente pour être négligée; 2° Accidentés du travail chez lesquels le traumatisme n'a pas d'autre influence que d'aggraver un néoplasme préexistant; 3° Accidentés du travail chez lesquels le traumatisme portant sur une lésion préexistante telle que vieille cicatrice, ulcère, fistule ou nævus, ne fait qu'avancer l'heure de la dégénérescence à laquelle cette lésion initiale se trouve prédestinée, par cela seul qu'elle existe. Puisque, dans ces trois circonstances, le traumatisme n'est point créateur, mais simplement aggravateur, sa responsabilité cesse d'être intégrale et le simple énoncé de cette condition particulière suffit à prouver qu'elle devrait, en bonne justice, entraîner toujours et l'atténuation de la responsabilité et la réduction de l'indemnité. »

Les hernies et les accidents du travail [1].

Etant donnée une hernie, rapportée par l'intéressé à un accident de travail, les questions qui sont communément posées au médecin expert sont les suivantes :

1° La hernie est-elle une *hernie de force* ou *de faiblesse,* c'est-à-dire : la hernie est-elle le résultat d'une *véritable lésion traumatique* (l'effort incriminé intervenant, soit comme *cause suffisante et exclusive,* soit comme *facteur nettement prépondérant,* ou bien est-elle surtout l'effet de *conditions anatomiques individuelles prédisposantes* (l'accident invoqué ne jouant le rôle que d'une *cause occasionnelle* ou *secondaire,* ou même *négligeable*);

2° Dans le cas *hernie-accident,* quelle est l'incapacité permanente qui en résulte?

3° Quelle est la date de la *consolidation,* c'est-à-dire à partir de quel moment l'infirmité peut-elle être considérée comme ayant acquis son caractère définitif?

Nous allons étudier les points suivants :

1° La hernie-accident est-elle une hernie de force ou de faiblesse?

2° Les conditions de production de la hernie-accident;

3° Le diagnostic médico-légal de la hernie-accident;

4° L'incapacité permanente qui en résulte et le délai de consolidation;

5° L'état de la jurisprudence française sur la hernie-accident.

1. Les travaux parus sur cette question sont très nombreux. Citons les suivants qui contiennent d'ailleurs l'indication de tous les autres : Forgue et Jeanbrau, *Médecine des accidents du travail,* juin et juillet 1904. — Daget, *Thèse de Paris,* 1904-1905, n° 439. — *Communications* de Fournaise et Berruyer, Liniger, Mossel, Thebault, Van Hassel, Vanneeart *au Congrès international de Liège* de 1905. — Datezac, *thèse de Bordeaux,* 1905-1906, n° 6. — P. Berger, *Revue de Chirurgie,* avril et mai 1906 (mémoire très remarquable, où la question est étudiée sous toutes ses faces). — L. Championnière, *Journ. de méd. et de chir. pratiques,* 10 sept. 1906. — Reclus, *La Clinique,* 19 avril 1907.

1° La hernie-accident est-elle une hernie de force ou de faiblesse?

Par hernie-accident, on veut dire en général hernie par effort. Or, en l'absence de toute disposition individuelle, un effort peut-il, chez l'homme normal, produire une hernie? — Dans le vulgaire, c'est une croyance courante : *effort* y est un terme synonyme de *hernie*; et cette opinion n'est pas sans influence sur les tendances des ouvriers à inculper un effort accidentel. Mais, pour le médecin, cette conception étiologique est devenue de plus en plus contestable, depuis surtout que la pratique fréquente de la cure opératoire nous a mis en face des *conditions anatomiques* ordinaires où la hernie se réalise. La grande majorité des hernies, la presque totalité des hernies inguinales et ombilicales se produisent dans un sac *préformé*, à la faveur d'une *malformation* originelle, dont les effets, d'ailleurs, ainsi qu'il advient pour beaucoup d'affections congénitales, peuvent ne se manifester que tardivement. Le chirurgien qui, comme nous, fait une centaine de cures radicales par an, a toutes occasions de préciser *l'importance comparée* des conditions anatomiques qui président à la formation d'une hernie. Or, cette expérience lui enseigne que, pour la variété de beaucoup la plus fréquente et la plus fréquemment expertisée, à savoir la hernie inguinale, la condition de beaucoup la plus agissante, c'est la *préexistence d'un sac* constitué par les *anomalies*, si diverses, du *canal péritonéo-vaginal*.

A côté de cette espèce, qui comprend, non seulement *toutes* les hernies infantiles, mais *presque toutes* les hernies de l'adulte jusqu'à la quarantième année, il rencontre, surtout chez l'homme avancé en âge, une autre variété (assez souvent représentée par une hernie *directe*) où les conditions anatomiques sont autres : ici prédominent l'insuffisance congénitale, la minceur de l'aponévrose des muscles petit oblique et transverse, du grand oblique, la gracilité des piliers, la brièveté et la minceur du tendon conjoint[1].

1. Comme le dit justement M. Berger, ces défectuosités anatomiques

Mais, là encore, la hernie n'est pas le résultat, brusque et net, d'une lésion accidentelle : elle est l'aboutissant, progressivement réalisé, d'une diminution de résistance de la paroi; l'effort, si effort il y a, trouve des conditions anatomiques préexistantes et il n'a ordinairement que la valeur d'une circonstance *révélant* ou *accentuant* un état anatomique depuis longtemps préparé. La chose est encore plus évidente pour les hernies crurales et pour les hernies graisseuses de la ligne blanche où le rôle, progressif et lent, du lipome pré-herniaire, est ordinairement prépondérant et où il est exceptionnel de constater avec netteté, hormis le cas d'un traumatisme direct, l'origine accidentelle de la hernie. En résumé l'effort unique, même violent, ne crée pas la hernie ; il la fait sortir, il la révèle.

Sans doute, cette conception étiologique des hernies *ne doit point être poussée jusqu'à une formule absolue*; et il serait injuste, il serait préjudiciable aux intérêts légitimes des ouvriers d'en conclure que la hernie, selon la formule fameuse de Kingdon, est une maladie, non un accident. Mais elle doit nous conduire à une *appréciation plus exacte, plus sévèrement discutée, de la responsabilité vraie de l'accident incriminé*; et il est nécessaire qu'en semblable expertise le médecin observe avec rigueur et soumette à une attentive critique les circonstances où la hernie s'est manifestée. Il est certain que les faits sont très exceptionnels où *l'effort, violent et en position mauvaise, suffit à créer d'un coup, une hernie*, à la faveur d'une déchirure musculaire ou d'une distension brusque de l'anneau. Il est possible, mais rare, *qu'une contusion grave de la paroi abdominale, tendue par l'effort*, détermine une rupture sous-cutanée des

relèvent d'un vice de formation primitive et caractérisent la paroi faible des hernieux... « Je suis persuadé, ajoute-t-il, que la plupart des hernies qui se développent dans l'âge adulte, et que l'on considère comme des hernies de faiblesse, ont leur origine dans la première enfance, qu'elles sont préparées par un arrêt de développement de la paroi abdominale; je suis convaincu que la prédisposition, constituée par la faiblesse de la paroi a sa source dans une disposition congénitale défectueuse, comme la prédisposition qui résulte de la persistance du conduit péritonéo-vaginal... »

muscles ou des aponévroses, permettant une éventration partielle au lieu contus. Dans ces catégories de faits, la responsabilité de l'accident est patente et totale. Plus souvent, elle apparaît avec moins de netteté, et n'est que partielle; c'est alors que le médecin expert doit s'efforcer de peser judicieusement quelle est la part respective du fait incriminé et de la prédisposition individuelle. Nulle formule ne saurait définir ce point : ce sont des cas d'espèce à étudier séparément. Et l'échelle de responsabilité varie selon ces cas : elle va depuis la hernie congénitale de l'adulte, qu'un effort brusque fait sortir et étrangle dans un canal péritonéovaginal soudainement forcé, auquel cas la responsabilité de l'accident est bien évidente et complète, malgré la préexistence de la condition anatomique, jusqu'à ces hernies progressives, lentement préparées par la répétition des actes professionnels ordinaires, amenées par un affaiblissement graduel de la paroi abdominale, et où le dernier effort incriminé n'est intervenu que par une dernière aggravation, souvent très contestable, ou comme circonstance révélatrice, ou simplement comme prétexte à réclamation injustifiée.

2° Conditions de production de la hernie-accident.

La hernie-accident se produit dans deux conditions : *a*. sous l'influence d'un effort brusque et violent; *b*. après un choc sur l'abdomen [1].

1. Nous avons surtout en vue la hernie de l'homme, c'est-à-dire la hernie inguinale. La *hernie crurale* est presque toujours une hernie de faiblesse, en particulier lorsqu'elle se fait en avant des vaisseaux, entre l'arcade crurale et la veine et l'artère iliaques. Il en est de même pour celle qui coexiste avec la hernie inguinale, disposition à laquelle M. Berger a donné le nom significatif de « distension de l'aine ».

Quant aux *hernies épigastriques*, elles résultent d'une insuffisance dans le développement des plans fibreux dont l'entre-croisement réunit les bords internes des muscles droits de l'abdomen, d'une sorte d'*aplasie de la ligne blanche*. Un effort violent peut les révéler ou les aggraver, il ne peut les produire, s'il n'y a pas d'orifice préexistant. Par contre, un choc sur l'épigastre peut déterminer une rupture de la paroi et amorcer ainsi une hernie. Mais, pour admettre cette origine dans un cas donné, il faudrait, comme le dit M. Berger, « qu'on eût constaté tous les signes d'une contusion abdominale des plus violentes, douleur immédiate excessive,

Les hernies consécutives à un choc sur le ventre sont
très rares : il s'agit en général de hernies de la ligne blanche,
de hernies épigastriques. Le blessé est tombé sur un objet
de faible volume qui a violemment tamponné son épigastre,
ou il a reçu un coup de timon, un coup de barre, un coup
de pied de cheval. Le choc a pu faire céder la ligne blanche
et produire une déchirure transversale en forme de bouton-
nière, au niveau d'un des petits orifices qui normalement
s'échelonnent de haut en bas sur la ligne blanche. Mais ce
mécanisme doit être exeptionnel, et, comme le dit M. Berger,
sauf quelques cas, le choc sur le ventre « n'intervient probablement qu'en provoquant une contraction brusque des
muscles et détermine l'apparition de la hernie par un mécanisme analogue à celui de l'effort ».

La hernie-accident est celle que l'on appelle habituellement
hernie de force ou par effort. Mais pour qu'un effort ait une
valeur étiologique vraisemblable et qu'on soit en droit de le
considérer comme la cause occasionnelle du développement,
de la révélation ou de l'accroissement d'une hernie, il est
établi qu'il doit s'être produit dans les conditions suivantes :
il doit avoir été *brusque, violent* et *prolongé* [1]. De plus les
observations montrent que les hernies de force se produisent

phénomènes de choc traumatique ou même de péritonisme, apparition
rapide d'un foyer sanguin, d'un hématome, et celle plus tardive d'ecchymoses considérables d'étendue et de longue durée ».

1. « Est-il possible, dit M. Berger, qu'un effort professionnel ordinaire
puisse triompher de la résistance d'une paroi abdominale bien constituée
et produire brusquement une hernie? On peut affirmer le contraire, et
admettre que, pour qu'une hernie se produise dans ces conditions, il
faut l'une de ces éventualités : 1° ou bien le sujet présente une prédisposition très marquée due à une faiblesse congénitale ou acquise de la
paroi, — ou qu'une succession sans cesse répétée d'actes mécaniques
analogues, identiques à celui sous l'influence duquel est sortie la hernie,
lui aient préparé la voie en créant cet affaiblissement local et en prépa-
rant les voies par une dissociation lente des éléments de la paroi abdominale, par la dilatation graduelle des orifices herniaires, par la protu-
sion de plus en plus accusée de la séreuse péritonéale, refoulée dans ce
trajet comme simple dépression infundibuliforme, d'abord constituant
une amorce, puis comme une pointe de hernie, puis comme une saillie
interstitiellement latente. Un dernier effort en pareil cas achève l'évolution que tous les autres ont préparée depuis des années, et la hernie
apparaît au dehors. » (*Loc. cit.*, p. 11.)

plus souvent chez des individus *chargés* d'un lourd fardeau et *arcboutés dans une « fausse » position.*

Sur les 130 expertises pour hernie faites par M. le Professeur Berger, 58 fois l'effort auquel les soi-disant accidentés rapportaient l'origine de leur hernie était un effort qui ne se distinguait en rien des efforts auxquels ils se livraient journellement au cours de leur travail. En éliminant les 19 cas dans lesquels les hernieux accusaient une cause directe, un coup, une pression sur le ventre, il restait 53 cas dans lesquels l'effort présentait les caractères d'un véritable accident.

Celui-ci, dit M. Berger, ne saurait être mis en doute dans les cas suivants qu'il a eu à expertiser : « Un ouvrier se trouve tout à coup supporter la plus grande partie d'une charge qu'il portait avec ses camarades; portant une charge, il glisse ou bute contre un obstacle et fait effort pour ne pas perdre l'équilibre ou pour ne pas laisser échapper le fardeau qu'il portait; à plus forte raison, y a-t-il accident véritable, lorsque l'ouvrier tombe sous une charge qu'il portait, lorsque la corde, la poulie sur laquelle il tirait, venant à lâcher ou à se rompre, il tombe à la renverse, ou, lorsqu'en tombant d'un lieu élevé, il parvient à prévenir la chute en se raccrochant à une pointe, à une corde, à une gouttière où il reste suspendu. — Il faut faire une part spéciale, ajoute M. Berger, aux efforts qui se font le corps penché en avant, en appuyant le ventre sur un levier pour agir avec le poids du corps; aux efforts faits les cuisses écartées. L'écart subit des membres inférieurs se retrouve aussi souvent dans cette nomenclature... tel celui qui se produisit chez un garçon marchand de vin qui s'écartela en dévalant sur un plan incliné....

« L'effort subit déterminé chez un homme portant une charge par une fausse position ou une chute imminente, le corps étant penché en avant et la paroi abdominale relâchée, l'effort accompagné d'un faux mouvement, les jambes écartées, et surtout celui effectué en position accroupie, sont certainement parmi les causes les plus capables de déterminer l'issue d'une hernie, de la compléter si elle était encore à l'état de hernie incomplète, de la produire enfin alors même que cette hernie n'existait pas encore en préparation. »

3° **Diagnostic médico-légal de la hernie-accident.**

Pour établir ce diagnostic avec le maximum de chances de certitude, le médecin se basera :

1° Sur les antécédents personnels du sujet et les examens antérieurs qu'il a subis ;

2° Sur les circonstances de l'accident, racontées par le sujet et consignées sur le rapport d'enquête ;

3° Sur les symptômes éprouvés par le patient après l'accident ;

4° Sur les résultats fournis par les examens médicaux faits les jours suivants ;

5° Sur les caractères de la hernie, l'état des régions herniaires et de la paroi abdominale.

1° *Antécédents du sujet.* — On n'oubliera pas de vérifier pour quelle cause l'ouvrier a été exempté ou réformé du service militaire ; si des examens antérieurs ont été négatifs au sujet d'une hernie ; s'il n'a jamais subi d'opérations herniaires ou dans les régions herniaires.

Il arrive de temps à autre que des ouvriers accusent, comme venant de se produire au cours du travail, une hernie pour laquelle on les avait exemptés du service militaire, plusieurs années auparavant. Et nous connaissons des litiges où plusieurs médecins, n'ayant pas songé à s'informer de ce commémoratif, avaient admis l'origine récente de l'affection.

2° *Circonstances de l'accident.* — On précisera, à l'aide des pièces et certificats du dossier, *et non avec les dires du sinistré dont l'éducation a été presque toujours faite depuis la déclaration d'accident,* dans le rapport : 1° la nature du travail auquel se livrait l'ouvrier ; 2° la position dans laquelle il se trouvait (debout avec les jambes écartées, ou le tronc fléchi sur les cuisses, ou incliné latéralement, ou couché sur le dos) ; 3° s'il était chargé au moment de l'effort, et le poids de sa charge ; 4° si l'effort a consisté dans une traction, une pression, et leur intensité, leur durée et leur répétition.

3° Symptômes éprouvés par le malade au moment de l'accident et les jours suivants. — On recherchera dans les rapports d'enquête : 1° si le sinistré a éprouvé une douleur brusque au moment de l'effort dans la région correspondant à la hernie; ou dans les reins (celle-ci, dit M. Berger, plus fréquemment accusée que les autres); 2° si cette douleur a été violente et prolongée; 3° si elle a nécessité l'interruption immédiate du travail; 4° la durée de l'interruption du travail; 5° si le sujet a fait constater aussitôt sa hernie par un médecin, et si l'examen a été négatif ou positif au point de vue de l'existence d'une hernie, des dimensions de l'orifice herniaire, de l'endolorissement de la région [1].

4° Examens médicaux postérieurs à l'accident. — Ils sont souvent contradictoires. Il arrive que, à quelques jours d'intervalle, le même médecin ne retrouve pas la hernie reconnue précédemment. Un certificat n'aura de valeur que s'il mentionne explicitement l'état des anneaux, de la paroi abdominale, le degré d'impulsion et de sensibilité de la hernie, l'absence de traces de port d'un bandage (particularité à rechercher avec soin), etc.

5° Caractères cliniques de la hernie récente par effort. — Si l'accident incriminé comme auteur de l'affection ne remonte pas à plus de deux ou trois mois, voici les caractères que doit présenter la hernie de force.

Elle doit être de *petit volume* : elle ne doit pas dépasser la grosseur d'un citron, dit Kauffmann. Cette comparaison ne répond pas à la réalité. Une hernie de force récente, chez un homme qui n'a pas repris son travail et, surtout, s'il a immédiatement porté un bandage, n'atteindra jamais ces dimensions. Si elle est déjà très volumineuse, quelques

1. Comme le fait remarquer M. Berger, il ne faut pas perdre de vue que si l'accidenté n'a pu reprendre son travail après l'accident, il y a souvent une large part à faire aux lésions autres que la hernie et qui ont été la conséquence simultanée de la violence reçue (fractures, entorses, tour de reins). On en trouvera l'indication dans le dossier de l'affaire.

semaines après l'accident, c'est une preuve qu'elle préexistait et que l'effort n'a joué qu'un rôle révélateur ; ou bien l'individu présente une paroi flasque et sans résistance, avec des points faibles à travers lesquels les viscères n'ont aucune peine à faire issue au moment de la toux ou de la défécation : de sorte que l'on ne peut parler de hernie-accident. Si l'accident ne remonte pas à plus d'un an, elle ne doit pas, dit M. Berger, dépasser le volume d'un œuf.

Elle doit être *unilatérale* : sauf rare exception, lorsqu'il existe une pointe de hernie du côté opposé, il est à peu près certain que l'accident a joué un rôle simplement révélateur. Elle doit être *réductible* : aucune des causes qui déterminent l'irréductibilité n'a eu le temps de se produire si la hernie est vraiment de date récente[1].

La présence de l'*épiploon* en masse assez considérable dans la hernie est, dit M. Berger, « une forte présomption, sinon une preuve formelle de l'ancienneté de la hernie ; surtout lorsqu'il présente les modifications, le défaut de souplesse, la consistance irrégulière et dure par places qu'on observe dans les épiplocèles anciennes ; à plus forte raison lorsque l'épiploon est irréductible ou adhérent, lorsqu'il retombe dans la hernie aussitôt qu'on en a pratiqué la réduction. »

L'*anneau* ou le *trajet herniaire* ne doivent pas être dilatés ou effacés ; ils doivent être limités par des tissus résistants et élastiques. Dans le cas de hernie inguinale, si le doigt refoulant le scrotum dans le canal reconnaît que les piliers sont minces, fortement écartés et peu tendus, et le trajet, qui, normalement, est oblique en bas et en dedans, réduit à un orifice, on trouve là un élément de diagnostic en faveur de la hernie de faiblesse ancienne[2].

---

1. Sauf dans le cas où une hernie inguinale oblique externe sort et s'étrangle à travers un diaphragme du canal péritonéo-vaginal sous l'influence d'un effort.

2. Souvent, dit M. Berger, l'on sent le pilier inguinal interne constituer une bandelette mince, tranchante, qui découvre le pilier postérieur, l'insertion inférieure du muscle grand droit de l'abdomen au pubis ou tout au moins le tendon conjoint qui se jette sur le bord externe du tendon du muscle droit. Plus fréquemment encore, chez les hernieux, le pilier externe est grêle, dépressible, si peu saillant et si faible qu'il faut

L'existence d'une *ectopie testiculaire* est une anomalie qui permet de considérer la hernie comme une conséquence de la malformation, et non comme une affection accidentelle.

Enfin, on n'oubliera pas de noter si le sujet a une sangle abdominale fortement musclée ou s'il présente la disposition dite « ventre en besace » de Malgaigne ou à « double saillie » de Berger, malformation congénitale due à la faiblesse des muscles obliques et transverses qui se laissent refouler par l'intestin : il en résulte de chaque côté, au dessus des arcades crurales, « deux soufflures ovoïdes, dont l'extrémité inférieure et interne vient aboutir au trajet inguinal où se trouve d'ordinaire une hernie de chaque côté ». C'est encore là une prédisposition fort importante, qui joue le rôle prépondérant dans la production d'une hernie. Malgaigne disait déjà, en 1839 : « Les sujets chez lesquels se montre cette disposition ont eu pour la plupart leur hernie à l'occasion d'un effort très léger ou même tout à fait spontanément. Quelquefois, il leur vient deux hernies à la fois. Mais si, d'abord, ils n'en ont qu'une simple, ils ne sauraient échapper à la hernie secondaire ou consécutive. »

4° Comment l'expert doit conclure dans son rapport [1].

Nous donnons plus loin (voir p. 355) les principales règles à suivre dans la rédaction du rapport d'expertise. Au sujet de la hernie, nous croyons utile de préciser, dans les termes mêmes de M. Berger, comment l'expert doit conclure en ce qui concerne la nature de la hernie.

une certaine attention pour en constater l'existence. On peut considérer comme certain, ajoute M. Berger, qu'un orifice inguinal externe assez large pour permettre l'introduction du doigt, ou est matériellement mal formé, insuffisant et indique une prédisposition marquée à la production d'une hernie, ou que ses dimensions anormales et son élargissement sont le résultat de l'action de la hernie elle-même, qui, par sa présence, en a déterminé la distension et la dilatation graduelle; comme cette action ne peut s'exercer que très lentement, un anneau inguinal externe très dilaté sera toujours, chez le hernieux qui le présente, la preuve ou d'une prédisposition particulière à la hernie inguinale, ou de l'ancienneté de la hernie dont il est porteur. » (*Loc. cit.*)

1. Voyez, p. 368, un rapport médical sur un cas de hernie.

« Dans mes rapports sur les hernies, dit M. Berger, j'ai coutume, après le paragraphe des constatations matérielles et précises, d'ouvrir une *discussion* sur les relations qui rattachent la hernie à l'accident. Successivement j'y étudie les indices et les preuves de la prédisposition, quand celle-ci existe : le rôle de l'accident sur la production, l'apparition première, l'aggravation ou simplement la révélation de la hernie. Parmi les suites de l'accident et les phénomènes présentés par l'accidenté, je mets en lumière ceux qui indiquent une participation de la cause fortuite et brusque à l'évolution herniaire, ou l'absence de tout lien semblable. Enfin, revenant aux documents écrits qui peuvent renseigner sur l'état de la hernie au moment où elle a été constatée pour la première fois, et comparant cet état à son état actuel, je recherche s'il est des preuves ou des présomptions importantes capables de faire admettre que la hernie existait ou n'existait pas avant l'accident.

« De cette discussion doit résulter un premier point : le plaignant, avant l'accident, était-il prédisposé au développement d'une hernie ou ne l'était-il pas?

« S'il était prédisposé, y a-t-il lieu de croire que l'accident ait déterminé la production d'une hernie qui était imminente?

« L'accident a-t-il aggravé une hernie existant déjà quoique à un moindre degré?

« N'a-t-il fait que révéler l'existence d'une hernie qui existait déjà?

« Enfin n'a-t-il eu aucun rapport avec le développement, l'évolution, ou l'apparition de cette hernie?

« Chacun de ces points doit être examiné, discuté; celui qui résulte de la discussion doit être établi sur des preuves... S'il n'existe que des présomptions en faveur de l'un d'eux, celles-ci doivent être développées avec des détails suffisants. Si l'expert reste dans l'incertitude, il doit exposer ses doutes et conclure en disant : « Il n'est pas démontré que l'apparition de la hernie, à laquelle le sujet était prédisposé par la faiblesse de sa paroi abdominale, ait été déterminée par l'accident... »; ou, s'il est peu vraisemblable que l'accident ait eu une influence quelconque : « Il n'est pas probable que l'accident ait eu une influence sur le développement de la hernie à laquelle le sujet était prédisposé, par la faiblesse de sa paroi abdominale... »; ou, si, au contraire, l'accident paraît avoir eu une influence déterminante sur la production d'une hernie chez un prédisposé, l'expert dira : « Il est probable que l'accident a eu pour effet de déterminer le développement — ou l'aggravation — ou l'apparition première de la hernie, à laquelle le plaignant était prédisposé, par la faiblesse de sa paroi abdominale ».

Reste à trancher une question également très difficile, celle de l'incapacité permanente partielle entraînée par la hernie.

5° Quelle est l'incapacité permanente qui résulte d'une hernie-accident?

Cette incapacité est partielle. Toutes les fois que la hernie est petite, facilement et complètement contenue par un bandage, on admet qu'elle réduit la capacité ouvrière du dixième environ. Lorsque le blessé est un terrassier, un maçon, un couvreur, un mineur, un portefaix, lorsque, en un mot, il exerce une profession pénible nécessitant la mise en jeu de toute sa force physique, et que cet ouvrier, illettré, a dépassé l'âge où l'on peut aisément faire l'apprentissage d'un nouveau métier, on peut évaluer l'incapacité plus généreusement et aller jusqu'à 15, 20, 30 p. 100.

Certaines hernies, parfois de très petit volume, déterminent des troubles fonctionnels très marqués et sont incompatibles avec un travail même peu pénible; quelquefois même elles ne permettent pas à l'ouvrier la station debout prolongée. Il en est ainsi assez souvent des hernies épigastriques et de la ligne blanche : l'évaluation du degré d'incapacité permanente atteindra alors 25, 30 et même 35-40 p. 100 de la réduction du salaire.

Dans le mémoire de M. Berger, si remarquable à tous égards et auquel nous avons fait de nombreux emprunts, l'auteur distingue deux cas, selon que l'effort est réellement responsable de la hernie ou qu'il n'a joué qu'un rôle secondaire chez un prédisposé. Dans la première éventualité, d'ailleurs fort rare, M. Berger estime que la réduction de capacité varie entre 10 et 40 p. 100 suivant la profession, entre 30 et 40 p. 100 pour tous les métiers exigeant des efforts soutenus dans la station debout. Mais s'il s'agit d'un prédisposé, M. Berger donne comme maximum 10 à 15 p. 100, même lorsque l'influence de la cause accidentelle est la plus certaine.

Ces bases d'évaluation sont parfaitement équitables et nous ne croyons pas qu'on puisse en proposer qui répondent mieux au but poursuivi par la loi de 1898.

6º Quel est le délai de consolidation?

A quel moment l'état du sujet est-il devenu définitif? En général les douleurs provoquées par la distension du point faible et la sortie de la hernie ont complètement disparu le cinquième jour après l'accident. Si l'on applique au malade un bon bandage qui maintient parfaitement la hernie, il peut reprendre immédiatement son travail. C'est du moins ce que l'on voyait couramment avant que la loi de 1898 ait modifié les conséquences des accidents, en aggravant l'indisponibilité consécutive et en augmentant sa durée. Il en résulte donc en plus, comme dit M. Berger, une incapacité temporaire d'une huitaine de jours.

Si, ce qui est encore préférable, on fait pratiquer au malade la cure radicale de sa hernie, il faut compter un délai d'au moins trois mois à partir du jour de l'opération. Mais, ajoute M. Berger, dans le cas où le blessé a subi la cure chirurgicale, un délai de huit à dix mois est encore nécessaire pour pouvoir se prononcer sur le résultat définitif de l'opération et sur la validité de la guérison obtenue par celle-ci.

Il va sans dire que ces chiffres ne sont applicables qu'aux cas les plus habituels. Lorsqu'il y a eu rupture musculo-aponévrotique par contusion de l'abdomen par exemple, la date de la consolidation sera notablement retardée.

La hernie-accident devant la jurisprudence.

1° Comment établir, pour régler un litige, qu'il s'agit d'une hernie-accident et non d'une hernie-maladie?

Les tribunaux sont d'accord : seul l'examen médical permet de dire s'il s'agit d'une hernie de force ou d'une hernie de faiblesse. Il y a donc lieu à expertise médicale dans tous les cas de hernie, et on ne peut s'en tenir au certificat d'origine pour indemniser un hernieux.

La Jurisprudence française admet en somme les conclusions que le professeur Berger avait exprimées dans une consultation sur la hernie de force en ces termes :

« Quand il s'agit de décider si une hernie peut être considérée ou non comme un accident du travail, l'examen très minutieux du cas particulier dont il s'agit, du sujet porteur de la hernie et de toutes les conditions qui ont précédé et accompagné l'apparition de la hernie, par un chirurgien très compétent en la matière, est absolument nécessaire. »

2° Quand les tribunaux français admettent-ils que la hernie est un accident du travail?

Les juges ne sont pas obligés de suivre les avis des experts : leur indépendance reste entière malgré la justesse évidente des conclusions d'un rapport médical d'expertise, d'autant plus qu'une hernie peut parfaitement avoir pour origine un effort qui ne s'est pas produit à l'occasion du travail. Il faut donc que le médecin sache sur quelles considérations les magistrats basent leur appréciation.

Les tribunaux distinguent la hernie de faiblesse de la hernie de force. Ils admettent qu'il s'agit d'une hernie de force quand le rapport de cause à effet est prouvé entre l'accident et la hernie :

1° Par la nature de l'effort, qui doit être brusque et violent; de sorte que, lorsqu'un ouvrier éprouve la douleur révélatrice d'une hernie en se livrant à son travail ordinaire, travail ne nécessitant pas des efforts de grande intensité, il s'ensuit que cet ouvrier n'a pas été victime dans son travail d'un accident dans le sens de la loi de 1898 [1] ;

2° Par des douleurs violentes survenues immédiatement et qui ont nécessité l'interruption du travail.

La Cour de cassation (chambre des Requêtes) a fixé la jurisprudence à ce sujet, le 8 juillet 1902. Un ouvrier ressent une vive douleur à l'aine gauche en chargeant un tombereau. Il continue son travail. Après l'achèvement de sa tâche, il va consulter un médecin, et ce dernier constate chez lui l'existence d'une hernie. Le malade attaque son patron et perd son procès devant le Tribunal et la Cour d'Angers. L'arrêt de cette Cour fut soumis à la Cour de cassation qui statua ainsi :

« Attendu que la loi de 1898 ne trouve son application que dans le cas où il existe une relation de cause à effet entre le travail et l'accident, ou si cet accident se rattache au travail par un lien étroit ; or, attendu que la Cour d'appel, appréciant souverainement les faits et documents de la cause, ainsi que les résultats de l'enquête, déclare que le fait que le demandeur a prolongé son travail, après avoir ressenti la douleur révélatrice de son infirmité, établit de ce fait l'extrême modération de l'effort nécessaire à l'exécution de ce travail et l'insuffisance de cet effort pour déterminer une hernie ; *que*

---

1. De nombreux jugements ont fixé cette jurisprudence. Dans un cas, expertisé par le Pr Berger, et jugé par le Tribunal de Corbeil le 20 déc. 1906, le pseudo-blessé fut débouté de sa demande dans les termes suivants qui précisent bien la question : « Attendu que du rapport du Pr Berger il ressort que le jeune C... était prédisposé à la hernie par une faiblesse bien accusée de la paroi abdominale au niveau de la région inguinale gauche et que l'effort incriminé a été un effort parfaitement ordinaire tel que ceux que le jeune C... est à chaque instant forcé de faire au cours de son travail ;

« Qu'il en ressort, en outre, qu'aucune violence extérieure, aucune circonstance surajoutée, fausse position, surcharge, menace de chute, n'est venue l'accroître et que, conséquemment, il n'y a pas eu d'accidents à proprement parler — tout l'accident consistant dans l'issue de la hernie en question. » (*Rec. sp.*, mars 1907, p. 425.) — Le Tribunal de la Seine (2 mars 1907) s'est prononcé dans le même sens.

cette infirmité a donc une cause étrangère à ce travail, bien qu'elle se soit révélée pendant qu'il s'accomplissait; attendu que, dès lors, le demandeur ne saurait se prévaloir de la loi de 1898, rejette le pourvoi contre l'arrêt de la Cour d'appel. »

De nombreux jugements et arrêts ont fixé définitivement ce point de jurisprudence. Pour qu'une hernie soit un accident du travail trois conditions sont nécessaires :

1° La brusquerie et la violence anormales de l'effort;

2° L'apparition de la hernie avec douleurs intenses;

3° La nécessité, pour la victime, d'interrompre immédiatement son travail.

3° L'aggravation d'une hernie préexistante doit-elle être considérée comme une incapacité temporaire ou comme une incapacité permanente?

La Cour de Rennes a déclaré, le 3 décembre 1900, que l'aggravation d'une hernie préexistante ne constitue pas une incapacité permanente et ne doit pas être indemnisée comme telle : le patron est tenu seulement de payer à l'ouvrier les frais médicaux et le demi-salaire jusqu'à rétablissement complet. L'aggravation d'une hernie préexistante est donc considérée comme une incapacité temporaire.

Cet arrêt est logique. Dans l'intérêt même des ouvriers, le patron ne peut être condamné à payer des rentes à des ouvriers entrés à son service avec une hernie, lorsque celle-ci devient douloureuse au cours du travail.

4° Doit-on indemniser les récidives herniaires chez des ouvriers, atteints de hernies de faiblesse, qui ont subi la cure radicale?

A notre avis, si, après une cure radicale, la récidive survient au cours ou à l'occasion du travail, cette récidive ne doit être indemnisée que dans les deux cas suivants :

1° Si la hernie qui avait nécessité la cure radicale était une hernie de force, un accident du travail;

2° Si la récidive a été provoquée par un effort violent.

Lorsqu'un individu atteint de hernie de faiblesse subit avec succès la cure radicale, il faut que cet homme puisse trouver à travailler : si la jurisprudence établit que, en cas de récidive, le patron doit **payer une** rente à cet ouvrier prédisposé par le fait d'une hernie antérieure, celui-ci se trouvera dans l'impossibilité absolue de gagner sa **vie**.

Au contraire, lorsque la récidive survient **après** une cure radicale faite pour hernie de force, par suite d'un **effort**, il nous paraît légitime de l'indemniser. M. Berger conclut d'ailleurs de cette façon.

3° Y a-t-il lieu de tenir compte de la prédisposition herniaire?

Lorsque le médecin expert conclut dans son rapport que la hernie est une hernie de force, produite dans les conditions aujourd'hui établies comme nécessaires pour qu'il y ait véritablement « accident du travail » et que le sinistré ne paraît avoir aucune prédisposition à la hernie, il n'y a pas lieu à discussion. Les magistrats n'ont aucune difficulté à fixer le chiffre de l'indemnité.

Mais, dans nombre de cas, le médecin expert conclut que la hernie a été favorisée dans son développement par une prédisposition congénitale ou acquise du sujet.

Alors la question se complique ; deux facteurs étiologiques entrent en ligne de compte :

1° La prédisposition herniaire ;

2° L'effort.

Tous deux sont partiellement responsables de la hernie. Sans la prédisposition, l'effort n'aurait pas produit la hernie ; mais elle se serait probablement développée insidieusement plus tard, sous l'influence du travail habituel, ou même seulement sous l'influence d'efforts de toux et de défécation.

Dans notre mémoire paru en 1904 dans la *Médecine des Accidents* et dans la première édition de ce Guide, nous avions discuté longuement la question de savoir si, dans les cas où l'effort n'a joué qu'un rôle partiel, on doit accorder la pleine indemnité. Les Tribunaux et les Cours, sur les indications des médecins experts, avaient jugé tantôt en tenant compte de la prédisposition herniaire, tantôt en faisant abstraction de cette prédisposition. A l'heure actuelle, la question est réglée : *il n'y a pas lieu de tenir compte de la prédisposition herniaire.* La Cour de cassation l'a formellement déclaré le 24 octobre 1904, en cassant un arrêt de la Cour de Paris du 14 novembre 1902, dans les termes suivants [1] :

« ... Attendu que la détermination de l'indemnité que la loi met à la charge des chefs d'entreprise dépend de la combinaison de deux éléments : le salaire effectif de l'ouvrier blessé, d'une part, les facultés de travail que lui laisse l'accident, d'autre part ; que, lorsque le juge constate qu'un ouvrier est, à la suite d'un accident du travail, atteint d'une incapacité permanente et partielle il ne peut, dans l'évaluation de sa capacité professionnelle, tenir compte, pour réduire l'indemnité, de cette circonstance que la victime aurait eu des prédispositions un peu morbides ;

. . . .

« ... Attendu que l'arrêt attaqué constate que la hernie dont Devaux est atteint est survenue par le fait du travail ; que, pour évaluer la réduction normale de salaire que cette incapacité permanente et partielle doit entraîner, il déclare qu'il y a lieu de tenir compte « de l'état antérieur de Devaux, connu ou ignoré de lui, qui l'exposait à des dangers assurément moins probables, mais dans l'ordre analogue à ceux résultant de la hernie déclarée » ; que, par ce motif de droit, il n'alloue à la victime qu'une rente inférieure à la moitié de la réduction normale de son salaire ;

« Qu'en statuant ainsi il a violé l'article 3 de la loi du 9 avril 1898 ;

« Par ces motifs,

« Casse. »

Quelques tribunaux (Avesnes, 3 et 11 mai 1906 [1]) ont, malgré cette jurisprudence, déclaré qu'il y avait lieu de « faire supporter à l'ouvrier une part de responsabilité dérivant de sa prédisposition anatomique » [2]. Mais ces décisions n'ont qu'un pur intérêt spéculatif, puisqu'elles soutiennent une doctrine reconnue fausse par la Cour suprême.

1. *Rec. sp.*, t. V, 1904-05, p. 249.
2. *Rec. sp.*, août 1907, p. 178.

L'expert doit donc se borner à évaluer, comme il le comprend, le préjudice souffert par le sujet, *sans dire qu'il réduit son évaluation à cause de la prédisposition*.

Appendicite.

Un ouvrier reçoit un choc sur la fosse iliaque droite ou fait un effort violent : il éprouve une douleur vive au point de Mac Burney; et une appendicite évolue, dont l'existence est vérifiée à l'intervention ou à l'autopsie. Quel rôle a joué l'accident?

Trois hypothèses viennent à l'esprit : 1° le traumatisme ou l'effort a-t-il provoqué une appendicite chez un homme sain? 2° l'accident a-t-il seulement amorcé une crise aiguë chez un appendiculaire latent? 3° enfin, troisième hypothèse, le traumatisme a-t-il simplement aggravé une appendicite qui avait déjà provoqué plusieurs crises?

L'un de nous a étudié cette question avec Anglada [1].

Après avoir recherché dans la littérature les cas publiés sous le titre d'appendicite traumatique, nous avons à l'aide des données expérimentales et cliniques actuellement admises interprété ces observations (20 crises d'appendicite survenues après un choc sur le ventre et 23 après un effort violent publiées par Neumann, Mlle Gordon, Delorme, Legueu, Guinard, Moty, Page, Mac Donald, Schottmuller et Southam). Voici comment il nous a paru que l'on devait comprendre le rôle pathogénique des traumatismes dans la pathogénie de l'appendicite. Tout d'abord, lorsqu'un appendice est sain, nous ne pensons pas qu'un choc puisse l'atteindre isolément pour produire une appendicite. La contusion abdominale peut s'accompagner ou non de rupture intestinale, mais on ne connaît pas d'exemple où elle ait déterminé une appendicite chez un individu sain.

1. Jeanbrau et Anglada, Traumatismes et appendicite, *Revue de Chirurgie*, juillet 1907. — Dabadie, Thèse de Bordeaux, 1906-07, n° 125. — Milan, Thèse de Paris, 1906-1907, n° 158. — Mᵐᵉ Waïntraoub, Thèse de Montpellier, 1907-1908, n° 98.

Rôle pathogénique du traumatisme et de l'effort sur un appendice malade.

L'appendice malade est en général augmenté de volume, fixé par des adhérences à l'intestin grêle, au cæcum, à l'épiploon. à la paroi postérieure de l'abdomen. Il en résulte deux conséquences au point de vue qui nous occupe : 1° l'appendice ne peut plus fuir devant l'agent contondant en se déplaçant autour de son insertion cæcale et de son méso; 2° un choc ou une pression violente sur la région iléo-cæcale ou même à distance peut entraîner la rupture d'adhérences qui limitent un foyer de péritonite enkystée ou protègent l'appendice contre une perforation imminente.

La position de l'appendice malade constitue également une condition favorable pour le rendre plus vulnérable à l'action d'une contusion même légère de la fosse iliaque droite : il arrive, en effet, quelquefois que l'appendice est placé derrière la paroi. encapuchonné seulement dans le grand épiploon lui-même enflammé et qu'on le sent très nettement par la palpation : on comprend que, dans les cas de ce genre, où l'appendice est sous-pariétal, un choc léger puisse le faire « éclater » s'il est en imminence de perforation ou même seulement si la folliculite suppurée a aminci sa paroi en certains points. La rupture d'adhérences doit être une éventualité encore plus vraisemblable.

Est-il nécessaire que le choc porte sur la région iléo-cæcale? Dans un cas de Delorme, le malade reçut un coup de pied de cheval dans la région ombilicale et mourut le surlendemain de péritonite généralisée, sans qu'une laparotomie ait permis de trouver de rupture intestinale. A l'autopsie, on découvrit une perforation de quatre ou cinq millimètres à la base de l'appendice; à cet endroit, la paroi est très amincie. L'appendice était épaissi, turgescent, replié derrière le cæcum. A l'intérieur, on trouva un calcul mou et friable.

L'observation de M. Delorme fournit la preuve qu'un choc abdominal violent, comme un coup de pied de cheval, même s'il n'a pas porté directement sur la région iléo-cæcale, peut déterminer la perforation d'un appendice déjà altéré et aminci par un abcès.

L'observation de M. Delorme nous amène à parler des appendicites calculeuses. Nous en avons réuni 24 cas, dont 12 après une contusion abdominale, et 12 après un effort. Neumann, Sonnenburg, Erdheim et Southam ont insisté sur le rôle des calculs dans l'appendicite « post-traumatique ». Si l'on avait démontré qu'un appendice sain pût contenir un calcul, l'existence de l'appendicite traumatique serait prouvée : car on conçoit parfaitement qu'un choc sur la fosse iliaque puisse contusionner la paroi de l'appendice sur le calcul et, par écrasement de sa muqueuse, ouvrir une porte d'entrée à la pénétration microbienne. Ce mécanisme pathogénique a été réalisé expérimentalement par Beaussenat, avec cette différence que cet auteur injectait dans l'appendice un centimètre cube de culture de coli-bacilles. Or il est admis actuellement que le calcul est « fonction de l'inflammation de l'appendice ». Il est le produit, comme le dit Mathieu, d'un « vice de sécrétion de la muqueuse appendiculaire enflammée ». Letulle et Weinberg ont conclu de leurs recherches histologiques si précises : « Le calcul est formé par l'apposition successive autour d'un noyau stercoral desséché de substances minérales dont l'origine doit être attribuée aux modifications sécrétoires de la muqueuse appendiculaire enflammée ».

Beaussenat a donné, ici encore, la preuve expérimentale que le calcul est secondaire à l'inflammation appendiculaire.

Certains auteurs admettaient encore, il y a quelques années, que le calcul pouvait être primitif, se former dans un appendice sain et constituer dans la suite un facteur d'appendicite. Neumann, en 1901, partait de ce principe, aujourd'hui reconnu inexact, dans son intéressante étude sur les rapports de l'appendicite avec les traumatismes. C'est ce qui explique cette conclusion de son travail : « L'appendicite traumatique est en général une appendicite calculeuse ; c'est donc une appendicite primitive ». Mais, dès l'année suivante, Erdheim a soutenu l'opinion contraire, qui est aujourd'hui classique.

Ce point étant résolu, comment un choc sur l'abdomen peut-il — non pas créer une appendicite — mais réveiller une appendicite calculeuse, ou la dévoiler si elle est demeurée latente ? Les considérations exposées au sujet des appendicites non calculeuses nous paraissent applicables. Plus l'appendice est volumineux, plus il est maintenu fixe par des adhérences, plus le choc ou l'effort trouvera des conditions favorables pour déterminer une lésion qui amorcera la crise appendiculaire. Il faut tenir compte aussi du volume, du nombre et de la consistance des calculs.

Deux mécanismes nous ont paru expliquer la plupart des faits que nous avons réunis : 1° l'éclatement ou la perforation de l'appendice distendu et à paroi amincie; 2° la contusion de l'appendice sur le calcul : d'où la production d'une ulcération de la muqueuse qui aboutit à la perforation secondaire.

Le premier mécanisme a été invoqué par Schottmuller pour les trois cas qu'il a observés : « Il s'était formé dans l'épaisseur même de l'appendice, dit Schottmuller, une sorte de tumeur ne donnant lieu à aucun phénomène réactionnel. Le traumatisme provoqua la perforation et l'issue dans la cavité péritonéale du contenu appendiculaire. » Southam a interprété de la même façon le rôle de l'accident.

Lorsque la personne victime de l'accident n'a jamais eu de crise appendiculaire et qu'elle n'a jamais souffert du bas-ventre, le second mécanisme nous paraît plus vraisemblable : l'appendice est beaucoup moins altéré, puisque son inflammation a pu demeurer absolument latente. La crise aiguë ne peut donc être due qu'à une érosion de la muqueuse malade sur le calcul : cette érosion a permis l'inoculation des agents infectieux dans la paroi appendiculaire. Cette inoculation accidentelle est absolument comparable à celle que réalisait expérimentalement Beaussenat, en froissant entre les doigts un appendice de lapin dans lequel il avait injecté une culture de coli-bacilles.

Quant à l'effort, il intervient peut-être par le mécanisme invoqué plus haut, à propos des appendicites non calculeuses : il agit en produisant des ruptures d'adhérences, ou même la déchirure de la paroi appendiculaire amincie et fixée à un organe voisin, épiploon, intestin, paroi abdominale postérieure.

Mais l'effort noté dans les observations varie d'intensité dans des proportions telles qu'il n'est pas besoin d'un autre argument pour n'accorder à ce facteur qu'un rôle purement occasionnel. Si les malades de Neumann ont fait un effort violent, l'un pour soulever « un quartier de veau de 190 livres », l'autre pour relever une lourde échelle, deux autres pour charger un sac de pommes de terre, il n'en a pas été de même pour les malades de Schottmuller (saut dans un exercice gymnastique), de Neumann (action de soulever un panier; longue course à bicyclette, et accès d'épilepsie chez un hernieux). Dans l'observation de Mlle Gordon, le malade avait fait seulement une chute sur le dos.

Au point de vue pathogénique, tous ces cas sont du même ordre : il s'agit d'appendicites calculeuses, **révélées, mais non causées**, tantôt par un effort, tantôt par une chute sur les pieds ou sur le dos, ou même seulement par les trépidations prolongées et la fatigue d'une longue course à bicyclette. Au point de vue purement pathogénique, qu'il s'agisse d'un effort violent ou d'une succession d'efforts légers ne mettant en jeu que l'élasticité normale des tissus, cela n'a aucune importance : mais nous verrons, à propos de l'interprétation médico-légale, que cette distinction est fondamentale. Car on ne peut considérer comme un « accident » le fait de subir des trépidations, de soulever un léger fardeau, de remuer une échelle. Mais nous allons voir d'abord comment on doit interpréter le rôle des accidents dans la pathogénie de l'appendicite, au point de vue clinique, avant d'en tirer des applications d'expertise médico-légale.

Interprétation clinique des cas de prétendues appendicites survenues après un accident[1].

Choc sur le ventre ou effort violent.

L'étude précédente nous a montré qu'un accident (choc ou pression sur le ventre, effort violent) *ne crée pas l'appendicite* chez un homme dont l'appendice est sain.

L'accident détermine seulement une poussée aiguë au cours d'une appendicite chronique souvent latente; il peut même déterminer une poussée aiguë avec perforation, péritonite et mort.

Les constatations, faites au cours de 32 opérations pour appendicites précédées d'accident et de 9 autopsies de malades ayant succombé sans intervention, ne permettent pas d'établir que l'appendice était sain avant l'accident; chez la plupart des malades, il paraissait plutôt être en imminence de perforation.

L'accident n'a donc joué qu'un rôle révélateur et aggravateur.

Sans qu'il soit besoin d'insister davantage, on peut donc résumer la question dans les propositions suivantes.

1° Chez un individu dont l'appendice est sain et ne contient pas de corps étranger, un choc sur le ventre ou un effort violent ne peuvent déterminer une appendicite, — sauf éventualité très rare, que l'opération ou l'autopsie faite *peu de jours* après l'accident peuvent seules vérifier. Nous n'avons pu en trouver aucun fait certain dans la littérature médicale française, allemande et anglaise.

2° Chez une personne ayant eu des crises d'appendicite ou chez un appendiculaire latent, un choc sur le ventre, même assez éloigné de la région cæcale, peut réveiller l'inflammation chronique, et déterminer une crise aiguë avec perforation de l'appendice et risque de mort.

3° Chez un appendiculaire (et on entend par ce terme une

1. Cette interprétation a été acceptée par la Société de Chirurgie devant laquelle M. Picqué a fait un rapport sur notre mémoire le 20 mars 1907.

personne atteinte d'appendicite chronique latente ou ayant eu des crises très nettes), un effort, même peu violent, une chute sur les pieds, ou l'ébranlement prolongé du corps, peuvent amener le même résultat en déchirant soit des adhérences, soit la paroi même de l'appendice prêt à se perforer.

4° Le délai *maximum*, qui permet d'accepter le rôle du traumatisme dans la crise d'appendicite, ne doit pas dépasser deux jours. Si les phénomènes douloureux et péritonitiques ne surviennent qu'après un silence symptomatique *complet* de 48 heures, nous pensons qu'on peut en général rejeter la responsabilité de l'accident.

5° Si le malade guérit spontanément de la crise provoquée par le traumatisme et s'il se produit d'autre crises dans la suite, celles-ci sont sous la dépendance exclusive de l'affection appendiculaire et ne peuvent être imputées au traumatisme.

Interprétation médico-légale au point de vue de la loi sur les accidents du travail[1].

L'interprétation pathogénique et clinique précédente nous permet de résumer ainsi les applications médico-légales au point de vue de la loi de 1898 sur les accidents du travail.

A. Si la crise d'appendicite déterminée par l'accident guérit sans opération, l'indemnité temporaire seule est due au blessé. Les phénomènes présentés dans la suite ne peuvent être attribués qu'à l'affection préexistante et ne peuvent pas être considérés comme une cause d'*incapacité permanente*. Le malade n'est donc pas en droit d'exiger une rente.

1. Cette interprétation, soumise à la Société de médecine légale de France par M. Picqué, le 8 juillet 1907, a soulevé une vive discussion d'où il ne nous a pas paru résulter des conclusions différentes des nôtres. MM. Vallon et Demange ont insisté sur la nécessité, pour l'expert, de répondre formellement si oui ou non le traumatisme a causé l'appendicite. M. Balthazard a très judicieusement répondu qu'il n'y a pas à se préoccuper de savoir si l'ouvrier a eu précédemment des crises d'appendicites. L'accident a-t-il provoqué la crise d'appendicite? Si l'expert conclut positivement, l'ouvrier ou ses ayants-droit doivent être indemnisés. Nous avions d'ailleurs sollicité l'avis de MM. Mourral et Sachet, et ce sont leurs conclusions que nous avons exposées à la Société de Médecine légale.

B. Si la crise d'appendicite déterminée par l'accident a nécessité une opération et que le malade soit guéri, l'indemnité temporaire seule est due au blessé. Un appendiculaire opéré, même après un traumatisme survenu au cours du travail qui a occasionné une crise aiguë, ne peut être considéré comme atteint d'une *incapacité permanente partielle*. Il est dans la situation d'un hernieux dont la hernie s'étrangle au cours du travail : l'accident n'est responsable que de l'étranglement.

Mais il y a cependant une différence avec la hernie : celle-ci est en général guérie définitivement après la cure radicale. L'opération a restitué à l'opéré son intégrité physique et professionnelle. Il ne peut en être de même lorsque l'appendicite, réveillée par l'accident, a été opérée « à chaud ». Le chirurgien est obligé de drainer, quelquefois même de laisser la fosse iliaque largement ouverte. Il en résulte une éventration qu'on devra supprimer par une opération ultérieure. Cette seconde intervention, purement réparatrice, ne comporte d'ailleurs d'autres dangers que ceux de l'anesthésie. Or on sait combien ceux-ci sont devenus rares à l'heure actuelle. Si le malade se soumet à cette seconde intervention, il récupère son aptitude physique antérieure, et il ne lui est pas dû autre chose que l'indemnité temporaire et les frais médicaux. S'il refuse de subir la cure radicale de son éventration, le médecin-expert le considérera comme atteint d'une incapacité permanente partielle de faible degré et évaluera cette incapacité à 6, 8 ou 10 p. 100 environ.

C. Si la mort est survenue et que la réalité d'une appendicite ait été vérifiée soit à l'opération, soit à l'autopsie, doit-on considérer que la mort a été la conséquence de l'accident et indemniser les parents, comme si le blessé avait succombé à une fracture du crâne ?

A notre avis, il faut distinguer deux cas : *a*. si la crise d'appendicite est survenue après un choc direct sur le ventre, le traumatisme nous paraît responsable de la mort, au point de vue de la loi de 1898, car le malade aurait pu demeurer longtemps encore sans présenter de crise, et la victime aurait même pu se faire opérer et guérir; *b*. mais, si la crise

d'appendicite est survenue après un effort ou un traumatisme qui n'a pas porté sur la fosse iliaque droite, il y a lieu
d'établir une distinction : 1° l'effort a été léger, normal peut-
on dire, et n'a pas dépassé ceux que l'ouvrier était accoutumé à faire au cours de son travail; dans ce cas, il n'y a
pas lieu de le considérer comme un *accident* assujetti à la
loi de 1898. Pour que l'appendicite se soit révélée après un
léger effort, il fallait que la perforation de l'organe fût imminente et pour ainsi dire inévitable : un effort de défécation
aurait pu déterminer le même résultat. Et nous avons vu que
des cas de ce genre ont été signalés (obs. de Page; obs. de
Mlle Gordon). Donc, comme le dit M. le Président Sachet,
dont on sait la compétence sur les questions d'accidents du
travail, l'effort qui ne revêt pas un caractère « traumatique »
ne peut être considéré comme responsable de l'appendicite.
*La relation de cause à effet doit être rejetée purement et
simplement.* Le malade n'a droit à aucune indemnité.

2° L'effort a été violent, anormal, extraordinaire, comme
celui qu'on fait pour soulever un fardeau très lourd, dans une
position défectueuse, pour éviter une chute sur un sol glissant,
pour résister à une brusque poussée vers un endroit dangereux, etc. Dans ces conditions, l'effort n'est pas un acte de
la vie professionnelle courante : il constitue un véritable
accident; et la lésion qu'il peut déterminer doit être considérée comme une affection d'origine traumatique. Donc, s'il
en résulte une crise appendiculaire, cette crise doit être inter-
prétée comme la conséquence de l'effort et les suites doivent
en être indemnisées comme si l'affection était primitive et
exclusivement sous la dépendance de l'effort. En cas de mort
de la victime, la rente sera due aux ayants-droit, comme si
le blessé était mort d'une fracture du crâne au cours du
travail. Il importe peu que le blessé ait eu auparavant des
crises d'appendicite et que l'effort ait seulement joué un
rôle révélateur et accélérateur. La jurisprudence, basée sur
de nombreux arrêts de la Cour de cassation, est formelle :
pour réparer les conséquences d'un accident du travail d'après
les principes de la loi de 1898, trois conditions seulement
doivent être réunies qui, pour le cas particulier, sont les

suivantes : 1° il faut qu'il y ait accident; 2° il faut qu'il y ait relation de cause à effet entre l'accident et la crise d'apppendicite; 3° il faut que l'effort traumatique se rattache lui-même au travail de la victime par un lien de cause à effet. Mais cette dernière condition est exclusivement du domaine juridique et n'intéresse pas les médecins-experts.

Traumatismes des reins.

La contusion rénale a des destinées diverses. Peu intense, comme celle qui résulte d'un coup de pied reçu à la volée, le blessé ayant été projeté en avant, elle donne lieu à des phénomènes de choc passager, une hématurie plus ou moins persistante, de l'albuminurie transitoire. La guérison survient en général complète au bout de quelques semaines ou de quelques mois. Mais un traumatisme violent reçu par un individu étendu sur le sol (écrasement par roue de voiture) ou appuyé contre un mur, détermine des lésions si graves que la mort survient par hémorragie si l'on n'est pas intervenu chirurgicalement dans les heures suivantes.

Les statistiques, faites de cas d'origines diverses, ne peuvent donner une idée exacte de la fréquence proportionnelle des différentes éventualités. Frank [1] a dans ce but groupé tous les faits observés de 1890 à 1907 à la clinique de Körte, de Berlin. Et son étude est fort instructive.

Elle porte sur 39 observations : 9 fois il s'agissait de lésions rénales compliquées d'autres accidents graves (fractures du crâne, du rachis, du bassin, ruptures viscérales); 30 fois de ruptures isolées du rein. Les blessés étaient presque tous des hommes. Sur ces 39 cas, on intervint seulement 5 fois : dans deux cas où l'on avait pensé à tort à une rupture vésicale, une fois pour péritonite consécutive à l'écrasement du rein droit et du foie, deux fois pour des phlegmons urineux consécutifs. Chez les 34 autres blessés, on se borna au traitement symptomatique : immobilité, glace, excitants au début, injections de morphine, d'ergo-

---

1. Frank, Des traumatismes sous-cutanés des reins, *Arch. f. klin. Chir.*, 1907, 2.

tine, d'adrénaline ou de gélatine lors des hémorragies graves
ou tenaces ; pas de ponction de la tumeur périnéphrétique.
autant que possible pas de cathétérisme. Et voici les résultats : sur 39 cas, 33 guérisons, soit 84.6 p. 100 et 6 morts.
Encore 5 de ces 6 morts portent-elles sur les cas compliqués,
puisque sur les 30 blessés atteints de rupture rénale isolée,
29 guérirent.

Frank a pu avoir des renseignements sur 24 des 33 blessés
guéris : l'un d'eux est mort rapidement des suites d'une
fracture concomitante du rachis; les 23 autres sont bien
portants et aptes au travail ; on a constaté seulement. chez
plusieurs d'entre eux, de petites infiltrations dures de la
région rénale. qui de temps en temps deviennent douloureuses. Trois seulement ont reçu une rente correspondant à
une incapacité permanente de 33 p. 100.

Lorsque la contusion rénale ne guérit pas complètement,
elle peut se compliquer : 1° de pyélo-néphrite ; 2° de péri-
néphrite suppurée ; 3° d'hydronéphrose due à l'obstruction
de l'uretère par un caillot, une coudure. un rétrécissement
ou une compression de l'uretère : 4° de kystes paranéphrétiques ; 5° de néphrite.

La loi de 1898 ne permettant pas de tenir compte des
états antérieurs, l'expert n'aura pas à se préoccuper de
savoir si le rein blessé était sain ou non avant l'accident. Il
suffira de prouver la succession chronologique des faits,
pour conclure à l'origine traumatique de l'affection. Mais
il sera bon d'attendre un certain temps. six mois ou un an
dans certains cas, avant de conclure définitivement.

Dans un cas soumis au tribunal de la Seine le 1ᵉʳ décembre 1903, MM. Brouardel, Paul Reclus et Socquet furent
commis experts pour préciser s'il y avait corrélation entre un
plegmon diffus suite de contusion de l'épaule et la mort du
blessé, atteint de pyélo-néphrite, survenue douze jours après
l'accident. Les experts conclurent ainsi :

---

1. On trouvera une excellente étude de l'hydronéphrose et des kystes
paranéphrétiques traumatiques dans le travail de Paul Delbet, *Rev. de
chir.*, juillet et août 1903. — Voir aussi Jullien, *Hématonéphrose traumatique*, Th. de Paris, 1903-1904, n° 534, Jouve. éditeur.

« Incontestablement il y a corrélation entre l'accident du 20 février 1905 et le décès survenu le 4 mars dernier. Sans le traumatisme, il est probable que Robert aurait pu continuer à travailler comme il le faisait les années précédentes et pendant un temps dont nous ne pouvons préciser la durée; d'autre part, cet homme était atteint d'une affection grave du rein droit qui évoluait d'une façon latente, mais qui constituait un danger, car elle pouvait par elle-même compromettre la vie du malade et rendait nécessairement plus graves toutes les affections médicales ou chirurgicales qui pouvaient intervenir. En résumé, sans son traumatisme du 20 février, il est probable que le malade aurait pu vivre encore, mais sans lésion rénale il ne fût pas mort de son traumatisme [1]. »

Le tribunal, se basant sur ces conclusions, déclara qu'il y avait corrélation entre l'accident et le décès du blessé et accorda à la veuve la rente prévue par la loi.

Comment évaluer l'incapacité permanente résultant d'une pyélo-néphrite d'origine traumatique? Il est bien difficile d'établir une moyenne, parce que la gravité de l'affection est fonction des complications — pyonéphrose, abcès périnéphrétique — qui peuvent ne jamais survenir. Mais on peut donner, nous semble-t-il, comme chiffre minimum, 60 ou 70 p. 100.

Néphrite traumatique.

Une contusion sur la région lombaire peut-elle amorcer une néphrite? Le mal de Bright traumatique existe-t-il? Cette question étudiée par Stern n'est pas résolue. M. Thoinot [1] a cependant réuni trois cas où un traumatisme fut suivi de symptômes de néphrite diffuse subaiguë (cas d'Alapy, 1892; cas de Boissard, 1882; cas de Potain). En mars 1906, à la Société de médecine interne de Berlin, Posner et Furbringer ont déclaré n'avoir observé aucun cas certain de néphrite traumatique.

On comprend la difficulté qu'il y aurait — même s'il était démontré qu'un choc lombaire pût créer une néphrite médicale — à affirmer le rôle joué par l'accident. Le blessé

---

1. *Rec. sp.*, t. VI, 1905-1906, p. 316.

n'était-il pas albuminurique auparavant? Mais la jurisprudence actuelle nous simplifie singulièrement le problème, puisqu'elle ne nous demande pas de savoir si l'accident a été la cause première et déterminante de l'affection. En pratique, voici donc comment on pourra poser des conclusions : soit un ouvrier, en bonne santé apparente et gagnant son plein salaire. Il reçoit un choc sur la région lombaire. Hématurie de courte durée qui prouve une lésion rénale, puis cylindrurie et albuminurie. Si cette dernière persiste pendant quelques mois, on la considérera comme secondaire à l'accident. Et suivant sa tendance à augmenter sous l'influence du travail, ou suivant qu'elle demeurera stationnaire, on évaluera l'incapacité permanente : par exemple à 60 p. 100 dans le premier cas, à 20 ou 30 dans le second. Ce ne sont là que des chiffres approximatifs, bien entendu, et nous ne les proposons que comme indication.

Le 4 mai 1900, le tribunal du Mans[1] eut à trancher le cas suivant : un ouvrier fait un phlegmon de la main après une plaie légère. Le patron refuse de payer 300 francs d'indemnité temporaire, sous prétexte que la longueur de la maladie avait été causée par une maladie préexistante. Le tribunal autorisa le patron à prouver : 1° que l'ouvrier était albuminurique à la date de son accident; 2° que cet état pathologique avait eu pour sa blessure les conséquences dont il se plaint et pour lesquelles il réclame 300 francs; 3° que l'accident ne pouvait nécessiter qu'un repos et un traitement de quelques jours chez un blessé non albuminurique.

Néphroptose traumatique.

Les notions précises que l'anatomie pathologique nous a fournies ces dernières années sur le rein mobile ont modifié la conception que l'on se faisait sur l'étiologie de cette affection. M. Tuffier écrivait en 1899[2] : « Les traumatismes de la région lombaire et les chutes sur le siège ou sur les pieds sont des causes actives indéniables du rein

1. *Rec. sp*, novembre 1900, p. 202.
2. Tuffier, *Traité de chirurgie de Duplay et Reclus*, t. VII, p. 372.

mobile », et citait un cas à l'appui de cette thèse. M. Legueu [1] écrit en 1906 : « Le rein mobile est toujours spontané, même quand il paraît traumatique..... Il n'y a pas de rein mobile par effort. L'effort ne fait que rendre apparente une mobilité qui restait jusqu'alors latente : et quand bien même — ce qui est très vraisemblable — l'effort augmenterait, achèverait de rendre mobile un rein qui ne l'était pas encore au même degré, je ne crois pas qu'on pourrait invoquer ici la causalité de l'effort, car la mobilité était depuis longtemps préparée par les lésions profondes, internes, cachées, qui préexistent à son apparition. » Ces deux opinions extrêmes paraissent inconciliables. En réalité, elles ne le sont pas, puisque le seul cas observé par M. Tuffier, auquel nous faisions allusion, concerne un jeune homme de quinze ans chez qui, au cours de la néphropexie, notre collègue trouva un rein augmenté de volume qu'il considéra comme un rein unique. Et la conclusion de M. Tuffier sur ce cas est d'accord avec l'interprétation de M. Legueu : « Il est certain que, là encore, il y avait une cause probablement anatomique qui facilitait le déplacement rénal ».

Mais ici encore il n'y aura pas lieu de rechercher s'il y avait ou non prédisposition. L'effort ou le traumatisme, survenu au cours du travail, ont-ils réellement exercé une action sur le rein pour accentuer son déplacement? Si oui, le sujet doit être indemnisé. On conçoit que ce sera surtout dans les rapports d'enquête et les constatations médicales faites après l'accident que l'expert trouvera les éléments d'interprétation du cas. Il faudra prouver : 1° que l'effort s'est accompagné de douleur vive dans la région rénale ou que le traumatisme a porté sur la région rénale ; 2° que le rein a été douloureux dans les heures qui ont suivi l'accident.

Le Tribunal de Bordeaux a rejeté, le 7 janvier 1901, la demande d'un ouvrier atteint de néphroptose survenue après un effort nécessité par le travail normal : « Attendu, dit le jugement, que le mot accident, quelque extension

---

1. Legueu, Le rein mobile, *Les Actualités médicales*, 1906, Baillière, éditeur.

qu'un sentiment de bienveillance pour les ouvriers puisse porter à lui donner, ne saurait s'entendre de la conséquence d'un effort normal qui est le simple exercice d'une profession d'ailleurs sans dangers. »

Les traumatismes des testicules.

Nous étudierons séparément : *a*. l'orchite dite traumatique; *b*. l'orchite dite par effort.

a. La contusion des testicules et l'orchite dite traumatique.

Un individu reçoit un choc sur son testicule droit appliqué contre la cuisse par le caleçon et le pantalon. Ainsi fixée, la glande supporte presque tout le choc. Il en résulte une douleur très vive, pouvant entraîner une syncope, avec endolorissement persistant irradié par le cordon jusque dans l'abdomen, un gonflement rapide des bourses et du testicule frappé, une ecchymose qui apparaît au bout de quelques heures et disparaît lentement. Pas de suppuration, pas de fièvre, résolution complète en quelques semaines, avec retour de l'épididyme et du testicule à leur forme, leur consistance, leur volume normaux. Quelquefois, atrophie du testicule, qui, après plusieurs mois, est réduit à l'état d'un grain de raisin flétri ou d'un petit écheveau de fil sans consistance. L'atrophie survient plus particulièrement lorsque le malade a eu les oreillons [1] ou lorsque les deux testicules ont été contusionnés.

Tel nous paraît être l'évolution de la contusion du testicule, improprement appelée « orchite traumatique ». Comment admettre qu'un choc — sans plaie des téguments et par conséquent sans porte d'entrée pour l'infection — puisse

---

1. Groussin, Atrophie des deux testicules après violente contusion, *Annales de Guyon*, 1905, p. 1027. — Achard et Demanche, *Soc. méd. des hôpitaux*, 21 déc. 1906. — Julliard, Les épididymo-orchites et leurs relations avec les accidents du travail, *Rev. Suisse des Accidents du Travail*, juillet et octobre 1907.

déterminer une orchite dans un testicule sain, chez un individu dont les voies génitales sont indemnes d'infection? S'il survient des phénomènes d'inflammation, de l'orchi-épididymite proprement dite, c'est donc que le choc a porté sur un organe antérieurement infecté (noyau ancien d'épididymite gonococcique, tuberculeuse, par cathétérisme septique), ou bien que le malade était atteint d'urétrite postérieure, de prostatite chroniques. Dans ce dernier cas, le foyer traumatique (hématome intra et péritesticulaire, intra et périvaginal) s'est infecté secondairement soit par la voie déférentielle, soit par la voie lymphatique. Dans la première éventualité, il n'y a eu qu'un réveil, une poussée aiguë dans un foyer chronique.

Distinctions subtiles, d'ordre purement pathogénique et par conséquent d'intérêt théorique, dira-t-on? Peut-être, avant la loi de 1898. Aujourd'hui, distinctions nécessaires, puisqu'il y a des litiges pécuniaires en perspective. Car il serait injuste et contraire à l'intérêt même des ouvriers d'accorder une rente viagère à un sujet atteint d'épididymite blennorrhagique ancienne qu'un choc aurait pendant quelques jours rendue douloureuse et qui repasserait ensuite à l'état chronique, sans jamais guérir.

En 1907, une courte discussion s'est élevée sur l' « *orchite traumatique* » à la Société de chirurgie. Seul, M. Felizet a défendu cette affection dont il a vu plusieurs exemples à la salle d'armes, chez des escrimeurs dont le testicule avait été touché par le fleuret. Mais Routier, Delorme et Tuffier ont fait observer — en se basant sur leur propre observation et sur les expériences bien connues de Monod et Terrillon — que la contusion simple ne crée par l'orchite. Si on interroge des malades sincères, si on les examine avec soin, on trouve que ceux qui ont eu réellement, après une contusion du testicule, des phénomènes inflammatoires (fièvre, rougeur du scrotum, vaginalite, déférentite, induration et gonflement énorme de l'épididyme) avaient une lésion chronique et plus ou moins latente : il s'agit d'une orchi-épididymite réveillée, « acutée », comme le dit Delorme, par le traumatisme. Tantôt le malade n'avait qu'un petit noyau d'origine gonococcique. dans la queue de l'épididyme, tantôt il avait un tubercule latent. Toujours si l'on examine soigneusement l'urètre et la prostate, on trouve une vieille infection. Malheureusement celle-ci ne peut guère être, dans certains cas, prise sur le fait que par un spécialiste, après examen microscopique du liquide urétral et prostatique, et des filaments de l'urine du premier jet.

Donc, il ne faut pas confondre la contusion testiculaire quelquefois suivie d'atrophie de la glande, avec les poussées aiguës déterminées par un choc chez un individu en puissance d'épididymite chronique ou même simplement d'urétro-prostatite chronique.

La contusion du testicule suivie d'atrophie doit être indemnisée à notre avis comme la perte d'un testicule par castration après une période d'incapacité temporaire (voy.. pour l'évaluation de la perte d'un testicule, page 466).

La poussée aiguë provoquée par le trauma légitime le paiement du demi salaire jusqu'au jour où l'épididymite, redevenue indolore, permet la reprise du travail. A ce moment, le sujet doit être considéré comme guéri, puisqu'il se trouve exactement dans l'état où il était avant l'accident.

b. L'orchite dite par effort.

On admettait, il y a peu de temps encore, que le crémaster pouvait, en se contractant, élever brusquement le testicule et le frapper contre le pubis : première variété d'« orchite par effort ». On croyait également à la réalité d'une deuxième variété d'« orchite par effort », due à l'étranglement du cordon à sa sortie du canal inguinal, par la contraction des muscles de la paroi abdominale. Comme le dit Sebileau[1] dans un intéressant article critique, ces conceptions sont en opposition avec les données actuelles sur l'inflammation et repose sur une anatomie par trop conventionnelle. Et nous pensons avec Sebileau que, sous le nom

1. Sebileau, article ORCHITES in *Traité de chirurgie* de Le Dentu et Delbet, tome X, p. 78. — Remy, *Rec. sp.*, août 1903, p. 187.

d'orchite par effort, on a confondu : des orchites tuberculeuses à marche aiguë; des orchites d'origine urétrale; des torsions du cordon spermatique avec phénomènes d'étranglement testiculaire; des hématomes du cordon par rupture d'une veine de varicocèle; et même, dit M. Remy, des orchites ourliennes, syphilitiques et des cancers du testicule. Nous n'avons pas trouvé de cas publiés d'orchite par effort absolument indiscutables [1]. Tous ceux dont l'examen anatomique n'a pas été fait sont sujets à caution.

Voici un fait, publié par Le Meignen [2], qui le prouve d'une manière décisive. « Un ouvrier chargé d'un sac de 120 kilogrammes fait un violent effort pour se redresser et ne pas tomber en avant. Il ressent pendant l'effort une douleur violente dans les bourses. Le médecin appelé constate un testicule gros, douloureux et fait le diagnostic d' « orchite par effort ». Trois semaines après, le blessé entre à l'Hôtel-Dieu de Nantes avec le diagnostic d'hématocèle probable. L'intervention permit de reconnaître qu'il s'agissait d'un néoplasme dans lequel on retrouva la trace de l'hémorragie produite au moment de l'effort. L'examen histologique montra que ce néoplasme était un épithélioma renfermant des noyaux calcifiés, donc déjà ancien. »

L'effort avait donc simplement révélé une tumeur latente.

Dans un cas qui nous a été communiqué par le Dr Moulis (de Montpellier) un boulanger ressentit, en tournant la manivelle d'une broyeuse, une violente douleur dans l'aine et le testicule droits.

Le malade interrompit son travail et, le lendemain, le Dr Moulis constata l'existence d'une volumineuse orchi-épididymite droite avec funiculite. Mais il soupçonna la légitimité de cette « orchite par effort ». Et, en pressant le malade de questions, il obtint l'aveu que celui-ci avait eu, huit ans avant, une blennorrhagie avec épididymite droite dont il n'était pas complètement guéri. Il s'agissait donc d'une poussée aiguë au cours d'une épididymite chronique

---

1. Le Meignen, *Rec. sp.*, juillet 1903, p. 146.
2. Crès, *La prétendue orchite par effort devant la loi sur les accidents du travail*, Thèse de Montpellier, 1903-04, n° 73.

ancienne. Le travail en était-il la cause occasionnelle? Peut être, malgré qu'on voit tous les jours des poussées aiguës survenir sans cause appréciable chez des individus porteurs d'un noyau épididymaire d'origine blennorrhagique. En tout cas, il n'y avait pas eu accident du travail, puisque l'ouvrier était occupé à tourner la manivelle d'une machine ne nécessitant aucun effort sérieux.

On se gardera donc de porter le diagnostic d' « orchite par effort » et, dans tous les cas, on procédera à un examen métho dique et soigneux du blessé (examen de l'urètre, de la prostate, du testicule opposé, recherche de la goutte matutinale, des filaments dans les urines, de signes de tuberculose, etc.).

Dans un cas comme celui de Le Meignen, le malade a-t-il droit au demi-salaire d'abord, à une indemnité ensuite? Sans aucun doute, le demi-salaire et les frais de maladie sont à la charge du patron, puisque sans l'effort la tumeur aurait pu rester latente quelque temps encore. Mais la castration a été faite pour la tumeur et l'accident n'a fait qu'en révéler l'indication. L'accident a donc été plutôt heureux pour l'ouvrier, puisqu'il a permis de le débarrasser d'un néoplasme qu'il ignorait. — Même en cas de castrastion double, il n'y a donc pas lieu à indemnité.

Dans le cas d'orchi épididymite blennorrhagique ou tuberculeuse réveillée ou révélée par un effort violent (ce dernier prouvé par les rapports d'enquête), comment doit conclure l'expert? A notre avis, il peut admettre que l'effort a joué un rôle occasionnel dans la poussée aiguë survenue au cours d'une affection chronique. Le sujet se trouvera donc en état d'incapacité temporaire et aura droit à l'indemnité journa lière, jusqu'au jour où les phénomènes aigus auront disparu. A partir du moment ou l'affection est redevenue chronique, on peut considérer le malade comme guéri, en ce qui concerne ses droits aux indemnités prévues par la loi de 1898.

Affections gynécologiques.

En Allemagne, quelques cas de prolapsus génital et de déviations utérines ont donné lieu à des litiges.

Rétroversion utérine.

Une femme glisse dans un escalier : elle se rejette brusquement en arrière en voulant se retenir, et tombe sur le siège. Coliques et hémorrhagie par le vagin. Après quelques jours de repos, cette femme reprend son travail, mais elle accuse une pesanteur dans le bas-ventre, des douleurs dans la région sacrée ; par moment, elle a des vomissements.

Le Pr Thiem constate une rétroversion utérine qu'il attribue à la chute et il estime à 20 p. 100 le préjudice causé [1].

Il faudrait évidemment, pour conclure à la filiation des faits : 1° avoir la preuve que la rétroversion n'existait pas avant l'accident ; 2° avoir constaté l'origine de l'hémorrhagie et l'état de l'utérus dans les heures qui ont suivi l'accident.

Prolapsus génital.

Le Pr Thiem a publié également un de ses rapports sur un cas de prolapsus génital attribué à un accident. Il s'agissait d'une femme ayant fait une chute sur le siège. Thiem déclara d'abord qu'une simple chute sur le siège ne peut occasionner le prolapsus du vagin et de la matrice. De plus, dans le cas qui lui était soumis, une large déchirure du périnée d'origine puerpérale prouvait qu'il s'agissait d'un prolapsus de faiblesse [2].

Sur 400 cas de prolapsus utérin soignés à la clinique du Dr Winter, à Kœnigsberg, Hammerschlag a trouvé 58 malades qui rattachaient leur infirmité à un accident. Mais cette statistique paraît sans grande valeur, puisque l'auteur ajoute que, 17 fois seulement sur 58, l'utérus s'était abaissé tout d'abord et avait entraîné ensuite le vagin. On sait en effet que le prolapsus de faiblesse, celui que l'on observe chez les femmes dont le périnée a été déchiré au cours de l'accouchement, est caractérisé par la chute du vagin

1. Thiem, *Monat. f. Unfall.*, 1903, n° 8.
2. Thiem, *Eodem loco.*

qui a entraîné secondairement la descente de la matrice (colpocèles postérieure et antérieure, puis prolapsus utérin).

Hammerschlag[1] classe en trois groupes les prolapsus au point de vue de la loi sur les accidents :

1° L'utérus s'est abaissé tout d'abord, puis entraîne le vagin.

La partie inférieure du vagin reste en place, le périnée est intact et l'entrée du vagin étroite. Il est à peu près indispensable, pour qu'un effort ait assez de prise sur l'utérus, pour le déplacer vers la vulve, que l'organe soit déjà en rétroversion ;

2° La chute du vagin a précédé l'abaissement de l'utérus et l'entraîne au bout d'un temps plus ou moins long.

Dans ce cas la tonicité vaginale est abolie et le plancher périnéal fait presque toujours défaut ;

3° Dans un dernier groupe, il range le prolapsus total faisant une forte saillie à l'extérieur.

Voici, d'après l'auteur, les faits qu'il faut prendre en considération dans le jugement à formuler.

a. La forme du prolapsus : Est-il primaire? Les parois vaginales sont-elles descendues au même niveau?

b. Anamnèse du prolapsus : Grossesses, accouchements.

c. Les données fournies par l'examen local concordent-elles avec la date de l'accident?

d. La gravité de l'accident.

e. Y a-t-il eu incapacité complète du travail après l'accident et quels symptômes subjectifs la malade a-t-elle accusés?

Hammerschlag est d'avis qu'il faut accorder l'indemnité aux malades rentrant dans le premier groupe. Pour le second groupe il convient d'examiner jusqu'à quel point l'accident a aggravé l'infirmité, quelle incapacité de travail en est résultée et d'accorder une indemnité en rapport. Quant aux cas du dernier groupe il faut les éliminer totalement, l'affection telle qu'elle se présente n'ayant plus aucun rapport avec le traumatisme.

1. Hammerschlag, Du rôle du traumatisme dans l'étiologie du prolapsus génital, *Monatsschrift f. Unfall.*, 1902, II.

Les encéphalopathies et les myélopathies d'origine traumatique.

Les lésions des méninges, du cerveau et de la moelle consécutives aux fractures du crâne et du rachis n'entrent pas dans notre sujet : elles sont d'ailleurs bien connues. Il en est de même pour l'hématomyélie [1], qui constitue la lésion primitive la plus fréquente consécutive aux traumatismes rachidiens et se traduit par des phénomènes bien décrits dans les classiques.

Après une courte étude des rapports de l'hémorragie cérébrale avec les accidents du travail, nous nous bornerons à étudier les conséquences éloignées de certaines lésions des nerfs et de certains traumatismes médullaires, telles que les névrites ascendantes, la syringomyélie qui peut leur succéder et celle qui suit une hématomyélie, le tabes, la maladie de Parkinson, enfin et avec quelques détails les névroses traumatiques.

En réalité, le traumatisme crânien ou rachidien, surtout l'ébranlement qui aboutit à la commotion, à la « concussion » du système nerveux, suivant l'expression des auteurs anglais, sans lésions apparentes des méninges, du crâne, ni du rachis, joue un rôle assez important en neuropathologie; il est quelquefois responsable dans des affections qui paraissent purement infectieuses ou toxiques. C'est ainsi que MM. Mairet et Vires [2] ont fourni la preuve, par des faits cliniques, que certaines paralysies générales pouvaient être amorcées par des traumatismes, en dehors de toute syphilis.

---

1. Lisez, pour la pathogénie des suites éloignées de l'hématomyélie, *La Syringomyélie traumatique*, p. 108.

2. Mairet et Vires, *De la paralysie générale, étiologie, pathogénie, traitement*, 1898. — La paralysie générale traumatique est étudiée dans les ouvrages déjà cités de Thoinot et Vibert. — Voir également la communication de M. Brissaud au *Congrès des médecins aliénistes et neurologistes de Lille*, en 1906, et la discussion qui l'a suivie. De cette discussion (Raymond, Ballet, Régis, Vallon, Briand) on peut conclure que, dans la généralité des cas, la lésion des centres nerveux préexistait au traumatisme. — Levert, Paralysie générale traumatique, *La Clinique*, 28 juin 1907. — Ribierre, Trauma et P. G., *Ann. d'hyg. et de méd. légale*, juin 1907.

Mais la grande difficulté pour le médecin expert ne réside pas seulement dans le fait d'apprécier quelle part revient à l'accident dans une maladie nerveuse apparue à sa suite : elle tient surtout à la difficulté de préciser si les troubles psychiques, viscéraux, sensitifs et moteurs apparus après un traumatisme sont symptomatiques d'une lésion organique ou seulement d'une névrose (c'est-à-dire d'une perturbation dynamique du système nerveux). Le tableau clinique d'une lésion organique post-traumatique est parfois simulé par une hystéro-neurasthénie accidentelle avec une telle exactitude, et réciproquement, que le diagnostic, le pronostic et par suite l'appréciation du dommage causé au blessé, nécessaire pour l'indemniser, sont extrêmement malaisés.

Dans les accidents de chemins de fer, les chutes d'un lieu élevé, les éboulements, etc., le corps est violemment ébranlé et contusionné. L'ébranlement peut ne s'accompagner d'aucune contusion directe; il peut même être localisé à la tête lorsque, par exemple, dans une collision de trains ou un déraillement, l'arrêt et le recul brusques du wagon secouent violemment la tête comme un battant de cloche. Ces accidents, même lorsqu'ils ne sont pas suivis, dans les jours ou les semaines suivantes, de symptômes de lésions encéphalo-médullaires, sont bientôt l'origine de troubles variés, portant sur toutes les fonctions, en particulier les fonctions psychiques et les organes des sens. Leur persistance retentit sur l'organisme qui subit une déchéance progressive absolument comparable à celle que l'on observe dans la période avancée des maladies systématisées du système nerveux. Or, les travaux d'Erichsen, de Herber W. Page (dont le mémoire est basé sur 234 observations), Oppenheim, Thomsen, Strümpell, Charcot et ses élèves, Vibert, Blum, etc., ont permis d'établir que ces blessés pouvaient se grouper en deux catégories : dans la première, rentrent tous ceux qui, après une période de shock plus ou moins longue, présentent des troubles de gravité progressive, aboutissant à l'incurabilité et à la mort. La seconde comprend les malades qui, après une période variant de quelques mois à plusieurs années, s'améliorent un jour spontanément — mais le plus souvent après avoir touché une indemnité pécuniaire qu'ils réclamaient — et guérissent complètement ou à peu près. Chez les premiers, le traumatisme a certainement déterminé des lésions, minimes mais disséminées, dans l'axe encéphalo-médullaire ; elles ne sont pas visibles à l'œil nu, car les autopsies de blessés morts en état de shock ont été plusieurs fois négatives ; mais comme le professeur Erb l'a supposé le premier, elles peuvent amorcer des lésions dégénératives à échéance plus ou moins lointaine. Ces altérations secondaires, disséminées et superficielles, ajoutées à la pachyméningite, fréquemment retrouvée dans les autopsies, expliquent parfaitement les troubles fixes et progressifs des diverses fonctions — psychiques, sensorielles, viscérales, sensitives et motrices — qui aboutissent quelquefois à la vésanie, et finalement à la mort.

Chez les seconds — ceux qui guérissent un jour complètement ou à peu près — il n'y a pas eu de lésions du système nerveux : en tout cas, s'il s'en est produit, elles se sont spontanément réparées. Le plus souvent, il y a eu simplement commotion de la moelle et du cerveau avec inhibition consécutive, et c'est le trouble de leurs fonctions qui s'est installé et a persisté, à la faveur du choc moral occasionné par la peur, l'angoisse, la sensation d'une mort prochaine. Ces malades sont atteints de ce que les auteurs allemands ont appelé la « *névrose traumatique* », dénomination d'abord générale dans laquelle on faisait rentrer jusqu'à ces derniers temps les deux groupes de malades que nous venons de séparer, parce que, chez tous ces patients, l'affection était survenue après un accident, et qu'elle était caractérisée uniquement par des phénomènes nerveux.

À l'heure actuelle la distinction est faite, au moins en pathologie : les névroses traumatiques ne sont autre chose que les névroses vulgaires — hystérie, neurasthénie, hystéro-neurasthénie — provoquées ou démasquées par un accident. Elles ne constituent pas des affections spéciales : leur étiologie seule justifie cette dénomination.

Nous avons jugé nécessaire d'établir dès maintenant cette

distinction pour montrer avec quelle attention le médecin expert devra examiner et suivre les malades afin de ne pas confondre une maladie organique du système nerveux avec une névrose et pour justifier l'étude que nous avons tentée des névroses traumatiques [1].

Hémorragie cérébrale [2].

Il est certain qu'un traumatisme sur la tête peut déterminer une hémorragie cérébrale chez les vieillards prédisposés par l'artério sclérose, l'alcoolisme, la syphilis. Il est également établi qu'un effort violent, ou plus rarement le travail dans une position pénible (la tête et le corps penchés en avant, la tête en bas), dans une atmosphère sujette à de brusques changements de température, peuvent favoriser l'apoplexie chez des individus également prédisposés.

Deux cas sont à distinguer, au point de vue médico légal : 1° la mort est survenue rapidement ou tardivement après l'apoplexie; 2° le sinistré a survécu, avec une hémiplégie.

Le médecin sera appelé à préciser : *a*. si le traumatisme reçu par l'ouvrier ou le genre de travail auquel il se livrait est un facteur certain d'hémorragie cérébrale; *b*. les rôles respectifs de la prédisposition et de l'accident.

1° *Quand la mort est survenue*, seule l'autopsie permet d'affirmer qu'il y a eu hémorragie intra-crânienne, son siège (méningée ou cérébrale), l'existence ou l'absence d'anévrismes miliaires. Tout diagnostic qui ne repose pas sur l'autopsie est sujet à caution.

Le rapport de cause à effet entre l'accident et la mort ne peut guère être précisé que dans le cas de mort rapide suivie d'autopsie complète (cerveau, poumons, cœur, reins).

---

1. Pour les rapports des traumatismes avec l'aliénation mentale et les psychoses traumatiques, voir Thoinot, *Les affections médicales d'origine traumatique*, p. 495 et suiv.; Vibert, *loc. cit.*; Ollive et Le Meignen et l'excellente thèse, inspirée par M. Picqué, de Viollet, Paris, 1904-1905, n° 185, Masson, éditeur.

2. Voir Thoinot, *loc. cit.*, p. 367, et Vibert, *Accidents du travail*, p. 454 à 482. — Pour l'hémiplégie traumatique, voir l'excellente thèse de Martial, Paris, 1900-1901, n° 25, Masson, éditeur.

Les difficultés sont autrement graves, lorsque l'apoplexie survient tardivement, plusieurs mois après un traumatisme sur la tête, par exemple. Cependant l'existence d'une fissure crânienne, d'une plaque de méningite adhérente à l'écorce cérébrale, constitueront des « stigmates » importants en faveur du rôle étiologique du traumatisme.

Le siège de l'artère déchirée a-t-il une importance diagnostique ? On sait que, dans l'apoplexie spontanée, c'est une des artères lenticulo-striées qui rampe à la surface du noyau lenticulaire, qui est ordinairement le siège de la rupture : d'où son nom d'artère de l'hémorragie cérébrale. Peut-on, quand l'hémorragie s'est faite à la surface des hémisphères ou dans l'intérieur des ventricules, en déduire qu'elle est d'origine traumatique ? Les recherches de Fürbringer ont montré que cette notion de siège n'avait pas de valeur absolue [1].

2° *Lorsque l'hémorragie n'a pas entraîné la mort*, deux cas sont à distinguer : *a*. l'hémiplégie a suivi l'accident immédiatement ou peu d'heures après; *b*. l'apoplexie est survenue tardivement, plusieurs semaines ou plusieurs mois après un traumatisme crânien. La *première éventualité* soulève une question préalable, fort difficile à préciser quelquefois : l'ictus apoplectique a-t-il été cause ou conséquence de l'accident ? Voici un cas de notre pratique : un homme d'équipe de trente-six ans, debout sur une locomotive qui manœuvrait en gare de Carcassonne, tombe à terre sur le côté gauche; dans sa chute, sa tête ne touche pas le sol. Il essaie de se relever, mais il perd l'équilibre et se contusionne légèrement à la tête, du côté droit, en retombant sur le sol. Des camarades le replacent debout et l'aident à marcher pour rentrer chez lui. La marche est difficile : il traîne les jambes et ne peut remuer le bras gauche; le lendemain son bras et sa jambe gauches sont paralysés et raides. Il y a hémicontracture gauche. Entré à l'hôpital surburbain, le Prof. Grasset porte le diagnostic d'hémiplégie organique — après avoir éliminé l'hypothèse d'une hémiplégie hystérique

1. *Sem. méd.*, 1902, p. 401.

que la précocité de la contracture rendait vraisemblable —
et il attribue l'hémorragie cérébrale à la chute. Le malade
affirme, en effet, n'avoir perdu connaissance ni avant, ni
pendant, ni après sa chute. Au moment de l'accident, il
n'a pas éprouvé de vertige pouvant expliquer sa perte d'équi
libre sur la locomotive.

Mais le blessé avait eu la syphilis quatorze ans avant et
ne s'était pas traité. Il y a donc de fortes présomptions pour
admettre que cet homme qui, à trente-six ans, fait une
hémorragie cérébrale, sans apoplexie et sans contusion
crânienne, avait des artères fragiles : et l'on peut discuter
légitimement si la chute a été *cause* ou *conséquence* de
l'hémorragie. Le blessé n'est pas tombé sur la tête, mais
sur le côté droit du corps, devenu hémiplégique le lende
main. On est donc en droit de penser qu'il a fait un léger
ictus sur sa locomotive et que cet ictus a été la cause de sa
chute.

En fin de compte, comme il était impossible d'établir
une conclusion ferme, nous avons fait bénéficier l'ouvrier
de notre incertitude, et nous l'avons proposé pour un indem
nité réduite, à cause de son état antérieur. En admettant
comme démontrée la responsabilité de l'accident et l'absence
de vertige initial ayant provoqué sa chute de la locomotive,
il était logique d'atténuer la responsabilité de l'accident.
Chez un homme de trente-six ans, une chute de faible hau
teur, sans contusion crânienne, ne suffit pas pour déterminer
une hémorragie cérébrale. La fragilité spécifique des artères
a joué certainement, dans notre cas, le rôle prépondérant.

Deuxième éventualité. — Soit un traumatisme crânien
qui s'accompagne seulement de phénomènes de commo
tion passagère. Plus tard, le blessé fait une hémorragie
cérébrale et devient hémiplégique [1]. Peut-on incriminer
légitimement l'accident? Peut-être, dans certaines condi
tions qui se trouvent rarement réunies et dont voici les
principales : 1° le blessé ne doit pas avoir eu de phénomènes

---

1. Voir Lambert, *Hémorragies cérébrales tardives d'origine traumatique*
(*traumatische spät-apoplexie*), Th. de Paris, 1905-1906, n° 411, Rousset,
éditeur.

cérébraux dans l'année qui a précédé l'accident; 2° il doit être indemne de toute lésion rénale ou cardiaque, de syphilis et d'athérome prononcé; 3° le traumatisme doit avoir eu une certaine gravité et avoir porté (condition non absolue) sur le côté opposé à l'hémiplégie; *4° l'intervalle écoulé entre l'accident et l'apoplexie ne doit pas avoir dépassé un an.* Mais l'appréciation de la valeur respective de ces différents éléments demande de la part de l'expert une observation prolongée du malade et une réflexion prudente. Encore sera-t-il souvent impossible de rien affirmer.

L'hémorragie cérébrale en jurisprudence. — L'hémorragie cérébrale produite au cours du travail normal sans qu'il y ait eu traumatisme ou seulement effort violent, ne doit pas être considérée comme un accident du travail. L'Office impérial des Assurances allemand a tranché nettement la question, dans un cas cité par Ferrette et Laval. Une femme de soixante-huit ans, atteinte d'artério-sclérose avancée, étant occupée à arracher des pommes de terre, est frappée d'hémorragie cérébrale. Elle conserve une hémiplégie qui la rend inapte au travail.

. Le médecin traitant fait observer que le travail auquel se livrait cette femme, obligée à se tenir constamment le corps courbé en avant, a dû déterminer une congestion passive de l'encéphale, laquelle a été la cause occasionnelle de l'accident. Sans l'intervention de ce facteur occasionnel, la femme aurait pu vivre et travailler encore longtemps; par suite, le travail doit être rendu responsable de l'accident et de ses conséquences.

L'Office impérial des Assurances repoussa cette thèse en s'appuyant sur les considérants suivants : « Dans la conception des accidents du travail, il ne suffit pas qu'il existe un rapport chronologique ou topographique entre l'accident invoqué et le dommage physique éprouvé, mais il faut encore un rapport causal entre la profession et ses risques et périls et l'accident. Or, ce dernier rapport manque dans le cas en question, puisque chez cette malade il pouvait survenir une hémorragie cérébrale (vu la sclérose avancée

des artères du cerveau) à l'occasion de n'importe quel acte
habituel de la vie journalière, beaucoup plus facilement
encore qu'en travaillant dans un champ. Donc, dans le cas
particulier, il s'agit de la fin naturelle d'une maladie, et en
aucune façon d'un accident du travail. »

Les névrites ascendantes.

Les plaies septiques des nerfs des membres sont quelquefois l'origine d'une névrite ascendante. Voilà un fait de
grande importance pratique à retenir : à la suite d'une
minime coupure, d'une simple piqûre, d'une plaie par arra
chement des phalanges, d'une brûlure ou d'une gelure,
lésions petites mais infectées, on peut voir se développer
des phénomènes névritiques progressifs.

Comment expliquer la marche extensive de la névrite ascendante, marche qui se fait en sens inverse des régénérations par
sections nerveuses? Il est probable que l'inflammation des vaisseaux lymphatiques du nerf joue ici le rôle prépondérant. Dans
la névrite d'origine septique, il se produit une véritable lymphangite du nerf. De même qu'on voit un liquide coloré, injecté dans
le névrilemme du sciatique d'un chien, arriver jusqu'aux ganglions pelviens, de même on comprendra que les produits toxi-
infectieux remontent le long des lymphatiques dans le tissu con-
jonctif périfasciculaire. D'un nerf à l'autre l'inflammation peut
se propager grâce aux anastomoses, et, sur le nerf nouvellement
atteint, marcher de haut en bas, vers la périphérie (névrite des-
cendante), mais surtout la névrite peut gagner les plexus, puis
les racines, puis la moelle et déterminer soit une myélite, soit
une syringomyélie. Et des faits cliniques et expérimentaux justifient cette conclusion : l'inflammation de l'extrémité périphérique du nerf peut se propager à la moelle par les lymphatiques
vecteurs de microbes et de toxines.

La phase radiculaire de la névrite ascendante a été constatée
deux fois par Gilles de la Tourette et Chipault [1].

1er cas. Un homme de cinquante ans se fait à l'annulaire droit,
en brisant un carreau de vitre, une blessure peu profonde, transversale, mais très douloureuse. Elle se cicatrise vite et complètement. Mais il se produit des symptômes de névrite ascendante
aiguë que la résection de la branche dorsale cutanée du cubital,

1. *Pres. méd.*, 1896, 1er semestre, p. 269.

pratiquée par M. Tuffier, n'entrave pas. En quelques semaines les racines postérieures du plexus brachial étaient prises. M. Tuffier proposa au malade la résection intradurale des racines postérieures, qui fut refusée. Le blessé fut perdu de vue.

Dans le 2ᵉ cas, il s'agit d'une plaie du pouce, suivie de névrite, qui resta très longtemps localisée et ne se mit à évoluer que dix ans après le traumatisme avec une lenteur suffisante pour tenter un traitement électrique qui fut remarquablement efficace.

Une blessure peut donc guérir complètement en apparence et être suivie, après un intervalle de dix ans et plus, de phénomènes névritiques liés à l'accident initial. Malgré la durée de la période intercalaire, il est légitime de considérer la névrite ascendante comme une conséquence du traumatisme et de l'indemniser comme une incapacité permanente d'assez fort degré, à cause de la gravité du pronostic. Les névrites ascendantes aboutissent en effet assez souvent à la myélite ou à la syringomyélie. Mais le médecin expert devra s'informer, à des sources impartiales, des antécédents du malade, des différentes maladies qui ont pu l'atteindre entre le traumatisme initial et le début des phénomènes névritiques, et procéder à plusieurs examens complets pour éliminer : 1º une affection organique du système nerveux autre qu'une névrite ascendante ; 2º l'hystéro-traumatisme (voir p. 229) ; 3º la simulation.

Les syringomyélies.

Un accident peut avoir pour conséquence éloignée une syringomyélie. Celle-ci survient après les deux affections intermédiaires suivantes : 1º une névrite ascendante après une plaie nerveuse infectée ; 2º une hématomyélie par traumatisme rachidien.

a. Syringomyélie par névrite ascendante. — Guillain, dans une thèse remarquable, a très clairement exposé cette question et a réuni les observations publiées les plus probantes. Dans deux cas recueillis par cet auteur, dans le service de Pierre Marie, la syringomyélie a été l'aboutissant évident de la névrite radiculaire. Le premier malade s'était fait, à vingt-neuf ans, une piqûre suivie d'un phlegmon diffus à la main gauche. Il en résulta, dans le cours des années suivantes, une atrophie musculaire progressive de la main, de l'avant-bras et du bras. En 1901, le malade avait alors quarante-neuf ans, M. Guillain l'examine et le trouve en pleine syringomyélie : atrophie musculaire de la main, de l'avant-bras, du bras et de l'épaule gauches, troubles trophiques du membre, secousses fibrillaires; dissociation de la sensibilité aux membres supérieurs et au tronc ; exagération des réflexes; scoliose, déformation thoracique considérable. Ce malade avait été examiné en 1889 par Mᵐᵉ Déjerine-Klumpke, qui en avait reproduit l'observation dans sa thèse. Il était alors à la phase de la névrite radiculaire.

Dans la seconde observation de M. Guillain, la syringomyélie reconnue à son début a suivi, après un intervalle de quelques mois, un phlegmon diffus de l'aisselle consécutif à une inoculation septique. Il s'agit d'un médecin antérieurement très bien portant qui fait, le 19 janvier 1901, des incisions à un malade atteint de phlegmon gangreneux. Ce confrère avait une écorchure à l'index qui s'infecta au contact de son malade. Huit jours après, le Dr X... a un adéno-phlegmon de l'aisselle que l'on incise et qui guérit rapidement. Deux mois après, en prenant la rampe d'un tramway avec sa main gauche, il est étonné de la trouver chaude alors qu'il faisait froid. En mai, fourmillements et crampes dans les doigts. Examiné en février 1902 par Pierre Marie et Guillain, le diagnostic de syringomyélie était évident. La pathogénie de ce cas nous paraît nette : le phlegmon axillaire a été l'origine d'une infection de la moelle par les nerfs du plexus brachial. Mais la phase médullaire est apparue d'emblée, sans le stade radiculaire dont les cas de Gilles de la Tourette et Chipault, cités plus haut, nous ont servi d'exemples.

Eulenburg a rapporté en 1895 et 1896, à la Société de médecine interne de Berlin, deux cas de syringomyélies paraissant consécutives à une blessure périphérique. Dans le 1ᵉʳ cas, il s'agissait d'un cocher âgé de trente-trois ans, qui, à la suite d'une fracture du radius gauche, présenta divers symptômes de la syringomyélie : anesthésie de la main et de l'avant-bras, atrophie des muscles et des mêmes régions, affaiblissement des sensibilités douloureuse et thermique, avec diminution moins marquée de la sensibilité thermique, myosis, etc. Eulenburg conclut que la demande d'indemnité de cet homme était justifiée, malgré l'avis de plusieurs médecins qui l'avaient examiné.

Dans le second cas, il s'agissait d'un homme de quarante ans, grand et robuste, qui, dix ans avant, s'était fait une brûlure avec un bec de gaz au niveau de la jointure inter-phalangienne du pouce droit, le 1ᵉʳ mars 1884. Le cinquième jour après la blessure, une parcelle de zinc, encore humide d'acide, aurait pénétré sous le pansement, dans la plaie. Il se développa alors un phlegmon qui nécessita plusieurs incisions. La radiographie ne permit pas de découvrir de corps étranger. Après la guérison de son phlegmon, le patient se sent trop faible pour reprendre son travail. On le considérait comme un simulateur lorsque, au bout d'un an, le bras gauche fut pris d'atrophie qui s'étendit bientôt aux muscles des épaules, surtout de la droite. On ne constata la dissociation syringomyélique qu'en 1895, neuf ans plus tard. Eulenburg pense qu'une névrite ascendante a servi de lien entre la lésion périphérique et la lésion médullaire.

Mies, Stein, Schunk, Schlesinger et Grassl ont publié des observations analogues, résumées par Guillain dans son intéressante thèse.

b. Syringomyélie traumatique. — Les grands traumatismes — chutes d'un lieu élevé sur les pieds, le dos ou la tête, fractures du rachis avec élongation de la moelle — produisent des hématomyélies, c'est-à-dire des hémorragies dans la moelle, avec déchirure de la substance grise et de la substance blanche.

Anatomiquement, les hématomyélies sont caractérisées par des hémorragies localisées dans la substance grise centrale de la corne antérieure et postérieure. Si le blessé survit, ce foyer traumatique pourra devenir, par destruction progressive de la substance grise, l'origine d'une cavité autour de laquelle il se produira de la sclérose névroglique, de la gliose. Donc, par une évolution indépendante de toute cause infectieuse ou diathésique, à la suite d'une hématomyélie par traumatisme chez un individu sain, les lésions caractéristiques de la syringomyélie peuvent se produire. Mais l'hématomyélie n'est pas la seule lésion intermédiaire : Schmaus, Jean Lépine, Lax et Müller ont prouvé par des expériences sur les animaux que dans la flexion brusque du rachis, il se produit dans les cordons blancs et dans la substance grise des déchirures qui coexistent avec les ruptures vasculaires, origine de l'hématomyélie. De sorte que les cavités limitées par de la gliose périphérique qui se forment ultérieurement ont été amorcées par des solutions de continuité dans le tissu nerveux lui-même, qui peuvent toutefois se cicatriser et guérir sans déterminer de troubles.

Cliniquement, l'hématomyélie se caractérise par la suppression fonctionnelle de toute la région médullaire située au-dessous de la lésion : le blessé est, immédiatement après le traumatisme, paraplégique avec abolition des réflexes, de la sensibilité et paralysie des sphincters. Puis, si le blessé ne succombe pas, les troubles rétrocèdent et quelquefois même disparaissent complètement. Le plus souvent, la paraplégie spasmodique s'installe et persiste sans amélioration. Au point de vue médico-légal, il ne peut y avoir de sujet de

contestation sur le rapport de cause à effet, surtout lorsque
le blessé était bien portant avant l'accident.

Mais il est des cas fort différents. Ce sont ces malades
qui, comme le dit Guillain, « guéris de leur traumatisme,
l'ayant oublié, ayant repris leurs occupations, ayant vécu
de nouveau de la vie commune, deviennent deux ans, trois
ans, dix ans plus tard, des syringomyéliques, mais avec
toute la phénoménologie de l'affection; dans tous ces cas,
il s'agit de syringomyélies d'origine traumatique : les observations publiées par le Professeur Raymond dans la thèse
de Dupont, par Strümpell, Schultze, Oppenheim, Remak,
Haumann, Schlesinger, résumées dans la thèse de Guillain,
en constituent des exemples démonstratifs [1]. De même, il
est établi qu'un traumatisme obstétrical peut déterminer une
hématomyélie qui laissera dans la moelle une cicatrice que
la prolifération de la névroglie transformera en kyste : une
syringomyélie se développera plus tard à l'âge adulte qui
aura pour origine cet accident obstétrical.

La conduite de l'expertise sera la suivante : 1° établir le
diagnostic de syringomyélie ; 2° prouver que l'individu était
sain avant l'accident et qu'il n'avait aucun trouble de la
motilité ni surtout de la sensibilité ; 3° préciser la nature du
traumatisme, son siège, ses conséquences immédiates : paraplégie, trouble des sphincters ou seulement parésie, douleurs
et névralgies; 4° montrer le rapport de cause à effet entre
le traumatisme et l'affection. Mais l'expert devra toujours
songer à la possibilité d'une syringomyélie préexistante
révélée ou aggravée, soit par un traumatisme médullaire,
soit par un traumatisme périphérique (panaris révélateur,
thermo-anesthésie qui favorise les brûlures.

---

1. Consultez : Guillain, Th. de Paris, 1902-1903, n° 198, Steinheil,
éditeur (Bibliographie complète). — Pitres et Sabrazès, *Arch. de méd.
expérim.*, 1898. — Minor, *Cong. de Moscou*, 1897 (Analyse *in Sem. méd.*,
1897, p. 347). — Spiller, *Int. med. Magaz.*, 1896, p. 193. — Lépine, Th. de
Lyon, 1899-1900, n° 117,

Ataxie locomotrice d'origine traumatique [1].

Un traumatisme de la colonne vertébrale — entorse, luxation, fracture avec hématomyélie, plaie de la moelle, décompression brusque — ou des membres inférieurs peut-il *créer* l'ataxie locomotrice ? Le fait n'a pu encore être prouvé. Mais on connaît des exemples où le traumatisme a démasqué un tabes à la période préataxique et d'autres où il a accéléré son évolution.

M. Raymond, avec Charcot et Vulpian, admet l'influence du traumatisme, sans toutefois affirmer que ce dernier joue un rôle déterminant.

Les auteurs allemands ont vivement discuté l'origine traumatique de l'ataxie ; mais Becker, Sachs et Freund ont réuni un certain nombre de faits, sans qu'on puisse en tirer de conclusion décisive.

En 1890, Klemperer [2], s'appuyant sur 34 observations, essaya d'établir que même chez des individus sans antécédents héréditaires, le tabes pouvait succéder à des traumatismes rachidiens, surtout de la région lombaire ; il admettait aussi le tabes secondaire à une névrite ascendante développée après un traumatisme des membres. Klemperer n'était pas exigeant sur le délai d'apparition des premiers phénomènes ataxiques : il accordait en effet que le tabes pouvait débuter de cinq à six ans après l'accident responsable. Pour cet auteur, une preuve de l'origine de la maladie consiste dans l'apparition des phénomènes initiaux dans le côté blessé.

Hitzig, en 1895, a réuni 59 cas de tabes traumatiques dont 11 seulement, dit Becker, seraient vraisemblables et encore d'une façon inégale.

Trömmer et Leppman, tout en déclarant que le tabes

---

1. Donet, *Tabès traumatique au point de vue médico-légal*, Th. de Nancy, 1900-1901, n° 18. — Gaurand, *Traumatisme et tabès*, Th. de Bordeaux, 1901-1902, n° 101. — Verger, De l'influence du traumatisme sur l'évolution des maladies organiques de la moelle, *Prov. méd.*, 21 septembre 1907.

2. Klemperer, *Zeitschrift für klin. Med.*, 1890.

traumatique est très rare, pensent que la violence du trauma, l'absence de syphilis, l'altération de la santé à partir de l'accident, sont des éléments fort importants.

Laehr et Leyden croient également à la réalité du tabès traumatique. Mais l'argumentation de Leyden se résume ainsi : « Je considère comme impossible de prouver scientifiquement qu'une maladie qui survient à la suite d'un accident n'en est pas la conséquence ». C'est insuffisant.

Par contre, le professeur Mendel est d'avis contraire et prétend qu'on ne peut affirmer l'existence d'une ataxie locomotrice traumatique. Dans 9 cas soumis à son examen, il reconnut que sept fois le tabès préexistait à l'accident invoqué comme cause déterminante. Dans une des deux autres observations, le rapport étiologique entre le traumatisme et le tabès manque d'évidence. Le premier cas est celui d'un homme de vingt sept ans qui eut la jambe droite broyée, en 1870, par un éclat d'obus ; il fut amputé. En 1874, début d'ataxie locomotrice. Or le sujet avait eu la syphilis six ans auparavant. Rien n'autorise à penser que si ce malade n'avait pas été amputé, il ne fût devenu tabétique.

Quant à Sachs et Freund, dont la compétence en fait d'accidents du travail est basée sur une longue pratique, ils déclarent n'avoir jamais pu établir la relation de cause à effet entre un trauma et une ataxie locomotrice[1].

Le problème pour le médecin expert consistera donc à rechercher si l'accident n'a pas démasqué un tabès préexistant. On sait que la période préataxique dure de trois à six

1. Le Tribunal de Bourgoin a eu à trancher le cas suivant, le 23 octobre 1907. Un employé du P.-L.-M. reçoit une contusion dans le dos qui ne le fait pas tomber : un second colis le bouscule, il tombe et reçoit sur la jambe droite un poids de 85 kilogr. Fracture sus-malléolaire. Six mois après, premiers symptômes de tabès. Le blessé demande à la compagnie P.-L.-M. la rente correspondant à l'incapacité permanente totale. Le docteur Tixier, de Lyon, nommé expert, conclut que la fracture avait laissé une impotence qu'il évalua à 20 p. 100, mais que le tabès ne paraissait pas devoir être la conséquence directe de l'accident et pouvait seulement avoir été aggravé par lui. Le Tribunal fixa à 20 p. 100 la réduction de salaire, pour la raison que « l'ouvrier ne rapportait pas la preuve que son infirmité était la conséquence directe de l'accident, et que, dans l'espèce, il n'existait ni preuve ni même présomption que l'ataxie locomotrice ait eu pour origine le traumatisme ».

ans, et peut être marquée seulement par des symptômes
fugaces et trop légers pour attirer l'attention du patient
(troubles visuels, laryngiens, vésicaux, etc.). Toutefois, si
le rôle du traumatisme ne peut être précisé, on n'est pas en
droit de lui dénier toute importance, surtout s'il a été violent
et s'il a pu s'accompagner d'hématomyélie.

Quand un accident a aggravé un tabès ou produit une
fracture pathologique, une arthropathie chez un tabétique,
son rôle n'est pas discutable et l'incapacité temporaire doit
être indemnisée.

Paralysie agitante.

Le rôle des accidents et des émotions morales vives est
connu depuis longtemps dans la pathogénie de la paralysie
agitante. Grasset et Rauzier [1] disent à ce sujet : « S'il est
nombre de maladies dans lesquelles le rôle de l'émotion,
bien qu'invoqué, paraisse hypothétique, ce n'est pas dans
le cas de la maladie de Parkinson. Les émotions morales à
tendance dépressive, la frayeur, un violent chagrin se
retrouvent fréquemment à l'origine de la paralysie agitante,
à tel point que certains voient dans le faciès et l'attitude du
parkinsonien la conséquence d'une peur figée. »

Sur 110 cas, von Krafft Ebing [2] en a trouvé 7 dont l'origine traumatique paraissait indiscutable ; dans 5 cas, il y
avait eu contusion articulaire ou entorse, dans le sixième,
contusion et congélation de tout un membre, dans le septième, fracture de côtes. Becker rapporte l'observation d'un
ouvrier atteint de contusion de l'épaule, en décembre 1892,
qui reprit son travail après 40 jours de massage. Trois mois
après son bras droit commença à trembler. On diagnos-
tiqua une maladie de Parkinson d'origine traumatique et on
évalua la réduction de capacité de travail à 75 p. 100. Un
an plus tard, pas d'amélioration.

Comme Charcot l'avait bien observé, le tremblement ou

1. *Traité de médecine* de Brouardel et Gilbert. Art. Grasset et Rauzier.
t. X, p. 610.
2. Becker, *Les Accidents du travail*, p. 165.

la rigidité débute souvent par le membre traumatisé. Köhler
a rencontré un malade chez qui le tremblement apparut
deux mois après une fracture sur le bras encore enroidi par
l'immobilisation. Dans un cas récent de Burzio, le rôle du
traumatisme paraît évident : il s'agit d'un homme de
30 ans, sans antécédents morbides personnels ni héréditaires, qui devint parkinsonien après une entorse du poignet.
Les premiers symptômes commencèrent du côté blessé.

Les névroses traumatiques [1].

Hystérie, Neurasthénie et Hystéro-Neurasthénie traumatiques.

Historique. — Au milieu du siècle dernier, et simultanément en Amérique, en Angleterre, en Allemagne et en
France, l'attention des médecins fut attirée par les troubles
fonctionnels et psychiques, présentés par des individus
robustes, sans *hérédité* et quelquefois *illettrés*, à la suite
d'accidents de chemin de fer où ils n'avaient subi que de
légères contusions, mais avaient été vivement commotionnés
par la peur. Tantôt le malade présentait une paralysie d'un
membre ou une arthropathie, résistant pendant des années à
tous les traitements pour disparaître un jour spontanément ;
tantôt le blessé perdait la mémoire et le sommeil, éprouvait
une céphalée et des vertiges continus, devenait incapable de
tout travail. Souvent, aux troubles cérébraux s'ajoutaient des
crises ou des stigmates d'hystérie.

Après une phase de tâtonnements, pendant laquelle on
étudia les névroses, les neurologistes de tous les pays sont
aujourd'hui d'accord. L'étiologie et la nature de toutes ces

1. A consulter : *Leçons cliniques* de Charcot, Grasset, Raymond, *passim*.
— Berbez, Thèse de Paris, 1887. — Blum, *De l'hystéro-neurasthénie trau-
matique*, Paris, Asselin et Houzeau, 1893. — Bouveret, *La neurasthénie*,
Paris, Baillière, 1891. — Crocq, *Les névroses traumatiques*, Bruxelles, 1896.
— Durand, *De l'hystérie traumatique au point de vue médico-légal*, Thèse
de Montpellier, 1903-1904, n° 15. — Levillain, *La neurasthénie*, Paris,
Baillière, 1893. — Aucopt, Thèse de Paris, 1903-1904, n° 56. — Markoff,
Thèse de Paris, 1900-1901, n° 617. — Oppenheim, *Die traumatischen
Neurosen*, Berlin, 1889. — Thoinot, Brouardel, Vibert, Ollive et Le Mei-
gnen, ouvrages cités.

affections nerveuses traumatiques tiennent dans cette proposition : un traumatisme physique, même très léger, produit dans des circonstances dramatiques émouvantes comme un accident de chemin de fer, un incendie, un éboulement, peut créer, démasquer ou aggraver l'hystérie, la neurasthénie, l'hystéro-neurasthénie. Ces affections sont dites traumatiques à cause de leur origine ; en réalité, elles ne diffèrent en rien, par leur nature, de la vraie hystérie, et de la vraie hystéro-neurasthénie. Elles sont survenues après le choc moral occasionné par l'accident, comme elles auraient pu survenir après une émotion vive causée par un deuil inattendu, une frayeur brusque, une déception violente. L'hystérie traumatique, créée chez un individu sain ou prédisposé, ou démasquée chez un hystérique latent par un traumatisme, ne diffère *en rien* de l'hystérie vulgaire.

Mais depuis que, en Europe, des lois sur la réparation pécuniaire de tous les accidents industriels ont été promulguées, ces névroses sont devenues plus fréquentes. M. Secrétan, qui appelle l'hystérie traumatique la *névrose de l'assurance*, affirme que le désir d'une indemnité est la seule raison des troubles observés, qui s'évanouissent, comme par enchantement, le jour où le sinistré touche le capital réclamé. Sans admettre une opinion aussi exclusive, il est certain que le nombre des hystériques et des neurasthéniques par accident augmente de jour en jour. Les préliminaires de réparation pécuniaire des blessures constituent d'ailleurs des circonstances favorisantes et aggravantes. Nombre d'ouvriers guériraient rapidement d'une contusion, et reprendraient leur travail peu de temps après une commotion cérébrale, s'ils n'avaient pas la perspective de toucher une forte indemnité, que des agents d'affaires sans scrupules les incitent à réclamer. Il en résulte pour les blessés un chômage forcé, durant lequel ils sont soumis à des examens répétés à la demande de la compagnie responsable, qui se refuse quelquefois à payer le demi-salaire. L'ouvrier en instance de procès pendant des mois, tombé dans le dénuement et, criblé de dettes, puisqu'il ne peut travailler sans perdre tout droit à l'indemnité réclamée, devient bientôt un neurasthénique ou un hystéro-neurasthénique invétéré. Aussi, le meilleur moyen pour prévenir ces fâcheuses conséquences, consiste-t-il dans le règlement rapide des litiges. La revision, qui est ouverte pendant trois ans, permettra de supprimer la rente si la victime est reconnue guérie.

Nous allons résumer les notions actuelles sur l'hystérie, la neurasthénie et l'hystéro-neurasthénie traumatiques, d'après les travaux de Charcot, Berbez, Grasset, Raymond, etc.; le remarquable ouvrage de Bouveret et les recueils de faits fort instructifs de Vibert et de Blum, dont l'expérience fait autorité, en France, sur cette question.

Hystérie traumatique [1].

L'hystérie traumatique se présente sous deux formes, distinguées par Strümpell : l'hystérie traumatique locale, et l'hystérie traumatique générale.

L'hystérie traumatique locale se caractérise par un symptôme isolé : paralysie flasque, paralysie avec contracture, arthropathie. Les stigmates font défaut. Cette hystérie monosymptomatique, selon l'expression de Charcot, ne ressemble guère au premier abord à la grande névrose. Aussi a-t-elle été méconnue jusqu'au milieu du XIXᵉ siècle.

A. Hystérie traumatique locale.

Elle se manifeste par l'un de ces trois accidents : 1° *paralysie flasque*; 2° *paralysie avec contracture*; 3° *arthropathie*. Les accidents sensoriels comme le mutisme, la surdimutité, l'amaurose sont possibles, mais beaucoup plus rares.

1. *Paralysie flasque hystéro-traumatique* (Joffroy). — Suivant que la paralysie prend un segment de membre, un membre entier, la moitié du corps, ou les deux membres inférieurs, on a la paralysie, la monoplégie, l'hémiplégie ou la paraplégie hystéro-traumatique.

1. Ces pages étaient composées avant la récente discussion de la Société de Neurologie sur l'hystérie à laquelle nous prions le lecteur de se reporter (Voir *Revue Neurologique*, 30 avril, 15 et 30 mai, 15 et 30 juillet 1908).

La monoplégie est la plus fréquente. Le membre pend inerte, incapable d'un mouvement. S'il s'agit du membre inférieur, la marche n'est possible qu'avec des béquilles, et le malade traîne sa jambe qui rase le sol avec le dos des orteils : suivant l'expression de Déjerine, il marche en draguant. L'anesthésie cutanée et profonde est complète à tous les modes ; on pourrait tordre les jointures jusqu'à arracher les ligaments sans déterminer aucune douleur (Berbez). La distribution de l'anesthésie est d'ailleurs caractéristique. Elle est limitée par une ligne circulaire, perpendiculaire à l'axe du membre (ligne d'amputation), ou quand il s'agit d'une monoplégie complète, légèrement oblique (anesthésie en gigot).

Le sens musculaire est complètement aboli, et c'est là un caractère très important. Quand il a les yeux fermés, le malade perd son membre dans son lit, ignore les positions qu'on donne à sa jambe, à sa cuissse ou à ses orteils. Pour atteindre avec la main son pied paralysé, il doit suivre le tronc, la cuisse et la jambe qui lui servent de fils conducteurs (Berbez).

II. *Contracture hystéro-traumatique.* — La paralysie avec contracture est plus fréquente que la paralysie flasque. Elle est le plus souvent segmentaire, limitée aux muscles moteurs d'une articulation et semble entretenue par l'hyper esthésie des nerfs articulaires. — Caractère important : sous l'anesthésie générale, les muscles se détendent, les articulations reprennent leur souplesse et leur mobilité.

L'atrophie musculaire survient quelquefois au bout d'un certain temps. Mais on ne trouve jamais la réaction de dégénérescence. La rétraction peut suivre les contractures de longue durée et par suite rendre l'impotence fonctionnelle incurable.

Le pied, la main, le coude, l'épaule sont le plus souvent atteints. En voici un cas de notre pratique. Un puisatier tombe dans un puits, d'une hauteur de deux mètres, et se heurte l'épaule droite légèrement contre la paroi ; quelques jours après, il est atteint de contracture des muscles scapulaires (deltoïde, sus- et sous-épineux). — Pas d'anesthésie. — Pas de rétrécissement du champ visuel. — Aucun stigmate hystérique. — L'examen radiographique ne décèle aucune lésion osseuse : l'examen clinique ne provoque pas de craquements. Nous pensons qu'il s'agit d'une contracture hystéro-traumatique. L'affection est stationnaire depuis trois ans. Nous avons examiné le blessé à de très nombreuses reprises. Il n'a pas d'atrophie musculaire : l'examen électrique ne dénote pas de réaction de dégénérescence.

III. *Arthropathie hystéro-traumatique.* — Un individu reçoit un choc sur une articulation ou se fait une entorse légère. Quelques jours après, il présente au niveau de l'articulation touchée des phénomènes sensitifs et moteurs dont le groupement est caractéristique. La hanche est le plus souvent touchée. Et la coxalgie hystérique, découverte par Brodie, reste le type de cette arthropathie.

L'articulation est immobilisée en flexion légère et abduction. Tous les muscles sont contracturés et le bassin suit les mouvements de la cuisse. Mais, sous l'anesthésie, les muscles se détendent, tous les mouvements de l'articulation reprennent leur étendue normale et l'articulation paraît saine.

Mais ce qui est particulier à la coxalgie hystérique, c'est la douleur : douleur occupant toute la cuisse, la fesse, la hanche et le genou; à la fois profonde et superficielle, au point que le frôlement de la peau fait pousser des cris au patient; hyperesthésie existant au repos et exaspérée par tous les mouvements communiqués.

B. Hystérie traumatique locale et générale.

Dans la forme précédente, l'accident local était isolé : l'absence de tout stigmate hystérique et le fait de voir survenir une paralysie flasque, une contracture ou une arthropathie chez des ouvriers sains et robustes, rendent le diagnostic malaisé. Dans la seconde forme, dénommée par Bouveret l'hystérie traumatique locale et générale, plusieurs stigmates de la névrose sont associés à l'accident local; ou bien le traumatisme a été l'origine d'attaques convulsives qui démasquent une hystérie latente et auxquelles succèdent un jour une monoplégie, une hémiplégie, une paraplégie. Le diagnostic est facile : mais on devra toujours songer à la possibilité d'associations hystéro-organiques.

Nous nous bornerons à énumérer les principaux accidents et les stigmates de l'hystérie.

ACCIDENTS HYSTÉRIQUES : ce sont les attaques [1], les paralysies avec contracture, les arthropathies, le mutisme, la surdité, l'amaurose.

STIGMATES HYSTÉRIQUES : on distingue les stigmates A. sensitivo-sensoriels; B. moteurs; C. psychiques.

A. *Stigmates sensitivo-sensoriels.* — *a.* Anesthésie complète (à tous les modes) ou dissociée, superficielle et profonde, à distribution caractéristique : rarement hémianesthésie complète, le plus souvent segmentaire, quelquefois insulaire. Ces anesthésies sont mobiles et changent de place sous l'influence des esthésiogènes et des explorations.

Anesthésie de la muqueuse du pharynx, de la conjonctive, de la rétine (d'où rétrécissement du champ visuel).

b. Hyperesthésie et zones hystérogènes. — Ces zones hystérogènes (correspondant quelquefois, comme chez un des malades de M. Grasset, au siège du traumatisme initial) sont à la fois spasmogènes et spasmo-frénatrices.

De la récente discussion de la Société de Neurologie (avril et mai 1908), il résulte que, dans un grand nombre de cas, l'hémianesthésie est d'origine suggestive et que c'est le médecin qui l'a créée (Brissaud).

B. *Stigmates moteurs.* — Amyosthénie ou affaiblissement musculaire. Diathèse de contracture.

C. *Stigmates psychiques.* — « L'hystérique, dit Souques, est un être extraordinairement crédule, et chez lui une idée,

---

1. MM. Pradal, Vabre et Cavalié (de Béziers) ont publié, dans le *Montpellier Médical* du 24 mars 1907, un rapport médico-légal intéressant sur un cas d'hystéro-traumatisme à *forme de spasme saltatoire* (forme décrite par le Pr Brissaud dans les *Archives gén. de médecine* d'octobre 1890). La malade était en voie de guérison au moment du dépôt du rapport des experts, après avoir présenté des troubles psychiques graves et des crises de spasme saltatoire pendant deux ans.

une suggestion venue du dehors, prend aussitôt des proportions énormes, envahit l'esprit au point de l'obséder, de faire naître une hallucination et de se traduire objectivement sous un aspect clinique approprié. — D'où la nécessité pour le médecin expert de ne tenir aucun compte des récits de ces malades sur la nature et les circonstances du sinistre qui les a frappés. — L'amnésie est fréquente. Elle est mobile,

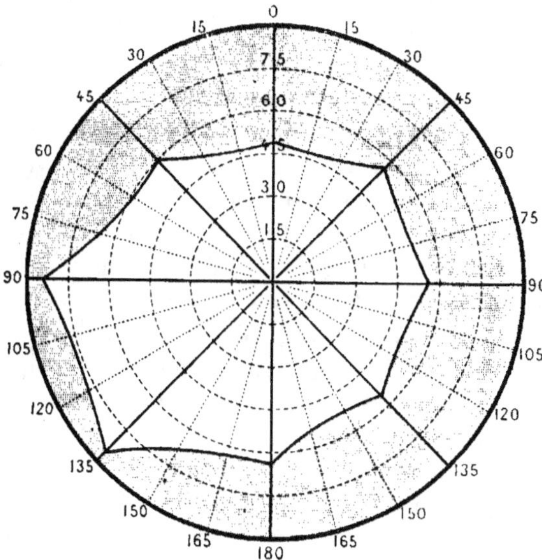

Fig. 15.— Champ visuel normal minimum (Truc).

limitée à certaines périodes de la vie du sujet ou à certains événements. « Les souvenirs ne sont pas perdus. Leur évocation seule est impossible. » (Souques.) Il y a de même un affaiblissement de la volonté qui peut aller jusqu'à l'aboulie.

De tous ces stigmates, ceux que l'on considérait ces dernières années comme les plus importants par leur fréquence et leur signification consistaient dans le *rétrécissement du champ visuel*, et l'*inversion du champ des couleurs*. Or, dans la discussion du 9 avril 1908 à la Société de Neurologie, la plupart des neurologistes présents ont reconnu qu'il s'agissait d'erreurs d'interprétation. « On ne trouve jamais le rétrécissement du champ visuel, conclut M. Babinski, quand on fait l'examen avec soin [1]. »

Diagnostic.

Avant de porter le diagnostic d'hystéro-traumatisme, le médecin devra : 1° éliminer par un examen complet et méthodique l'hypothèse d'une lésion organique cérébrale, médullaire, névritique ou articulaire; 2° discuter la possibilité d'une association hystéro-organique; 3° dépister la simulation ou l'exagération volontaire.

Mais nous ne saurions trop insister sur un point dont les médecins doivent être prévenus : la possibilité par des interrogatoires et des examens mal conduits, et des réflexions imprudentes, de créer, d'étendre ou de fixer des paralysies, des anesthésies, des contractures hystériques en puissance ou de date récente. Il n'est pas rare de rencontrer des malades auxquels le médecin a appris qu'ils avaient une hémi-anesthésie dont ils ne se doutaient pas et qui chômeront des mois entiers, alors qu'ils auraient guéri rapidement et repris leur travail si on ne leur avait rien dit. Gilbert Ballet, à propos du traitement des hystériques dans les hôpitaux, vient d'attirer récemment l'attention sur l'influence fâcheuse des examens faits successivement par l'externe, l'interne et le chef de service, examens qui constituent autant de sugges-

---

1. « Au sujet de la dyschromatopsie, dit Brissaud, je puis affirmer qu'on ne l'observe plus, depuis qu'on la recherche avec cet excellent instrument qu'on nomme le *diploscope*, parce qu'il rend toute super-cherie impossible. Désormais la preuve est faite : on ne la constate jamais.

« Je puis dire également que je ne vois presque jamais le *rétrécisse-ment du champ visuel* depuis que j'emploie le procédé suivant. Au lieu de commencer par demander au malade s'il voit l'objet placé directement devant lui, je place les deux pouces derrière sa tête et je les ramène progressivement vers la ligne médiane en lui demandant de me dire à partir de quel moment il cessera de les voir, et je constate qu'il les voit toujours dans les positions les plus extrêmes. Bien plus, à quelques-uns, il arrive de ne plus les voir dans l'axe de la macula. »

M. Rochon-Davigneaud a conclu dans le même sens, en disant qu'il ne trouvait chez les hystériques que des rétrécissements « de fatigue ». (*Revue Neurologique*, 30 avril 1908, pp. 388 et 389.)

tions pathogènes et ont pour résultat de renforcer la mani
festation hystéro-traumatique. Et les malades s'en vont
répétant : « Le docteur a dit que j'étais paralysé; le docteur
a dit que je ne guérirais pas. » Un malade du Prof.
Raymond est un exemple de cette fâcheuse intervention
médicale. C'est un employé de chemin de fer qui est projeté
d'un wagon en marche sur la voie, à trois heures du soir.
Dans sa chute, sa hanche gauche porte sur un rail. Il ne
perd pas connaissance. On le transporte à domicile. À
onze heures du soir, le médecin vient le voir, constate
l'absence de fracture et l'existence d'une petite excoriation
sur la cuisse gauche, et a l'imprudence de dire : « Voilà une
jambe dont le malheureux ne se servira plus jamais ». Ce
propos fut répété au malade qui fit une monoplégie hysté
rique persistant 22 mois après.

Non seulement le médecin sera sobre de réflexions auprès
de l'entourage, mais lorsqu'il ne constatera pas de lésions
profondes, après un accident qui a commotionné un
membre, il devra affirmer au blessé la guérison certaine et
prochaine[1].

1° *Diagnostic différentiel des accidents hystéro-traumatiques et des affections organiques.* — Voici, schématique
ment résumés, les caractères différentiels des paralysies,
hémiplégies, paraplégies et arthropathies hystériques et organiques. Ces tableaux n'ont d'autre but que d'aider le sou
venir du lecteur et de lui éviter des oublis dans un examen
difficile.

---

1. La névrose traumatique, dit le professeur Brouardel, est une maladie
bien connue des hommes d'affaires, qui donnent parfois sur ce point
tous les renseignements désirables à leurs clients pour tromper l'expert
qui examine les blessés. Il y a peu de temps nous avons saisi dans la
poche d'un blessé, que j'examinai avec Ballet et Briand, une note dans
laquelle un homme d'affaires lui donnait tous les signes de la névrose
traumatique. Nous devons donc toujours être en éveil, mais il est facile
de dérouter un pseudo-blessé même bien éduqué, surtout en lui suggé-
rant l'existence d'un certain nombre de troubles, qu'il accuse mentalement son homme d'affaires de ne pas lui avoir indiqués. » (Brouardel,
loc. cit., p. 402.)

Paralysie par lésion d'un nerf.

Névrite.
Section ou compression d'un nerf.
Suit immédiatement la lésion.

Paralysie flasque des muscles innervés par le nerf intéressé. Déviation du segment de membre paralysé par action des antagonistes demeurés sains (griffes, etc.).

Pas de contractures, sauf pour le nerf facial.
Abolition des réflexes, des mouvements associés et des mouvements automatiques (paralysie du phrénique suivie de l'impotence du diaphragme).
Anesthésie et surtout *hyperesthésie* dans le territoire cutané d'un nerf mixte, moins étendue que sa zone de distribution. Disparaît souvent très vite ou peut manquer dès le début.

Troubles trophiques : peau violacée, cyanosée par places. Glossy-skin.
Atrophie musculaire rapide.
Réaction de dégénérescence.
Fixité ou disparition progressive.

Paralysie radiculaire totale du plexus brachial.

Suit immédiatement un brusque abaissement ou une hyperélévation forcée du bras (luxation de l'épaule, chute sur la main, le bras en abduction, etc.).
Paralysie motrice de tout le membre supérieur, y compris les muscles de la ceinture scapulo-

Paralysie hystéro-traumatique.

Apparaît après une période de méditation à la suite d'un trauma léger et quelquefois superficiel, distant d'un tronc nerveux.
Paralysie flasque ne groupant pas tous les muscles innervés par un nerf, mais limitée à un segment de membre (bras, avant-bras) ou à tous les muscles associés pour certains mouvements d'une articulation (paralysie d'une fonction et non d'un territoire).
Contractures précoces, intermittentes.
Réflexes conservés ou exagérés.

Anesthésie à tous les modes et de tous les tissus. Anesthésie segmentaire, c'est-à-dire indépendante de la topographie nerveuse : elle est limitée par des lignes circulaires d'amputation. Anesthésie en maillot, en gigot, en brodequin, en manchette, en gant.
Pas de troubles trophiques.

Pas de D. R.
Mobilité, disparition subite. — Transfert.

Monoplégie brachiale hystéro-traumatique.

Apparaît seulement plusieurs jours après un traumatisme léger, avec peur intense (contusions du bras ou de l'épaule, contusion de l'aisselle, etc.).
Paralysie flasque de tout le membre qui pend inerte le long du tronc.

thoracique. Le seul mouvement possible est l'élévation du moignon de l'omoplate par le trapèze (spinal) et l'angulaire de l'omoplate.

Réflexes conservés.

Anesthésies à tous les modes du membre supérieur, sauf de la partie supérieure du moignon de l'épaule (domaine innervé par la branche acromiale du plexus cervical) et de la face interne du bras qui est innervée par des rameaux sensitifs des 2ᵉ et 3ᵉ paires dorsales.

Douleurs irradiées le long des troncs nerveux ou exagérées par une pression exercée sur les racines malades.

Troubles oculo-pupillaires : myosis, rétrécissement de la fente palpébrale, rétraction du globe oculaire, dus à la lésion de la 1ʳᵉ racine dorsale avant le point où elle donne un rameau pour le grand sympathique.

Troubles trophiques très marqués : atrophie musculaire et réaction de dégénérescence.

Réflexes normaux ou exagérés.

Anesthésie à tous les modes limitée par une ligne d'amputation à la partie supérieure du bras (anesthésie en gigot). Transfert possible.

Manquent.

Exceptionnels. Pas de réaction de dégénérescence.

Disparition possible de l'anesthésie par l'application d'aimants. Restauration de la motilité par l'exercice méthodique au dynamomètre qui évoque l'image du mouvement.

Paralysies radiculaires partielles du plexus brachial.

Type supérieur (Duchenne-Erb) : paralysie du deltoïde, du biceps, du brachial antérieur, et du long supinateur par lésion des Vᵉ et VIᵉ racines cervicales. Anesthésie sur toute la partie externe de la main, de l'avant-bras et du bras, jusqu'à 2 ou 3 travers de doigt au-dessous de l'acromion. Cette anesthésie disparaît rapidement parce que les racines postérieures sensitives ont été seulement distendues.

Type inférieur (Déjerine-Klumpke). Paralysie de la main et de l'avant-bras, par lésion de la VIIIe cervicale et de la 1re dorsale. Anesthésie sur le territoire du cubital et du brachial cutané interne.

Hémiplégie organique par lésion cérébrale en foyer.

Chez des vieillards, par hémorragie cérébrale ou ramollissement (syphilis, cardiopathies).

Ictus apoplectique ou non. Annoncé quelquefois à l'avance par des vertiges, des parésies, troubles de la mémoire, etc.

Deux périodes : première phase de paralysie flasque qui peut guérir ou passer progressivement à la phase de contractures (2e phase).

Paralysie flasque de tous les muscles du côté du corps opposé à la lésion, avec intégrité des muscles à mouvements latéraux synergiques (yeux, larynx, thorax, viscères). Paralysie du facial inférieur : le malade ne peut ni siffler, ni souffler. La langue tirée hors de la bouche est attirée du côté paralysé par l'action du génioglosse sain.

Le membre inférieur est moins frappé que le supérieur.

La phase de contracture est annoncée par l'exagération des réflexes et s'accompagne de la trépidation épileptoïde.

Tout hémiplégique arrivé à la phase de contracture peut marcher. Il marche en fauchant, le pied rasant le sol par son bord interne et sa pointe, comme un amputé de cuisse muni d'un appareil (Déjerine).

Hémi-anesthésie sensitivo-sensorielle complète, rare. Elle

Hémiplégie hystéro-traumatique.

A tout âge, quelquefois après un coup sur la tête. L'hémiplégie survient du côté contusionné, après quelques jours de méditation.

Ictus apoplectique rare. Survient au réveil, ou progressivement à l'état de veille.

Ces deux phases ne se succèdent pas comme dans les H. organiques. La contracture apparaît dès le début où n'apparaît jamais. Il y a quelquefois alternatives d'un jour à l'autre de flaccidité et de spasme.

Pas de paralysie du facial inférieur (important). La déviation de la face et de la langue est due à l'hémi-spasme glosso-labié.

Le membre inférieur est plus frappé que le supérieur.

Le malade marche en draguant (Charcot). Le malade traine son pied après lui, la pointe du pied et le dos des orteils frottant sur le sol.

Souvent complète. Diminue par segments de membres.

diminue progressivement d'intensité en remontant de l'extrémité des membres vers leur racine.

Pas de troubles visuels.

Troubles visuels. OEil hystéro-traumatique.

Aphasie dans l'hémiplégie droite.

Pas d'aphasie dans l'hémiplégie droite.

Troubles trophiques, quelquefois à apparition très rapide : escarres fessières ou sacrées, arthropathie, etc.

Signe de Babinski : en chatouillant le bord interne du pied, on détermine l'extension du gros orteil (signe de lésion organique).

Manque.

Signe d'Hœsslin. Si l'on soulève le bras d'un hémiplégique organique et qu'on l'abandonne brusquement, le bras retombe immédiatement.

Si l'on fait la même manœuvre chez un hystérique, surtout en détournant son attention, le bras reste en l'air et ne tombe que lentement.

Flexion combinée de la cuisse et du tronc (phénomène de Babinski). Si l'on fait placer un hémiplégique organique dans le décubitus dorsal sur un plan horizontal, les bras croisés sur la poitrine et qu'on lui ordonne de se lever, il se soulève plus ou moins et le pied du côté paralysé quitte le plan du lit et s'élève plus haut que le pied du côté sain.

L'hémiplégique hystérique exécutant le même mouvement ou bien se met sur son séant, et ses deux jambes restent dans le même plan, ou bien fait exécuter à ses membres inférieurs divers mouvements dans tous les sens.

Paraplégie
par lésion médullaire.

Paraplégie hystéro-
traumatique.

Fracture de la colonne vertébrale....

Trauma léger sur le dos ou chute sur les pieds ou le siége.

Début immédiat, par paraplégie complète.

Début tardif, plusieurs jours ou plusieurs semaines après, par symptômes isolés.

Paraplégie flasque des deux membres inférieurs.

Double monoplégie crurale et non paraplégie à proprement parler.

Anesthésie complète remontant plus ou moins haut sur le tronc....

Anesthésie en double gigot.

Paralysie des sphincters vésical et anal.

Pas de troubles des sphincters.

Escarres sacrées à marche rapide.

Pas d'escarres.

Réflexes exagérés ou supprimés

Réflexes normaux.

suivant le siège de la lésion médullaire.

Troubles génitaux.

Manquent.

Coxalgie vraie.

Début lent, insidieux, par douleur dans le genou et claudication
(signe du maquignon).

Coxalgie hystérique.

Début immédiat après le traumatisme, ou après plusieurs jours
ou semaines de « méditation ».
L'affection s'établit alors brusquement le matin au réveil, ou
progressivement en plusieurs
jours.

ÉTAT.

Douleur spontanée intermitten-
te, cessant par le repos, limitée
à la jointure. Pied et genou normaux.

Pas de douleurs musculaires
ou cutanées. La douleur réveille
souvent le malade pendant son
sommeil.

Contracture surtout limitée aux
adducteurs.

L'abduction est le premier mouvement limité et douloureux.

Abduction et rotation en dehors
d'abord.

Adduction et rotation en dedans
ensuite.

Atrophie musculaire précoce et
très marquée prédominant sur les
extenseurs.

Exploration sous le chloroforme :
la réduction est difficile; la contracture et la rétraction persistent.
(Dans une coxalgie organique au
début, l'examen sous le chloroforme est souvent négatif.)

Pas de stigmates hystériques.

État général mauvais.

ÉTAT.

Douleur très vive empêchant le
moindre mouvement de la hanche
et même de tout le membre inférieur. Le malade crie avant qu'on
le touche.

La douleur occupe toute la
cuisse, la fesse et remonte jusqu'à
la crête iliaque. Elle occupe la
peau et les tissus profonds. Il y a
hyperesthésie cutanée (signe de
Brodie). Mais la douleur ne réveille
jamais les malades.

Contracture diffuse, étendue à
tous les muscles péri-articulaires,
quelquefois à tout le membre.
Mouvements actifs et passifs impossibles.

Attitude vicieuse variant suivant
l'étendue de la contracture. Le
membre est rigide comme une
« jambe de bois », si tous les muscles sont contracturés.

Atrophie musculaire rare, quelquefois étendue à tout le membre
ou localisée seulement aux muscles du pied.

La contracture disparaît, l'articulation est mobile en tous sens;
pas de craquements.

Existence de stigmates hystériques.

Conservation parfaite de la santé
générale.

2° Diagnostic de l'association hystéro-organique. —
L'absence de toute lésion organique sera démontrée par la
recherche négative des signes de Babinski (signe des orteils,
flexion combinée de la cuisse et du tronc), du signe d'Hœsslin, par l'examen électrique des nerfs et des muscles, l'examen
radiographique, la persistance d'un bon état général.

Les commémoratifs de l'accident ont un grand intérêt
à ce point de vue : un des malades du professeur Raymond
en fournit la preuve. Cet homme, monteur en bronze,
hystérique avéré, fit, en 1892, une chute de bicyclette et,
dans sa chute, brisa une bouteille qu'il tenait à la main. Il
se fit une fracture ouverte de l'olécrâne droit, fut soigné à
l'Hôtel-Dieu et resta guéri quatre ans. En 1896, il éprouve
des fourmillements dans la main droite, puis sa main, son
avant-bras et son épaule se paralysent successivement.
Entré dans le service du professeur Raymond, on lui trouve
une monoplégie brachiale droite de nature hystérique, avec
anesthésie en manche de chemise. Mais l'examen électrique
décèle une névrite du nerf cubital blessé quatre ans aupa
ravant, et la radiographie montre qu'il est resté un fragment
de verre dans la cicatrice. La reprise des phénomènes
névritiques avait donc servi d'amorce à une monoplégie
hystérique.

3° Diagnostic de la simulation chez les hystériques. —
On ne doit pas ignorer que nombre de phénomènes sont
exagérés par les hystériques : « Tantôt le sujet exagère des
symptômes réels, dit Charcot, tantôt même il crée de toute
pièce une symptomatologie imaginaire. Chacun sait en effet
que le besoin de mentir, de tromper, parfois sans intérêt,
par une sorte de culte de l'art pour l'art, tantôt en vue de
faire sensation, d'exciter la pitié, etc., est une chose vulgaire chez les hystériques. »

Un malade de M. Grasset, atteint de monoplégie hystéro-
traumatique, se faisait saigner les gencives avec une lancette
pour attirer l'attention sur lui.

Vibert distingue dans l'hystérie traumatique un « type
bruyant ». « Certains malades, dit cet auteur, se lamentent

avec une véhémence excessive, prétendent souffrir de partout et à un tel point que l'examen corporel devient presque impossible. De tels sujets déconcertent souvent les médecins qui ne connaissent pas ce type. Il arrive parfois que les médecins des compagnies d'assurances, et même les experts, par une réaction assez naturelle de l'esprit, sont portés à les considérer comme de purs simulateurs[1]. » Vibert donne deux rapports concernant ce type « bruyant » qui sont fort démonstratifs. Le premier a trait à un sujet présentant un état mental hystérique sans stigmates physiques. Le malade prétend qu'il a vomi du sang pendant quinze jours, qu'il rend continuellement du sang par l'anus, etc. Un mois après, au cours même de l'examen médical, éclate une attaque d'hystérie avec monoplégie[2]. — Le second concerne un homme de quarante-quatre ans tombé en 1900 d'un échafaudage peu élevé. Presque tout se réduit à des douleurs « universelles » d'une violence inouïe, s'il fallait en croire le patient qui est encore dans le même état près de trois ans après l'accident. L'examen est forcément incomplet : au moindre contact sur une partie quelconque de son corps, le sujet réagit comme à une opération chirurgicale fort douloureuse[3].

Étiologie et pathogénie.

L'hystérie traumatique, qui est de l'hystérie vulgaire et non une névrose spéciale, survient chez des prédisposés ou des hystériques latents. Le traumatisme ne crée pas l'hystérie. Il la provoque ou la démasque : il n'est donc que partiellement responsable.

Trois éléments permettent d'établir les propositions précédentes : 1° le traumatisme initial est souvent léger, incapable de produire le moindre ébranlement de la moelle ou du cerveau ; 2° le choc moral (peur, angoisse, épouvante rétrospective) joue le rôle principal ; 3° le phénomène

1. Vibert, *Les accidents du travail*, p. 562.
2. Vibert, *Loc. cit.*, obs. CLXV, p. 563.
3. Vibert, *Loc. cit.*, obs. CXLVI, p. 566.

hystéro-traumatique n'apparaît qu'un certain temps après l'accident. Nous verrons au contraire que la « névrose traumatique » proprement dite est provoquée par des ébranlements du corps plus ou moins intenses qui ont pu déterminer une commotion cérébro-médullaire.

Mais le traumatisme a un rôle incontestable : de plus il est *localisateur*. C'est presque toujours la région frappée qui est paralysée ou anesthésiée. Le choc a-t-il porté sur la tête : l'hémianesthésie et l'hémiplégie frappent le côté du corps correspondant. Souvent le point frappé est le siège du maximum de douleurs, de paralysie ou d'anesthésie. Quelquefois, comme chez le premier malade de M. Grasset, la région blessée est devenue une zone hystérogène.

Comment expliquer le rôle du traumatisme? Charcot a donné une théorie pathogénique de l'hystérie fort séduisante. La voici :

Un accident, imprévu et dangereux, provoque deux effets : un choc physique et un choc psychique ou moral. Le choc physique suspend le fonctionnement du membre qui demeure engourdi, douloureux, impotent pendant plusieurs jours. La peur, l'angoisse éprouvée au moment du danger, quelquefois un sentiment d'épouvante rétrospective éprouvée par le blessé qui se réveille après avoir perdu connaissance, provoquent un choc psychique qui trouble brusquement les fonctions cérébrales, suspend la conscience et par suite la faculté de contrôler les sensations parties de la région blessée.

« Grâce à cet état mental très spécial, dit Bouveret, le cerveau devient capable de suggestion et cette idée d'engourdissement, d'absence du membre blessé s'y implante, suivant l'expression de M. Charcot, à la façon d'un parasite. L'idée, tout erronée qu'elle soit, règne en maîtresse, et l'auto-suggestion suspend l'activité des deux centres moteur et sensitif qui, dans l'écorce cérébrale, correspondent à la motilité et à la sensibilité du membre blessé. De là, la paralysie de ce membre avec ses caractères très spéciaux et qui la désignent comme une paralysie cérébrale. L'impotence motrice intéresse les muscles associés pour les mouvements intentionnels, car c'est dans les centres corticaux que sont conservées les images de ces associations. L'anesthésie procède par segment de membre et se distribue comme la paralysie motrice. Or, c'est dans l'écorce cérébrale seulement, dans la région sensitive de cette écorce, qu'existent des centres représentant des zones anesthésiques du membre blessé. Le fonctionnement du cerveau associe nécessairement un centre moteur au centre sensitif correspondant. Aussi la paralysie fonctionnelle est-elle au même degré motrice et sensitive.

« Une interprétation analogue est applicable aux paralysies avec contractures, aux contractures hystéro-traumatiques. Si le traumatisme local a produit une contusion articulaire douloureuse, chaque mouvement réveille la douleur et une certaine rigidité des muscles immobilise la jointure. C'est cette sensation de rigidité musculaire que le cerveau du patient reçoit du membre blessé et qu'il transforme en contracture, comme tout à l'heure il transformait la sensation d'engourdissement ou d'absence du membre en une paralysie flasque. »

En somme, l'hystéro-traumatisme consiste pour Charcot dans une « suggestion traumatique » chez un hystérique latent ou chez un prédisposé. Cette suggestion traumatique équivaut à faire oublier des mouvements ou des sensations, ou même les deux à la fois (hémiplégie avec hémianesthésie) sur une région déterminée. Charcot l'a reproduite expérimentalement : il plongeait une malade dans le sommeil hypnotique et lui frappait le coude. A son réveil, le coude de la malade était le siège d'une arthropathie identique à celle qu'aurait pu déterminer un traumatisme accidentel. Il s'agit donc bien de « paralysie psychique », de « paralysie par imagination », comme le disait Charcot.

Mais il y a, entre le moment du traumatisme et celui où apparaît le phénomène hystérique, un intervalle libre, une période d'incubation. Pendant ce temps, dit Charcot, le malade prépare et médite sa paralysie ou sa contracture. Cette période, qui va de quelques heures à plusieurs mois, est souvent réduite à quelques jours (dix-sept jours chez le dernier malade de M. Grasset).

M. le Prof. Grasset a appliqué à la pathogénie de l'hystéro-traumatisme sa doctrine du psychisme inférieur, et sa théorie éclaire parfaitement cette difficile question. On sait que Pierre Janet a distingué deux sortes de fonctions psychiques. L'une, psychisme supérieur, répond à la conscience, au moi responsable, et n'a pas de localisation corticale connue; l'autre, le psychisme inférieur ou subconscient, comprend les centres corticaux de l'audition, de la vision, de la parole, de l'écriture, de la sensibilité générale (centre tactile) et des mouvements coordonnés, ainsi que leurs voies d'association. Le psychisme inférieur, dont les centres et les voies de communication peuvent être schématisés par un polygone, fonctionne d'une façon inconsciente et automatique, sans l'intervention nécessaire de la volonté, de la conscience, placée idéalement en un centre O communiquant avec tous les centres polygonaux. C'est ainsi, dit M. Grasset, qu'en écrivant une phrase, nous créons l'idée avec notre centre O, et que nous faisons mouvoir notre main pour former des lettres et des mots avec notre polygone, d'une manière que l'habitude a rendue inconsciente et automatique. Pendant le sommeil, la vie polygonale n'est pas supprimée, seule la conscience dort. Le psychisme inférieur veille et les rêves sont l'élaboration du polygone séparé de la conscience.

Or, si, sous l'influence d'une émotion vive, d'un choc psychique, notre conscience (centre O) est brusquement anéantie en même temps qu'une région de notre corps est contusionnée, l'image de la lésion peut s'implanter dans le polygone, et à son réveil le malade ne peut plus mouvoir son membre traumatisé. Il a oublié les mouvements, « perdu son membre », à moins que, comme dans l'arthropathie, toute la région soit le siège d'une vive douleur que le moindre contact augmente. Le phénomène hystéro-traumatique est installé, et on conçoit qu'il sera d'autant plus difficile à supprimer qu'il sera de date plus ancienne. Cependant un traumatisme, analogue à celui qui a fait l'hystéro-traumatisme, peut le défaire rapidement : exemple le dernier cas du professeur Grasset. Il s'agissait d'un individu atteint d'une hémiplégie gauche depuis dix-huit mois; pendant son sommeil on lui applique sur la main anesthésiée une pointe de feu. Le malade ne se réveille pas sur le coup, il se réveille deux heures après, guéri entièrement de son hémiplégie. Le processus curateur s'était produit en deux heures dans le polygone ébranlé par le choc provoqué par la pointe de feu.

On peut donc expliquer, à la lumière de l'ingénieuse théorie de M. Grasset, non seulement tous les faits d'hystéro-traumatisme, mais encore leur évolution, leur guérison brusque sous une influence quelconque et leur récidive dans des circonstances indépendantes d'un accident du travail.

Pronostic.

L'hystéro-traumatisme est une affection tenace, peu influencée par le traitement, lorsqu'elle date de plusieurs mois et surtout de plusieurs années.

Le pronostic n'est pas grave, en ce sens que la vie n'est pas menacée, mais la capacité professionnelle est fortement amoindrie. Malgré cela l'incapacité qui résulte d'une paralysie ou d'une arthropathie hystérique doit être considérée, en dehors de toute application à la loi de 1898[1], comme temporaire, car elle peut disparaître spontanément. La

---

1. La loi de 1898, en effet, ne prévoyant pas « les incapacités qu'on ne peut affirmer permanentes », l'expert est obligé, pour permettre la solution du litige, de conclure à une incapacité définitive. Voyez p. 2.

guérison survient quelquefois très peu de temps après l'obtention de l'indemnité. Témoin le cas du jeune malade du professeur Raymond, qui dansait au Moulin-Rouge le soir du jour où on lui avait accordé 15 000 francs de dommages-intérêts, pour une paralysie hystéro-traumatique. Et ce malade n'était pas un simulateur. Le règlement des litiges est une condition favorable pour amener la guérison et il est indiqué de ne pas laisser traîner en longueur la réparation pécuniaire des hystéro traumatismes. C'est le meilleur moyen d'empêcher l'état de certains malades de s'aggraver et de devenir incurables.

Les éléments du pronostic seront tirés, dit le professeur Raymond : 1° de la variété de la manifestation hystéro traumatique : une paralysie est plus tenace qu'une arthropathie ou une anesthésie; 2° de l'ancienneté de l'affection : plus l'affection est récente, plus elle a de chances pour guérir facilement; 3° de la prédisposition héréditaire ou acquise du sujet : un hystérique avéré, présentant plusieurs stigmates de la névrose, guérira difficilement; 4° du rôle plus ou moins direct du traumatisme. S'il a été insignifiant, c'est que l'individu était candidat à l'hystérie; en ce cas le pronostic est mauvais.

La récidive est assez fréquente, même à échéance très longue, sous l'influence ou non d'un nouveau traumatisme. Exemple le malade de Nothnagel : un forgeron de trente-six ans est frappé par un éclair en 1873. Il fait une monoplégie brachiale droite, pour laquelle on l'électrise sans succès pendant plusieurs semaines. Puis sa paralysie disparaît brusquement et il reprend son travail. Il reste guéri pendant six ans. Un jour de 1879, il fait un grand effort pour soulever un marteau : la paralysie de la main droite reparaît soudainement. Nothnagel l'examina quatre mois après; après 8 séances d'application d'un aimant le malade était guéri.

Traitement.

Le médecin ne doit pas abandonner ces malades, en leur ordonnant simplement du bromure, des douches, des frictions sèches ou du massage. Il doit intervenir dès le début par un traitement quotidien, qu'il ne confiera pas à un infirmier, mais qu'il appliquera lui-même. Voici les règles de ce traitement, telles que les donne Gilbert Ballet, dont on sait la compétence sur ce sujet.

« D'abord, l'application du traitement doit être aussi *précoce* que possible. Telle hémiplégie hystérique qui cède vite et définitivement, si on s'occupe de la soigner quand elle ne date encore que de quelques jours, sera déjà plus résistante si elle remonte à plusieurs semaines, étrangement tenace si elle dure depuis des mois, souvent indélébile et incurable, si elle remonte à des années..... On ne guérit ni un alcoolique ni un morphinomane quand ils le sont depuis longtemps : on ne guérit pas davantage un très vieil hystérique. En effet, que l'habitude soit consciente ou subconsciente, il importe peu : c'est toujours une habitude, résistante et immodifiable.

Soit une hémiplégie hystéro-traumatique avec ou sans hémianesthésie. Elle équivaut, en pratique, à l'oubli, de la part du malade, des mouvements devenus difficiles ou impossibles. Le traitement doit viser à produire une véritable rééducation motrice.

Il suffit pour la réaliser d'une machine faradique de 20 francs et de patience; et il faut agir en manifestant, dans les heureux effets du traitement, une conviction que l'on s'efforcera de faire partager au malade.

« On place les deux rhéophores, dit Gilbert Ballet, sur les muscles fléchisseurs de l'avant-bras, par exemple; sous l'action du courant, les muscles se contractent, les doigts se fléchissent sur la main; on attire alors l'attention du malade sur le mouvement qui se produit, en l'invitant à constater par lui-même que les muscles se contractent parfaitement. Puis on l'invite à faire l'effort mental nécessaire pour reproduire ce mouvement.

« Il est bien rare, qu'à son grand étonnement, le patient ne s'aperçoive pas que le mouvement en question, qui tout à l'heure était impossible, est maintenant réalisable en totalité ou en partie. Chez certains malades, ce résultat s'obtient vite; chez d'autres, plus lentement: mais, en insistant, même sur le ton impératif, on doit toujours y parvenir.

« Quand on a agi de la sorte sur un groupe de muscles, on passe à un autre groupe : aux extenseurs des doigts, aux fléchisseurs de l'avant-bras sur le bras, aux élévateurs de l'épaule. On provoque d'abord le mouvement avec le courant faradique, puis on le fait ensuite exécuter spontanément et il n'est pas rare, à la fin d'une séance de 20 minutes, de voir le malade, qui, au début, ne pouvait exécuter aucune contraction musculaire, porter la main à sa bouche ou la mettre sur sa tête.

« Contre la paralysie des membres inférieurs, on procède de la même façon : le malade étant couché, on faradise le quadriceps crural, par exemple, puis on fait exécuter spontanément le mouvement de flexion de la cuisse sur le bassin ; on passe ensuite à un autre groupe de muscles ; ainsi, peu à peu, on rééduque les mouvements simples, ensuite les mouvements combinés dont l'exécution correcte permet la marche normale. Les malades ont toujours tendance, dans la marche, à ne pas fléchir suffisamment le genou et à traîner le pied ; on peut alors, au temps qui correspond à cette flexion, appliquer le courant sur le quadriceps qui, alors, se contracte, d'où soulèvement meilleur de la cuisse. La rééducation fonctionnelle s'exécute en général très vite par cette sorte de persuasion.

« Dans les cas récents, il suffit même de promener les électrodes sur le membre en faisant contracter les muscles. Dès que le malade voit se produire un changement quelque peu appréciable dans son état, il devient facile d'achever sa rééducation très rapidement. Ainsi, en deux ou trois séances, on arrive à faire marcher des hémiplégiques très correctement, — lorsque l'hémiplégie est de date récente.

« Les mêmes moyens conviennent pour faire disparaître les anesthésies. Il suffit, parfois, de deux ou trois séances de faradisation superficielle pour dissiper une anesthésie qui, si on la néglige, tendra au contraire à s'établir en permanence. Quand les troubles de la sensibilité sont plus accusés et plus résistants, on doit les attaquer par des procédés plus compliqués : on commence par créer une zone de sensibilité, ce qui s'obtient en laissant d'ordinaire le pinceau en place sur le même point, jusqu'à ce que le malade déclare sentir le courant. Puis on agrandit la zone en promenant l'électrode autour de ses limites. Il arrive alors assez communément que le malade, bien qu'il perçoive l'excitation électrique, ne sente ni la piqûre, ni la chaleur, ni le contact ; mais on arrive, par une rééducation progressive, à lui restituer les divers modes de la sensibilité. »

Neurasthénie traumatique.

La neurasthénie peut survenir à la suite d'un accident, chez un individu sain et jusque-là indemne de tout stigmate, comme la plupart des ouvriers de l'industrie qui ignorent le surmenage intellectuel. La neurasthénie traumatique est beaucoup plus fréquente que l'hystérie ou l'hystéro-neurasthénie traumatiques, depuis l'application de la loi de 1898.

Étiologie et Pathogénie.

Trois facteurs résument l'étiologie de la neurasthénie traumatique : a. *le choc physique*, qui a déterminé ou non des phénomènes de commotion cérébrale ou médullaire; b. *le choc psychique*, par l'angoisse violente éprouvée au moment du danger ou après celui-ci; c. *le désir intense du blessé d'obtenir une indemnité pécuniaire*. Le danger passé, une des premières réflexions de la victime porte sur la possibilité d'obtenir des dommages-intérêts en faisant un procès à l'auteur de l'accident, ou à la compagnie responsable. La convoitise d'une rente ou d'une forte indemnité fait bientôt place au simple désir d'une légitime réparation. Et les lenteurs de la procédure, retardée par les difficultés éprouvées par les médecins à faire la part de l'exagération des symptômes accusés, et surtout à évaluer le degré de l'incapacité, vont « fixer » et aggraver cette neurasthénie traumatique. — On comprend donc que les cas récents guérissent aisément par le règlement rapide du litige.

Symptômes.

La neurasthénie est une maladie psychique, à symptômes exclusivement subjectifs. Elle ne se traduit pas, comme l'hystérie, par des phénomènes objectifs constatables à l'examen du sujet.

Ses symptômes sont les stigmates de la neurasthénie vulgaire; le tableau clinique ne présente guère que deux particularités : la fréquence des vertiges, et l'asthénie très prononcée du malade. Nous nous bornerons à rappeler les stigmates cérébraux, médullaires et viscéraux de la neurasthénie, d'après les traités classiques.

Stigmates cérébraux. — Céphalée en casque, continue, diurne, exaspérée par les émotions, la lecture, la conversation, le travail intellectuel (casque neurasthénique).

Insomnie durant des mois et des années, mais jamais aussi marquée que le prétendent les malades qui affirment n'avoir pas dormi depuis six mois ou un an. Si on les surveille, on les surprend, en effet, à dormir les poings fermés.

Vertiges accusés par des malades chaque fois qu'ils
regardent dans le vide, ou même qu'ils restent debout. Mais
ils ne tombent que très rarement, et ces vertiges ne s'accompagnent pas de vomissements.

Les *phobies* ou *peurs* : symptôme assez fréquent chez les
blessés de chemin de fer ou d'usine; ils tremblent en entendant un coup de sifflet qui leur rappelle la locomotive; ils
tremblent en voyant tourner une poulie, ou marcher une
machine à vapeur, etc.

Enfin, l'*état cérébral*, qui à lui seul est caractéristique et
que l'on reconnaît vite quand le malade fait le récit de ses
malaises et de son accident : inquiétude, émotivité, perte ou
troubles de la mémoire, absence complète de la volonté
(aboulie neurasthénique). « Je ne suis plus le même homme,
dit le malade... Je ne pourrai plus jamais travailler... »

Stigmates médullaires. — *Rachialgie*, caractérisée par des
douleurs continues (plaque cervicale et plaque sacrée) et une
sorte d'endolorissement de tout le tronc surtout, marqué au
réveil et qui s'atténue un peu dans le courant de la journée.

Asthénie musculaire : faiblesse extrême de tous les
muscles, qui oblige le malade à se reposer toutes les cinq
minutes, à s'asseoir, à se coucher. *Dérobement des jambes*
après une marche de quelques instants ou une station
debout de très courte durée. Tremblement des mains, par
oscillations lentes et d'amplitude faible, ressemblant au
tremblement des alcooliques.

Stigmates viscéraux et sensoriels. — Dyspepsie gastro-
intestinale. Dyspepsie atonique, entérite muco-membraneuse.
— Tachycardie et palpitations. — Impuissance et spermatorrhée. — Asthénopie accommodative; les pupilles sont
quelquefois dilatées, mais les réflexes sont normaux.

Suivant la nature des symptômes prédominants, on distingue la neurasthénie à forme *cérébrasthénique*, et la neurasthénie à forme *myélasthénique*.

Voici un exemple de la première forme empruntée à

M. Bouveret : « C'est un maçon, âgé aujourd'hui de cinquante ans. Il est tombé, il y a quinze ans, d'un échafaudage haut de plusieurs mètres. Sa chute n'a pas été tout à fait brusque et il a eu quelques secondes d'une vive angoisse. Revenu à lui, il n'avait que des contusions et pas de blessures graves. Au bout de quelques jours, il voulut vainement se remettre au travail. Il n'était plus le même homme, et l'état dans lequel il se trouvait alors était, paraît-il, le même que celui dans lequel je le vois encore aujourd'hui. Il a toujours la tête lourde. Il dort peu, et son sommeil est troublé par des rêves terribles, qui, au bout de quinze ans, lui rappellent encore son accident. Il est très faible, toujours incapable de travailler. De temps en temps, il est cependant pris d'un tel besoin d'activité dans les jambes, qu'il ne peut rester en place, et marche sans but, au hasard, pendant des heures entières. A la moindre émotion, et même quand il me parle il est pris d'un tremblement involontaire des membres, des lèvres et de la langue. Il est toujours sombre, abattu, taciturne ; il est convaincu qu'il ne guérira jamais, et à plusieurs reprises il a manifesté des idées de suicide[1]. »

La région traumatisée peut être le siège d'une douleur persistante : c'est la *topoalgie neurasthénique* de Blocq. Nous en avons observé un cas très net chez un malade qui avait reçu une brique sur l'épaule de quelques centimètres de distance. A deux ans de distance, le malade sentait encore la brique sur l'épaule qui était absolument saine.

Diagnostic.

L'absence de tout phénomène objectif, autre que le tremblement fibrillaire des muscles de la face et de la langue, permet aisément d'éliminer l'hypothèse d'une lésion organique. L'état psychique du malade est si particulier qu'on n'a pas de peine à porter le diagnostic de neurasthénie. Il reste à préciser les points suivants : 1° Le malade n'est-il point un simulateur ? — 2° Si non, était-il sain avant l'acci-

---

1. Bouveret, *La neurasthénie*, 1891, p. 273.

dent ou avait-il présenté des phénomènes neurasthéniques? — 3° Le malade est-il un prédisposé et quelle est la responsabilité de l'accident dans la production de sa névrose?

La simulation de la neurasthénie pure est *a priori* plus facile que celle de l'hystéro-traumatisme ou de l'hystéro-neurasthénie : le malade ne doit accuser que des troubles subjectifs, impossibles à vérifier. Cependant nous ne croyons pas qu'elle soit fréquente, parce que les blessés désireux de se faire octroyer une indemnité ont vite acquis la certitude, après deux ou trois examens médicaux, que, sans paralysie ni impotence quelconque, ils ont des chances de ne rien obtenir. Et ceux qui ont couru de médecin en médecin pour obtenir des certificats, finissent par se lasser de plaider, lorsqu'on leur démontre que leurs certificats ne certifient rien du tout.

Il faut, d'ailleurs, pour simuler complètement la neurasthénie pendant un ou deux ans, une énergie, une force morale peu ordinaires. Nous en avons observé un exemple et l'un de nous a pu suivre le malade jusqu'au jour où, ayant obtenu une rente, il s'est déclaré guéri. C'était avant la promulgation de la loi de 1898, à une époque où les simulateurs n'avaient pas à craindre la revision.

Il s'agissait d'un ouvrier mineur de quarante ans qui, après avoir reçu un coup de pied de mulet à la volée sur la tempe droite, accusait les symptômes d'une neurasthénie à forme cérébrasthénique. Deux phénomènes surtout étaient accusés : les vertiges et la céphalée. Après plusieurs mois d'attente, on l'envoya dans notre service où il fut examiné par le Prof. Grasset au point de vue nerveux, par le Prof. Hédon au point de vue otique. Mais le malade n'avait aucun signe de lésion organique de l'encéphale ni du labyrinthe. Soupçonné de simulation, la compagnie responsable lui refusa tout subside : pendant de longs mois, le malade resta dans le plus complet dénûment avec sa femme et ses enfants, et vécut d'aumônes. Il se déclarait incapable de rester debout sans être pris de vertiges et tomber aussitôt. Enfin, un jour, le tribunal régla son affaire et lui accorda une assez forte pension viagère. Le lendemain, le malade se faisait porter à la gare et placer dans un wagon à destination de Lourdes, d'où il revenait absolument guéri quelques jours après. Il se remit au travail aussitôt avec un entrain puisé probablement dans sa joie d'être devenu rentier par sa seule ténacité. — Mais les cas de ce genre sont rares.

Si on soupçonne la simulation, il n'est évidemment qu'un moyen de diagnostic : c'est la surveillance du blessé pendant plusieurs semaines et plusieurs mois. Mais cette surveillance, pour être efficace, doit être ignorée du patient : c'est donc au médecin à s'ingénier pour obtenir des renseignements sur l'existence du malade, et savoir si son genre de vie s'accorde avec les troubles accusés par lui et qui sont toujours incompatibles avec un travail suivi.

L'enquête, la recherche des antécédents héréditaires et personnels du sujet, permettront le plus souvent de découvrir si le patient était indemne de toute neurasthénie avant l'accident ou s'il était seulement un prédisposé.

Hystéro-neurasthénie traumatique (névrose traumatique proprement dite).

Étiologie.

L'hystéro-traumatisme, que nous avons décrit sommairement, se rencontre assez rarement à l'état pur : la plupart des malades sont des hystéro-neurasthéniques. Les malades de Charcot, de Vibert, de Blum, de Grasset présentent à la fois les stigmates de la neurasthénie, et plusieurs accidents et stigmates de l'hystérie : ils réalisent ce type clinique appelé par les Allemands « névrose traumatique » dans lequel les *symptômes procéduriers*, suivant l'heureuse expression du professeur Lacassagne, s'ajoutent aux manifestations habituelles des névroses, et souvent les aggravent. Un certain degré de simulation est en effet à peu près fatal chez les blessés qui sont en instance d'indemnité : la convoitise d'une forte somme que les agents d'affaires leur font espérer, les déceptions causées par le pronostic trop favorable des médecins qui diminue leurs chances dans l'heureuse issue du procès, les préoccupations morales causées par la perte d'une situation ou la déchéance d'un commerce, constituent des conditions favorisantes pour aggraver les troubles psychiques et inciter les blessés à se montrer encore plus malades qu'ils le sont en réalité.

Les facteurs étiologiques et la pathogénie sont les mêmes que dans l'hystérie et la neurasthénie traumatiques. Mais l'ébranlement, le choc violent jouent ici un rôle beaucoup plus important que dans la pathogénie de l'hystéro-traumatisme et dans la neurasthénie proprement dite. Nous partageons entièrement l'opinion que Vibert soutient depuis longtemps sur ce point[1]. Cet auteur a montré, en effet, par des centaines de cas de sa longue pratique de médecin-légiste, que l'émotion est un facteur secondaire dans l'origine de la névrose traumatique: *la cause principale est un traumatisme portant d'une manière directe ou indirecte sur le système nerveux.* A l'appui de cette affirmation, Vibert fait valoir ceci : 1° il est des cas où le malade n'a pu éprouver d'émotion, par exemple lorsqu'il a perdu connaissance sous l'influence d'un choc soudain et non prévu; 2° les catastrophes qui n'occasionnent que des émotions violentes ne sont pas suivies de névroses traumatiques : exemple l'accident du Métropolitain, en 1903, à la suite duquel on n'observa qu'un cas d'hystéro-neurasthénie à forme surtout hystérique (monoplégie avec hémianesthésie). « L'émotion a été ici certainement aussi terrible et beaucoup plus prolongée, surtout pour certaines personnes, dit Vibert, que dans n'importe quelle catastrophe de chemin de fer. Mais il n'y a pas eu de blessés, l'accident ayant consisté en un incendie sous un tunnel[2]. Le seul cas qui s'est produit alors concerne un homme qui s'était blessé en tombant du trottoir sur la voie. » Enfin, troisième argument sur lequel s'appuie Vibert pour démontrer l'importance de la commotion cérébro-médullaire, les individus qui, au cours d'une rixe, d'une querelle, d'une attaque nocturne, d'une agression quelconque reçoivent des coups de couteau, des balles de revolver, sont à moitié étranglés ou asphyxiés, subissent

1. Vibert, *Loc. cit.*, p. 593.
2. Vibert. *Annales d'hygiène et de médecine légale*, mars 1905.

sans doute, en même temps que le traumatisme, une émotion violente. La névrose traumatique ne se manifeste pour ainsi dire jamais chez eux, sauf sous forme de pure hystérie. »

C'est donc l'ébranlement général imprimé à tout le corps ou le choc crânien ou vertébral, s'il a été localisé, qui constitue le grand facteur étiologique de la névrose traumatique. Cette constatation permet de comprendre que, s'il y a des cas où la commotion cérébro-médullaire ne s'est pas accompagnée de grosses lésions, il en est où les désordres des centres nerveux sont irréparables. Aux premiers cas correspondent les névroses traumatiques proprement dites, affections curables ou susceptibles de demeurer stationnaires après une certaine amélioration; aux secondes les cas incurables que la plus forte indemnité ne modifie pas et qui s'aggravent jusqu'à la démence ou la paralysie générale.

Nous allons seulement, pour aider la mémoire du médecin dans un examen médico-légal, passer en revue les principaux troubles présentés par les hystéro-neurasthéniques, d'après les excellents ouvrages de Vibert (1888 et 1906), Bouveret (1892) et Blum (1893). On trouvera dans les monographies de Blum et Vibert de nombreux documents personnels particulièrement instructifs pour le médecin expert.

Étude clinique.

Modes de début. — Le début est tardif, précoce ou immédiat. Habituellement, le blessé perd connaissance au moment de l'accident, revient à lui, s'aperçoit qu'il est seulement contusionné et se réjouit d'avoir échappé à la mort. On le reconduit à son domicile et, après quelques jours de repos, il reprend ses occupations. Une ou plusieurs semaines se passent, pendant lesquelles tous ses amis l'importunent de leurs questions sur la catastrophe, le danger qu'il a couru, et s'étonnent qu'il n'éprouve aucun trouble et ne réclame pas de dommages-intérêts. Suggestionné, le blessé éprouve bientôt de la céphalée, s'endort difficilement, a des cauchemars qui lui font revoir les scènes dramatiques de l'acci dent auquel il a échappé, et bientôt éprouve une asthénie, une difficulté à fixer sa pensée qui l'obligent à interrompre son travail : c'est la neurasthénie qui s'installe. Des phénomènes hystériques viendront souvent se greffer sur cet état neurasthénique. Et quelquefois l'examen médical contribuera à créer ou à étendre une anesthésie, une paralysie, une contracture, comme cela arrive souvent chez les hystériques latents. Dans un cas du professeur Grasset, le malade devint hémiplégique sous les yeux des médecins qui l'examinaient.

D'autres fois, le sinistré fait preuve après l'accident d'un sang-froid remarquable : il porte secours à ses compagnons d'infortune, comme Vibert et Blum en rapportent des exemples, puis, après quelques jours, devient rapidement hystéro-neurasthénique. Des douleurs violentes surviennent dans les parties contusionnées, à la tête, le long de la colonne vertébrale. Ces douleurs s'exaspèrent par la marche, la station debout, et s'accompagnent bientôt de troubles de la sensibilité et de la motilité.

Dans quelques cas, surtout après les commotions intenses (collisions de trains, incendies), le début est immédiat. Il n'y a pas de période de méditation. La céphalalgie, l'insomnie, l'asthénie, les vertiges succèdent à l'accident et le malade s'en plaint dès qu'il reprend connaissance. On pourrait dire qu'il s'agit d'une neurasthénie aiguë qui passera à l'état chronique.

Symptômes. — Ce qui domine dans le tableau de l'hystéro-neurasthénie, c'est l'affaiblissement des fonctions psychiques. Le malade est triste, abattu, décourageant par son entêtement à se déclarer incapable du moindre effort. La mémoire, l'attention et la volonté sont toujours assez fortement atteintes. Bientôt les fonctions de la vie organique sont troublées, et il en résulte un certain degré de dépérissement.

Voici l'énumération des principaux symptômes que le médecin-expert doit rechercher dans l'examen d'un blessé hystéro-neurasthénique.

Troubles psychiques. — *Modifications de caractère :* hypochondrie, tristesse avec crises de larmes survenant par accès, lorsque le malade fait le récit de son accident, à la vue

d'un train, en entendant le sifflet d'une locomotive (Blum).
Les vertiges sont fréquents. « Ils surviennent parfois sans
cause appréciable, pendant la nuit, dit M. Vibert. Plus
souvent les crises sont provoquées par une fatigue physique,
par un effort intellectuel, par le bruit de la rue, des conver-
sations animées. Elles débutent par ce que le malade appelle
des étourdissements; il faut entendre par là une sorte
d'obnubilation intellectuelle avec quelques tintements d'oreille
et une augmentation de mal de tête, puis le malade éprouve
une sensation d'angoisse, d'anxiété, un malaise général
extrêmement pénible, il lui semble qu'un horrible malheur
va lui arriver. Le pouls devient faible, inégal, irrégulier.
Rarement cette crise aboutit à une perte complète de la
connaissance, plus rarement encore à une attaque convulsive.
La durée varie de quelques secondes à une demi heure et
plus. Il est des malades qui ont une dizaine de ces paroxysmes
dans les vingt-quatre heures[1]. »

Vibert et Bouveret ont observé des cas où les malades se
suicidèrent. Mais le suicide est exceptionnel dans la névrose
traumatique.

Affaiblissement et troubles de la mémoire. — Dans l'hystérie traumatique, le patient a perdu le souvenir des faits antérieurs à l'accident, ou celui de l'accident lui-même. Ici la diminution de la mémoire porte surtout sur les faits récents. Le
malade ne s'en aperçoit que par les conséquences de ses
oublis. Comme le dit Vibert, cette mémoire à « lacunes »,
à « trous » est une des caractéristiques de l'hystéro-neurasthénie traumatique. Un cocher demande plusieurs fois à son
client le nom de la rue où il doit le conduire; un ouvrier va
plusieurs fois chercher un outil, toujours le même; arrivé à
l'établi, il ne se souvient plus de ce qu'il vient prendre. Ces
malades finissent par tout noter sur un bout de papier. Mais,
comme le dit Blum, il n'y a pas amnésie à proprement
parler : il y a seulement impossibilité pour le malade de
fixer sa pensée sur un sujet donné. On conçoit que les troubles

---

1. Vibert, *Précis de médecine légale*, 6e édition, p. 314.

de la mémoire soient une cause d'incapacité absolue pour un employé chargé d'exécuter une consigne importante (mécanicien, aiguilleur, surveillant) ou pour un ouvrier qui doit se garer continuellement contre les dangers de l'usine.

Les vertiges et l'insomnie sont fréquents.

Troubles de la sensibilité. — La douleur ne manque presque jamais. Elle a le siège et les caractères des algies neurasthéniques : céphalée, rachialgie, plaques cervicale et sacrée. Continue le plus souvent, elle est aggravée par la moindre fatigue, le plus léger effort. Elle résiste à tous les stupéfiants. Elle est la cause principale de l'état de déchéance psychique et physique du malade.

Les anesthésies et hyperesthésies sont de nature hystérique et ont les caractères étudiés au chapitre de l'hystérie traumatique.

Troubles de la motilité. — Ces troubles consistent dans les parésies, paralysies, contractures et arthropathies hystériques. Les phénomènes purement neurasthéniques sont les tremblements[1], les soubresauts des tendons, le dérobement des jambes. La parole hésitante et traînante, le bégaiement s'observent quelquefois. Par contre, les sphincters fonctionnent normalement : sur les 47 cas qu'il a réunis, Blum n'a jamais noté de paralysie de la vessie ni du rectum.

Troubles des organes des sens. — Ce sont les stigmates hystériques : ils portent surtout sur l'organe de la vision. L'asthénopie accommodative qui les empêche de lire un journal, de jouer aux cartes, est fréquente.

Troubles viscéraux. — On observe assez fréquemment de la tachycardie avec ou sans angoisse précordiale. La tachycardie est pour Vibert un symptôme fort important. Il ne s'agit pas, dit cet auteur, d'une accélération momentanée, attribuable à l'émotion qu'occasionne l'examen. On peut compter le pouls à diverses reprises, notamment quand l'atten-

---

1. Vibert a observé un cas d'hystéro-neurasthénie traumatique à forme de sclérose en plaques, *loc. cit.*, obs. CL, p. 578.

tion du patient est détournée vers un autre objet, il reste toujours accéléré. Cette accélération est même très considérable ; le chiffre de 120 est souvent noté, parfois même on en trouve 140. Le malade n'a pas conscience de cette accélération qui, en général, n'occasionne pas de troubles fonctionnels[1]. Le malade observé par Blum en offre un bel exemple. Il s'agit d'un individu qui fut renversé de voiture dans des circonstances dramatiques. La voiture s'était engagée sur la voie au moment du passage d'un train. Le cheval fut tué, et la voiture renversée. Mais le patient ne s'était fait aucune lésion. Deux mois après, les experts constatent, « le malade étant déshabillé et couché, l'intégrité de l'état de ses poumons ; mais le cœur bat très inégalement : par moments, il passe de 90 à 125, et 190 pulsations à la minute. Et cette tachycardie correspond à des mouvements du côté gauche de la figure, contractions violentes et répétées des muscles de la face de ce côté. Cela dure parfois une minute, puis le calme revient à sa figure et au pouls ; et, après une minute et demie à deux minutes de repos, l'agitation reprend. C'est d'ailleurs à cause de cette agitation que le malade ne peut rester couché. »

Enfin on peut observer l'impuissance, avec ou sans spermatorrhée, des symptômes d'atonie gastro-intestinale et quelquefois de la glycosurie.

Diagnostic.

Les malades sont quelquefois dans un tel état de déchéance physique, que la première question à résoudre consiste à éliminer une association hystéro-organique. Si les phénomènes moteurs sont nettement de nature hystérique, si le malade ne présente aucun des signes suivants : troubles des sphincters, exagération notable des réflexes (triade de Grasset : exagération, trépidation épileptoïde, danse de la rotule), atrophie musculaire avec D. R., névrite optique et atrophie papillaire, inexcitabilité pupillaire, paralysie de un ou plusieurs nerfs crâniens, on peut éliminer l'hypothèse d'une

---

1. Vibert, *Les accidents du travail*, p. 539.

affection organique. Mais il y a des cas fort embarrassants : ce sont ceux où la commotion cérébrale ou médullaire a amorcé des troubles graves du système nerveux.

Il reste à apprécier la sincérité des troubles psychiques accusés par le sujet : absence de mémoire, fatigue rapide de l'attention, asthénopie accommodative. Vibert fait observer avec raison que beaucoup de ces malades sont taciturnes et ne se plaignent que des troubles qui les frappent le plus. Il faut alors pousser l'interrogatoire à fond, leur demander comment ils occupent leurs journées, s'ils lisent le journal, s'ils jouent aux cartes, etc.[1]. Pour dépister la part de l'exagération ou de la simulation, il est bon de leur demander s'ils n'éprouvent pas quelques phénomènes qui n'ont aucun rapport avec l'affection.

La tachycardie, l'anesthésie cutanée, l'abolition de certains réflexes (on doit chercher les réflexes crémastériens, rotuliens et achilléens et non seulement l'anesthésie pharyngée) sont des signes bien difficiles à simuler et dont on notera soigneusement l'existence ou l'absence à chaque examen.

Quant aux hystériques qui affirment avoir présenté des hémoptysies, des hématémèses, du maelena, de l'incontinance des sphincters, alors que leur médecin n'a jamais constaté ces troubles, on doit admettre avec Vibert « qu'ils ne mentent pas, dans le sens véritable du mot; ils croient eux-mêmes à la réalité du fait qu'ils se sont suggestionné[2] ».

Applications à l'expertise médico-légale.

Voici un ouvrier atteint de monoplégie hystéro-traumatique, ou d'hystéro-neurasthénie traumatique. Il touche son demi-salaire depuis plusieurs semaines et même plusieurs mois. Son état demeure stationnaire. Le juge pose au médecin les questions suivantes :

1. Vibert, *Loc. cit.*, p. 583.
2. Vibert a rapporté à ce sujet la curieuse observation de cet hystérique qui se présente un soir dans un hôpital, disant qu'il venait d'être écrasé par un fiacre, et se soumit à la laparotomie. L'enquête permit de reconnaître que l'accident n'avait pas eu lieu et avait été inventé par le plaignant.

1° Le sinistré est-il atteint d'incapacité temporaire ou permanente?

2° Si l'incapacité est permanente, est-elle partielle ou totale?

3° Si elle est partielle, de combien réduit-elle la capacité ouvrière du sinistré?

4° A quelle date peut-on reporter la consolidation?

Le juge pose donc au médecin les mêmes questions que pour une fracture, un écrasement de membre, une mutilation. C'est que la loi de 1898 n'a prévu que les incapacités temporaires et les incapacités permanentes. Elle n'a pas prévu l'hystérie et les névroses traumatiques, qui peuvent aboutir à l'une ou à l'autre, sans que le médecin puisse préciser à l'avance si le blessé guérira et quand il guérira. A *fortiori* est-il difficile de fixer la date de la consolidation, lorsqu'on déclare l'incapacité permanente.

Le médecin se trouve donc en présence d'un dilemme : ou bien conclure à une incapacité temporaire et faire attendre le sinistré dans le chômage, avec son demi-salaire pendant des mois et des années; ou bien conclure à une incapacité permanente partielle, comme s'il s'agissait d'une ankylose, évaluer la réduction de capacité ouvrière, et fixer la date de la consolidation au jour où tout traitement a paru sans influence sur l'affection du sujet.

Chacune de ces appréciations a ses inconvénients.

Tous ces blessés, consciemment ou non, convoitent une indemnité pécuniaire qu'ils ont le tort de considérer comme des dommages-intérêts ; et plus on les fait attendre, plus leurs troubles s'accentuent et plus la neurasthénie inhibe leur intelligence et leur volonté; les hésitations du médecin ne font que confirmer la certitude qu'ils ont de ne jamais guérir. La multiplicité des enquêtes, des examens, des consultations, des expertises, développe et entretient chez eux la conviction que leur mal déroute et déconcerte les savants les plus avisés. Si, par malheur, ils font l'objet d'une démonstration clinique, ils se considèrent, par surcroît, comme des « cas extraordinaires », et cette singulière vanité qui complique leur névrose les rend encore plus réfractaires à la psychothérapie de simple bon sens qui doit être la base du traitement.

Si l'on conclut à une incapacité permanente et que le sinistré, délivré tout d'un coup de ses préoccupations pécuniaires, guérisse quelques temps après l'heureuse issue du procès, les juges et l'assureur accuseront le médecin d'erreur ou de complaisance, et le sinistré de simulation.

Quel parti prendre, pour sauvegarder à la fois les intérêts de l'assureur et les droits légitimes du blessé?

Il y a deux questions distinctes à envisager : 1° Doit-on conclure à une incapacité permanente ou à une incapacité temporaire?

2° Quelle est la moyenne de réduction de capacité ouvrière à prendre pour base d'évaluation?

1° Doit-on conclure à une incapacité temporaire ou à une incapacité permanente.

Sur ce point, l'accord est fait. Dès que le diagnostic est confirmé, tout blessé atteint d'hystérie ou de névrose traumatique doit être considéré comme atteint d'incapacité permanente. Le médecin fixera la date de la « consolidation » de la blessure au jour où son examen lui aura permis de considérer l'affection comme médicalement incurable. Mais l'expert fera bien d'émettre une restriction dans le paragraphe de son rapport où le diagnostic sera discuté et de la rappeler dans les conclusions. Afin que cette explication soit intelligible pour les juges et les hommes d'affaires, on pourra s'exprimer ainsi : « *L'affection présentée par le blessé n'est pas causée par une altération anatomique du système nerveux, mais par un trouble de fonctionnement dont il est impossible de prévoir les suites, mais qui peut disparaître spontanément; en effet, la guérison du trouble dont il s'agit est subordonnée à la bonne volonté et aux efforts du patient. Tout traitement médical est devenu inutile. Le seul traitement efficace est la reprise du travail, qui doit être progressive, méthodique, patiente et soutenue. Dans ces conditions, le blessé peut espérer la guérison complète et définitive. Mais il ne saurait l'attendre que de lui même. »*

L'affaire ainsi réglée, comme la revision du procès est ouverte pendant un délai de trois ans, de trois choses l'une : ou le blessé guérit, ou son état demeure stationnaire, ou il s'aggrave. Ces deux dernières éventualités ne sont guère à prévoir que pour les sujets âgés.

Dans ce dernier cas, le sinistré peut demander et obtenir une augmentation de pension. Mais s'il guérit quelque temps après la solution du litige, l'assureur doit-il demander la revision? Nous pensons que non, parce que, à la nouvelle qu'il va soutenir un nouveau procès, le sinistré retombera fatalement malade et l'assureur en sera pour ses frais de procédure. Cependant lorsqu'une paralysie ou une contracture hystéro traumatique guérit spontanément après obtention d'une rente viagère, le responsable a tout intérêt à demander la revision, car la récidive ne se produira pas fatalement avant l'expiration du délai légal des trois ans.

La jurisprudence française a accepté cette interprétation de la loi de 1898 sur ce point délicat des « incapacités qu'on ne peut affirmer ni temporaires, ni permanentes », et les neurologistes, dont l'avis devait guider les médecins et les juges dans cette question, sont unanimes.

2° Quelle est la moyenne de réduction de capacité ouvrière à prendre comme base d'évaluation?

Ici l'accord cesse entre les médecins. Il y a 3 écoles, dont les chefs, en neurologie et en médecine légale, font autorité : MM. Brissaud, Vibert et Grasset ont tour à tour discuté cette question et voici leurs conclusions.

A. *Interprétation de M. le Pr. Brissaud.* — Le Pr Brissaud a guidé la jurisprudence qui, à Paris, à la cour d'Orléans et dans les villes où ses élèves sont experts, accepte son interprétation. M. Brissaud défend les faibles évaluations : il fixe habituellement la réduction de capacité ouvrière entraînée par l'hystéro-traumatisme à 2, 3, 4, 6, 10 p. 100 et très rarement davantage, si le blessé est jeune et robuste. Ces chiffres correspondent, il est vrai, à des rentes viagères très faibles. Mais on sait que la loi autorise le rachat des pensions inférieures à cent francs. La solution que M. Brissaud a fait adopter dès les débuts de l'application de la loi par le Tribunal de la Seine et que le président Duchauffour rappelle dans son *Manuel de conciliation* [1], permet donc au blessé d'obtenir une somme assez importante, surtout s'il est jeune. Grâce à ce petit capital, il change de profession, ou achète un petit fonds de commerce, oublie son accident, ses préoccupations et guérit.

Objectera-t-on que cette façon de procéder est basée sur des considérations extra médicales? Nous répondrons que le législateur, n'ayant pas prévu l'hystérie traumatique, les médecins et les juges sont dans la nécessité de régler les litiges qui en résultent avec les moyens mis à leur disposition par la loi de 1898.

B. *Interprétation de M. Vibert.* — Cet auteur n'admet pas les conclusions précédentes. « Il n'est pas juste, écrit M. Vibert, de dire que l'incapacité de ces malades est le plus souvent partielle. Il est très compréhensible qu'un magistrat croit qu'un plaignant qui se présente devant lui, guéri de ses blessures, et ayant souvent les apparences extérieures de la santé, n'est pas complètement incapable de travailler. Mais le médecin qui voit ces malades de près, qui les examine longuement, qui a causé à loisir avec eux, a la conviction que la plupart d'entre eux sont dans l'impossibilité de se livrer à aucune besogne rémunératrice.... La petite rente accordée à de tels ouvriers ne les sauve pas de la misère.

« Quand il s'agit de formes particulièrement graves de la maladie, nous pensons que la solution définitive de l'affaire devrait être remise à une année, et que, si, après ce délai, aucune amélioration notable ne s'est produite, l'expert doit évaluer l'incapacité telle qu'elle est réellement et la déclarer

____

1. Duchauffour. *Manuel de conciliation*, p. 139. Baillière, éditeur.

permanente. Il restera encore un délai de trois ans pour la
revision, délai suffisant pour que l'état définitif du plaignant
soit connu [1].

C. *Interprétation du Pr Grasset.* — M. Grasset [2] a repris
la question, en mai 1908, dans une magistrale étude et
propose une solution très différente de celle proposée par
M. Brissaud (faible indemnité) et par M. Vibert (rente correspondant à l'incapacité totale dans de nombreux cas).
M. Grasset demande qu'on solutionne l'affaire le plus rapidement possible, en considérant le sujet comme atteint d'une
incapacité permanente et en évaluant exactement cette incapacité d'après l'état du sinistré. Si celui-ci paraît incapable
de tout travail, on le déclarera atteint d'incapacité permanente totale.

Peut-on concilier trois opinions en apparence si différentes?
Nous avons étudié les nombreux mémoires — trop nombreux pour les citer tous — sur lesquels les auteurs précédents s'appuient pour défendre leur interprétation. Cette
lecture — en particulier les thèses de Lecaplain [3], Monthélie [4], Poitevin, Chopard, Magnin [5] — nous a fourni la
raison de ces divergences d'opinion : chacun des auteurs
précédents se laisse influencer par les faits soumis à son
observation. C'est ainsi que M. Brissaud, qui a observé de
nombreux cas d'hystéro-traumatisme, a surtout en vue les
hystériques. Or ceux-ci guérissent en général rapidement
après la solution du procès. M. Vibert, qui a suivi des neurasthéniques et des hystéro-neurasthéniques pendant des
années, a une tendance très légitime à réserver le pronostic.
Enfin le Pr Grasset, dans le service duquel on envoie du

---

1. Vibert, *Loc. cit.*, p. 612.
2. Grasset, *L'évaluation de l'incapacité professionnelle par névrose traumatique dans les accidents du travail*, 1908, Paris, Masson, éditeur.
3. Lecaplain, Th. de Paris, 1906-1907, n° 14, Rousset, éditeur.
4. Monthélie, *La névrose traumatique et la loi de 1898*, Th. de Paris,
1905-1906, n° 156, Rousset, éditeur.
5. Poitevin, *De l'avenir des hystéro-traumatisés*, Th. de Paris, 1905-
1906, n° 317, Michalon, éditeur. — Voir aussi : Chopard, Th. de Paris,
1906-1907, n° 19; Magnin, *État psychique des accidentés. L'hystérie de rente*,
Th. de Paris, 1906-1907.

Midi de la France les sinistrés atteints de névrose traumatique, ne peut évaluer à 3 p. 100 une incapacité qui est presque totale. Il s'agit en effet de blessés chez qui la névrose traumatique s'est aggravée de symptômes « procéduriers » et qui depuis des mois et des années fréquentent des gens d'affaires, sont accoutumés à subir la recherche de leurs anesthésies, de leur champ visuel, de leurs réflexes et connaissent parfaitement les signes de Babinski. « Vous ne recherchez pas mon hémianesthésie? Et mon anesthésie pharyngée? » vous disent parfois ces athlètes, qui sont devenus peu à peu incapables du moindre travail, sans présenter toutefois la moindre lésion organique.

Il est bien évident que, chez ces sujets, la névrose est de date trop ancienne, elle est trop aggravée par la neurasthénie pour être assimilée à une contracture hystérique. Mais nous n'osons pas, dans l'intérêt même des ouvriers que la loi de 1898 a pour but de protéger, accepter le principe qui découle de la doctrine du Pr Grasset : tout trouble fonctionnel de nature hystérique doit être indemnisé comme s'il était dû à une lésion organique. D'après ce principe, on accorderait à un hystérique atteint de monoplégie crurale gauche, la même rente qu'à un blessé qui aurait dû subir la désarticulation de la hanche. La possibilité de la revision ne nous paraît pas légitimer une telle interprétation médico-légale de l'hystérie. Ce serait, comme le dit M. Brissaud, « donner une prime à l'hystérie » et centupler le nombre des névroses traumatiques. Car il ne faut pas oublier que les blessés non assurés font très rarement de l'hystéro-traumatisme et qu'avant les lois sur les accidents du travail, les rares ouvriers qui en étaient atteints guérissaient spontanément et rapidement.

Conclusion.

Nous dirons donc pour conclure : 1° l'hystéro-traumatisme doit être considéré comme une incapacité permanente qu'il y a intérêt à évaluer, suivant le conseil de M. Brissaud, à un faible degré, 2, 3, 5, 10 p. 100 au maximum; 2° lors-

qu'il y a coexistence de neurasthénie, nous croyons avec
MM. Vibert et Grasset qu'il faut apprécier beaucoup plus
largement et même admettre l'incapacité totale. L'assureur
pourra demander la revision, si, avant l'expiration du délai
de trois ans, l'état du blessé s'est amélioré.

Varices et phlébites variqueuses.

Une contusion ou un effort violent peuvent : 1° révéler
l'existence de varices profondes ignorées du porteur, les
aggraver et être suivis du développement ou de l'augmentation de volume des varices superficielles; 2° amorcer un
ulcère variqueux, soit en faisant éclater une varice, soit en
déterminant une petite plaie contuse de la peau atteinte
d'eczéma variqueux; 3° provoquer une phlébite au niveau
de varices jusque-là indemnes d'infection; 4° occasionner
une embolie en mobilisant un caillot chez un variqueux
atteint de phlébite latente.

Les varices sont fréquentes dans la classe ouvrière, surtout
dans les professions à station debout (boulangers, typo-
graphes, repasseuses, etc.). Elles constituent dans ce cas une
maladie, on pourrait presque dire une maladie professionnelle et ne sont pas couvertes par la loi de 1898. Sur
1000 ouvriers, Offergeld a trouvé des varices dans 17,5
p. 100 des cas [1]. Pour qu'il y ait lieu à indemnité, il faut
fournir la preuve qu'il y a un lien de cause à effet entre
l'aggravation et l'accident. Si ce dernier s'est borné à
révéler l'existence des varices ou d'un ulcère variqueux, on
ne peut conclure qu'à une simple coïncidence. Ainsi l'a
décidé la Cour de Grenoble, le 19 décembre 1902, en
déboutant de sa demande un ouvrier qui n'avait pu faire la
preuve de l'origine traumatique de ses varices.

Attendu, dit cet arrêt, qu'il résulte très nettement du rapport
des trois experts que si l'état variqueux de V..., dont l'origine
est antérieure au 27 juillet 1901, s'est accusé davantage depuis
lors, c'est là une coïncidence fortuite, et qu'il n'existe entre

---

1. Offergeld, Varices nach Trauma, *Aerzt. sach. Zeit.* 1904, n° 11.

l'accident du 27 juillet et l'infirmité dont il s'agit, aucune relation de cause à effet, la blessure et le traumatisme, d'ailleurs léger. dont a été atteint l'intimé n'ayant pu ni faire naître ses varices, ni les augmenter [1].

Mais lorsque le rôle de l'accident s'est réduit à aggraver un état variqueux préexistant, sans avoir aucune responsabilité dans la production des varices, y a-t-il lieu de réduire le chiffre de la rente? Avant que la jurisprudence fût fixée. on avait pu proposer cette interprétation. C'est ainsi que le tribunal de Florac. le 14 novembre 1902. avait diminué le montant de l'indemnité dans un cas de ce genre.

La doctrine de la Cour de cassation ne permet pas aux tribunaux de suivre cette jurisprudence. Le sujet dont la blessure s'est aggravée par suite de l'existence de varices doit être indemnisé comme s'il était sain au moment de l'accident. Il suffit qu'il y ait un lien de cause à effet entre le traumatisme et la lésion pour donner lieu à l'application de l'article 3 de la loi de 1898. L'expert aura donc simplement à préciser : 1° s'il y a coïncidence ou si l'accident a joué un rôle nettement aggravateur; 2° à quel moment l'état du malade est devenu définitif (date de la consolidation); 3° quelle est la réduction de capacité ouvrière entraînée par l'affection. Suivant l'âge du sujet, sa profession, l'existence d'un ulcère variqueux, la réduction de capacité ouvrière peut atteindre 15, 20 et même 30 p. 100 (jurisprudence allemande. cas d'Offelgeld).

La question est plus complexe lorsque le blessé succombe à une embolie partie d'une phlébite variqueuse, soit peu de temps après un choc, soit plusieurs semaines ou plusieurs mois après l'accident. On sait en effet. et Lejars y a insisté dans une leçon remarquable [2], la fréquence des phlébites latentes chez les variqueux. « Il s'agit en général, dit Lejars, de malades n'ayant que peu de varices sous-cutanées. Mais tous présentent, à la face interne de la jambe, à la région péri-malléollaire, au dos du pied, *des varices dermiques,*

1. *Rec. sp.*, t. III, p. 446.
2. Lejars, *Leçons de Chirurgie*, 1895, p. 260.

bien développées. *Ces varices cutanées décèlent toujours un processus variqueux profond.*

« L'indolence de ces varices dermiques devient un danger : le malade ne s'arrête pas, il continue à marcher, à travailler, sans s'inquiéter, d'ordinaire, de cette douleur du membre que n'accompagnent ni douleurs vives, ni œdème : et pendant ce temps le processus phlébitique a beau jeu pour s'étendre, et des accidents emboliques peuvent survenir. » Lejars rapporte à ce sujet le cas d'un fracturé de jambe de cinquante ans qui, après 40 jours d'immobilisation, quitta l'hôpital avec un appareil silicaté. On lui recommanda d'être prudent et de marcher très peu durant plusieurs semaines. Mais le blessé enleva son appareil et, ne souffrant pas, se fatigua, sans tenir compte de l'œdème survenu à sa jambe. Un soir il fut pris d'une suffocation subite et il succomba. « Je ne doute pas, dit Lejars, qu'une phlébite ne se soit développée sous l'influence de cette marche prématurée, phlébite indolente qui s'est terminée par une embolie mortelle [1]. »

Supposons un cas de ce genre, une embolie mortelle survenant après une fracture fermée chez un blessé assujetti à la loi de 1898. L'accident qui a causé la fracture est-il responsable de la mort ? Celle-ci n'est évidemment pas la conséquence directe du traumatisme. La mort ne serait certainement pas survenue si le blessé n'avait eu des varices profondes, affection indépendante du traumatisme. Logiquement on ne devrait pas considérer la fracture comme ayant amené la mort. Mais la jurisprudence ne permet pas d'entrer dans ces considérations. Y a-t-il un lien de cause à effet entre l'accident et la mort ? Si oui, cela suffit pour légitimer l'indemnisation des ayants-droit d'après l'article 3 de la loi de 1898. Or, ici, la relation de cause à effet

---

1. La conclusion pratique, ajoute Lejars, est la suivante : Chez les sujets atteints de fractures ou d'affections articulaires, il faut avec soin explorer les troncs veineux superficiels et profonds et, au moindre signe de troubles circulatoires, restreindre au minimum la durée d'immobilisation et surveiller longtemps les premiers essais de marche. Une fois la phlébite découverte, repos au lit et enveloppement ouaté du membre.

est incontestable, bien qu'indirecte. L'expert n'aura donc qu'à préciser la succession des faits. Mais l'autopsie sera nécessaire pour établir des conclusions irréfutables : car si l'on ne découvre pas dans le membre fracturé la veine thrombosée et dans le poumon ou dans le cœur le caillot migrateur, l'hypothèse de mort subite par embolie d'origine phlébitique tombe d'elle-même.

Les œdèmes durs traumatiques.

L'œdème dur traumatique [1], suivant l'expression de Secrétan (de Lausanne), est le résidu persistant des contusions du second degré qui s'accompagnent d'un épanchement interstitiel abondant. En voici les principaux caractères d'après MM. Secrétan, Patry et Cheinisse [2].

L'œdème dur traumatique a pour *lieu d'élection* le dos de la main, les régions carpienne et métacarpienne dorsales, parce que les mains sont plus exposées aux traumatismes et que l'enflure de la peau et du tissu cellulaire sous-cutané, directement appliqués sur un plan dur, est plus nettement dessinée que dans les régions où la peau recouvre des masses musculaires. Le métatarse dorsal peut également être le siège d'œdème dur traumatique [3].

1. Secrétan, *Rev. méd. de la Suisse Romande*, juillet 1901, p. 409, et avril 1903, p. 240. — Patry, *Éod. loc.*, 20 mai 1903, p. 326. — Cheinisse, *Semaine médicale*, 11 mars 1903, p. 77. — P. Brouardel, *Soc. de méd. légale de France*, 13 juin 1904, et *Annales d'hygiène*, juillet 1904. — Moreau, *Bull. de l'Acad. de méd. de Belgique*, 31 déc. 1904. — Martin, *Arch. gén. de méd.*, 1906. — Mlle Ramm, Thèse de Lausanne, 1906. — Latil, Thèse de Montpellier, 1905-1906, n° 20.

2. Il ne faut pas confondre l'œdème dur traumatique avec l'œdème localisé qui persiste au niveau d'une région contusionnée. On y observe fréquemment la crépitation, qui ne dure d'ailleurs que 2 ou 3 jours. Cette crépitation, dit Secrétan, « résulte probablement d'une infiltration fibrineuse des mailles du tissu cellulaire lâche. Elle est produite par le glissement des différents plans de tissus les uns sur les autres.... C'est un phénomène analogue à celui du glissement saccadé du doigt mouillé sur une vitre. On le perçoit aussi bien en faisant glisser directement la peau sur les plans profonds qu'en déterminant des mouvements actifs ou passifs des muscles et des tendons. »

3. Il peut se rencontrer ailleurs. Brouardel et Moreau ont rapporté chacun l'observation d'un œdème dur localisé à la jambe. Martin a publié, en

Il se traduit au début par une plaque saillante, douloureuse au toucher, molle et élastique, nettement œdémateuse. Après quelques jours, le gonflement diminue d'étendue et devient plus dur. « Le dos de la main, dit Cheinisse, est comme rembourré, et a l'aspect d'un coussinet capitonné très résistant. La gêne fonctionnelle est très marquée pour les doigts, sauf le pouce. Le blessé sent que la résistance à la flexion des doigts siège au dos de la main où les tendons extenseurs pris dans l'exsudat s'opposent au libre jeu des fléchisseurs. »

Le *diagnostic* est facile, à la condition d'y penser. En présence de cette plaque dure et douloureuse, paraissant faire corps avec l'os, le praticien non prévenu pense à une fracture du métacarpien avec cal volumineux et périostose, et plus tard, lorsque la tuméfaction a diminué, à une ostéomyélite, ou à une ostéite tuberculeuse. Dans tous les cas, il faut faire la radiographie. Sur les 48 cas qu'il a observés, M. Patry n'a jamais trouvé de fractures ni de modification dans l'opacité normale du squelette.

Le *pronostic* est bénin : la guérison survient presque toujours sans laisser ni gonflement, ni raideur articulaire ou tendineuse. Mais elle demande un délai plus long qu'on ne le prévoit en général, parce que la résorption de l'exsudat se fait très lentement. Les observations de M. Patry ne peuvent servir d'éléments d'évaluation, car il s'agissait de simulateurs. Mais en général la guérison demande au moins un mois, souvent plus, même chez les ouvriers non assurés qui n'ont pas intérêt à entretenir leur lésion.

Quelle est la nature de cet œdème dur?

P. Brouardel pense qu'il s'agit d'un œdème névropathique

1906, le cas fort intéressant d'un jeune homme qui, après la réduction d'une luxation de l'épaule, présentait une tuméfaction étendue en avant jusqu'au sternum, en arrière jusqu'au milieu de l'omoplate, ayant envahi le creux de l'aisselle, d'une dureté ligneuse, non dépressible, ne présentant pas à la pression le godet caractéristique. Une incision pratiquée dans l'aisselle montra que le tissu cellulaire très induré formait un véritable mastic qui engainait et comprimait le paquet vasculo-nerveux, mais pas la moindre collection de pus ou de sérosité louche. L'induration disparut en trois mois. (*Arch. gén. de méd.*, 1906.)

comparable aux œdèmes blancs et rouges décrits par Charcot chez les hystériques. « Ce qui permet de faire ce rapprochement, dit Brouardel, c'est que ces œdèmes tenaces disparaissent parfois subitement, en quelques heures ou en quelques jours, à la suite d'une émotion et parfois sans cause connue. D'autres fois, il survient des plaques de gangrène ordinairement superficielles, parfois très profondes [1]. »

M. Moreau pense qu'il s'agit plutôt d'une infection. L'œdème dur traumatique serait dans cette hypothèse analogue au phlegmon ligneux de Reclus.

Il nous paraît vraisemblable que la pathogénie est complexe et que l'écrasement des filets nerveux de la région détermine des troubles trophiques qui peuvent être aggravés ou fixés par une infection peu virulente du foyer traumatisé. L'infection est, dans ce cas, d'origine hématogène, et peut ne se produire qu'après un certain délai.

Le *traitement* consiste dans les bains chauds et les pansements humides au début, l'immobilisation dans un petit appareil plâtré ensuite, l'application de pointes de feu. *Le massage doit être absolument proscrit,* disent MM. Secrétan et Patry, *à n'importe quelle période de l'affection.* Les bains d'air surchauffé (50 à 60°) sont excellents, suivant M. Borchard : en activant la circulation, ils favorisent la résorption de l'exsudat.

Faut-il rappeler qu'il n'y a pas lieu de discuter l'opportunité d'une amputation? Brouardel dit qu'il connaît trois exemples où celle-ci fut pratiquée et où les lambeaux devinrent œdémateux à leur tour. Dans un cas, dit cet auteur, on pratiqua successivement l'amputation du poignet, puis du bras.

Si, après plusieurs mois de traitement, la guérison n'est pas survenue, on considérera le blessé comme atteint d'incapacité permanente partielle et on évaluera son infirmité en tenant compte de la gêne des articulations intéressées. En

----

1. Chez les neurasthéniques, on observe parfois des infiltrations douloureuses de la peau et des muscles qu'il ne faut pas confondre avec l'œdème dur traumatique. Il est hors de doute qu'il s'agit dans ce cas d'œdème trophique. (Lorentzen, *Sem. méd.*, 23 août 1905.)

cas de disparition ultérieure, il sera aisé d'obtenir la revision de l'indemnité.

Simulation de l'œdème dur traumatique.

L'œdème dur traumatique de la main est une affection facile à provoquer à l'aide d'un choc sur la main. Aussi l'assurance contre les accidents devait-elle avoir pour conséquence de véritables épidémies de cette affection qui procure, sans danger, un chômage agréable, puisqu'il est indemnisé. Aussi est-ce en Suisse, où l'indemnité temporaire est égale au salaire quotidien, que l'œdème dur traumatique a fait son apparition. Patry n'en avait jamais observé avant le 14 août 1899. A cette date, il soigna un blessé qui obtint de l'assurance, pour cette affection, une indemnité de 1 300 francs. Six mois après, le 24 janvier 1900, second cas pour lequel l'assurance accorde encore une somme de 1 300 francs. A partir de cette époque, et en l'espace de trois ans, M. Patry observa une véritable épidémie d'œdème dur traumatique : il eut à soigner 48 blessés et fut frappé de ce fait que tous ces ouvriers étaient italiens, originaires de la même ville, habitaient à Genève chez les mêmes logeurs. Il fut étonné de les voir accepter des indemnités assez faibles par rapport à la gravité apparente de la lésion.

M. Patry fit une enquête et apprit que, sauf quelques cas authentiques, tous les autres étaient dus à la supercherie. L'étiologie était la suivante : « l'ouvrier enroulait un linge autour de la main gauche, posait cette main sur un plan résistant et, avec une bouteille ou un corps rond, frappait dessus à petits coups pendant un certain temps. Il répétait cette manœuvre jusqu'à ce que se produisît cet œdème dur dont on ne parle que depuis l'extension des lois d'assurances contre les accidents ».

Nous sommes convaincus que, dans la grande majorité des cas, l'œdème dur traumatique est le résultat d'une supercherie (ligature d'un membre, contusions répétées).

Charbon[1].

La pustule maligne survient presque exclusivement chez les ouvriers qui manipulent des peaux et des laines de provenance exotique — tanneurs, corroyeurs, mégissiers. Mais on en observe quelquefois chez des valets de ferme, des bergers, des palefreniers. « Le seul fait, dit Bodin[2], qui a une grande expérience de la question, qu'un individu appartenant à l'une de ces catégories professionnelles vient consulter pour un « bouton » suspect, non douloureux et survenu en pleine santé, doit faire penser au charbon.... Le bouton se transforme vite en une élevure indurée, *indolente*, à surface brun noirâtre, entourée d'une aréole rouge, sur laquelle naissent des vésicules distendues par un liquide citrin ou rosé, non purulente.... Dès le 2ᵉ jour, survient autour une induration rouge, résistante, *indolente* qui peut atteindre 3 centimètres d'épaisseur sur 4 à 5 de large. Aussitôt, on voit se produire un œdème blanc, mou et gélatineux d'abord, puis plus dur et sillonné de traînées lymphangitiques. » Ce rappel de symptomatologie nous a paru utile pour les confrères qui hésiteraient sur la nature d'un furoncle, d'un anthrax (très douloureux et sous escarre centrale, laissant échapper un bourbillon, ce qui n'a pas jamais lieu dans la pustule maligne), d'une pustule d'ecthyma.

« La pustule maligne est-elle reconnue, il convient d'examiner immédiatement l'état général du sujet, dit Bodin, et de rechercher si l'élévation thermique, les caractères du

---

1. Debray, *Le charbon, maladie ou accident professionnel*. Thèse de Paris, 1905-1906, nᵒ 300.

2. Bodin. *La Clinique*, 28 juin 1907. — M. Bodin indique le traitement qui lui a donné les meilleurs résultats. Il conseille les cautérisations profondes au thermo avec destruction de la partie centrale de la pustule au fer rouge. Si l'œdème est survenu, il le circonscrit à sa périphérie par une ligne sur laquelle les cautérisations sont espacées de 1 cm. 5 à 2 cent., puis cette ligne de cautérisation est réunie à la pustule centrale par d'autres cautérisations espacées de 2 en 2 cent. et criblant toute l'étendue de l'infiltration péripustulaire. Si l'œdème s'étend, on recommence les cautérisations. M. Bodin a guéri des malades après 5 et 6 cautérisations successives.

pouls, le rythme et la fréquence de la respiration, la sensa
tion d'affaiblissement général, les troubles digestifs ou urinaires n'indiquent pas déjà un début d'infection bactéridienne
de l'organisme. Ce sont, en effet, ces phénomènes parfois
très précoces et sans rapport avec l'intensité des manifestations locales, qui commandent la sévérité du pronostic[1]. »

Il ne peut y avoir d'hésitation sur la question de savoir si
une pustule maligne ou une septicémie charbonneuse sont
la conséquence d'un accident, au sens de la loi de 1898. La
piqûre d'une mouche charbonneuse, comme l'inhalation
d'un poil porteur de spores de la bactéridie, *lorsqu'elles
surviennent au cours ou à l'occasion du travail*, doivent
être assimilées à une blessure. La Cour de cassation a
d'ailleurs accepté ce principe[2]. Mais elle exige que les victimes ou leurs ayants-droit apportent la preuve que la contamination s'est faite dans les conditions déterminées par le
législateur pour bénéficier des indemnités prévues par la
loi de 1898. C'est ainsi que plusieurs arrêts ont déclaré qu'il
ne suffit pas d'établir que la victime soit, par sa profession

1. Les cautérisations faites, M. Bodin complète l'intervention locale
par des injections antiseptiques destinées à enrayer les progrès de la
bactéridie. Il emploie l'acide phénique à 15 pour 1000 et en injecte à la
périphérie de l'induration 2 à 3 centimètres cubes répartis en 4 à
5 piqûres, pour une pustule moyenne. — Pansement humide au sublimé
à 1 p. 2000. — Comme traitement général, extrait mou de quinquina
(4 à 6 grammes par jour), lait et boissons abondantes pour favoriser
l'élimination des toxines par les reins.

M. Hache (*La Clinique*, 23 août 1907) a rappelé, à l'occasion de l'article
de M. Bodin que nous venons de résumer, la pratique suivante qu'il
tient de Félizet : « elle consiste, dit M. Hache, en injection de *teinture
d'iode pure*, — à laquelle je préfère aujourd'hui le chloroforme iodé à
1 p. 10, — circonscrivant la pustule par des piqûres de deux et six
gouttes, espacées de 3 à 6 centimètres, avec d'autres piqûres plus espacées, à la limite de l'œdème. J'ai plusieurs fois injecté ainsi, en une
seule séance, trois ou quatre centimètres cubes de teinture d'iode pure,
sans réaction locale exagérée et sans aucun phénomène d'iodisme, la
douleur, parfois assez vive, étant calmée par des applications fraîches.
La gangrène atteint souvent la ligne d'injection, bien entendu, mais
l'absence de toute mortification au niveau des piqûres périphériques
prouve que si l'injection iodée n'empêche pas la gangrène de se produire, elle ne la provoque pas non plus.... J'ai obtenu douze guérisons,
sans avoir besoin de renouveler les injections. »

2. C. de cassation, Ch. des requêtes, 3 nov. 1903, *Rec. sp.*, t. IV,
p. 262.

de tanneur, particulièrement exposée aux atteintes du charbon pour considérer la pustule maligne comme un accident du travail (Cour de Rennes, 13 janvier 1902; Cour d'Angers, 10 juin 1904; Cour de Paris, 11 août 1905).

Le médecin qui verra à son début une pustule maligne devra donc s'informer des circonstances dans lesquelles est apparue la lésion et les mentionner dans son certificat en indiquant la nécessité de faire une enquête.

Ostéomyélite traumatique.

Barthélemy[1] et Lallement[2] ont récemment étudié cette question à propos de deux cas intéressants. Mais la question, assez embarrassante il y a quelques années, se résout aujourd'hui simplement. L'accident a-t-il provoqué l'ostéomyélite, comme par exemple dans l'observation I de Barthélemy (fracture ouverte de jambe chez un malade atteint d'ostéomyélite de l'avant-bras)? Dans ce cas, l'indemnité est due sans discussion.

Voici, au contraire, un individu atteint d'ostéomyélite prolongée et dont la première atteinte remonte à vingt, trente et même quarante ans, comme nous en avons observé un cas[3]. Un choc léger ne détermine qu'une contusion sans plaie. Le foyer torpide se réchauffe, et la trépanation de l'os montre des lésions anciennes remontant à l'adolescence. Après une longue suppuration, l'amputation de jambe est nécessaire. L'accident est-il responsable? Non, à notre avis, car il a seulement révélé un foyer ancien qui était probablement à la veille de suppurer. On sait, en effet, que ces ostéomyélites prolongées se « réchauffent » un jour ou l'autre spontanément. Mais encore ne faut-il pas être trop exclusif : si le choc a été suivi rapidement de phénomènes douloureux chez un ouvrier qui travaillait normalement, il n'est pas possible de nier la relation de cause à effet entre l'accident,

1. Barthélemy, *Rev. méd. de l'Est*, 1ᵉʳ octobre 1907, p. 611.
2. Lallement, *A propos d'un cas d'ostéomyélite traumatique*, Th. de Nancy, 1906-1907, n° 34.
3. Pons, *Ostéomyélite récidivante*, Th. de Montpellier, 1898-1899, n° 87.

la poussée aiguë, et l'amputation de jambe si celle-ci est nécessaire.

La Cour de Limoges a réformé, le 25 mars 1905, un jugement du Tribunal de Tulle au sujet d'un cas d'ostéomyélite du bras considéré à tort comme secondaire à un panaris. Un ouvrier de dix huit ans se blesse à l'annulaire gauche le 6 avril. Suppuration superficielle et locale, guérie le 20 avril, jour où l'ouvrier reprend son travail. En juillet, deux mois après, ce jeune homme fait une ostéomyélite de l'extrémité supérieure de l'humérus gauche. Des experts déclarèrent qu'il y avait eu localisation sur cet os d'une infection partie du doigt plus de deux mois avant. Le Tribunal de Tulle admit cette interprétation et évalua l'incapacité à 50 p. 100. Mais, sur appel, la Cour de Limoges nomma de nouveaux experts qui conclurent à une ostéite indépendante de l'accident primitif [1].

Accidents dus à l'air comprimé [2].

Les travaux du Métropolitain ont attiré à nouveau l'attention sur les accidents du travail dans l'air comprimé. Ceux-ci étaient bien connus chez les scaphandriers et chez les ouvriers travaillant dans les cloches à plongeurs. Mais l'emploi des « caissons » à Paris, avec des ouvriers couverts par la loi de 1898, a notablement compliqué la pathologie du travail dans l'air comprimé. C'est ainsi qu'on décrit aujourd'hui un « syndrome hystéro-neurasthénique provoqué par le travail dans les caissons [3] ». Voici, en quelques mots, d'après

1. Voir aussi : Hannecart, Contusion et ostéomyélite, *Ann. de la Soc. belge de Chir.*, 1903, n° 7. — Stobbaerts, Ostéomyélite et traumatisme, *Bull. med. des Acc. du trav.*, 1904, n° 2, p. 134.

2. Paul Carnot, Le coup de pression, *Presse médicale*, 29 août 1906. — Constant, *L'hystéro-traumatisme dans le travail des caissons*, Thèse de Paris, 1906-1907, n° 417. Leclerc, éditeur. — Chazal, *Le syndrome hystéro-neurasthénique provoqué par le travail à l'air comprimé*, Thèse de Paris, 1904-1905, n° 438. Jouve, éditeur. — Philip, Les accidents auriculaires chez les travailleurs de caisson, *Annales des maladies de l'oreille, du nez et du larynx*, août 1907. — Audibert, *La paraplégie des scaphandriers*, Thèse de Montpellier, 23 novembre 1906.

3. De même, il y a nombre d'accidents simulés. Le Syndicat de

Paul Carnot, comment se produisent les accidents et quelle est leur variété.

1° Le travail des caissons.

Le caisson, dû à l'invention du français Triger, se compose de

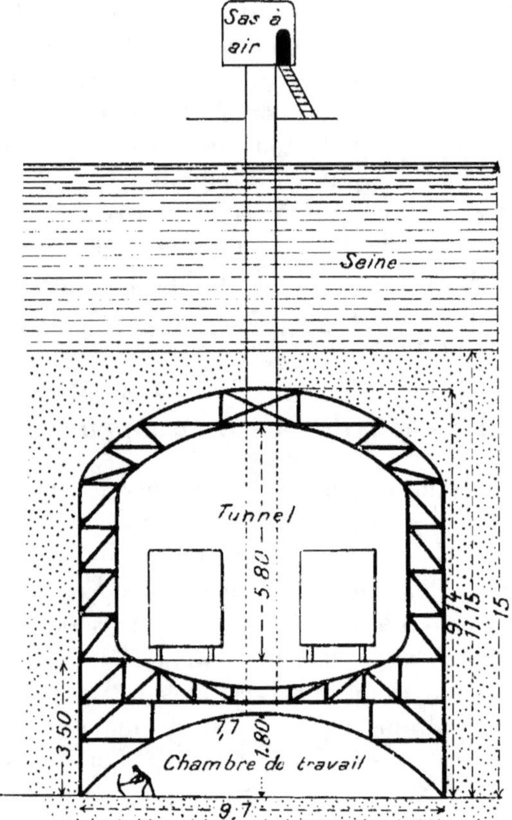

Fig. 15. — Caisson du Métropolitain (Paul Carnot). — Au-dessus de la chambre de travail on voit le tunnel dans lequel passeront les trains.

3 parties : 1° la chambre de compression ou sas à air ; 2° un puits de descente faisant communiquer le sas à air avec le caisson ; 3° la chambre de travail reposant sur le lit même de l'eau.

garantie du bâtiment, qui assure les ouvriers du Métropolitain, reçoit jusqu'à 15 déclarations d'accidents par jour lorsque les travaux du caisson touchent à leur fin. (Com. pers.)

Pour faire équilibre à la pression hydraulique, la chambre de travail et le puits de descente doivent contenir de l'air comprimé, de telle sorte qu'un dixième d'atmosphère corresponde à un mètre d'eau. Une porte de communication ou puits de caoutchouc sépare le sas à air du puits de descente.

Les ouvriers tubistes pénètrent dans la chambre de compression ; la porte extérieure soigneusement fermée par des écrous, la pression augmente ; lorsqu'elle est égale à celle de la chambre de travail, la porte de communication s'ouvre d'elle-même et les ouvriers descendent. Le travail fini, les ouvriers remontent dans le sas. La porte du puits de descente est fermée et l'on décomprime lentement en ouvrant les robinets jusqu'à ce que la pression atmosphérique soit atteinte. La porte extérieure est alors ouverte.

2° Pathogénie des accidents.

Des accidents peuvent se produire pendant la phase de compression et surtout pendant la période de décompression, lorsque celle-ci se fait trop brusquement ou lorsque le scaphandrier remonte trop vite à la surface. La pathogénie des accidents de décompression, du coup de pression (ou plus exactement du coup de dépression) est facile à comprendre. « Le sang, dit Philip[1], contient en dissolution de l'oxygène, de l'azote et de l'acide carbonique. Les deux premiers de ces gaz proviennent de l'air et pénètrent dans le sang à travers les poumons. Le dernier résulte de la combustion des tissus. Si la pression atmosphérique augmente, le sang dissoudra une quantité d'O et d'Az croissant d'une façon constante. Mais ces deux gaz ne se comportent pas de la même manière : sous une pression supérieure à deux atmosphères, l'oxygène se dissout en grande partie dans le plasma qui l'incorpore (ce qui explique la couleur rouge vif du sang veineux des tubistes pendant le travail). L'azote, au contraire, reste dissous dans le sérum. Si le déséclusage est lent et progressif, les gaz en hypersolution dans le sang se dégageront au niveau des alvéoles pulmonaires et seront éliminés pendant l'opération. Mais si la décompression est brusque, la quantité maxima de gaz dissoute diminue, et c'est le moins stable qui est mis en liberté. En l'espèce, c'est l'azote. Il se dégage en petites bulles, surtout aux endroits où les parois vasculaires sont peu résistantes, à l'extrémité des artérioles et dans les réseaux capillaires. Ainsi l'on observe la formation du « collier de perles », ou, si les bulles sont réunies, de véritables phlyctènes gazeuses. Les bulles de gaz forment donc des embolies qui, en obstruant la lumière du vaisseau où elles siègent, produisent deux conséquences :

1. Philip, *Loc. cit.*, p. 143.

1º l'ischémie du territoire irrigué ; 2º la stase sanguine en amont de l'obstacle. La première est rarement importante. La seconde, au contraire, engendre presque toujours des exsudats ou des hémorragies. Poussé par la « vis a tergo », le sang pénètre dans un vaisseau obstrué qu'il dilate. Le sérum filtre d'abord, c'est l'exsudat ; mais bientôt les parois vasculaires cèdent, se rompent et le sang se répand dans les tissus.

Suivant le siège et l'étendue de l'hémorragie, il en résulte des accidents de gravité variable. Sous la peau ou dans un muscle, l'accident est sans importance. Dans la moelle ou dans le cerveau, il en résulte une lésion définitive.

Au niveau de l'oreille, un mécanisme différent produit d'autres accidents. La rupture brusque de l'équilibre entre la pression atmosphérique et celle de la caisse entraîne la déchirure de la membrane du tympan. « Celle-ci, dit Philip, se produit dans deux conditions différentes : 1º la rupture d'éclusage, centripète, due à une pression insuffisante dans la caisse et coexistant généralement avec une insuffisance nasale, pharyngée ou tubaire ; 2º la rupture survenant au moment du déséclusage, accompagnée des mêmes phénomènes subjectifs et due à une décompression trop rapide ; l'oreille moyenne est soumise à une pression plus forte que le conduit ; le tympan bombe et se rompt. La force est ici centrifuge. »

3º Variété et pronostic des accidents.

Sans étudier ici tous les accidents qui ont été observés, nous nous bornerons à indiquer ceux qui se sont produits pendant les travaux du Métropolitain de Paris, d'après les documents du Syndicat général de garantie [1] du bâtiment. Ces accidents, qui surviennent de 1 à 3 heures après la sortie du caisson (rarement après 8 à 10 heures), peuvent se grouper en trois cas, suivant leur gravité :

1º *Accidents légers*. Céphalée, vertiges, Courbature géné-

---

1. Nous devons ces renseignements à l'obligeance de M. Laplanche, chef du bureau des sinistres. Au début, les ouvriers tubistes étaient admis au travail des caissons sans examen médical préalable. Un certain nombre d'accidents graves se produisirent chez des individus atteints de cardiopathie, de lésions pulmonaires et auriculaires. A partir du jour où on n'autorisa à descendre dans les caissons que des ouvriers sains, ces accidents ne se reproduisirent plus. En trois mois, sur 150 déclarations d'accidents, à part deux cas de lésions auriculaires, les victimes du « coup de pression » n'ont interrompu leur travail que pendant une période de 1 à 6 jours (Laplanche).

ralisée avec arthralgie unilatérale. douleur musculaire (vulgairement « mouton »), entraînant un chômage de 4 à 6 jours.

2° *Accidents de gravité moyenne.* Otorrhagie avec ou sans décollement ou rupture du tympan (et comme conséquence possible une otite moyenne purulente). Hémoptysie. Paralysies transitoires d'un membre. paralysie temporaire d'un groupe musculaire. — Sauf les lésions musculaires. qui laissent une incapacité permanente partielle. les autres accidents n'entraînent qu'un repos de 15 jours à un mois.

3° *Accidents graves.* Hémiplégie. Paraplégie surtout. pouvant être définitive par suite d'hématomyélie. Les hémiplégies et monoplégies sont en général aggravées par des troubles hystéro-neurasthéniques. Si la paraplégie ne guérit pas dans le cours du premier mois. elle devient spasmodique et se caractérise alors par une intensité remarquable des phénomènes spastiques. avec contractures. rigidités articulaires. de la paralysie des sphincters et des troubles trophiques (Audibert).

4° Prévention des accidents dus à l'air comprimé.

Ces accidents pourraient presque tous être évités par l'observation des règles suivantes, indiquées par Carnot : 1° N'accepter que des ouvriers sans lésion auriculaire, pulmonaire, cardiaque, rénale ; éliminer les hernieux et les névropathes, ces derniers à cause de leur tendance à faire de l'hystéro-traumatisme. 2° Refuser tous les ouvriers ayant dépassé 45 ou 50 ans. le travail dans l'air comprimé étant d'autant plus dangereux que l'homme est moins jeune. 3° Effectuer la compression lentement et ne pas dépasser 4 atmosphères et demie pour le travail à pression constante. La durée de travail sera en raison inverse de la pression : il semble dangereux de dépasser 8 heures pour 1 ou 2 atmosphères et une heure pour 4 à 4 atmosphères et demie. 4° La vitesse de décompression sera surtout minutieusement réglementée. Vallin réclame 5 minutes par kilogramme de pression. Comme le demande Carnot, il serait désirable que l'on payât aux ouvriers le temps passé dans le sas à air ; que les robinets d'air fussent de dimensions telles que l'air ne puisse pénétrer qu'à la vitesse prescrite ; enfin que des manomètres enregistreurs fussent placés dans les caissons pour indiquer la vitesse de détente et fixer les responsabilités.

C. — ENTRETIEN ET AGGRAVATION VOLONTAIRES DES BLESSURES[1]

Certains blessés célibataires trouvent dans un accident l'occasion d'un repos avantageux, surtout ceux qui sont affiliés à une société de secours mutuel : le demi-salaire et l'indemnité journalière payée par la mutualité atteignent une somme égale à celle de la paie d'une journée de travail. On comprend que cette perspective du chômage payé tente bien des hommes; aussi, depuis la loi de 1898, les convalescences chirurgicales sont-elles plus longues, et l'entretien volontaire des blessures pour retarder la guérison est-il devenu une pratique considérée par les sinistrés comme avantageuse[2]. Les conséquences en sont fâcheuses non seulement pour la compagnie d'assurances, mais aussi pour le blessé : celui-ci se rouille, perd l'habitude du travail régulier, prend goût à l'oisiveté. Le désœuvrement le pousse à l'intempérance, qui, après avoir nécessité son renvoi du chantier ou de l'usine, en fait un agitateur et un révolté.

Le médecin ne doit pas rester indifférent devant le chômage abusif : il a un rôle social très important à remplir. S'il doit sauvegarder les intérêts financiers de l'entreprise, il a le devoir d'éviter à l'ouvrier les conséquences de son inactivité. Il engagera donc ce dernier à reprendre son travail dès sa guérison, et, dans les cas de convalescence traînante, il devra dépister les moyens employés par certains sinistrés pour entretenir leurs blessures.

1. Voir l'intéressant travail de M. Coustan, *La simulation dans les accidents du travail*, Thèse de Montpellier, 1901-1902, n° 79.

2. C'est ainsi qu'au Syndicat général de Garantie de l'avenue Victoria, depuis l'application de la loi, la durée moyenne des incapacités temporaires a passé de : 17 jours 02 en 1899 à 17 jours 06 en 1900; à 19 jours 09 en 1901; à 20 jours 03 en 1902; à 20 jours 07 en 1903; à 20 jours 97 en 1904; qu'elle s'est élevée à 22 jours 70 en 1905 et à 23 jours en 1907, soit, pour les sept années, une augmentation du chômage moyen de plus de 35 p. 100. (Villemin, *Rapport au Congrès national du bâtiment et des travaux publics tenu à Bordeaux* en septembre 1905. Voyez, page 28, le tableau de Bernacchi.)

Les blessures sont entretenues ou aggravées de plusieurs façons :

1° Par l'enlèvement du pansement ou de l'appareil à fracture ;

2° Par l'application sur une plaie de certaines substances irritantes ou septiques ;

3° Par la non-exécution des prescriptions médicales : mobilisation d'une articulation malade, marche, massage, traitement électrique ou mécanothérapique, etc.

Bien des fracturés de cuisse, même dans les hôpitaux, suppriment pendant la nuit l'extension continue pour avoir un raccourcissement ou un cal vicieux, dans l'espoir que la claudication consécutive sera fortement indemnisée. On surveillera toujours étroitement l'application des appareils à extension continue. En cas de fracture ouverte, si l'on soupçonne le blessé de désirer aggraver son cas, on l'avertira qu'il risque sa vie en défaisant son pansement. Raybaud signalait, en 1903, l'emploi, fait par certains ouvriers, de mouches de Milan et d'écorce de garou, pour entretenir de petites plaies insignifiantes[1]. *Tout blessé qui défait son pansement sans avertir son médecin doit être soupçonné d'aggravation volontaire de blessure. Il n'est pas admissible qu'avec les soins médicaux et pharmaceutiques gratuits et le libre choix du médecin, un blessé se panse lui-même.*

M. Baudry a rapporté l'histoire d'ouvriers qui entretenaient une légère inflammation de l'œil liée à la pénétration de sciure de bois ou de poussière de coke, à l'aide d'instillations d'une solution forte de sulfate de cuivre ou l'introduction sous les paupières de cendres de tabac.

L'immobilisation d'un membre blessé ou d'une articulation contusionnée, pour prolonger la convalescence et augmenter le degré d'incapacité, est pour ainsi dire la règle : on voit souvent des sinistrés qui ont laissé enraidir leur main et leur poignet après une plaie contuse de la phalange unguéale d'un doigt. La lésion initiale est guérie : mais la

---

1. Raybaud, *Annales d'hygiène et de médecine légale*, avril 1903, p. 365.

main enraidie et les tendons rétractés pour quelque temps rendent impossible tout travail.

L'entretien et l'aggravation volontaires des blessures qui entraînent le paiement du demi-salaire sont punis par les tribunaux comme escroquerie. Un ancien infirmier, homme de peine à Tourcoing, entretenait au moyen d'emplâtres une petite érosion qu'il accusait ensuite de lui donner des douleurs intolérables. Quinze médecins y perdirent leur latin. On découvrit un jour la supercherie et on lui appliqua un pansement antiseptique qui fut scellé d'une façon spéciale. Le lendemain, il était guéri. Le Tribunal civil de Lille le condamna à un mois de prison et à 500 francs de dommages et intérêts envers son patron[1]. Le Tribunal correctionnel de Limoges a également jugé, le 1er mars 1905, que le fait d'envenimer une plaie afin d'entraver la guérison et toucher une indemnité plus forte constitue une manœuvre dolosive qui rend son auteur coupable du délit d'escroquerie.

D. — EXAGÉRATION ET SIMULATION

La simulation vraie d'une maladie par un individu sain est rare : on ne la rencontre, disent les experts allemands, que 2 fois sur 100. Ce sont les médecins les moins expérimentés qui trouvent le plus de simulateurs, parce qu'ils ne savent pas reconnaître, sous l'exagération des symptômes, la lésion ou le trouble difficiles à dépister, mais réels. Mais l'exagération est constante chez les blessés assurés; il en est de même chez toutes les personnes, quelles que soient leur catégorie sociale et leur probité habituelle, qui ont été victimes d'un accident susceptible d'être indemnisé. Et dans cette exagération des troubles subjectifs et fonctionnels, il y a souvent une part de simulation. Par exemple, un homme

1. *Journal des praticiens*, 30 janvier 1904. — Voir aussi : Jacquey, in *la Médecine des accidents du travail*, 1903, p. 158. — Cette jurisprudence est aujourd'hui constante. Cour de Rouen, 26 mai 1906, *Rec. sp.*, 1906-1907, p. 366.

souffre du pied et simule la paralysie de tous les muscles de
la jambe. Aussi, pour l'expert, simulation et exagération
reviennent-elles à peu près au même. Il en résulte pour
les médecins des difficultés très grandes, quelquefois insurmontables. Les plus avisés se laissent tromper par des simulateurs auxquels la perspective d'une indemnité donne une
force de volonté extraordinaire. On rencontre des simulateurs qui ont l'énergie de rester des mois et des années au
lit, dans une détresse complète, plutôt que d'avouer qu'ils
peuvent se tenir debout et marcher. L'imagination est confondue par la dose de courage nécessaire à certains individus pour atteindre le but suprême : l'indemnité.

Les différentes simulations [1].

Il existe trois variétés de simulateurs :

1° Les uns simulent des phénomènes subjectifs ;

2° D'autres simulent des phénomènes objectifs ;

3° D'autres enfin attribuent à un accident du travail une
maladie antérieure, indépendante, ou provoquée (simulation
de la relation de cause à effet) [2].

La simulation des troubles subjectifs est de toutes la plus
malaisée à dépister : le blessé se plaint de douleurs internes,

1. Voir Giraud, Thèse de Paris, 1894-1895, et Rémy, *loc. cit.*, p. 124. —
Chavigny, *Diagnostic des maladies simulées*, 1906, Paris, Baillière, éditeur ;
et l'ouvrage très documenté de René Sand, *La simulation et l'interprétation des accidents du travail*, 1907, Bruxelles, Lamertin, éditeur.

2. Ou même des phénomènes non pathologiques qui existaient depuis
longtemps chez le sujet, par exemple des craquements articulaires.
Heller, cité par Becker, ayant examiné les genoux de 100 jeunes soldats,
constata que, chez 40 d'entre eux, il existait des craquements articulaires
durables. Voici les résultats de cette exploration :

Craquements dans les deux épaules et dans les deux genoux.	2 fois	Deux épaules	2 fois	
Deux épaules et un genou.	1 —	Une épaule	7 —	
Une épaule et deux ge-noux	2 —	Deux poignets	1 —	
Un coude et deux genoux.	1 —	Un poignet	1 —	
		Deux genoux	8 —	
		Un genou	10 —	
		Une hanche	1 —	

C'est donc le genou qui présenterait le plus souvent des craquements.

céphaliques, thoraciques, abdominales, articulaires ou osseuses, d'impotence fonctionnelle, de vertiges, de surdité. L'amaurose et la cécité sont heureusement à peu près impossibles à simuler.

Les phénomènes objectifs sont plus difficiles à simuler : l'atrophie musculaire, les paralysies, les contractures, les tremblements sont les principaux. Seuls l'œdème localisé et la glycosurie revêtent quelquefois un tel caractère d'évidence qu'on en cherche la cause sans songer qu'il puisse s'agir d'une supercherie. Secrétan a rapporté le cas d'un assuré qui, après une chute, accusait des douleurs dans le ventre et montrait des urines fortement ammoniacales avec un énorme dépôt de phosphates. M. Secrétan feignit de considérer son état comme très grave, le fit enfermer dans une chambre, sans bocal. Dans la nuit, le malade sonna l'infirmier et rendit des urines limpides. On eut ainsi la preuve qu'il avait laissé fermenter ses urines : et il en avait apporté un flacon, dans sa poche, chez Secrétan.

Quant à reconnaître le rapport de cause à effet entre une lésion médicale ou chirurgicale et un accident du travail, la question est également fort litigieuse. Les hernies de petit volume sont très souvent attribuées par des recrues à un effort violent : nous avons vu sur quels caractères on doit se baser pour préciser l'âge d'une hernie et le rôle de l'effort dans son développement. Mais ce sont surtout les affections médicales comme la pneumonie, la tuberculose, les maladies du système nerveux qui donnent lieu à discussion.

Onimus a rapporté le cas d'un blessé qui tentait d'exploiter une paralysie atrophique des muscles du bras datant de l'enfance. Lacassagne a vu un blessé, atteint de scoliose ancienne, rapporter son affection à un accident de chemin de fer ayant eu lieu deux mois avant sa réclamation.

Aujourd'hui, nombre d'accidentés apportent aux médecins auxquels ils demandent des certificats officieux, des clichés radiographiques montrant des altérations osseuses (hyperostoses, cals angulaires, déviations, etc.). Or, souvent, il s'agit d'anciennes fractures ou de lésions remontant à plusieurs années, et le blessé prétend que s'il est gêné dans les fonctions de son membre, c'est parce que l'accident dont il vient d'être la victime lui a « disloqué » une articulation ou brisé un os. Quelquefois même, la radiographie apportée comme pièce à conviction est « truquée ». Comme le disait M. Périer au Congrès de Chirurgie de 1903, « retoucher un cliché, effacer ou mettre une ombre au bon endroit est œuvre facile, il suffit de respecter la vraisemblance... D'ailleurs, qu'à cela ne tienne, on n'hésite pas substituer à un cliché muet un cliché parlant. »

Dans toutes ces éventualités, les rapports d'enquêtes et les certificats d'origine fourniront à l'expert de précieux renseignements. D'où la nécessité, dont les juges de paix et les chefs d'entreprise devraient être pénétrés, de faire, même après les accidents les plus légers, des enquêtes méthodiques et complètes indiquant nettement : 1° la nature exacte du traumatisme (contusion, pression, chute, effort pour soulever, tirer, pousser ou résister dans la position debout, à genoux, couché sur le dos ou sur le ventre, ou suspendu dans le vide); 2° l'état de santé antérieur du blessé établi d'après ses indisponibilités pour maladies; 3° les symptômes accusés après l'accident (perte de connaissance, hémorragies, impossibilité de se lever et de marcher; dyspnée, angoisse précordiale, douleurs vives, etc.). D'où surtout la nécessité, pour le médecin qui établit le certificat d'origine, de ne pas se contenter d'une brève mention inscrite à la hâte sur un imprimé, mais d'établir un diagnostic détaillé indiquant que l'absence de tel ou tel symptôme a été constatée, qu'il n'y a pas eu d'hémoptysie, de fracture articulaire, de choc, de ralentissement du pouls, etc. ; et indiquant par contre que le membre contusionné était variqueux, raccourci, œdematié au moment de l'accident.

Épidémies d'accidents.

Les épidémies d'accidents ou de maladies de même nature seront l'objet d'une enquête [1]. Nous avons vu, page 165,

1. Dufour, *Annales d'hygiène et de méd. légale*, 1901, p. 502, a signalé

que Patry avait observé, à Genève, une épidémie d'œdème dur traumatique. En voici un exemple peu banal. Un employé des chemins de fer, chargé de la soudure des bouillottes, atteint de syphilis et de gingivite mercurielle due au traitement, apprit que ce liséré ressemblait à celui observé chez les ouvriers manipulant les sels de plomb. Il allégua aussitôt une intoxication saturnine résultant de son travail professionnel et réussit ainsi à obtenir une indemnité. Ses camarades apprirent le fait et, en quelques mois, douze se frottèrent les gencives avec du mercure et se présentèrent à la visite dans l'espoir de réussir comme le premier. Mais cette épidémie intrigua les médecins qui, après enquête, découvrirent la supercherie. On renvoya les ouvriers et l'épidémie cessa aussitôt [1].

Diagnostic de la simulation.

Deux conditions sont nécessaires pour éviter des erreurs : le délai d'expertise doit être long, et l'examen du blessé répété à maintes reprises.

En Allemagne, il existe des établissements spéciaux où l'on soumet le blessé à une surveillance de tous les instants. En France, on a le droit de demander la mise en observation du sinistré dans un service d'hôpital. Le Tribunal de Briey, dans un jugement du 16 mars 1903, commettant un médecin expert, a autorisé à faire mettre le sinistré en observation dans un hôpital durant quelques

une « épidémie » de morsures de cheval à Marseille. Il s'agissait de contusions pratiquées sur les bras avec une pince dont les mors avaient la forme des incisives du cheval. Le pseudo-blessé errait la nuit par les rues de Marseille à la recherche d'un attelage momentanément abandonné. Il poussait alors des cris de douleur, tandis qu'un complice frappait le cheval et le faisait ruer. On portait le blessé à la pharmacie voisine, puis chez le commissaire qui constatait la blessure. Quelques jours après le blessé actionnait en dommages et intérêts le propriétaire du cheval qui, lui, s'adressait à la Société à laquelle il était assuré. Les indemnités variaient entre 200 et 500 francs. La Compagnie la Préservatrice fit une enquête et découvrit la machination. Huit individus de cette bande furent condamnés à des peines variant de six à neuf mois de prison.

1. *Annales d'hygiène*, 1899, p. 470, t. XLI.

semaines. De nombreux arrêts et jugements ont sanctionné cette mesure d'information à laquelle on ne peut opposer aucune objection sérieuse, puisque, en justice, c'est au demandeur à faire la preuve de la légitimité de sa demande. Nous avons été nommés experts, en 1904, pour un blessé qui, dans une explosion de mine, avait été victime d'une luxation de l'articulation temporo-maxillaire gauche et de nombreuses plaies contuses. La luxation resta méconnue; les plaies guérirent. Mais le blessé se déclarait dans l'impossibilité absolue de mastiquer, et par suite atteint d'incapacité permanente totale de travail, puisqu'il dépérissait par alimentation insuffisante. Un médecin, nommé expert, accepta les dires du blessé et le déclara atteint d'incapacité absolue malgré son bon état général. La compagnie d'assurances fit appel, demanda la mise en observation du blessé dans notre service et nous fûmes vite fixés. Il n'eut pas l'énergie de se mettre à la diète : il se laissa aller à mastiquer avec une voracité telle que, si sa mâchoire n'eût pas été légèrement déviée, on n'eût pas soupçonné la luxation. Comment aurait-on pu connaître la vérité sans cette mise en observation qui n'a eu d'ailleurs rien d'humiliant, puisqu'on laissait le blessé libre toute la journée de se promener dans les jardins de l'hôpital.

Cependant la Cour de Nancy, dans un arrêt du 24 janvier 1903, avait décidé au contraire qu'on ne saurait imposer à l'ouvrier l'obligation de recevoir des soins dans une clinique spéciale, « une pareille contrainte étant inconciliable avec le respect de la liberté humaine » [1]. Cet arrêt est discutable, surtout lorsqu'il s'agit de simulateurs qui tentent d'escroquer une indemnité à laquelle ils n'ont pas droit. Il est à désirer que les simulateurs ne voient pas leurs manœuvres facilitées par l'interdiction de les mettre en observation.

Interrogatoire et psychologie du simulateur. — Le simulateur ou l'exagérateur a une psychologie spéciale : il exagère

---

1. La Cour de Paris a rendu, le 19 mai 1905, une décision analogue, *Rev. jud. des acc. du tr. de Bert*, 1905, p. 376.

d'abord les commémoratifs, ensuite les conséquences de son accident.

Interrogez-le sur les circonstances de son traumatisme : il vous dira qu'il est tombé d'une hauteur considérable, qu'il a entendu ses os craquer, qu'il a senti ses nerfs se déchirer, qu'il a perdu trois litres de sang; il vous affirmera, comme cet ouvrier le disait à M. Rémy, qu'il a été tamponné entre un wagon et une pile de bois séparés seulement par un intervalle de dix centimètres.

Il se déclarera infirme à tout jamais et, pour une phalange perdue au petit doigt, pour un orteil amputé, pour une raideur de pied, affirmera être estropié pour la vie. Tous les accidentés, ouvriers ou voyageurs de chemins de fer, même les athlètes les plus robustes, portent sur eux-mêmes le plus sombre pronostic et leur conviction paraît si sincère que les jeunes médecins se laissent émouvoir. Un peu d'expérience fait la part des choses, dans ces récits que l'appât d'une indemnité charge de détails attristants avec un illogisme puéril. Mais il faut toujours écouter le patient avec bienveillance et ne pas lui montrer dès le début qu'on devine ses exagérations intéressées.

Voici quelques bons moyens pour dépister la simulation de symptômes isolés. Prenez soin de ne pas faire l'éducation de votre simulateur et interrogez-le de façon à ne pas lui laisser soupçonner dans quel sens il doit répondre[1].

Diagnostic de la douleur simulée. — Faites-vous indiquer la zone douloureuse. Après un moment employé à examiner d'autres régions, comptez le pouls du malade; appuyez ensuite sur la région prétendue douloureuse : si la pression provoque vraiment une douleur, le nombre des pulsations augmentera de 20 à 30. Tel est le *signe de Mankoff*. Il est infidèle, mais, quand il existe, on peut admettre la réalité de la douleur. Nous l'avons recherché chez 30 sujets, hommes, femmes et enfants, atteints de lésions encore dou-

---

1. Quand il s'agit d'une claudication, examiner les semelles des souliers du prétendu boiteux.

loureuses : moignons non cicatrisés, tumeurs blanches, entorses, etc. Nous n'avons observé d'accélération notable du pouls — 8 ou 10 pulsations au plus — que dans deux cas d'ostéite tuberculeuse.

Par contre, dans les traumatismes récents, alors que la réparation n'a pas encore commencé dans les régions meurtries et déchirées, la pression détermine une douleur si vive que le cœur accélère ses battements. Mais nous nous sommes abstenu de cette recherche qui n'est pas dépourvue de cruauté.

Les douleurs articulaires sont toujours accompagnées de contracture réflexe. Une articulation n'est pas à la fois mobile et douloureuse. La chloroformisation est un excellent moyen de diagnostic : si la douleur est réelle, la pupille se dilate et le blessé se révolte lorsqu'on mobilise l'articulation. Mais l'anesthésie générale ne peut être utilisée qu'avec le consentement écrit de l'intéressé et de son avoué.

Diagnostic des anesthésies simulées. — L'anesthésie tactile est souvent accusée par des blessés qui prétendent avoir les doigts morts, ne plus sentir leurs outils, etc.

Faites fermer les yeux du malade. Placez lui les mains derrière le dos : promenez, sur les doigts prétendus insensibles, un pinceau et dites lui de fermer les doigts touchés. En procédant un peu vite, il est rare que le simulateur ne se laisse pas prendre. Mettez-lui successivement divers objets usuels : pièces de monnaie, crayon, cigarette, etc., demandez-lui ce qu'il tient, leurs différents caractères de lisse, de rugueux, de dureté ou de mollesse, de pointu ou d'arrondi. Vous serez bientôt fixé. Ces petits moyens, indiqués par Rémy, sont excellents.

L'anesthésie vraie (analgésie et anesthésie tactile) présente deux variétés de distribution : tantôt elle correspond à peu près au territoire de distribution d'un nerf ou d'un rameau nerveux (comme dans les sections ou les compressions nerveuses); tantôt elle est segmentaire (ou insulaire), comme dans l'hystérie. Dans ce dernier cas elle est associée à divers accidents ou stigmates de l'hystérie et peut se déplacer sous l'influence des aimants. Voici quelques moyens qui permettent de dépister l'anesthésie simulée :

1° La recherche du signe de Mankoff;

2° La recherche du signe de Betcherew : il consiste dans la dilatation pupillaire homolatérale, la rougeur du visage et l'accélération de la respiration, lorsqu'on pince la région prétendue anesthésiée;

3° Le procédé de Thiem : tracez avec l'ongle ou le bout d'un porte-plume une raie sur la peau passant à la fois sur la zone prétendue anesthésique et une région sensible et demandez au patient dans quelle direction a été tracée la ligne, en bas, en haut, vers la droite ou vers la gauche. Si le patient prétend ne rien sentir, ou s'il indique une direction inexacte, c'est qu'il craint de se compromettre; que la ligne dépasse d'abord de chaque côté la prétendue zone anesthésiée; puis tracez une ligne limitée à la région insensible. Si le patient continue à en indiquer la direction, c'est qu'il simule;

4° Circonscrivez avec un crayon dermographique la zone prétendue insensible. A plusieurs reprises, en faisant fermer les yeux du patient, vérifiez-en l'étendue. Il faut laisser un intervalle entre chaque examen, parce que la fatigue est un facteur qui fait varier notablement les sensations. Si la distribution de l'anesthésie a varié dans des limites assez grandes (car il faut tenir compte de la zone de la transition hypoesthésiée), c'est que le patient simule son anesthésie;

5° En cas d'hémianesthésie, le *signe de Müller* peut rendre des services. Voici comment le décrit M. Rémy : « Placez-vous derrière le dos du sujet. Celui-ci sait que la ligne médiane limite la zone sensible et la zone insensible; mais il ne connaît pas la physiologie, et ce qu'il ne sait pas, c'est que deux pointes ou deux doigts appliqués à une distance moindre que 5 centimètres dans la région dorsale, ne donnent qu'une seule et même sensation, à condition qu'ils soient appliqués simultanément. Si l'on pose successivement les deux doigts, le sujet comptera deux contacts, et saura qu'il y a deux doigts. Mais, les doigts une fois posés, il lui sera impossible de dire s'il y en a deux ou un.

« Posez les doigts l'un après l'autre dans une zone médiane de 5 centimètres de diamètre, un doigt sur le côté sain, l'autre sur le côté supposé anesthésique, de telle façon que le plaignant en ait bien conscience. Enlevez ensuite celui qui est du côté sain; ceci peut se faire sans qu'on s'en aperçoive.

« Il ne reste plus de contact qu'avec la partie insensible. Si le blessé sent encore, c'est qu'il n'y a pas d'anesthésie. »

Ritschl a observé que la faradisation des régions anesthésiées par paralysie périphérique (exemple, l'anesthésie de l'épaule par contusion du circonflexe) ne détermine pas le phénomène dit de la « chair de poule », phénomène dû à la contraction des muscles érecteurs des poils. Il a cru trouver là un procédé utile pour dépister la réalité des anesthésies : mais ce procédé est sans valeur, parce que la « chair de poule » n'est pas le résultat d'un réflexe médullaire, à point de départ périphérique, quand on faradise la peau, mais bien le résultat de la faradisation même des muscles érecteurs des poils. Chavigny et Jeandin l'ont montré par leurs recherches chez des individus sains, chez des hystériques et chez des paraplégiques[1].

Diagnostic de l'hyperesthésie simulée. — L'hyperesthésie consiste dans l'exagération de la sensibilité à tous les modes. Dans l'hystérie, les plaques d'hyperalgie sont souvent des zones hystérogènes.

On peut, comme l'indique Rémy, refaire les expériences déjà indiquées pour l'anesthésie :

1º Délimiter au crayon la zone douloureuse, faire fermer les yeux au malade et pratiquer des piqûres d'essai;

2º Rechercher le signe de Mankoff;

3º Distraire le simulateur, lui faire mouvoir une articulation pendant qu'on malaxe la région hyperesthésiée;

4º Pratiquer la fausse faradisation. On fait d'abord une faradisation forte et douloureuse sur les régions saines, puis, le patient ayant le dos tourné ou les yeux bandés, et

___

1. Chavigny et Jeandin, *Soc. de méd. de Lyon*, juin 1905.

sans avoir adapté les fils à l'appareil, on applique les plaques mouillées sur la région pseudo-hyperesthésiée. Le simulateur pousse des cris et manifeste une douleur imaginaire;

5° Enfin. si l'aimant déplace la douleur, c'est la preuve qu'il s'agit d'un symptôme hystérique.

Diagnostic de l'affaiblissement musculaire simulé. — Les dynamomètres ne donnent rien en général, le patient n'exerçant aucune pression sur l'instrument. M. Rémy indique un moyen qui nous a réussi pour juger non de la force, mais de la bonne volonté du patient. Priez-le de serrer de toutes ses forces dans sa main affaiblie un objet cylindrique et lisse comme un verre de lampe, une bouteille. Arrachez-le d'un coup sec : si le patient ferme la main, c'est qu'il fait réellement un effort pour serrer. Si la main reste ouverte, il y avait mauvais vouloir et probablement simulation d'une impotence.

Kirsch conseille le moyen suivant pour reconnaître si l'affaiblissement de la force musculaire de l'avant-bras est réel. L'expert se fait serrer les deux mains, au commandement. Il commande la contraction de la main normale au moment où celle qui est parésiée a débuté. Il sent alors, lorsque le blessé simule, la contraction de cette dernière se renforcer, ou bien diminuer notablement si les antagonistes étaient contractés. Nous avons pu dépister une simulation par ce procédé qui est excellent.

Faites fermer le poing au sujet : si, ses articulations étant indemnes, il fléchit ses doigts et laisse le pouce étendu, c'est qu'il trompe.

Diagnostic de la paralysie flasque simulée. — Un blessé prétend ne pouvoir se servir de son bras ou remuer sa jambe. Dites-lui de se déshabiller et observez-le du coin de l'œil : s'il simule il se livrera à des contorsions invraisemblables. Quand, tout à l'heure, surtout s'il est convaincu que vous croyez à sa paralysie, il remettra ses vêtements, ses membres seront infiniment plus adroits et plus agiles. N'oubliez pas de l'observer marcher dans la rue lorsqu'il sortira de votre

maison. Il oubliera quelquefois de se servir de ses béquilles
ou boutonnera sa veste avec sa main paralysée. On en a
surpris roulant adroitement une cigarette avec la main qui,
tout à l'heure, pendait inerte et faisait le désespoir du
« malade ».

Faites toujours un examen méthodique dont vous consi-
gnerez les résultats par écrit pour les comparer à ceux des
prochains examens [1].

Constatez l'absence de toute lésion apparente du membre,
de tumeur à sa racine, d'altérations du squelette et des articulations, de modifications de la peau, de cyanose et de refroi
dissement local. Palpez les muscles antagonistes de ceux qui
sont paralysés, pour constater s'ils sont contractés. Hösslin a
insisté sur ce point : par exemple l'individu qui simule une
paralysie du biceps contracte son biceps. Mais ce signe n'a de
valeur que dans les paralysies parcellaires limitées. Explorez
la sensibilité à ses divers modes et l'état des réflexes, et notez,
sur votre feuille d'examen, qu'il n'existe aucune anomalie.
Pratiquez la mensuration qui ne décèle guère qu'un degré
très léger d'atrophie dû à l'inaction prolongée des muscles.
— Ne pas oublier que, chez les droitiers, le bras et l'avant
bras ont souvent un ou deux centimètres de plus que du
côté gauche [2].

L'absence de tout phénomène de sensibilité — anesthésie,
hyperesthésie, douleur profonde — permet d'éliminer à peu

---

1. Certaines paralysies peuvent être dépistées par des moyens
simples. Ainsi, lorsqu'on veut savoir si un malade a réellement une
paralysie du deltoïde, il suffit de lui étendre le bras horizontalement et de lui ordonner de le laisser retomber doucement; si cette
expérience réussit, on peut affirmer qu'il n'y a pas paralysie du deltoïde. Une épreuve identique a été utilisée par Sachs et par Freund
pour dépister la simulation d'une paralysie des élévateurs du bras ; le
malade étant couché à plat ventre sur une table avec le bras tombant
en dehors de la table, on lui commanda d'élever le bras, ce qu'il pré-
tendit ne pouvoir faire, ignorant que, dans cette position, le bras est
élevé par la seule action de la pesanteur.

2. Rawitzsch, cité par Bienfait (Congrès de Liège, 1905), a trouvé, en
examinant 500 soldats, que l'épaule, le bras et l'avant-bras droits l'em-
portaient le plus souvent de deux centimètres en moyenne: parfois la
différence arrivait, pour l'épaule, à 4 centimètres, mais il s'agissait alors
de forgerons ou de tailleurs de pierres.

près à coup sûr la paralysie hystéro-traumatique (voir p. 236). Il faut alors faire pratiquer l'examen électrique des muscles et des nerfs prétendus paralysés pour chercher la réaction de dégénérescence (DR).

Voici en quoi consiste la DR.

On procède par comparaison avec le membre sain, en examinant d'abord celui-ci et, ensuite, le côté prétendu paralysé, avec un appareil faradique, puis avec un appareil à courants continus.

La DR complète — qui demande pour se produire un délai de trois semaines environ — est caractérisée par la perte de l'excitabilité faradique des muscles, tandis que l'excitation galvanique est conservée ou augmentée, et par l'abolition de l'excitabilité galvanique et faradique des nerfs. De plus, il y a inversion de la formule normale de la loi des secousses musculaires : l'action du pôle positif devient prépondérante sur la contractilité du muscle, alors qu'à l'état normal c'est le pôle négatif qui l'emporte sur le pôle positif. Il y a en même temps certaines modifications qualitatives dans la contraction musculaire qui, au lieu d'être instantanée, brève et rapide, devient lente et paresseuse. Ce phénomène est le premier en date : il est très important.

Suivant que la lésion nerveuse ou musculaire est curable ou non, ces phénomènes s'amendent ou persistent. Si l'affection est définitive, les nerfs et les muscles deviennent insensibles à toutes les excitations.

En dehors de la réaction de dégénérescence normale que l'on trouve rarement et dont le pronostic est généralement grave, on peut rencontrer bien d'autres anomalies parmi lesquelles le professeur A. Imbert nous a indiqué les suivantes :

a. Une diminution d'excitabilité (que révèle la nécessité d'un courant plus intense que pour faire contracter le muscle congénère du côté opposé), sans inversion ni lenteur;

b. Une diffusion du courant dans les nerfs qui ne sont pas directement excités, d'où contraction des muscles antagonistes;

c. La différence entre les intensités du courant nécessaire pour exciter par le pôle positif et le pôle négatif est quelquefois, sur un membre traumatisé, beaucoup plus grande que pour la région correspondante du membre sain;

d. La rapidité très notablement accrue de la contraction musculaire.

Ces anomalies, que le professeur Imbert, chef du service électrothérapique des hôpitaux de Montpellier, a trouvées fréquemment en étudiant les réactions électriques de membres traumatisés, doivent être prises en considération, sans qu'on puisse toutefois en donner une signification clinique précise. Elles permettent de penser qu'il existe des troubles d'innervation; mais c'est seulement lorsqu'elles coexistent avec des phénomènes de la sensibilité et des troubles trophiques qu'il est possible d'affirmer une lésion.

Lorsque l'examen électrique est négatif et ne décèle aucune différence entre le mode de réaction des nerfs et des muscles du côté sain et du côté prétendu paralysé, et qu'il n'existe ni troubles de la sensibilité, ni troubles des réflexes, ni atrophie musculaire, on peut en conclure que rien ne justifie l'abolition de la motilité volontaire. Il est inadmissible que les muscles qui se contractent normalement sous l'influence de l'excitant électrique ne puissent se contracter sous l'influence de la volonté. Il faudra alors établir une surveillance autour du blessé et le faire entrer dans un hôpital où il sera possible de le prendre sur le fait se servant du membre paralysé.

Divers moyens que le médecin s'ingéniera à utiliser dans les moments où l'attention du patient est distraite suffiront parfois à démasquer la simulation : par exemple pincer fortement le membre paralysé qui est vivement retiré par le patient; laisser tomber un objet du malade à terre pendant qu'on lui tâte le pouls du membre sain, etc.

Diagnostic des tremblements simulés. — a. *Tremblements des membres supérieurs*, les plus fréquemment simulés. On sait qu'il n'est pas possible, sans exercice préalable, d'exécuter deux mouvements différents avec le bras droit et le bras gauche, sans que ces mouvements se troublent réciproquement. Le moyen indiqué par Fœrus est l'application de ce principe. Ordonnez au malade de décrire avec sa main saine des lettres ou des signes (une croix, une étoile), que vous lui figurerez sur un tableau ou une feuille de papier et que vous décrirez vous-même avec la main. Si le tremblement est simulé, il s'arrêtera pendant que le patient exécutera le mouvement volontaire. — De même si vous priez le simulateur de décrire les lettres simultanément avec les deux mains.

d. *Tremblements des membres inférieurs.* Le signe de SEELIGMÜLLER est excellent : on fait coucher le patient sur le ventre en le priant de fléchir les jambes à angle droit sur les cuisses, la plante des pieds regardant en l'air. Il est impossible de simuler un tremblement avec les jambes dans cette position.

Diagnostic des contractures musculaires simulées. — La contracture musculaire se produit sous l'influence de trois causes : 1° Une arthrite traumatique, tuberculeuse, infectieuse ou une lésion péri-articulaire (abcès froid d'origine vertébrale propagé à l'aine et déterminant de la contracture des muscles de la hanche, pseudo-coxalgies, péri-arthrite scapulo-humérale, etc.);

2° Une maladie du système nerveux central dont on trouve les différents signes ;

3° L'hystérie et l'hystéro-neurasthénie dont on recherche les différents stigmates, après avoir éliminé l'hypothèse d'une lésion articulaire ou d'une affection organique du système nerveux. Mais l'hystéro-traumatisme fait seul des contractures précoces, sans intermédiaire d'une paralysie flasque.

Charcot a indiqué un excellent moyen pour reconnaître la réalité d'une contracture. On exerce, au moyen d'un poids, une traction continue sur les muscles antagonistes de la contracture. Si les doigts sont, par exemple, fixés en griffe, on place la main du sujet sur une table, la face palmaire en l'air, les doigts débordant librement. On entoure les doigts d'une large bande de toile à laquelle on suspend un poids de 1 kilog. Si la contracture est réelle, la respiration et le pouls ne sont pas modifiés. Mais si elle est simulée, le pouls s'accélère, la respiration devient inégale, la fatigue se traduit par la rougeur et la pâleur de la face, la sueur au front, etc. (Sand.)

Essayez le moyen conseillé par Boisseau : on explique devant le sujet que lorsque la contracture est réelle le membre peut se mettre en extension (ou en flexion si le malade simule une contracture des extenseurs), mais que, dans ce cas, le membre reprend instantanément sa position primitive.

La mesure de l'*angle maximum* qui doit rester fixe, comme le fait observer Bienfait, est précieuse à pratiquer de temps à autre. A ce propos, Becker cite le cas d'un individu dont la fraude fut dévoilée par surprise. Il ne pouvait, disait-il, plier le genou au delà d'une certaine limite ; l'examinateur le pria, à un moment donné, de s'asseoir sur un siège très bas. Il le fit sans difficulté, fléchissant ainsi son genou bien au delà du degré qu'il indiquait.

L'anesthésie générale permettra enfin, quelquefois, de dépister la simulation et de reconnaître la nature hystérique ou organique de la contracture.

Simulation du signe de Romberg. — On sait que ce signe s'atténue ou disparaît lorsqu'on laisse l'ataxique prendre un point d'appui avec la main. Le simulateur qui ignore cette particularité se démasque facilement.

Simulation de la glycosurie. — Quelques centigrammes de phloridzine (glycoside des pomacées) déterminent une glycosurie notable, facile à déceler par la liqueur de Fehling. Elle cesse dès qu'on interrompt l'ingestion de la phloridzine.

Il y a plusieurs moyens de dépister la supercherie : c'est d'aller chez le malade à l'improviste, de le faire uriner devant soi et de rechercher le sucre ; de rechercher la phloridzine dans l'urine ou de prendre le simulateur sur le fait, avalant du glycoside. Nous avons vu, page 157, que la simple glycosurie post-traumatique disparaît toujours après un certain temps, n'offre par elle-même aucune gravité et par conséquent ne donne pas droit à une rente. On attendra donc patiemment la disparition d'une glycosurie vraie ou provoquée. Il est peu probable qu'un simulateur consente à absorber de la phloridzine pendant plusieurs jours consécutifs, et à s'exposer ainsi à des accidents sérieux.

Simulation de l'albuminurie. — Van Leersum a rapporté un cas d'albuminurie simulé avec du blanc d'œuf que le pseudo-malade mélangeait à son urine. Des examens répétés de l'urine que le sujet émettra *devant* le médecin permettront de dépister la supercherie[1].

Utilité de la radiographie. — L'examen radiographique est très souvent indispensable pour affirmer que le squelette ne présente aucune altération. De plus, il permettra quelquefois de découvrir des causes d'impotences provoquées. Exemple le cas rapporté par Schmalfuss[2] : un ouvrier se vit octroyer une rente de 20 p. 100 de son salaire annuel pour une raideur du genou que le traitement mécanothérapique n'avait pas modifiée. Il ne se déclara pas satisfait et exigea une rente de 50 p. 100. L'examen radiographique décela alors l'existence de deux plombs logés au niveau de l'articulation. Malgré ses dénégations, il fut condamné aux frais du procès et la corporation lui retira se rente. Il n'interjeta pas appel.

Simulation des troubles de la vision.

Un spécialiste seul doit être chargé des expertises concernant les organes des sens[3]. Mais le praticien peut avoir intérêt

1. Le simulateur du service de Germain Sée est resté classique : il devint le *cas intéressant* en mélangeant à son urine le bouillon qu'on lui servait le matin. L'analyse chimique, répétée à maintes reprises, conclut à une *peptonurie*!!!

2. Schmalfuss, Un cas de fraude découvert par la radiographie, *Aerst. Sach. Zeit.*, 1903, n° 21.

3. Chavasse et Toubert, *Diagnostic des maladies des yeux, des oreilles et du larynx*, 1903, Paris, O. Doin, éditeur. — Consulter : Baudry, *Étude médico-légale sur les traumatismes de l'œil et de ses annexes*, Paris, Vigot, éditeur. — Baudry, *Blessures de l'œil. Simulation et aggravation volontaires*, Paris, Vigot, éditeur, 1906. — Chavigny, *loc. cit.* — De Lapersonne, Examen des yeux au point de vue médical, *Presse Médicale*, 6 déc. 1902,

à dépister la simulation de certains troubles visuels et audi-
tifs. Il s'évitera ainsi bien des ennuis, en particulier l'humi-
liation de se voir considéré comme un ignorant par des
agents d'assurances, des pseudo-amaurotiques et des pseudo-
sourds. Voici quelques procédés simples qui permettront au
praticien, s'il les possède bien, de dépister de temps à autre
un simulateur. Nous les avons choisis parmi ceux qui
ont fait leurs preuves, dans l'excellent ouvrage de Chavasse
et Toubert [1].

N'oubliez pas de répéter sur vous-même ces procédés avant
l'examen du simulateur. Vous éviterez ainsi des tâtonnements et des échecs qui feraient l'éducation du sujet.

I. — Amblyopie (vision floue) ou amaurose (vision nulle) alléguée pour un œil seulement.

Voici deux procédés très simples :

1° *Procédé de Michaud.* — Faire, sur du papier bulle
de préférence, des lettres, chiffres, dessins, comprenant des
traits au crayon bleu et des traits au crayon rouge. On place
alors devant l'œil déclaré *bon* un verre *rouge*. Si vraiment
le sujet est de bonne foi, il ne doit voir, *les deux yeux
ouverts*, que ce qui est bleu, puisque, comme on le sait, les
traits rouges disparaissent sur le fond rouge.

Exemples :

TETE ŒIL EPONGE

seront vus FIL FIL, LION si ces lettres sont bleues.

Ce procédé peut être varié à l'infini. Pour les illettrés, on
fait avec des crayons de couleur des signes à deviner, des

p. 1167. — Reille, *L'œil et les accidents du travail*, *Annales d'hygiène*,
1903. — Clause, *La loi de 1898 et l'appareil de la vision*, Thèse de Nancy,
1901-1902, n° 5. — Gorecki, *Les accidents du travail concernant l'appareil de
la vision*, Thèse de Paris, 1900-1901, n° 596.
1. Jeanbrau, *La Clinique*, 27 sept. 1907.

points à compter. Surveiller les clignements d'yeux. Le sujet doit répondre sans hésitation.

2° *Procédé de Javal-Cuignet.* — Tracez sur une feuille de papier des lettres, points, chiffres (des signes pour les illettrés) disposés en lignes horizontales. Placez cette feuille à la distance de 25 à 35 centimètres environ. Interposez entre l'œil déclaré *bon* et la feuille un crayon tenu verticalement, un peu vers le nez, à deux ou trois centimètres de l'œil. On invite alors le sujet à lire ou à *compter les deux yeux ouverts.* S'il est de mauvaise foi, il omettra volontairement un certain nombre de lettres, points, chiffres trop petits.

Exemple :

QUINZEAOUT1907PARIS

doit être lu avec trois ou quatre lettres ou chiffres en moins par une personne de bonne foi, c'est-à-dire ayant de l'amaurose ou une forte amblyopie unilatérale. Un simulateur croit ne devoir sauter qu'une lettre ou un chiffre correspondant à la largeur du crayon.

Faites sur vous-même la vérification : vous verrez qu'en éloignant de plus en plus la feuille (et en fermant l'œil supposé amaurotique) le nombre de lettres cachées par le crayon sera de plus en plus grand.

II. — Amblyopie (vision floue) alléguée pour les deux yeux.

Premier procédé de Roth. — Dites à votre client d'écrire son nom et interrompez-le par une question, puis laissez-le continuer. S'il replace exactement la plume au point d'où il l'a enlevée, l'acuité visuelle est d'un dixième au moins.

Deuxième procédé de Roth. — Après avoir fait l'épreuve précédente, tirez un trait de largeur égale aux pleins de l'écriture du sujet. Invitez-le à prolonger le trait. S'il déclare ne pouvoir le faire, c'est un simulateur.

III. — Amaurose (vision nulle) alléguée pour les deux yeux.

Procédé de Burchardt. — Le principe de cette épreuve repose sur ce fait que le sens musculaire est conservé malgré la perte de la vision. Le détail peut varier à l'infini. Priez le sujet de choquer ses index l'un contre l'autre, de boucher une bouteille, le bouchon étant placé dans une main, la bouteille tenue dans l'autre, par le goulot ; dites lui d'allumer une cigarette à ses lèvres avec une allumette qu'on lui donne tout allumée. Le simulateur se croit obligé d'accomplir avec maladresse ces divers actes qu'un sujet normal exécute parfaitement les yeux fermés.

IV. — Simulation du rétrécissement du champ visuel.

Voici un procédé simple, basé sur le principe du prisme : en mettant devant l'œil un prisme de n degrés, à base verticale, on élargit ou on rétrécit à volonté le champ visuel de n degrés, en dedans ou en dehors, selon que la base est interne ou externe. Vérifiez d'abord sur vous-même. Le simulateur s'obstinera à donner un champ visuel toujours identiquement rétréci. Je rappelle qu'on peut se servir de ses deux index, l'un fixe, l'autre mobile pour cette mensuration grossière du champ visuel, ainsi qu'on le fait au lit du malade, à défaut de périmètre ou de campimètre. Mais il faut alors faire tenir le prisme par un aide.

Simulation des troubles auditifs [1].

Troubles de l'audition.

I. *Surdité unilatérale alléguée.* — 1º *Épreuve de Lucoe-Dennert.* — Elle est basée sur ce fait que l'oreille *saine* entend au moins vaguement (perception crânienne) quand

1. Jeanbrau, *La Clinique*, 11 octobre 1907.

on parle devant le méat auditif obturé par l'index. Le simulateur déclare ne rien entendre.

2° *Épreuve de Kœbel.* — Bouchez le conduit auditif du côté *sain* avec un petit bouchon de liège plein ; le sujet affirme qu'il n'entend rien. Répétez l'expérience avec un bouchon analogue, mais creusé d'un tunnel. Le sujet déclarera toujours ne pas entendre, s'il est de mauvaise foi.

II. *Surdité bilatérale alléguée.* — *Procédé de Chavasse et Toubert.* — Ce moyen est d'une simplicité et d'une efficacité remarquables. Après exploration ou simulation d'exploration auriculaire, simulez le début du cathétérisme de la trompe d'Eustache : pour cela il suffit d'un stylet mousse qu'on pousse doucement dans la narine. On profite de la sensation désagréable (besoin d'éternuer) produite par ce contact pour dire *à voix basse* au sujet : « Ouvrez la bouche, la sonde passera sans douleur ». Il est rare que le simulateur, distrait pendant une seconde, n'obéisse pas.

Deuxième procédé de Chavasse et Toubert. — Ces auteurs conseillent un autre moyen, également inoffensif et efficace. « On bande les yeux du sujet, puis, sans rien dire, on fait passer un courant faradique, pendant un temps très court, sur l'avant-bras par exemple. Ensuite, après un moment de repos, on annonce que l'on va recommencer cette épreuve, nécessaire pour rechercher la cause de la surdité et pour la traiter, avec un courant beaucoup plus fort, appliqué sur l'épaule, pendant très longtemps, et on ajoute que ce sera très douloureux.

L'explorateur doit, pendant qu'il prononce ces paroles, étudier attentivement la physionomie du sujet, pour y découvrir les signes de l'attente douloureuse ou de l'angoisse et rechercher s'il contracte sa musculature pour se prémunir contre la douleur attendue, s'assurer si le cœur accélère ses mouvements. Lorsque ces signes sont positifs, le sujet a entendu : la simulation est démontrée.

Troubles de la phonation.

I. *Simulation du mutisme*. — Le mutisme acquis (le seul simulé) est généralement hystérique. Le malade de bonne foi fait effort pour parler et cherche à se faire comprendre par le langage parlé et par l'écriture. Le simulateur oppose la force d'inertie ou, au contraire, « imagine, brode, exécute des fioritures » (Charcot).

II. *Simulation de l'aphonie*. — *Procédé de Zuber*. — Le sujet vraiment aphone peut siffler, puisque le facial est indemne. Le sujet de mauvaise foi a peur d'émettre un son quel qu'il soit et affirme ne pouvoir émettre un sifflement sonore.

E. — LES MALADIES PROFESSIONNELLES

On désigne ainsi les maladies contractées insidieusement et développées à échéance lointaine par suite du genre de travail ou des conditions d'insalubrité de certaines industries[1].

Parmi les maladies professionnelles citons : les intoxications chroniques par le plomb, le mercure, l'arsenic, le phosphore et leurs composés, par les poussières minérales, les gaz toxiques, etc. ; les altérations des tissus et des organes produites par le séjour devant un foyer ardent, à des températures très élevées ou très basses, à l'humidité, à l'obscurité ; les durillons, callosités et hygromas des mains et des régions exposées aux pressions répétées. La « grenouille »

---

1. Voyez : Desbouis, *Les maladies professionnelles considérées comme accident du travail*, Thèse de Paris, 1903-04, n° 575. — Langlois, *Rapport présenté à l'Association pour l'avancement des sciences*, Grenoble, août 1904, resumé dans la *Presse Médicale*, 6 août 1904, p. 498. — Remy et Thorp, *Les difficultés de l'application d'un projet de loi concernant les maladies professionnelles*, *Recueil spécial des accidents du travail*, juin 1904, p. 80. — Maladies professionnelles: étude technique sur leur assimilation aux accidents du travail, *Bull. du ministère du Commerce*, 1904. — Ollive et Le Meignen, *Rapport au Congrès de Liège*, 1905.

des débardeurs. l'hygroma des charpentiers, le psoriasis des boulangers, la « gale » des épiciers, le « rossignol » des mégissiers appartiennent à ces dernières catégories.

L'ankylostomiase et le nystagmus des mineurs, la surdité consécutive aux explosions chez les ouvriers des carrières et des mines sont également des maladies professionnelles.

Les maladies professionnelles ne sont pas assujetties à la loi de 1898 : elles diffèrent, en effet, des accidents du travail, par plusieurs côtés qui les ont fait exclure par le législateur. D'abord la maladie professionnelle a un début insidieux et une incubation de durée très longue; il n'est donc pas possible de préciser la date à laquelle elle s'est développée. En second lieu, elle est la résultante d'un « risque professionnel » qui existe dans toutes les professions, même dans celles dites « libérales ». La tuberculose pulmonaire, qui fait tant de victimes dans les bureaux et les ateliers, est en réalité une maladie professionnelle.

Mais il serait désirable que les travailleurs fussent assurés contre les affections professionnelles comme ils le sont contre les accidents. Aussi M. Vaillant, en mai 1901, et M. Breton, en décembre 1901, ont-ils proposé à la Chambre des députés d'étendre la loi de 1898 à ces maladies. La Chambre a invité le Gouvernement à nommer une commission composée de membres du Parlement, de savants, de patrons et d'ouvriers, chargée de dresser : « 1° la liste des maladies professionnelles, c'est-à-dire de celles dont l'exercice continu de la profession est la cause organique exclusive et essentielle; 2° la liste des professions correspondantes avec, pour chacune d'elles, le coefficient de risque spécial d'invalidité résultant des dites maladies ».

Cette commission n'a jamais été constituée. L'examen de la question fut confié au comité d'hygiène industrielle et au comité consultatif des assurances.

La commission d'hygiène industrielle fit une étude approfondie des maladies causées par le plomb et ses composés (rapport de Thoinot), le mercure et ses composés (Josias), l'arsenic et ses composés (Bourges), le sulfure de carbone (Heim), la benzine, la nitro-benzine, l'aniline, les essences diverses (Courtois-Suffit), l'hydrogène sulfuré (Courtois-Suffit), les vapeurs ou gaz vénéneux ou caustiques (Leroy des Barres), les virus de la morve, du charbon et de la variole (Brémond), les poussières à pneumonie (Courtois-Suffit), les dermatoses professionnelles (Leroy des Barres et Courtois-Suffit). Ces travaux, résumés par M. Leclerc de Pulligny dans un rapport général présenté au ministre du Commerce, concluent tous à l'extension de la loi de 1898 aux maladies professionnelles, mais n'en dissimulent pas les difficultés. A la suite d'un rapport du comité consultatif des assurances [1], un projet de loi fut présenté par le gouvernement le 16 mai 1905 à la Chambre des députés [2]. Au début de la législation suivante, le 14 juin 1906, il fut déposé à nouveau. Ce projet ne garantit que les maladies provenant du fait « de la fabrication, de la manutention ou de l'emploi soit du plomb ou de ses composés, soit du mercure ou de ses composés ».

Pour le paiement des indemnités, les chefs d'entreprises comprises dans l'énumération précédente sont groupés en un syndicat central de garantie liant solidairement tous les adhérents. Ceux-ci sont répartis en mutualités régionales dont les conditions sont réglées par un titre spécial (titre II) du projet.

Les ouvriers ont droit au demi-salaire pendant les trente premiers jours de la maladie. Pour l'incapacité de travail excédant cette durée, à la même indemnité journalière jusqu'au jour où ils sont en état de reprendre leur travail ou définitivement atteints d'une infirmité permanente. Dans ce cas, il leur est attribué la rente prévue par la loi de 1898. Ils ont droit également aux frais médicaux et à l'hospitalisation. Ce projet n'a pas encore été discuté. Il y a donc, dans ce projet de loi, assimilation complète des maladies professionnelles aux blessures, au moins en ce qui touche le taux des indemnités.

A côté des maladies professionnelles à début insidieux et à longue incubation, comme le saturnisme et l'hydrargyrisme, il existe des affections qui, contractées dans l'exercice d'un métier, ont été provoquées par un fait « accidentel », ne rentrant pas dans les risques inhérents à la profession elle-même. Par exemple la syphilis des souffleurs de verre, la pustule maligne des mégissiers, tanneurs, tisseurs et peigneurs de laine.

Chez les ouvriers verriers, l'emphysème pulmonaire, les hernies à développement progressif, sont des maladies professionnelles. Mais la syphilis inoculée à la lèvre par

1. Fascicule 13 des documents sur les accidents du travail réunis par le ministère du Commerce.
2. *Journal officiel*, 1905, Ch. doc., p. 2 447.

l'intermédiaire d'une canne contaminée par un souffleur de verre ayant des plaques dans la bouche, est un véritable accident du travail. De même, chez les ouvriers qui travaillent les peaux, les crins et les laines, le charbon interne (dû à la respiration de poils ou de poussières chargés de spores), souvent confondu avec une bronchopneumonie, parce que les symptômes en sont à peu près les mêmes, et la pustule maligne, produite par la piqûre d'une mouche charbonneuse, sont des accidents du travail et doivent être indemnisés comme tels.

État de la jurisprudence. — Celle-ci a été fixée sur ce point le 3 novembre 1903, par la Cour de cassation, qui a décidé que le bénéfice de la loi s'étend non seulement aux « accidents » proprement dits, mais encore aux « affections accidentelles d'origine professionnelle ». « Attendu, dit l'arrêt de la Cour de cassation, que si la loi de 1898 ne s'applique pas aux maladies professionnelles, auxquelles on ne saurait assigner une origine et une date déterminées, et qui ne sont pas la conséquence habituelle d'une certaine industrie, il en est autrement des affections pathologiques accidentelles, qui, bien que contractées dans l'accomplissement d'un travail industriel, prennent leur origine et leur cause dans un fait déterminé ne rentrant pas dans les conditions normales de l'exercice de ce travail. »

Des principes posés par l'arrêt de la Cour de cassation il résulte :

1° Que si la maladie professionnelle n'est que la conséquence de l'exercice habituel d'une profession, sans qu'on puisse lui attribuer une origine ou une date déterminée, la loi de 1898 est inapplicable;

2° Que si, au contraire, elle consiste dans une affection accidentelle, elle constituera un accident du travail, pourvu qu'elle trouve son origine et sa cause dans un fait bien caractérisé, ne rentrant pas dans les conditions normales du travail.

D'après ces principes, la jurisprudence a reconnu le caractère d'accident : *a.* au durillon forcé (voir page 63); *b.* à l'intoxication aiguë « par les émanations méphitiques et nocives des vapeurs se dégageant de fours industriels [1]; c. à la syphilis des verriers (voir page 147); d. à la septicémie charbonneuse contractée par un tanneur en manipulant des peaux contaminées [2]; e. au tétanos.

Par contre, ont été considérées comme des maladies professionnelles proprement dites : a. les bourses séreuses des parqueteurs [3]; b. l'eczéma des mains chez une journalière employée à laver des pots de confiture [4]; c. les varices [5]; d. la congélation des doigts chez un garçon livreur de glace [6].

1. Trib. de Vienne, 24 janv. 1903, *Rec. de doc. de min. du Com.*, III, p. 72.

2. Cour d'Orléans, 6 février 1903. La Cour de cassation a rejeté le pourvoi contre cet arrêt le 3 nov. 1903, *Rec. de doc. du min. du Com.*, IV, p. 130. — La Cour de Rennes a rendu, dans une espèce analogue, le 13 janvier 1902, un arrêt en sens contraire fondé sur un défaut de preuve et sur la possibilité que le fait générateur de l'inoculation ait pu se produire en dehors de la tannerie. — En Belgique, le caractère d'accident a été également reconnu au charbon contracté par un ouvrier tanneur en manipulant des peaux d'animaux morts de cette maladie. — J.-P. Hallogne, 14 mars, 3 juin 1906. *Revue belge des acc. du travail*, 1906, p. 492.

3. Cour de cass., 23 juillet 1902, *Rec. min. Com.*, II, p. 295.

4. Justice de Paix du XIe arrondissement de Paris, 12 déc. 1900, *Rec. min. Com.*, I, p. 106.

5. Cour de Grenoble, 19 déc. 1902, *Rec. min. Com.*, III, p. 145.

6. Trib. de Lure, 17 déc. 1902, *Rec. min. Com.*, III, p. 59.

CHAPITRE III

LES SUITES JUDICIAIRES DE L'ACCIDENT

SOMMAIRE

A. **La procédure à ses divers degrés.**
B. **Les certificats médicaux officieux.**
C. **La consultation médico-légale.**
D. **L'expertise médico-légale.**
E. **Le rapport d'expertise.**
F. **Exemples de rapport d'expertise.**

A. — LA PROCÉDURE A SES DIVERS DEGRÉS

L'accident a été déclaré à la mairie dans le délai légal [1] par le chef d'entreprise qui a reçu récépissé de la déclaration et du certificat médical [2]. Dans son certificat, le médecin a conclu à l'une des trois éventualités suivantes :

1° L'incapacité de travail sera temporaire;

2° L'accident entraînera ou pourra entraîner soit la mort, soit une incapacité permanente;

3° Le pronostic ne peut être précisé.

1. Toutefois il faut savoir que, « passé le délai de 48 heures, le maire n'a pas le droit d'écarter la déclaration ni de refuser d'en donner récépisse. A toute époque, la déclaration tardive du chef d'entreprise doit être acceptée par le maire... A plus forte raison, la déclaration facultative de la victime ou de ses représentants n'est-elle assujettie à aucune limitation de délai... (*Circulaire ministérielle* du 21 août 1899.)

2. A défaut par le patron de produire le certificat médical dans les délais voulus, cette formalité peut être remplie par l'ouvrier ou ses représentants. Le maire ne peut pas non plus refuser le certificat médical qui lui serait remis après l'expiration des délais légaux; ce retard exposerait simplement le patron aux sanctions pénales de l'article 14.

Dans les cas d'incapacité temporaire, la procédure s'arrête à la justice de paix. Le juge de paix tranche tous les litiges qui s'y rapportent (demi-salaire quotidien, frais funéraires, médicaux et pharmaceutiques), à quelque chiffre que la demande puisse s'élever.

Par contre, ce magistrat n'est pas compétent pour les affaires d'incapacité permanente : celles-ci sont, après enquête, soumises au président du Tribunal civil en vue d'un règlement amiable par voie de conciliation et ensuite, à défaut d'entente, au Tribunal civil.

Lorsque le médecin n'a pas pu se prononcer sur les suites de la blessure, un second certificat, établi quelques temps après, permet de catégoriser la nature de l'incapacité.

Nous allons indiquer les étapes de la procédure depuis la Justice de paix jusqu'à la Cour de cassation.

I. — INCAPACITÉS TEMPORAIRES

Rôle et compétence exclusifs du juge de paix.

En cas de blessure entraînant une incapacité de travail, le patron — ou l'assureur — paie à l'ouvrier la moitié du salaire quotidien que celui-ci gagnait au moment de l'accident, sans distinction entre les jours ouvrables et les dimanches ou jours fériés.

Le demi-salaire n'est dû qu'à partir du cinquième jour. Et ce délai de 4 jours ne comprend pas le jour de l'accident, pour lequel l'ouvrier reçoit son salaire intégral. Cette restriction a pour but d'éviter des simulations qui, en cas de blessures et surtout de contusions légères ne se manifestant pas par des lésions apparentes, seraient beaucoup trop faciles.

Toutefois si l'incapacité de travail a duré plus de dix jours, le demi-salaire est dû à partir du lendemain de l'accident[1].

Le demi-salaire est dû pendant toute la durée de l'incapa-

1. Art. 3, modifié par la loi du 31 mars 1905.

cité temporaire. Le service peut cependant en être suspendu, si la victime refuse de se laisser examiner par le médecin désigné au juge de paix par le patron [1].

Le chef d'entreprise — ou l'assureur — doit solder en plus les frais médicaux et pharmaceutiques *qui sont dus dès le premier jour*. En cas de décès de la victime, il supporte les frais funéraires qui ne peuvent dépasser 100 francs.

L'indemnité du demi-salaire [2], véritable réparation forfaitaire, est due même en cas de faute inexcusable de la part de la victime. Mais le blessé n'y a pas droit s'il est reconnu qu'il a provoqué intentionnellement l'accident.

Jusqu'à quel moment est dû le demi-salaire?

Nous avons vu qu'il cessait d'être payé le jour où la blessure était consolidée, c'est à dire le jour où le blessé était complètement guéri, ou atteint d'une infirmité non susceptible d'amélioration. Donc, pour les incapacités temporaires, le demi-salaire sera payé jusqu'au jour de la guérison complète ou de la reprise du travail. Et le juge de paix sera seul à connaître des litiges qui pourront se produire : il décide pour ces litiges en dernier ressort, quel que soit le chiffre des demandes. Et sa décision est toujours exécutoire nonobstant opposition [3].

1. Art. 4, *in fine*, de la loi de 1898 modifiée par celle du 31 mars 1905.
2. Elle est égale à la moitié du salaire touché au moment de l'accident; toutefois, en cas de salaire variable, elle est égale à la moitié du salaire moyen des journées de travail pendant le mois qui a précédé l'accident.
3. Toutefois les décisions des juges de paix peuvent être attaquées par la voie de recours en cassation pour excès de pouvoir (art. 15 de la loi du 25 mai 1838), ou pour violation de la loi (art. 15 modifié par la loi du 31 mars 1905). Elles seraient également susceptibles d'appel, si elles soulevaient une question de compétence, par exemple si le patron contestait soit son assujettissement, soit le caractère industriel ou commercial de l'accident.

II. — INCAPACITÉS PERMANENTES

Le rôle du juge de paix : règlement du demi-salaire et enquête.

Règlement du demi-salaire.

Le juge de paix est compétent, dans les cas d'incapacités permanentes, pour le règlement des litiges ayant trait au demi-salaire jusqu'au jour de la consolidation légale. Un ouvrier a un doigt écrasé; l'amputation est pratiquée. La cicatrisation est complète le vingtième jour. Le moignon est indolore et la main a repris sa mobilité et sa force au bout de deux mois. Après soixante jours d'invalidité, l'ouvrier reprend son travail avec une incapacité permanente partielle. Le juge de paix sera compétent pour le règlement du demi-salaire pendant les deux mois d'interruption de travail. Mais la fixation du chiffre de la rente viagère ne sera plus de sa compétence, et c'est le président du Tribunal civil qui sera appelé à régler cette question.

Enquête du juge de paix.

Toutes les affaires d'incapacités permanentes sont jugées par le Tribunal de première instance, après enquête faite par le juge de paix du canton où a eu lieu l'accident.

Voici comment est réglée cette enquête par la loi du 9 avril 1898.

ART. 12. — *Lorsque, d'après le certificat médical, produit en exécution du paragraphe précédent ou transmis ultérieurement par la victime à la Justice de paix, la blessure paraît devoir entraîner la mort ou une incapacité permanente, absolue ou partielle de travail, ou lorsque la victime est décédée, le juge de paix, dans les vingt-quatre heures, procède à une enquête à l'effet de rechercher :*

1° La cause, la nature et les circonstances de l'accident :

2° Les personnes victimes et le lieu où elles se trouvent;

3° La nature des lésions;

4° Les ayants-droit pouvant, le cas échéant, prétendre à une indemnité;

5° Le salaire quotidien et le salaire annuel des victimes.

ART. 13. — *L'enquête a lieu contradictoirement dans les formes prescrites par les articles 35, 36, 37, 38 et 39 du Code de procédure civile [1], en présence des parties intéressées, ou celles-ci convoquées d'urgence par lettre recommandée.*

Le juge de paix doit se transporter auprès de la victime de l'accident qui se trouve dans l'impossibilité d'assister à l'enquête.

Lorsque le certificat médical ne lui paraitra pas suffisant, le juge de paix pourra désigner un médecin pour examiner le blessé...

Sauf les cas d'impossibilité matérielle dûment constatés dans le procès-verbal, l'enquête doit être close dans le plus bref délai, ou, au plus tard, dans les dix jours à partir de l'accident. Le juge de paix avertit, par lettre recommandée, les parties de la clôture de l'enquête et du dépôt de la minute au greffe, où elles pourront, pendant un délai de cinq jours, en prendre connaissance et s'en faire délivrer une expédition, affranchie du timbre et de l'enregistrement. A l'expiration de ce délai de cinq jours, le dossier de l'enquête est transmis au président du Tribunal civil de l'arrondissement.

But de l'enquête.

L'enquête a pour but de faire la preuve qu'il y a eu accident au cours ou à l'occasion du travail. Il ne restera plus à la victime, pour recevoir l'indemnité prévue par la loi, qu'à fournir la preuve de la relation de cause à effet entre l'accident et la lésion corporelle : la plupart du temps celle-ci ne pourra être déterminée que par le médecin.

1. Les articles 35, 36, 37, 38 et 39 du Code de procédure civile se résument ainsi :

« *Art. 35.* — Au jour indiqué, les témoins, après avoir dit leurs noms, profession, âge et demeure, prêteront serment, et déclareront s'ils sont parents ou alliés des parties et à quel degré, et s'ils sont leurs serviteurs ou domestiques.

« *Art. 36.* — Ils seront entendus séparément, en présence des parties, si elles comparaissent; elles seront tenues de fournir leurs *reproches* avant la déposition et de la signer.

« *Art. 37.* — Les parties n'interrompront pas les témoins : après la déposition, le juge pourra, sur la réquisition des parties et même d'office, faire aux témoins les interpellations convenables.

« *Art. 38.* — Dans tous les cas où la vue du lieu peut être utile pour l'intelligence des dépositions, le juge de paix se transportera, s'il le croit nécessaire, sur le lieu et ordonnera que les témoins y seront entendus. »

Dans les vingt-quatre heures de la réception des pièces transmises par le maire, et toutes les fois que le certificat médical fera prévoir la mort ou une incapacité permanente, le juge de paix fera l'enquête. Lorsque le médecin n'a pu conclure, le juge de paix se comportera comme si l'accident devait amener une infirmité et procédera à l'enquête.

Toutefois la loi laisse au juge de paix une certaine faculté d'appréciation, et celui-ci ne transmettra le dossier de l'enquête au président du Tribunal civil que dans les cas prévus par l'article 12 (mort ou incapacité permanente)[1].

Exemple de rapport d'enquête faite par le juge de paix en cas d'accident devant entraîner une incapacité permanente.

Il s'agit d'un maçon qui se fractura le poignet gauche et une apophyse épineuse. Dans son certificat, le médecin pronostiqua une incapacité permanente. Dans la suite, le blessé se déclara atteint d'incapacité totale et fit un procès.

L'an 1904 et le 2 août à dix heures du matin,

Nous, Louis Jean, juge de paix du 1er canton de Montpellier ; assisté de Maître Paul Dupont, greffier de cette Justice de paix ;

Agissant en vertu des articles 12 et 13 de la loi du 9 avril 1898 ;

Avons procédé comme suit à l'enquête prescrite par les articles de la loi précités à l'occasion de l'accident survenu le 20 juillet 1904 à Monsieur Martin, maçon, demeurant à Montpellier, rue Neuve, n° 20, lequel accident paraît devoir entraîner une incapacité permanente partielle de travail, ainsi qu'il appert de la copie de la déclaration faite par M. Pierre, entrepreneur, et du certificat médical dressé le 20 juillet 1904 par M. le docteur Fort, à nous transmis le 24 juillet 1904 par M. le maire de la commune de Montpellier et parvenu en nos mains le 25 juillet.

Les témoins ont été entendus en présence de M. Gustave, fondé de pouvoirs de M. Pierre, mais en l'absence de la victime qui n'a pas pu se présenter.

---

1. La faute inexcusable n'est prise en considération que par les tribunaux civils, quand il s'agit de fixer la rente.

PREMIER TÉMOIN :

Joseph X..., plâtrier, âgé de 30 ans, demeurant ....., après avoir déclaré n'être ni parent, ni allié des parties en cause et juré de dire la vérité, a déposé comme suit :

« Martin était occupé à brosser une balustrade en pierre dans
« la maison de M. X..., le 20 juillet, un peu avant midi. Pour
« faire ce travail, il était monté sur une échelle de 5 mètres
« de hauteur environ ; à un moment donné, il a voulu sans doute
« descendre, mais au lieu de saisir l'échelon, il a saisi un tuyau
« de conduite de gaz, tuyau mal assujetti, qui a cédé et Martin
« est tombé à la renverse dans le vide, d'une hauteur de 5 mètres.
« Dans sa chute, il s'est cassé le poignet droit et la colonne
« vertébrale. »

Lecture faite, le témoin a persisté dans sa déposition.

Taxe que nous avons fixée à deux francs et a signé avec nous et le greffier après lecture.

(Signatures du témoin, du juge de paix et du greffier.)

DEUXIÈME TÉMOIN :

Eugène P..., maçon, 28 ans, demeurant ....., après avoir déclaré n'être ni parent ni allié des parties en cause et juré de dire la vérité, a déposé comme suit :

« J'étais au service de M. Pierre, entrepreneur, en même
« temps que Martin.

« Le 20 juillet 1904, vers midi, celui-ci est monté sur une
« échelle de 5 à 6 mètres de hauteur, pour nettoyer des balustres :
« à un moment donné, il a voulu descendre, mais par erreur il
« a pris avec la main une conduite de gaz au lieu de prendre
« l'échelon. La conduite a cédé et il est tombé d'une hauteur de
« 5 à 6 mètres. Il s'est fracturé le poignet gauche et la colonne
« vertébrale. Nous l'avons accompagné chez lui où on a fait venir
« le médecin aussitôt. »

Lecture faite, le témoin a déclaré persister dans sa déposition.

Taxe que nous avons fixée à deux francs et a signé avec nous et le greffier après lecture.

(Signatures du témoin, du juge de paix et du greffier.)

Tous les témoins à nous indiqués ayant été entendus, nous avons reçu les explications de la partie.

M. Gustave Georges, représentant M. Pierre, entrepreneur.

« Je suis arrivé sur les lieux quelques minutes après l'acci-
« dent. C'est moi qui ai donné le premier des soins à Martin et
« qui l'ai fait transporter en voiture à son domicile où je l'ai
« accompagné.

« L'accident s'est bien produit dans les circonstances que vien-
« nent de rapporter les deux témoins que vous venez d'entendre.

« Martin est marié et a trois enfants. Son salaire journalier
« était de cinq francs. M. Pierre, entrepreneur, est assuré à la
« Compagnie X. contre les accidents, dont l'agence est à Mont-
« pellier, rue ...., n° .....

« Je sais que Martin va mieux; mais il ne peut encore sortir.

(Signatures du témoin, du juge de paix et du greffier.)

Et attendu que le sieur Martin, victime de l'accident, ne peut
encore sortir, disons que nous nous transporterons à son domicile,
rue Neuve, n° 20, assisté de notre greffier, à l'effet de procéder à
son audition, le jeudi 4 août, à dix heures du matin.

De tout quoi nous avons dressé le présent procès-verbal que
nous avons signé avec le greffier.

(Signatures du juge de paix et du greffier.)

DÉCLARATION DE LA VICTIME :

L'an 1904, et le 4 août, nous, Louis Jean, juge de paix du 1er canton
de Montpellier, agissant en vertu de notre ordonnance qui précède, nous nous sommes transporté, assisté de notre greffier, au
domicile du sieur Martin qui nous a fait la déclaration suivante :

« Le 20 juillet 1904, vers midi, je venais de nettoyer des
« balustres, boulevard ...., n° ...., lorsque pour descendre de
« l'échelle sur laquelle j'étais, je pris par mégarde avec la main
« une conduite de gaz.

« Cette conduite céda et je fus précipité dans le vide d'une
« hauteur de 5 à 6 mètres. Je fus transporté à mon domicile par
« M. Gustave Georges, fondé de pouvoirs de M. Pierre.

« Je suis né le 18 mars 1851 à Millau (Aveyron), marié avec
« Catherine Pont, née le 15 mars 1860 à Millau.

« J'ai trois enfants (prénoms, lieu et date de naissance de
« chacun.)

« Je gagnais cinq francs par jour, en moyenne 1 500 francs
« par an. »

Le sieur Martin a persisté dans sa déclaration et a signé avec
nous et le greffier après lecture.

De tout quoi nous avons fait et dressé le présent procès-verbal
d'enquête, lequel après lecture a été signé par nous et le greffier.

Montpellier, le 4 août 1904.

(Signatures.)

*Cette enquête est très importante. Elle servira de base
au règlement amiable ou judiciaire qui décidera s'il y a lieu
pour la victime à indemnité et en fixera le chiffre.*

Mécanisme de l'enquête et expertise médicale.

Le blessé valide se rendra à la justice de paix. S'il est impotent ou soigné dans un hôpital, le juge se transportera auprès de lui; lorsque son état nécessitera le repos absolu, l'interrogatoire des témoins aura lieu hors de sa présence.

Le juge de paix précisera dans son enquête : s'il s'agit d'une maladie professionnelle ou d'un accident produit au cours du travail ou en dehors du travail; si l'ouvrier s'est plaint immédiatement ou s'il a continué son travail; si la victime n'était pas sujette aux syncopes, aux éblouissements; si l'accident est dû à un cas fortuit ou de force majeure, ou s'il est le résultat d'une faute inexcusable de la victime ou du patron.

La loi précise que si le juge de paix ne trouve pas le certificat médical d'origine suffisamment clair ou complet, il peut commettre un médecin pour examiner à nouveau le blessé[1]. De même, si l'enquête lui révèle des erreurs. Dans ce cas, le médecin est considéré comme médecin expert. Il prête serment et doit déposer son rapport avant la fin de l'enquête.

L'expert désigné par le juge de paix ne pourra être, comme l'indique l'article 17 de la loi du 22 mars 1902, le médecin qui a soigné le blessé, ni un médecin attaché à l'entreprise ou à la société d'assurances à laquelle le chef d'entreprise est affilié.

Plus tard, le juge de paix pourra également désigner un médecin comme expert : 1° si l'état du blessé s'est aggravé; 2° si la blessure considérée comme devant entraîner une infirmité est suivie de guérison complète.

Le rôle du président du Tribunal civil : la conciliation.

Tout ce qui ne concerne pas le demi-salaire, les frais funéraires, médicaux et pharmaceutiques, c'est-à-dire tout

---

1. Le juge de paix peut également, comme nous l'avons vu plus haut, entendre comme témoin le médecin rédacteur du certificat sans que ce dernier puisse se retrancher derrière le secret professionnel.

ce qui n'est pas de la compétence du juge de paix, doit être porté en conciliation devant le président du Tribunal de 1re instance de l'arrondissement où s'est produit l'accident.

Dans les cinq jours qui suivent la transmission du dossier de l'enquête, ou de la production, par la partie la plus diligente de l'acte de décès, ou d'un accord établi entre les parties reconnaissant le caractère permanent de l'incapacité de travail, le président du Tribunal civil convoque en son cabinet la victime ou ses ayants-droit, le chef d'entreprise, ainsi que son assureur[1].

Le président tente alors de mettre d'accord le patron (ou l'assureur) et la victime sur le chiffre de l'indemnité. Il fait une première *tentative de conciliation*.

Mais cette conciliation est souvent difficile la première fois, parce que le juge se trouve en présence d'éléments d'appréciation contradictoire. Il arrive souvent, comme le dit G. Brouardel[2], que l'ouvrier se présente avec un ou plusieurs certificats médicaux constatant le degré de son infirmité et que le patron ou l'agent d'assurances apporte d'autres pièces constatant que la victime est guérie ou atteinte d'une lésion beaucoup moins grave qu'elle ne le prétend. Le président propose alors un examen médical et. si les parties y consentent, rend une ordonnance désignant *officiellement* un médecin comme *expert*. Le médecin prête serment, examine le blessé et fait dans la huitaine un rapport où il répond à toutes les questions posées par le magistrat[3].

Les conclusions de ce rapport serviront de base au président pour faire une *seconde tentative de conciliation*. Le magistrat fera donc convoquer à nouveau les parties et, selon la diminution de capacité professionnelle évaluée par le

---

1. Les parties ne sont pas obligées de se présenter en personne. Elles peuvent se faire représenter par un mandataire muni d'une procuration spéciale. La victime peut également se faire assister d'un conseil ou même d'un ami.

2. G. Brouardel, *loc. cit.*, p. 40.

3. Art. 16, § 1, modifié par la loi du 31 mars 1905. Le rapport sera enregistré et déposé au greffe du Tribunal civil qui en tient des expéditions gratuites à la disposition des intéressés.

médecin-expert, fixera le chiffre de la rente que devra servir l'assureur à l'ouvrier. De deux choses l'une :

1° L'accord a lieu. — *Si l'accord a lieu,* le président en donne acte et mentionne dans son ordonnance les termes de cet accord et l'indemnité que le patron s'est engagé à verser à la victime[1] qui accepte. L'ordonnance doit indiquer, à peine de nullité, le salaire de base et la réduction que l'accident aura fait subir à la victime[2].

2° L'accord n'a pas lieu. — *Si l'accord n'a pas lieu,* le magistrat rend une ordonnance de non-conciliation et renvoie l'affaire devant le Tribunal civil qui statue comme en matière sommaire conformément aux articles 404 à 414 du Code de procédure civile. Le Tribunal doit être saisi au moyen d'une assignation délivrée par huissier[3], à la requête de la partie la plus diligente.

Ce qui veut dire que la victime ou ses ayants droits font assigner le chef d'entreprise devant le Tribunal civil en paiement de l'indemnité à laquelle ils croient avoir droit, suivant le cas et le taux de l'article 3 de la loi de 1898. A leur défaut, le patron peut prendre lui-même l'initiative d'assigner son ouvrier en règlement de la rente à laquelle il peut prétendre.

Dans ce cas, l'indemnité journalière continue à être servie jusqu'au jour de la décision définitive, mais elle n'a plus alors qu'un caractère provisionnel et doit s'imputer, à dater du jour de la consolidation, sur les arrérages de la rente définitive[4].

Aussi, dans le cas où la consolidation est effectuée le jour de la comparution devant le président, celui-ci peut-il réduire

---

1. Ou ses ayants-droit.

2. S'il y a assurance, elle spécifiera également que l'assureur s'est substitué au patron pour le paiement de l'indemnité, de façon à supprimer tout recours de la victime contre lui. (Art. 16, § 4, modifié par la loi du 31 mars 1905.)

3. Après une non-conciliation, les parties pourront encore, tant que l'assignation n'aura pas été lancée, se représenter devant le Tribunal pour faire consacrer l'accord qu'elles auraient convenu entre elles depuis leur première comparution. (*Circ. du Garde des Sceaux,* 22 août 1901.)

4. Art. 15, § 2, modifié par la loi du 31 mars 1905.

cette indemnité dans les limites de la pension qui paraît devoir lui être attribuée.

En cas de décès, il peut également allouer une provision aux représentants de la victime qui n'ont jamais droit à l'indemnité du demi-salaire[1].

Les résultats et les bienfaits de la conciliation.

La conciliation réussit assez souvent. M. Duchauffour, dont la compétence est bien connue dans cette question des accidents du travail, a publié dans un mémoire fort intéressant une partie des accords passés devant lui en 1901-1902, au Tribunal civil de la Seine[2]. Ces préliminaires de conciliation qui ont beaucoup d'analogie, comme le disent Mourral et Berthiot, avec la conciliation spéciale aux affaires de divorce, sont une disposition très heureuse de la loi de 1898. Ils évitent un grand nombre de procès, et réduisent le nombre des mécontents.

La conciliation réussit surtout dans les accidents de peu d'importance pour la raison suivante : d'après la loi de 1898, les rentes qui ne dépassent pas cent francs sont rachetables par le patron, c'est-à-dire que celui-ci peut s'affranchir du paiement d'une rente annuelle moyennant le versement à l'ouvrier du capital représentatif de cette rente. La perspective de toucher un petit capital tente souvent l'ouvrier qu'une minime somme trimestrielle laisse indifférent.

L'interdiction faite au patron de racheter les grosses rentes aux invalides du travail, qui a pour but de protéger ceux-ci contre leur imprévoyance, est un autre bienfait de la loi de 1898.

Le Tribunal civil.

La conciliation a échoué. Le président du Tribunal civil adresse alors au procureur de la République, dans les trois jours qui suivent, un extrait de son procès-verbal de non-

1. Art. 16, modifié par la loi du 31 mars 1905.
2. Duchauffour, *Manuel de conciliation*, Baillière, éditeur, Paris, 1906. Voyez plus loin, chapitre IV.

conciliation [1]. A cet extrait, dressé par le greffier, sont jointes les pièces de l'affaire.

Le rapport fait par le médecin qui a été nommé expert par le président du Tribunal civil, dans les préliminaires de conciliation est donc transmis, avec les autres pièces du dossier (certificat d'origine, rapport d'enquête, etc.), au Tribunal de première instance. Mais le Tribunal peut recourir à de nouvelles expertises techniques ou médicales pour se renseigner sur l'état actuel du sinistré. Ici encore, et comme dans toutes les expertises ordonnées en exécution de la loi sur les accidents du travail, le médecin qui a soigné le blessé, celui qui est attaché à l'entreprise ou à la compagnie d'assurances ne peuvent être nommés experts [2].

L'instance une fois engagée ne peut être interrompue par aucune offre de transaction et suit forcément son cours habituel.

Les jugements du Tribunal civil, étant rendus en premier ressort, sont toujours susceptibles d'appel. Il sont également exécutoires par provision [3].

Des voies de recours.

Le litige devant la Cour d'appel.

Les jugements rendus par les juges de paix, concernant les indemnités temporaires et les frais pharmaceutiques et

---

1. Le procureur de la République appose son visa à ce procès-verbal, formalité qui a pour effet de conférer le bénéfice de l'assistance judiciaire à la victime ou à ses ayants-droit. Il invite en même temps le bâtonnier de l'ordre des avocats, le président de la chambre des avoués et le syndic des huissiers, à désigner l'avocat, l'avoué et l'huissier qui prêteront leur ministère à l'assisté. — Relisez l'article 22 de la loi de 1898. — D'après l'article 13 de la loi du 22 janvier 1851 qui y est cité, c'est le président du Tribunal qui invite le bâtonnier à désigner l'avocat qui prêtera son ministère à l'avoué. Le législateur a voulu, dans l'application de la loi sur les accidents, simplifier la procédure et éviter le retour des pièces du procureur de la République au président du Tribunal. (Sachet, *loc. cit.*, p. 449.)

2. Art. 17, paragraphe 4, de la loi de 1898, modifiée le 22 mars 1902.

3. Lorsqu'il y a assurance, les jugements accordant une rente doivent, comme nous l'avons déjà indiqué au sujet des ordonnances de concilia-

médicaux, sont rendus en dernier ressort. Ceux relatifs aux frais médicaux sont susceptibles d'appel lorsque la somme réclamée dépasse 300 francs [1].

Tous les jugements rendus par les Tribunaux civils en vertu de la loi de 1898 sont susceptibles d'appel.

La Cour d'appel pourra commettre à nouveau un ou trois médecins comme experts pour constater l'état du blessé et évaluer le degré de son incapacité. Elle statuera d'urgence dans le mois de l'acte d'appel [2].

Les parties pourront se pourvoir en cassation.

La litige devant la Cour de cassation.

La Cour de cassation se borne soit à rejeter le pourvoi formé devant elle, soit à casser la décision soumise à son appréciation et à renvoyer l'affaire devant un Tribunal autre que celui dont elle a cassé la décision, mais du même degré.

Les litiges portés devant la Cour de cassation ont exclusivement trait à des violations ou de fausses interprétations de la loi. Les questions de fait n'étant pas du ressort de la Cour de cassation, il n'y aura jamais lieu à expertise médico-légale.

La prescription.

L'action en indemnité prévue par la présente loi se prescrit par un an à dater du jour de l'accident ou de la clôture de l'enquête par le juge de paix, ou de la cessation du paiement de l'indemnité temporaire. (Art. 18 de la loi de 1898-1902.)

La prescription est, au point de vue juridique, la perte d'un droit. Dans le cas qui nous intéresse, le droit du blessé

tion, déclarer la compagnie d'assurance substituée au patron, afin d'éviter tout recours direct de la victime contre celui-ci.

1. Voyez page 486.

2. Devant la Cour d'appel, et devant la Cour de cassation, l'ouvrier n'a pas de plein droit le bénéfice de l'assistance judiciaire, sauf pour le cas où il est intimé, c'est-à-dire si c'est le patron qui a fait appel ou qui s'est pourvu en cassation. Toutefois le bénéfice de l'assistance judiciaire s'étend de plein droit à l'acte d'appel fait à la requête de l'ouvrier, ainsi qu'à l'acte de désistement de l'appel interjeté par celui-ci.

à l'indemnité dure pendant un an à partir du jour de l'accident ou du jour de clôture de l'enquête ou de la cessation du paiement de l'indemnité journalière... Si la victime ne réclame rien pendant tout ce temps, le patron ou l'assureur poursuivi en paiement d'une indemnité peut opposer la prescription au demandeur. Mais à cause de l'obligation où la loi met les chefs d'entreprise de déclarer tous les accidents avant le 4ᵉ jour, l'action judiciaire suivra forcément tout accident *déclaré* et l'application des règles de la prescription sera très rare.

Ce délai d'un an n'est pas un délai préfixe, mais constitue une véritable prescription. Celle-ci sera donc soumise aux causes d'interruption reconnues par le droit commun et qui en l'espèce sont les suivantes : *a.* reconnaissance expresse ou tacite des droits de la victime par le patron (art. 2248 Code civ.); *b.* interpellation adressée au chef d'entreprise par la victime ou ses représentants (art. 2249 Code civil); *c.* convocation en conciliation devant le Président; *d.* assignation lancée par la victime ou ses représentants, même avant l'accomplissement de la procédure préliminaire (Cassation, 9 mars 1903, 2 arrêts. *Rec. min. Com.*, III, 199). — Mais, en édictant cette prescription d'un an, la loi a entendu formuler une règle absolue qui exclut toute cause de suspension. Cette prescription ne sera donc, contrairement aux autres prescriptions, suspendue ni par la minorité de la victime, ni par l'inaction ou le retard apporté par les autorités à l'accomplissement des formalités de la procédure préparatoire [2].

Revision.

Avant la loi de 1898, qui établit le principe de la revision, lorsqu'un patron était condamné à payer une rente à un blessé, celui-ci pouvait former dans la suite une demande en augmentation d'indemnité, si son infirmité s'était aggravée. Par contre, si la victime était reconnue complètement guérie

---

1. La déclaration de l'accident par la victime n'est pas un acte de procédure interruptif de la prescription.

2. Voyez Mourral et Berthiot, deuxième édition, nᵒˢ 463 et suiv.

après le jugement qui accordait la rente, le patron ne pouvait demander à en être déchargé. Il devait la payer régulièrement durant toute la vie du pseudo-infirme [1].

Cette inégalité entre les droits du patron responsable et ceux de l'ouvrier avait des conséquences déplorables.

Les simulateurs pouvaient jouir en paix de la rente viagère qu'ils s'étaient fait injustement allouer. Souvent, à la sortie de l'audience où les magistrats avaient fixé le chiffre de l'indemnité, le faux infirme jetait ses béquilles et dansait de joie sans claudication ni pudeur. Les camarades de l'heureux rentier se promettaient d'imiter sa conduite à l'occasion. C'était l'encouragement mutuel à l'escroquerie impunie.

Une réglementation nouvelle s'imposait et le principe de la revision, établi déjà par les lois allemande (1884), autrichienne (1887), norvégienne (1894), anglaise (1897) et italienne (1898), est un des bons côtés de notre législation de 1898.

L'action en revision ne peut être demandée que dans 3 cas :

1° Il y a aggravation d'une infirmité ;

2° Il y a atténuation d'une infirmité ;

3° La victime est décédée.

Par conséquent, la revision ne peut être demandée pour une indemnité accordée par erreur à un ouvrier non blessé à l'occasion du travail [2].

A. *Il y a aggravation de l'infirmité.* — C'est le blessé seul qui, muni d'un certificat médical, peut intenter une action en revision. Il devra apporter les 4 preuves suivantes :

1° L'existence d'une décision définitive ou d'un accord antérieur lui allouant une indemnité [3].

---

1. Sauf toutefois les cas « où les juges avaient inséré dans leur décision qu'en cas d'amélioration dans l'état de la victime ou de guérison complète, la rente par eux fixée serait réduite ou supprimée ». (Sachet, p. 511.)

2. Par exemple si le jugement qui a alloué une rente à un ouvrier était fondé sur une erreur de diagnostic de l'expert qui a donné une origine traumatique à une infirmité constitutionnelle. (Bordeaux, 31 juillet 1902. Dalloz, 1904, 2, 108. — Nancy, 31 juillet 1904, *Rev. jud. des Accidents du Tr.*, 1904, 157.)

3. Peu importe qu'il s'agisse d'une infirmité permanente ou d'une simple incapacité temporaire n'ayant donné lieu qu'à l'allocation du

2° La réalité d'une aggravation produite depuis la décision judiciaire et non prévue par celle-ci ;

3° La diminution nouvelle de la capacité professionnelle due à cette aggravation ;

4° La relation de cause à effet entre celle-ci et l'accident.

La dernière preuve est celle qui peut donner lieu aux expertises médicales les plus délicates. Le médecin doit savoir qu'il n'y a pas lieu à revision, lorsqu'il est prouvé que l'aggravation du blessé tient à son incurie. La Cour d'appel d'Aix, saisie d'une demande en revision pour ce motif, a déclaré, le 17 janvier 1903, injuste et mal fondée l'action en revision intentée par un blessé « dont l'aggravation lente et progressive tenait, d'après l'expert, à des causes étrangères et surtout *à la façon défectueuse avec laquelle il avait cru devoir se traiter lui-même* [1] ».

Donc, les blessés qui s'adresseront à des rebouteurs, sorciers et guérisseurs ou auront refusé de suivre un traitement rationnel s'exposeront, en cas d'aggravation, à voir leur demande en revision rejetée.

La Cour de cassation [2] a rejeté un pourvoi formé contre un arrêt de la Cour de Douai qui avait refusé très justement de tenir compte « d'un état général mauvais survenu postérieurement à la guérison complète du premier accident. Il s'agissait d'un fracturé de jambe guéri, qui, six mois après son accident, s'était de nouveau fracturé la jambe au même niveau, en dehors du travail.

Enfin, si une complication survient sous la dépendance évidente de la blessure initiale sans diminuer la capacité professionnelle du blessé, il n'y a pas lieu à revision. Voici l'exemple que donne M. Sachet, dans son remarquable ouvrage : un ouvrier a les deux jambes broyées et un œil perdu. On lui accorde la rente, correspondant pour son

demi-salaire. — La question qui avait été fortement controversée sous l'empire de la loi de 1898 a été définitivement tranchée dans ce sens par la rédaction nouvelle donnée par la loi du 31 mars 1905 à l'art. 19.

1. Cour d'appel d'Aix, 4e chambre, 17 janvier 1903, *Rec. sp.*, A. T., février 1903, p. 376.

2. Cour de cassation, Ch. des Req., 28 janvier 1903, *Rec. sp.*, mars 1903, *sp.* p. 436.

salaire, à l'I. P. T. Cet homme fait de l'ophtalmie sympathique et perd son second œil. L'aggravation est manifeste, mais l'action en revision n'est pas ouverte, puisqu'il n'y a pas modification du degré d'incapacité, qui était déjà totale avant la perte du second œil[1].

B. Il y a atténuation de l'infirmité. — Ici ce n'est plus l'ouvrier, mais le patron (ou l'assureur) [2] qui prend l'initiative de l'action en revison. Ce dernier doit prouver :

1° Que l'amélioration dans l'état du blessé, non prévue par les juges, s'est produite depuis le jugement;

2° Que cette amélioration a augmenté la capacité professionnelle de l'ouvrier et par conséquent lui permet de gagner un salaire plus élevé qu'on ne l'avait prévu au moment du jugement [3].

Afin de faciliter au patron l'usage de l'action en revision le § 4 de l'article 19 de la loi du 31 mars 1905 lui donne le droit, au cours des trois ans pendant lesquels peut s'exercer cette action, de désigner au président un médecin de son choix, chargé de le renseigner sur l'état du blessé. Ce droit de visite ne peut toutefois que s'exercer trimestriellement. En cas de refus de l'ouvrier à se prêter à cet examen, le président peut suspendre le service de sa rente.

Ainsi que nous l'avons déjà fait observer à l'occasion d'un droit semblable reconnu par l'article 4, le médecin ainsi désigné [4] n'a pas la qualité d'expert officiel. Sa mission est

1. L'ouvrier, dont l'état demeure stationnaire, ne peut non plus demander la revision parce que son salaire a subi une diminution. (Château-Chinon, 5 août 1904.)

2. Ou encore le tiers reconnu responsable en vertu de l'article 7 de la loi de 1898-1905.

3. A l'inverse de ce que nous avons vu en cas d'aggravation, la revision pour amélioration peut être demandée même lorsque l'ouvrier a été primitivement reconnu atteint d'incapacité totale de travail. Le Tribunal d'Aix a décidé que l'amputation d'un doigt constituant une infirmité que ni le temps ni les soins ne peuvent modifier, le patron n'est pas fondé à demander la revision de la rente allouée à raison de cette infirmité. Il importe peu que l'ouvrier reçoive, en fait, un salaire supérieur à celui qu'il touchait avant l'accident. (5 janvier 1904 ; *Rec. sp.*, 1904-1905, p. 246.)

4. De même que le juge de paix, le président ne peut refuser son visa à un docteur en médecine choisi par le patron, puisque ce visa n'a

purement officieuse. Si ses constatations sont contestées, il
y a lieu de recourir à une expertise régulière.

C. *La victime est décédée*. — Les demandeurs sont, pour
le cas particulier : *a*. le conjoint non divorcé et non séparé
de corps, à la condition que le mariage ait été contracté
avant l'accident ; *b*. les enfants légitimes et naturels
reconnus avant l'accident, les descendants et les ascendants
qui étaient à la charge de la victime au moment de la blessure.

Ils ont à prouver :

1° L'existence d'un accord ou jugement antérieur allouant
une indemnité à la victime décédée ;

2° Que le décès est la conséquence de l'accident ;

3° Que leur degré de parenté est un de ceux exigés par la
loi.

Le médecin sera invité, soit officieusement, soit comme
expert, à donner la preuve que la mort résulte de la blessure
pour laquelle la victime avait obtenu une rente. Le plus
souvent l'autopsie seule permettra de fournir des conclusions
précises. Si elle est refusée par la famille, sauf dans le cas
où la filiation des accidents sera évidente (fracture esquilleuse ouverte du crâne avec plaie du cerveau, méningo encé-
phalite, mort ; fracture du rachis avec lésion de la moelle
suivie de mort par infection vésico rénale), l'action en augmentation d'indemnité sera difficilement recevable. Dans un
cas de ce genre, le tribunal de Montluçon[1] a débouté la
veuve qui, après s'être opposée formellement à l'autopsie de
son mari, « demandait la nomination de trois médecins
experts pour entendre les médecins qui avaient soigné son
mari et dire si la mort de celui-ci était la conséquence de
l'accident en question ». Il s'agissait d'un ouvrier amputé
du médius droit et décédé cinq mois après. La veille de sa
mort, il avait assigné en référé la Société industrielle qui lui
avait accordé une rente à la suite de son accident. La société,
en prévision de l'action en revision intentée par la veuve,

d'autre but que d'authentiquer la mission qui lui est confiée et de lui
ouvrir l'entrée du domicile de la victime.

1. Trib. de Montluçon, 26 févr. 1903. *Rec. sp.*, avril 1903, p. 481.

demanda qu'il fût procédé à l'autopsie, ce que la veuve refusa.

Le refus d'une opération par le blessé qui succombe aux suites de son affection ne peut empêcher l'action en revision. Mais s'il est évident que l'opération proposée était urgente, par elle-même peu grave et qu'elle constituait le seul moyen de sauver le malade, comme une kélotomie pour une hernie étranglée, le médecin devra nettement le mentionner dans son rapport.

Délai et juridiction de la revision.

Le délai de trois ans accordé pour intenter l'action en revision court, s'il n'y a pas eu attribution de rente, du jour où a cessé l'indemnité journalière; en cas contraire, de l'accord intervenu devant le président ou de la décision passée en force jugée qui a réglé la rente définitive [1].

Ce délai n'est pas une prescription, mais un délai fixe qui n'est susceptible d'aucune interruption ou suspension. Mais tant qu'il n'est pas expiré, la revision peut toujours être demandée, alors même que la demande en allocation de la rente due pour incapacité permanente aurait été écartée ou déclarée prescrite. Elle peut même être renouvelée après avoir été rejetée une première fois.

La procédure est la même que celle organisée pour le règlement des incapacités permanentes. Il ne saurait cependant être question ni de déclaration au maire, ni d'enquête. Elle est introduite par une simple déclaration au greffe du Tribunal. Le président convoque alors les parties en conciliation.

Le bénéfice de l'assistance judiciaire est acquis à l'ouvrier, qu'il soit demandeur ou défendeur.

La demande en revision se produisant toujours après la consolidation de la blessure, il n'y a jamais lieu de rétablir le service de l'indemnité temporaire. Toutefois, si, pendant l'instance, l'ouvrier avait été obligé de suivre un traitement le mettant dans l'impossibilité de se livrer à aucun travail

____

1. Art. 19, modifié par la loi du 31 mars 1905.

lucratif, le Tribunal pourrait lui allouer, pour la période correspondant à cette incapacité absolue, une rente égale aux deux tiers de son salaire. Ce n'est que l'application à un cas spécial des rentes échelonnées dont nous avons parlé plus haut. Le médecin-expert devra donc, dans son rapport, s'expliquer sur ce point. (Trib. de la Seine, 9 mars 1907, *Rec. sp.*, 1907-08, p. 32.)

Dol et faute inexcusable.

L'article 20 de la loi de 1898-1902 porte que la victime qui a intentionnellement provoqué l'accident ne peut obtenir aucune indemnité; que le Tribunal a le droit, s'il est prouvé que l'accident est dû à une faute inexcusable de l'ouvrier, de diminuer la pension fixée au titre Ier; enfin que, dans les cas de faute inexcusable du patron, l'indemnité peut être majorée, sans toutefois dépasser soit la réduction, soit le montant du salaire annuel. Nous avons vu que les tribunaux assimilaient à la faute inexcusable du blessé le refus de soins, d'opérations urgentes et bénignes, la négligence dans le traitement mécanothérapique, et diminuaient le chiffre de la rente proportionnellement au dommage causé par l'incurie du sinistré.

Le médecin devra toujours en avertir le blessé pour l'engager à suivre exactement ses prescriptions.

Les questions de faute intentionnelle ou inexcusable sont de pures questions de fait, laissées à l'appréciation des Tribunaux et qui ne sont en aucun cas du ressort du médecin.

Caractères des pensions.

Les rentes sont incessibles et insaisissables. Le patron ou l'assureur ne peut donc les racheter. Toutefois, si la rente est inférieure à cent francs par an, la loi en autorise le rachat, ce que l'ouvrier préfère généralement. Il faut seulement que les deux parties soient d'accord. Le prix de rachat doit être calculé d'après le tarif de la Caisse nationale des retraites pour la vieillesse.

Les rentes sont payables au domicile du débiteur et par trimestre échu [1]. A l'expiration des trois ans du délai de revision, la victime peut demander que le patron lui verse en espèces le quart du capital nécessaire à l'établissement de la rente viagère accordée. (Art. 9.)

B. — LE ROLE DU MÉDECIN
DANS LES SUITES JUDICIAIRES

Quel est le rôle du médecin dans les suites judiciaires d'un accident? Dans trois cas différents, le médecin est appelé à donner son avis. Inutile de dire qu'au cours d'une affaire, presque toujours plusieurs médecins, soit à titre officieux, soit à titre officiel, sont invités à se contrôler mutuellement : il ne faut donc jamais délivrer de certificat sans avoir procédé à un examen méthodique du blessé et sans avoir réfléchi mûrement.

1er cas. Le médecin est sollicité par un blessé de lui délivrer un *certificat officieux* qui lui permettra d'intenter une action en indemnité ou en revision d'indemnité.

2e cas. Le médecin est prié par un patron ou une compagnie d'assurances d'examiner un sinistré qui y consent, pour établir la nature et le degré de son incapacité; ou bien il a été désigné au juge de paix ou au président dans les cas prévus par l'article 4 pour surveiller le traitement du médecin choisi par la victime ou son état pendant les délais de révision : c'est la *consultation médico-légale officieuse.*

3e cas. Le médecin est commis par un magistrat ou un Tribunal pour procéder à une *expertise médico-légale* et rédiger un *rapport* répondant aux questions posées par la justice.

Nous allons étudier :

1° Les certificats officieux ;
2° La consultation médico-légale ;
3° L'expertise médico-légale ;
4° Le rapport d'expertise.

---

1. Toutefois le Tribunal peut ordonner le paiement d'avance de la moitié du premier arrérage. (Art. 3 modifié par la loi du 31 mars 1905.)

I. — LES CERTIFICATS MÉDICAUX OFFICIEUX

Conseils au praticien.

Nous avons parlé au chapitre précédent (p. 70) des *certificats de guérison* et *de consolidation*, qui servent de base aux ententes amiables devant le juge de paix ou le président du Tribunal civil. Ces certificats, bien qu'officieux, doivent être rédigés avec précision et, surtout dans le second cas, renfermer tous les éléments nécessaires au juge pour apprécier les conséquences de la blessure, au point de vue de l'avenir du blessé et de la réduction de son salaire.

Il doit en être de même lorsqu'un ouvrier vient nous demander officieusement un certificat pour déclarer soit qu'il n'est pas guéri, soit qu'il est atteint d'infirmité, soit que son infirmité s'est aggravée, dans le but d'intenter une action en indemnité ou en revision. Il s'agit alors de contredire les conclusions du médecin patronal ou du médecin de l'assureur qui, à tort ou à raison, ne satisfont pas l'intéressé.

Ce cas est très fréquent ; mais il ne faut jamais perdre de vue que, parmi ces sinistrés qui vont de médecin en médecin à la poursuite d'un certificat « favorable », un bon nombre sont de faux infirmes qui s'entêtent dans un chômage volontaire, simulant, avec des articulations saines et des muscles vigoureux, des boiteries ou même des phénomènes d'astasie-abasie inexplicables. C'est ici qu'il faut réfléchir et ne pas rédiger, après un examen hâtif, un certificat dont les conclusions seront infirmées dans la suite par une expertise médico-légale. Le médecin n'oubliera pas, en effet, qu'il s'expose à se faire taxer d'ignorance ou de complaisance. Or, s'il est toujours pénible de se voir publiquement trompé par un simulateur dont on aurait pu dépister les intentions, grâce à un examen complet et méthodique, il est autrement grave de prêter au soupçon de complaisance, même dans un but charitable[1]. Dans aucun cas, le médecin ne devra se

---

1. *Certificat de complaisance*, Code pénal, art. 126 : « Les faux certificats de toute nature, et d'où il pourrait résulter soit lésions envers des

laisser fléchir par des considérations extra-médicales pour apprécier plus favorablement le dommage causé au blessé par un accident. Et nous dirons avec le docteur Secrétan : « Si le médecin est ému de la misère d'un pauvre diable, qu'il délie les cordons de sa bourse, mais il n'a pas le droit de faire le généreux avec les ressources d'autrui, en imposant au patron et aux sociétés d'assurances le paiement d'un chômage abusif sur lequel il ferme les yeux. Il est inadmissible que nous altérions les bases d'un contrat qui a pour garanties notre compétence et notre impartialité. »

Avant de prendre la responsabilité d'un certificat officieux, le médecin s'entourera donc des garanties suivantes : 1° il prendra connaissance des certificats antérieurs et de l'enquête du juge de paix dont le blessé possède généralement les copies, mais que celui-ci n'exhibe pas toujours facilement, surtout s'il exagère ou s'il simule; 2° il procédera à un examen méthodique et complet du demandeur; 3° il aura recours, s'il y a lieu, à la radiographie, à l'examen électrique, aux analyses bactériologiques. On se méfiera des épreuves radiographiques apportées par les blessés : rien n'est facile aujourd'hui comme de se procurer une radiographie donnant l'image nette d'une fracture, d'une pseudarthrose, d'un cal vicieux, d'une hyperostose. « Retoucher un cliché, disait M. Périer au Congrès de Chirurgie de 1903, effacer ou mettre une ombre au bon endroit, c'est œuvre facile; il suffit de respecter la vraisemblance. » *Méfiez-vous des clichés truqués* et n'ayez confiance que dans les négatifs obtenus devant vous par un radiographe expérimenté et consciencieux.

Vous éviterez ainsi de graves erreurs qui entacheraient votre réputation de compétence et d'intégrité.

tiers, soit préjudice envers le Trésor public, seront punis d'un emprisonnement d'une année au moins et de quatre au plus. Le coupable pourra en outre être privé de ses droits civils pendant cinq ans au moins ou dix ans au plus. »

De plus le nouvel art. 30, modifié par la loi du 31 mars 1905, punit d'une amende de 15 à 300 francs le médecin qui, dans un certificat délivré pour l'application de la loi, aurait sciemment dénaturé les conséquences de l'accident.

Quatre éventualités sont fréquentes.

a. On fait des constatations identiques à celles indiquées dans le certificat du médecin du patron ou de l'assureur.

b. On ne trouve aucune lésion, aucun signe qui permettent de conclure à une infirmité. La victime accuse simplemenc des phénomènes subjectifs (douleurs, vertiges, sensations diverses, parésies, etc.), dont l'examen ne permet pas de reconnaître la réalité et qu'il faut bien se garder d'expliquer. C'est ainsi que nous avons eu à examiner, dans la même semaine, deux ouvriers mineurs, des athlètes absolument sains, qui se plaignaient de douleurs abdominales empêchant tout travail, à la suite de contusions légères du ventre.

Dans ces deux cas, on refuse tout certificat et on exhorte le blessé à reprendre son travail et à accepter l'indemnité proposée par le juge, si, comme dans la première éventualité, il y a infirmité véritable.

c. On constate une incapacité permanente déjà certifiée par le médecin de l'assurance, mais on apprécie d'une façon différente les conséquences de cette infirmité. Ou bien la lésion a déjà donné lieu à une indemnité et le blessé désire intenter une action en revision pour aggravation de son infirmité. — Il n'y a pas de raison pour refuser le certificat.

d. On découvre une lésion inaperçue du médecin de l'assurance ou du médecin du patron qui ont déclaré l'ouvrier guéri et l'ont considéré comme un simulateur. Dans ce cas, il est de toute justice de rétablir les faits et de donner à la victime la preuve écrite de son incapacité. Mais, au point de vue déontologique, nous jugeons correct d'écrire au confrère intéressé pour lui communiquer les constatations que nous avons faites chez son malade.

Cette dernière éventualité, rare, se produit quelquefois quand le médecin traitant n'a pas eu recours à la radiographie et à certains examens spéciaux. L'un de nous a examiné, en avril 1903, un ouvrier mineur soupçonné de simulation, parce qu'il n'avait pas de lésion évidente. Cet homme avait reçu, plusieurs mois avant, un bloc de charbon sur le dos, étant en position accroupie, dans une galerie de mine. Après disparition des douleurs de la contusion, le blessé prétendait éprouver des douleurs lombo-sacrées continues et incompatibles avec le moindre travail physique. Examiné nu et debout, on remarquait seulement une très légère déviation, à droite, des apophyses épineuses des trois premières lombaires. Rien au bassin, ni aux membres inférieurs, sauf un peu d'exagération des réflexes rotuliens. La radiographie, faite par M. le professeur Imbert, permit de reconnaître l'existence d'une fracture partielle de la colonne lombaire, avec une très légère inclinaison du segment inférieur vers la droite.

Ces certificats, étant officieux, le médecin n'a pas à prêter serment devant la justice.

Ils peuvent être rédigés sur papier libre, à condition de porter la mention suivante : « Certificat délivré sur papier non timbré pour l'application de la loi sur les accidents du travail. » Cette mention dégage la responsabilité du médecin vis-à-vis de l'administration des finances et le met à l'abri de l'amende de 62 fr. 50 dont est passible tout certificat soumis au timbre et rédigé sur papier libre.

Toutes les fois que l'on établira un certificat pour une profession qui n'est pas assujettie à la loi de 1898, les certificats devront être rédigés sur papier timbré de 60 centimes. En cas de doute, on rédigera toujours sur une feuille timbrée.

Exemple de certificat officieux.

Voir, chapitre II, le certificat de consolidation, page 71.

II. — LA CONSULTATION MÉDICO-LÉGALE

Les compagnies d'assurances, les chefs d'entreprise demandent quelquefois à des médecins particulièrement compétents en l'espèce un rapport officieux pour produire en justice. C'est là ce qu'on appelle la *consultation médico-légale*. Elle sera rédigée suivant les mêmes règles et le même plan qu'un rapport d'expertise.

La consultation étant un acte officieux, le médecin n'a pas à prêter serment.

Le médecin qui a donné une ou plusieurs consultations à une compagnie d'assurances peut-il ultérieurement être nommé expert dans une affaire qui intéresse cette compagnie? Oui, si le médecin n'est pas le médecin attitré de cette société. (Tribunal civil d'Angoulème, 5 novembre 1902.)

Exemple de consultation médico-légale officieuse.

En voici un exemple. Il s'agissait d'un ouvrier atteint de hernie épigastrique. La compagnie d'assurances nous demanda si l'on pouvait sans dangers faire opérer le malade.

Pour répondre, avec méthode et exactitude, à la question qui m'est soumise, touchant le cas du sieur Martin, j'envisagerai les trois points suivants :

1° L'intervention chirurgicale est-elle indiquée dans un cas semblable de hernie épigastrique?

2° L'opération est-elle périlleuse?

3° L'opération comporte-t-elle des résultats stables et sûrs?

1° *Indications de l'intervention chirurgicale.* — Les chirurgiens sont aujourd'hui unanimes pour suivre le conseil donné depuis longtemps par Lucas Championnière et pour pratiquer la cure radicale de ces hernies que le bandage ne peut contenir.

Les symptômes des hernies épigastriques ne sont nullement proportionnés au volume et ne dépendent pas de l'ancienneté de la lésion : caractérisés par des douleurs permanentes ou revenant par crises, des troubles digestifs entrainant à la longue une dénutrition notable, des tiraillements douloureux empêchant le travail et dus surtout aux tractions qui s'exercent sur le grand épiploon inséré sur la grande courbure de l'estomac, ces symptômes constituent une si pénible infirmité que la cure opératoire s'impose généralement pour cette variété de hernie.

Or, dans le cas du sieur Martin, cette symptomatologie est au complet : le sujet éprouve, à la région épigastrique, une gêne constante; il souffre vivement lorsque, sous l'influence de la toux ou de l'effort, l'épiploon s'engage à travers l'orifice étroit de la ligne blanche (pincement dû à la striction des fibres résistantes aponévrotiques qui constituent le contour de cet orifice); il ressent des tiraillements douloureux qui s'irradient dans la région dorsale vers la deuxième vertèbre dorsale. Et il y a lieu d'accepter comme sincères ces troubles douloureux; les plus récents travaux confirment leur existence fréquente dans cette variété de hernie. A l'étranger, Horner, dans son mémoire de 1892, Ellbogen en 1894 et surtout Bohland, dans son article du *Berliner klinische Wochenschrift*, en 1894, ont insisté sur l'importance de ces troubles que Bohland a constatés sur 67 p. 100 des sujets, atteints de hernie épigastrique, traités à la clinique de Bonn.

Donc, si l'on considère combien nous avons actuellement développé les indications de la cure opératoire des hernies en général, au point de l'appliquer (dans les conditions d'une asepsie sans nulle faute) à des hernies inguinales petites, non douloureuses, qu'un bandage maintiendrait, et cela dans le seul but d'éviter au sujet les incertitudes et les inconvénients de cette cure par le bandage, on est forcé de reconnaître que l'intervention chirurgicale trouve, dans ce cas de la hernie épigastrique, une de ses plus utiles et de ses moins discutables indications, quand les troubles douloureux ou fonctionnels déterminés par la hernie atteignent un semblable degré. C'est l'avis du professeur Berger (de Paris), si mesuré cependant dans ses opinions opératoires. C'est l'avis formel du professeur Jaboulay (de Lyon), tous les deux auteurs des articles concernant la hernie épigastrique dans les deux grands traités de chirurgie qui font autorité en France. C'est notre règle de pratique et c'est ce que nous enseignons.

2° *Cette intervention est-elle périlleuse?* — Sans doute l'anesthésie générale comporte un risque; et nul chirurgien ne saurait garantir que ce risque ne se produira pas. Mais, à ce compte, nulle chirurgie ne serait possible; depuis seize ans j'ai fait plus de huit mille anesthésies : je n'ai jamais perdu un opéré, ni par l'éther ni par le chloroforme. C'est un péril qu'un chirurgien sage envisage toujours; assurément il surgit parfois, sous une forme imprévue et inévitable; mais, cependant, en général, une attentive surveillance, une administration correcte et prudente des doses nous garantissent contre ce danger.

Au surplus, il est possible (et je l'ai fait trois fois) de faire cette intervention sans l'anesthésie générale, avec la simple analgésie par l'injection sous-cutanée de cocaïne; ma dernière opérée était une dame d'une petite ville du Gard, qui a supporté sans difficulté l'intervention ainsi conduite. En douze minutes cette intervention peut être accomplie par un chirurgien expérimenté et prompt.

Reste le second argument : l'incision de la paroi abdominale, l'ouverture de la cavité péritonéale. Mais, là encore, l'argument n'a pratiquement point une valeur d'objection décisive, sous la

réserve que l'intervention soit pratiquée dans des conditions
d'asepsie absolue et de technique parfaite. Or ce sont deux
conditions dont un homme expérimenté peut actuellement
répondre, et journellement quand le problème nous est posé par
un ouvrier, par un candidat à une carrière active, de la cure
opératoire d'une hernie, c'est avec sécurité que nous en
acceptons la responsabilité. Assurément il y a en toute entreprise humaine une part d'aléa qu'il serait téméraire de nier;
mais ici, en dehors des complications imprévues, un chirurgien
exercé, bien organisé comme outillage, assistance et milieu
opératoire, peut répondre qu'il a toutes chances de ne point
créer par une semblable intervention un péril mortel. Sur
14 cas, Championnière (thèse de Lebœuf) ne compte que des
succès; il en est de même pour une série de 11 cas que nous
avons opérés.

3° *L'opération comporte-t-elle des résultats stables?* —
Je n'ai observé aucune récidive sur les cas que j'ai opérés;
Lebœuf a pu revoir 14 opérés de Championnière chez qui la
guérison s'est maintenue. Vulpius, dans son important travail,
signale, il est vrai, 6 récidives sur 41 observations rassemblées.
Mais il faut noter qu'en 1890, au moment où Vulpius publiait sa
statistique dans les *Beiträge zur Chirurgie*, la technique n'était
point précisée comme elle l'est actuellement: et l'on peut dire,
avec Championnière, que les insuccès tiennent à ce que l'opération a été faite trop superficiellement. J'estime que cette variété
de hernie qui compte parmi celles où l'indication de la cure
radicale est la mieux justifiée par les troubles douloureux et
fonctionnels, est aussi une de celles où le résultat thérapeutique a le plus de chances d'être efficace et permanent.

Professeur FORGUE.

III. — L'EXPERTISE MÉDICO-LÉGALE [1]

Lorsque les magistrats ne se trouvent pas suffisamment
éclairés par les certificats médicaux contenus dans le dossier
(certificat d'origine, de consolidation, de guérison) et surtout
lorsque la victime et l'assureur apportent des certificats officieux contradictoires, il y a lieu à expertise médico-légale. Le

1. Nous avons largement emprunté pour ce chapitre à l'excellente
thèse de notre distingué collègue, le docteur Moye, professeur à la
Faculté de Droit de Montpellier (*Les Expertises médicales devant les Tribunaux civils*, Maloine, éditeur).

magistrat ou le tribunal commettra un ou trois médecins comme experts à l'effet de donner *officiellement* l'état actuel du blessé dans un rapport qui contiendra toutes les constatations faites au cours de cette *expertise médico-légale.*

Rappelons que l'expertise médicale sera ordonnée :

a. *Par le juge de paix* : 1º en cas de certificat d'origine obscur ou incomplet ; 2º en cas de divergence d'opinion sur la guérison entre le médecin de la victime et celui désigné par le patron ;

b. *Par le président du Tribunal civil* pour tenter la conciliation ;

c. *Par le Tribunal civil*, si la conciliation a échoué ;

d. *Par la Cour d'appel*, si les parties ont interjeté appel ;

e. *En revision d'indemnité devant les mêmes tribunaux.*

a. *Nomination, acceptation, refus et récusation des experts.*

Tous les docteurs en médecine français peuvent être nommés experts en matière civile, sans distinction. Il n'est donc pas nécessaire, comme en matière criminelle, qu'un médecin exerce la médecine depuis plus de cinq ans et demeure soit dans l'arrondissement du Tribunal, soit dans le ressort de la Cour d'appel pour être chargé d'une expertise.

Incompatibilité avec la fonction d'expert. — Depuis la loi du 22 mars 1902 qui a modifié la loi de 1898, certains médecins ne peuvent être nommés experts pour un accident du travail. L'article 17 de la loi du 22 mars 1902 dit en effet : « *Toutes les fois qu'une expertise médicale sera ordonnée, soit par le juge de paix, soit par le Tribunal ou la Cour d'appel, l'expert ne pourra être le médecin qui a soigné*

---

1. L'expertise à laquelle aurait procédé un des médecins exclus par l'art. 17 est déclarée nulle, même si le blessé a accepté de se soumettre à l'examen sans protestation ni réserve. (C. de Besançon, 12 mars 1904. Dalloz, 1905, 1, 67.)

Toutefois une expertise, même déclarée nulle peut être consultée par les juges à la condition de l'indiquer et de la corroborer par d'autres éléments réguliers de preuve. (C. de cassation, 7 mars 1904.)

le blessé, ni un médecin attaché à l'entreprise ou à la société d'assurances à laquelle le chef d'entreprise est affilié. »

Cette disposition restrictive a pour but d'éviter que le médecin attaché à une entreprise ou à une compagnie ne cherche à soutenir leurs intérêts aux dépens de ceux de la partie adverse. Elle a une conséquence assez singulière : en effet, les médecins et chirurgiens des hôpitaux qui ont eu le malade dans leur service ne peuvent plus être appelés à donner officiellement leur avis.

Mais le fait d'avoir donné une consultation à une compagnie d'assurances pour un autre ouvrier ne fait pas obstacle à ce que ce médecin puisse être ultérieurement nommé expert dans une autre affaire concernant la même compagnie [1].

Il va sans dire que les médecins privés de leurs droits civils ou interdits judiciairement pour cause de maladie mentale ne peuvent être nommés experts.

Le grade de docteur est-il nécessaire pour être expert? — Non. Un officier de santé, une sage femme, un dentiste sont susceptibles d'être désignés comme experts. De même une personne n'appartenant pas au corps médical peut être adjointe à un ou deux médecins pour faire une expertise. Il s'agit alors d'un expert technique qui est chargé de rechercher et de prouver quelle réduction de capacité professionnelle entraîne telle infirmité.

Les femmes médecins peuvent être nommées experts.

Les étrangers munis du diplôme de docteur en médecine français peuvent-ils être nommés experts? — L'article 14 de la loi du 30 novembre 1892, sur l'exercice de la médecine, porte que : « Les fonctions de médecins experts près les tribunaux ne peuvent être remplies que par des

---

1. Tribunal civil d'Angoulême, 5 novembre 1902. *Rec. min. Com.*, III, 52. Cette prohibition ne concerne toutefois que les médecins désignés comme experts par les parties ou d'office par le Tribunal. Elle ne s'applique pas au médecin que l'une ou l'autre des parties désignerait pour assister à l'expertise. (C. de Rouen, 30 avril 1902; Sirey, 1903, 2. 63.)

docteurs en médecine français ». Il n'y a donc pas lieu à discussion.

Qui choisit les experts? — Ce sont les plaideurs eux-mêmes, s'ils le désirent. La victime ou le patron (ou leurs avocats) peuvent s'entendre et choisir le ou les médecins experts en qui va leur confiance[1]. Le Tribunal accepte toujours ce choix, si les médecins proposés sont connus pour leur honorabilité et leur compétence. Lorsque les parties ne sont pas d'accord, c'est le Tribunal qui désigne les experts.

Nombre des médecins experts. — On nomme tantôt un, tantôt trois experts. En nommer deux serait s'exposer à ne pas obtenir une conclusion ferme au cas où les deux experts seraient d'un avis opposé.

A Paris, le président du Tribunal, dans une ordonnance dite des référés, ne nomme en général qu'un seul expert.

On fait souvent de même en province, pour ne pas grossir la note des honoraires d'expertise et parce que certains médecins sont connus pour leur compétence particulière et leur absolue impartialité. Mais lorsque le patron ou la victime l'exigent et toutes les fois que les magistrats considèrent qu'un triple examen paraît nécessaire pour éviter une erreur d'appréciation, on commet trois experts[2].

Comment le médecin est-il prévenu de sa désignation? — Le médecin est quelquefois averti par une lettre de l'avoué de la victime ou du patron. Presque toujours il reçoit par huissier copie du jugement qui le désigne et lui indique le jour, l'heure et le lieu où il devra aller prêter serment.

1. La prohibition de l'art. 17 s'applique aussi bien aux médecins choisis amiablement par les parties qu'à ceux désignés d'office par le Tribunal.

2. En principe, d'après l'art. 303 du Code de proc. civ., il doit toujours être désigné trois experts, à moins que les parties ne soient d'accord pour restreindre le choix à un seul. Toutefois lorsque l'expertise est ordonnée d'office par le Tribunal ou par le président dans le cas de l'art. 16 modifié par la loi du 31 mars 1905, la désignation peut ne porter que sur un seul expert.

Le médecin peut-il refuser et quand peut-il refuser? — Il peut refuser avant la prestation de serment de procéder à l'expertise. Sans indiquer de prétexte, il se bornera à écrire par lettre recommandée aux avoués des parties qu'il n'accepte pas la mission dont on l'a investi.

Lorsque le médecin a prêté serment, il est dans l'obligation de remplir sa mission et ne peut y manquer, sous peine de dommages et intérêts, sauf, toutefois, le cas où il éprouverait un préjudice sérieux.

Récusation des experts. — Seuls les experts désignés par le tribunal peuvent être récusés, puisque, dans le cas contraire, ce sont les parties qui ont, elles-mêmes, choisi les experts. Les principales causes de récusation sont les suivantes : « *a*. parenté, ou alliance de l'expert avec une des parties ou son conjoint jusqu'au degré de germain inclusivement; *b*. l'expert est l'héritier présomptif ou son donataire universel; *d*. l'expert a bu ou mangé avec le plaideur aux frais de celui-ci, depuis le jugement qui a ordonné l'expertise ».

La récusation doit être demandée dans un délai de trois jours avant la prestation de serment. Si elle est admise par le Tribunal, les plaideurs ont le droit de désigner de nouveaux experts. S'ils ne le font pas, le Tribunal procède à ce choix.

Détail intéressant : le médecin récusé n'est pas averti officiellement et ne peut se justifier. Mais, s'il apprend que le motif invoqué par les parties est injurieux, il peut, par simple acte d'avoué, demander des dommages-intérêts.

Annulation d'une expertise pour infraction à l'article 17. — Lorsqu'une expertise est annulée pour infraction à l'article 17, les Tribunaux doivent nommer trois nouveaux experts. Ils ne peuvent se borner à remplacer simplement le médecin qui était également incapable d'expertiser[1].

1. Cour de Limoges, 30 nov. 1904, *Rec. sp.*, juillet 1905, p. 109.

b. *Prestation de serment.*

La prestation de serment est, en principe, indispensable à la validité de l'expertise. Le Tribunal ne peut en dispenser le médecin, même en cas d'urgence.

Mais les plaideurs peuvent s'entendre, par raison d'économie, pour accepter que les médecins fassent l'expertise sans prestation de serment et déposent leur rapport sans y avoir procédé. Le chiffre des honoraires médicaux sera diminué d'autant.

En général, l'un des avoués demande aux experts le jour et l'heure qui leur agréeront pour la prestation de serment. Il adresse ensuite une requête au président du Tribunal (ou au juge désigné à cet effet), qui rend une ordonnance convoquant les experts et les parties et fixant le lieu, le jour et l'heure. Les plaideurs doivent être avertis, mais ils ne sont pas tenus de se rendre à la convocation ; par contre le médecin ne doit pas y manquer..

Les experts fixent le lieu, le jour et l'heure où ils commenceront leurs opérations et mention doit en être faite dans le procès-verbal de la prestation de serment. Les avoués remettent aux experts copie du jugement qui leur précise les questions à résoudre dans leur rapport ainsi que tous les documents de l'affaire : enquête du juge de paix, certificats médicaux, rapports des ingénieurs, des contremaîtres, de l'inspecteur du travail, témoignages des personnes qui ont assisté à l'accident, etc.

c. *Rôle et pouvoirs des médecins experts.*

Droit des plaideurs d'assister aux opérations de l'expertise. — Les experts sont obligés de faire connaître aux parties les lieu, jour et heure de leurs opérations[1].

Ce rendez-vous est pris au moment de la prestation de

---

1. Par l'article 315 du Code de procédure civile. Si cette formalité n'est pas remplie, l'expertise peut être annulée. (Cour de Paris, 18 novembre 1904. *Rec. sp.*, janvier 1905. p. 306.)

serment. Si cette formalité a été oubliée, il doit être porté à
la connaissance des parties par voie de sommation. Mais la
présence des parties n'est pas nécessaire et on pourra toujours procéder à l'expertise sans les plaideurs.

**Droit pour le médecin traitant ou pour un médecin
mandataire d'assister à l'expertise.** — Si la loi de 1902
interdit de nommer expert le médecin qui a soigné la victime ainsi que le médecin du patron ou de la compagnie
d'assurances, aucune disposition de loi n'interdit au patron
de se faire représenter à l'expertise médicale, ni au médecin
traitant d'assister à cette expertise comme mandataire du
patron[1].

**Mise en observation du blessé dans un hôpital par les
experts.** — Le Tribunal civil de Briey a autorisé, par un
jugement du 26 mars 1903, un médecin expert à faire
mettre la victime en observation dans un hôpital pendant
plusieurs semaines. Par contre, la Cour de Nancy[2] a décidé,
le 24 janvier 1903, qu'on ne peut obliger l'ouvrier à recevoir
des soins dans une clinique spéciale, « une pareille contrainte étant inconciliable avec le respect de la liberté
humaine ». Ces scrupules nous paraissent exagérés dans
l'application d'une loi qui a pour but de réparer les blessures
malgré les blessés eux-mêmes.

La Cour de Montpellier a autorisé, le 20 décembre 1904,
les experts à mettre un blessé en observation dans un établissement médical aux frais avancés de la compagnie d'assurances qui offrait de payer les frais de voyage, de soins, de
séjour et d'observation. Ce blessé avait été victime d'un
accident qui avait déterminé une luxation unilatérale de la
mâchoire inférieure : il se déclarait absolument incapable de
mastiquer et d'ouvrir la bouche. Or, pendant le temps qu'il
resta en observation dans le service de l'un de nous, il ne put
résister au plaisir de manger et dévora littéralement la viande

---

1. Cour de Rouen, 30 avril 1902. *Rec. sp.*, novembre 1902, p. 199.
2. *Rec. sp.*, mai 1903, pp. 28 (Briey) et 3 (Nancy). Même décision,
Paris, 19 mai 1905. *Rev. jud. des Accidents*, 1905, p. 376.

et tout ce qu'on lui offrit. A défaut de cette observation, les experts auraient été obligés d'admettre les affirmations mensongères du blessé.

Où se réunissent les experts. — Chez l'un d'eux, si le blessé est valide et peut s'y rendre. Chez la victime ou à l'hôpital, si celle-ci est incapable de se transporter. En cas de retard de l'un des experts, les deux confrères attendront une heure et procéderont ensuite à l'examen, si les parties acceptent qu'ils le fassent à deux.

Dans le cas où l'un des experts s'excuse ou refuse de remplir sa mission, les deux autres avertiront les avoués par lettre recommandée.

Pouvoir des experts. — Ceux-ci ne sont pas obligés de s'en tenir à l'examen médical du blessé, bien au contraire. Ils ont liberté complète pour s'entourer de tous les renseignements utiles; ils devront toujours s'aider de la radiographie, procéder ou faire procéder à l'examen électrique, aux analyses (bactériologique, chimique, cytologique), à certains examens spéciaux (laryngoscopie, ophtalmoscopie, séparation des urines, etc.). Ils peuvent faire une enquête officieuse, interroger les témoins de l'accident, les voisins du blessé, se faire montrer les diverses épreuves radiographiques faites dans les hôpitaux, consulter les fiches d'observations des services d'électricité ou de mécanothérapie. *Mais les experts ne doivent recevoir aucun renseignement confidentiel*[1].

Difficultés auxquelles peut donner lieu le refus de la victime. — Le blessé peut refuser de se laisser examiner. Les experts exposeront à celui-ci les conséquences fâcheuses que lui vaudra son refus non justifié, mais en aucun cas ils n'insisteront pour procéder de force à l'examen. Ils avertiront simplement les avoués que leur mission n'a pu être remplie par suite du refus du blessé[2].

1. Vibert, *Médecine légale*, 6ᵉ édition, p. 331.
2. Dans ce cas la suppression de l'indemnité temporaire de la rente, s'il s'agit d'une revision, pourra être prononcée. (Narbonne, 21 janv. 1904. *Rec. min. Com.*, V. 20.)

Il est quelquefois nécessaire de faire l'anesthésie générale pour distinguer une contracture hystérique d'une rétraction musculaire, préciser le degré d'ankylose d'une articulation, dépister une paralysie, une surdité simulées. La victime qui refuse de se soumettre à l'anesthésie générale doit-elle être considérée comme un simulateur? Non; la crainte du chloroforme ou de l'éther justifie, partiellement au moins, ce refus. Mais les experts signaleront dans leur rapport que le blessé n'a pas voulu se soumettre à cette épreuve et préciseront les points sur lesquels l'examen sous anesthésie aurait permis l'affirmative.

Les experts peuvent demander officieusement la collaboration de spécialistes, en particulier pour la radiographie. — La radiographie, que les experts devront souvent faire pratiquer, nécessite une installation et une éducation technique que peuvent seuls posséder les professionnels. Losqu'il ne se trouve pas de radiographe parmi les trois experts, ceux-ci ont le droit de recourir à un spécialiste[1]. Mais, autant que possible, ils assisteront aux opérations pour se rendre compte des positions dans lesquelles le blessé a été radiographié et pouvoir ainsi interpréter, d'une manière plus exacte, les radiogrammes. Dans ces conditions, le collaborateur non commis par la justice n'aura joué qu'un rôle purement technique : il n'aura pu influencer l'esprit des experts et les conclusions fournies par ces derniers, après étude des clichés, seront bien l'expression de leurs sentiments personnels. En règle générale, les magistrats nomment un radiographe parmi les trois experts et toute difficulté se trouve ainsi évitée.

Un blessé peut-il refuser l'examen radiographique?

A ce propos, M. Granjux a posé à la Société de médecine légale la question suivante : A-t-on le droit, en cas de

---

1. Dans ce cas, les honoraires du spécialiste auquel les experts auraient cru devoir recourir doivent être payés directement par eux, sauf ensuite à comprendre ces frais dans leur mémoire.

contestations à propos des suites d'un accident du travail,
d'obliger la victime à subir l'épreuve de la radiographie?

À notre avis, cette question doit être résolue par la négative. Il est démontré aujourd'hui qu'une séance de radiographie, faite par un médecin expérimenté, ne peut déterminer
aucun accident. Seules, les séances répétées et de longue
durée, comme dans le traitement de certaines affections par
les rayons X, peuvent déterminer des brûlures. En pratique,
la radiographie n'est pas plus dangereuse que la photographie.
Le blessé n'a donc aucune raison, si ce n'est celle de chercher
à tromper sur la nature de ses lésions, pour refuser de se
laisser examiner aux rayons X. D'ailleurs, comme l'a dit, à
ce sujet, le professeur Brouardel : « En justice, c'est au
demandeur à faire la preuve. Par conséquent, en cas d'accident
du travail, c'est au blessé à faire la preuve de la réalité de la
lésion. S'il refuse de se prêter à l'examen radiographique qui
fera connaître l'état réel, s'il se dérobe, c'est au juge à interpréter cet acte. »

IV. — LE RAPPORT D'EXPERTISE

I

Préliminaires de rédaction du rapport

Les experts prendront très soigneusement en note tous
les renseignements recueillis et tous les symptômes et signes
présentés et retrouvés chez leur client.

Mais avant de rédiger leur rapport, ils écriront aux avoués
des plaideurs pour les informer des lieu, jour et heure de
cette rédaction. Cette précaution permettra aux parties de
formuler une réclamation, d'apporter une preuve ou un
témoignage nouveau. Mais les plaideurs, ni leurs avocats,
ne peuvent assister à la rédaction du rapport.

*Les experts ne rédigeront qu'un seul rapport; ils ne for-
muleront qu'une seule série de conclusions, même si l'un des
trois experts ne partage pas l'avis de ses confrères.* — Dans
ce dernier cas, on indiquera l'opinion contradictoire de l'ex-

pert dissident, sans donner son nom. ainsi que les raisons scientifiques de cette divergence de vues. On ferait de même si, sur un autre point. il y avait encore deux avis différents ou opposés[1].

Détails généraux sur la confection et le dépôt du rapport.

Papier libre ou papier timbré? *Tous les rapports et toutes les pièces annexées aux rapports d'expertises dressés par application de la loi de 1898 sont dispensés du timbre et seront rédigés sur un papier libre.* — Les documents remis aux experts par les avoués leur permettront toujours de reconnaître si le litige se rapporte à une profession assujettie à la loi sur les accidents du travail.

Dans le cas contraire. et en particulier dans toutes les expertises ordonnées par les Tribunaux de commerce. les rapports seront rédigés sur papier timbré de 1 fr. 20. dont le prix sera avancé par les experts. Les pièces et plans sont annexés également soumis au timbre[2].

Détails de rédaction. — Les dates et nombres doivent toujours être transcrits en toutes lettres. *Il faut éviter les blancs, les surcharges, les interlignes, les ratures, les grattages.* — On écrit en marge les renvois qui seront approuvés par le ou les signataires du rapport. Les *ratures* seront également approuvées à la fin du rapport.

Il est préférable d'utiliser du papier rayé ou quadrillé pour en transcrire le texte d'une manière plus régulière.

Le rapport sera signé lisiblement par le ou les trois experts et sera daté en toutes lettres.

Il sera complété par la note des honoraires, des frais de prestation de serment, de voyage, etc. (voy. chap. v).

---

1. Article 318 du Code de procédure civile.
2. L'amende infligée au médecin pour un certificat soumis au timbre et rédigé sur papier libre s'élève à 62 fr. 50. (Voy. à ce sujet : *Des droits de timbre et d'enregistrement*, par G. et E. Ginestous, 1904, Vigot.)

Enregistrement et dépôt du rapport. — De même qu'ils sont dispensés du timbre, les rapports d'expertise rédigés en vue de l'application de la loi de 1898 sont enregistrés gratuitement[1].

Un des experts, après avoir fait enregistrer le rapport, le dépose au greffe du Tribunal qui a ordonné l'expertise. Le greffier dresse un acte de dépôt que l'expert signe. Sa mission est terminée.

Modification au rapport enregistré. — Aucune modification ne peut être apportée au rapport enregistré. Si les experts découvrent qu'ils se sont trompés, ils en avertissent les avoués des parties et le président du Tribunal ou de la Cour devant lesquels doit se juger l'affaire.

Délai de dépôt. — La loi de 1898 ne fixait pas de délai. Celle de 1905 précise deux cas dans lesquels l'expertise doit être faite rapidement : *a*. dans les cinq jours, en cas de contradiction entre les constatations du premier médecin et les affirmations de la victime[2]; *b*. dans la huitaine, lorsque le médecin est désigné par le président du Tribunal civil en vue d'une tentative de conciliation[3].

En principe, les experts rendront service aux parties en déposant leur rapport dans le mois qui suivra le premier examen. S'ils ont besoin de maintenir pendant un certain temps le blessé en observation, ils devront, comme le demandait M. Mirman, en 1903, prévenir le président du Tribunal civil afin que celui-ci sache exactement dans quelle situation se trouve l'instruction.

Le Tribunal impartit quelquefois un délai d'un mois aux experts.

---

1. Pour les rapports qui ont trait à des accidents non prévus par la loi de 1898 (agriculteurs, matelots, domestiques), le droit d'enregistrement est de 3 fr. 75. Même droit pour chaque pièce annexée. Les experts avancent ces frais, qu'ils se feront rembourser avec le montant de leurs vacations.

2. Art. 4, § 5.

3. Art. 16, § 1.

Responsabilité des médecins-experts. — Les experts peuvent encourir la responsabilité civile par négligence ou ignorance, sans qu'il y ait d'intention frauduleuse de leur part.

Rappelons pour mémoire que l'expert qui fausserait l'exposé de ses constatations et donnerait des conclusions inexactes volontairement commettrait un crime de faux en écritures publiques[1]. Le fait est probablement très rare.

Lorsqu'un expert met en jeu sa responsabilité, c'est plutôt pour une des raisons suivantes : *a*. refus de remplir la mission conférée et acceptée après prestation de serment; *b*. retard dans le dépôt du rapport; *c*. négligences graves dans la rédaction du rapport; *d*. faute lourde de diagnostic.

Par négligences graves dans la rédaction du rapport, il faut entendre : l'oubli de la signature ou de la date; la rédaction sur papier libre d'un rapport qui devrait être sur papier timbré (quand il ne s'agit pas, bien entendu, d'un accident prévu par la loi de 1898). De même, le dépôt d'un rapport incomplet et qui ne contient pas la réponse aux questions posées par l'ordonnance du magistrat ayant ordonné l'expertise.

Par faute lourde de diagnostic, on veut dire une erreur grossière qu'un examen complet eût permis aisément d'éviter; par exemple le cas d'un blessé aux jambes œdématiées et chez qui on oublierait de rechercher l'albumine dans les urines; ou d'un sinistré atteint de gangrène du pied secondaire à un léger traumatisme d'un orteil et chez lequel on méconnaîtrait une abondante glycosurie diabétique.

Dans tous ces cas, l'expert s'expose à perdre le montant de ses honoraires, à se voir déclaré pécuniairement responsable des frais qu'entraînerait une nouvelle expertise, et même à payer des dommages-intérêts pour le retard apporté par sa négligence au règlement du litige.

---

1. L'article 147 du Code pénal punit le faussaire des travaux forcés à temps. De plus, l'article 30, modifié par la loi du 31 mars 1905, prévoit une amende pour le médecin qui, dans un certificat, aurait sciemment dénaturé les conséquences d'un accident.

2. En principe le médecin n'est pas responsable dans l'appréciation

Indépendance des juges relativement aux conclusions du rapport d'expertise. — L'expertise médicale ne lie pas les juges qui ne sont pas et ne peuvent pas être astreints à suivre l'avis des experts si leur conviction s'y oppose. La Cour de cassation a statué ainsi, le 30 décembre 1902, sur un pourvoi formé contre un arrêt de la Cour de Bordeaux. Il ne peut logiquement en être autrement : le rapport médico-légal n'a qu'une valeur documentaire scientifique et il appartient aux magistrats de l'interpréter en toute indépendance, au point de vue de la réparation pécuniaire de l'accident.

II

Règles générales pour l'examen du blessé dans les expertises.

Le blessé sera examiné complètement pour ne rien laisser passer inaperçu et pouvoir mentionner dans le rapport l'absence de telle ou telle lésion, de tel ou tel signe.

Nous avons vu, au chapitre ii, les moyens de dépister la simulation et l'aggravation volontaire des blessures.

L'examen clinique en vue d'une expertise est rendu particulièrement difficile à cause de la mauvaise foi du malade ou tout au moins de sa tendance à exagérer tous ses symptômes. On sait la fréquence des lésions attribuées à une cause étrangère à l'accident. Exemple : une femme traverse la rue et entend le son d'une trompe d'automobile distante de 20 mètres. Elle fait un brusque saut de côté, tombe sur

---

d'une question scientifique, mais seulement lorsqu'il y a eu de sa part une imprudence évidente ou une méconnaissance des principes les plus élémentaires de la science médicale. Nous avons vu (page 28) que le Tribunal de Lille avait, le 19 avril 1905, déclaré pécuniairement responsable un médecin qui, dans son certificat d'origine, avait prévu une incapacité temporaire pour une brûlure des deux mains. La Cour de Douai réforma ce jugement le 26 février 1906 en déclarant que l'ouvrier, voyant son état demeurer stationnaire, aurait dû lui-même provoquer l'application de la loi de 1898 et qu'il ne devait en conséquence s'en prendre qu'à lui-même du préjudice qu'il avait souffert du fait de la prescription. Un défaut de prudence dans le pronostic a donc été la cause de ce long procès.

le bord d'un trottoir et se casse la rotule pendant que la voiture passe sur le côté opposé de la rue. La blessée, que la peur a fait tomber, accusa avec persistance l'automobile de l'avoir tamponnée.

On ne contestera jamais les dires du blessé; on l'interrogera avec bienveillance et douceur. On prendra en note au fur et à mesure les réponses du blessé, ce qui permettra de reconnaître les contradictions sur le siège des douleurs, leur intensité, le degré de mobilité d'une articulation, etc.

M. Vibert dit avec raison qu'il est préférable de ne pas communiquer ses réflexions au cours de l'examen, surtout quand on opère en présence d'un magistrat. C'est une règle à observer, les impressions variant souvent plusieurs fois au cours d'un examen clinique.

L'expert notera avec soin toutes les constatations qui, par leur ensemble, donnent à la lésion une physionomie personnelle et sans lesquelles une discussion scientifique n'est pas possible au point de vue du pronostic immédiat et définitif. Voici, pour les fractures qui sont si souvent l'occasion d'expertises, un plan d'examen :

Examen médico-légal d'une fracture.

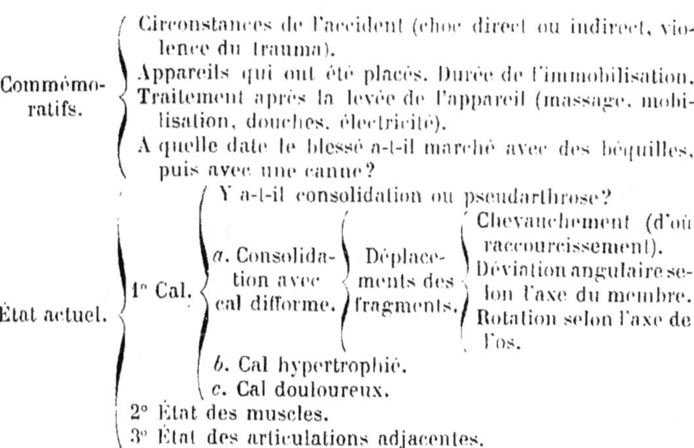

L'atrophie osseuse calcaire dans les fractures. — L'examen radiographique a permis ces derniers temps de

reconnaître l'existence de lésions osseuses, non décelables par
l'examen clinique. C'est ainsi que Sudek, en Allemagne,
Imbert et Gagnière, en France, ont attiré l'attention sur
l'atrophie osseuse calcaire consécutive aux traumatismes.
Imbert et Gagnière[1] en ont fait une excellente étude, basée
sur l'examen de 3 000 clichés. Ils ont montré que cette atrophie est la règle après les fractures ouvertes suivies de suppuration, et après les fractures fermées qui ont un retard
dans la consolidation ou l'infiltration calcaire du cal.

Cette atrophie osseuse calcaire, disent Imbert et Gagnière,
« peut apparaître sur des os qui ont été en dehors de l'action
directe du traumatisme auquel cette atrophie est originaire-
ment, mais secondairement due ». Mais il est nécessaire,
pour la reconnaître, lorsqu'elle n'existe qu'à un faible degré,
de préparer des clichés vigoureux et à opposition très
marquée. De même on devra radiographier, *sur la même
plaque*, les deux régions, saine et malade, correspondantes.

Cette atrophie osseuse calcaire est importante à rechercher lorsque, plusieurs mois après une fracture, les troubles
trophiques et l'atrophie musculaire ayant disparu, le malade
accuse encore des douleurs et affirme être dans l'impossibilité de reprendre son travail. Ce phénomène objectif
s'ajoute au phénomène subjectif pour légitimer un nouveau
délai de convalescence. — Imbert et Gagnière conseillent les
courants de haute fréquence qui leur ont donné dans ces
cas de bons résultats.

**Nécessité d'annexer au rapport les épreuves radio-
graphiques et le résultat des examens spéciaux.** —
L'expertise devant donner le plus de garanties de certitude
scientifique possible, les experts pratiqueront ou feront pratiquer l'examen radiographique du blessé. Une épreuve du
radiogramme sera annexée au rapport. Si les parties ne
voulaient pas en supporter les frais, les experts noteraient
dans leur rapport qu'ils ont demandé la radiographie, mais
que celle-ci a été refusée par les plaideurs. Il en sera de
même pour les examens électrique, bactériologique, etc.

1. Imbert et Gagnière, *Revue de Chirurgie*, 10 juin 1903, p. 680.

L'anesthésie générale comme moyen de diagnostic dans une expertise. — L'anesthésie générale est un excellent moyen pour dépister la simulation d'une paralysie, d'une contracture, d'une ankylose, d'une surdi-mutité. Mais les experts demanderont au malade et à son avoué un consentement écrit. En aucun cas ils ne devront avoir recours à ce moyen d'examen sans en avoir demandé l'autorisation à l'intéressé et sans avoir averti sa famille. Cette question a été jugée dans ce sens par le Conseil de Préfecture de la Seine en 1889[1]. En cas de refus du blessé, les experts pourront mentionner dans leur rapport l'importance de l'examen pendant le sommeil anesthésique, qui est le seul moyen, dans certains cas, d'affirmer qu'il n'y a pas simulation.

Plan du rapport d'expertise.

Un rapport d'expertise doit être rédigé avec méthode, précision et clarté. Il comprend cinq parties :

1° Le préambule ou protocole ;

2° Le rappel des circonstances de l'accident, des suites de la blessure et du traitement institué ;

3° L'état actuel du blessé ;

4° La discussion motivée du diagnostic et du pronostic de l'invalidité ;

5° Les conclusions.

Le rapport est signé et daté. On ajoute en marge ou en bas de la dernière page la note d'honoraires (voy. chapitre v).

1° *Préambule.* Il ne doit être omis sous aucun prétexte et comprend :

a. Les noms, prénoms, qualités et domiciles des experts ;

b. L'indication du magistrat ou du Tribunal qui a ordonné l'expertise ;

c. La date de la réquisition ;

d. La date et le lieu de la prestation du serment ou l'indication que les experts en ont été dispensés ;

---

1. P. Brouardel, *La profession médicale*, p. 118.

e. La date des opérations d'expertise, le lieu où elles ont été pratiquées, le nom des personnes présentes et leur titre ;

f. Les questions posées par la justice et que l'expertise a pour but de résoudre.

On transcrira *tout au long*, entre guillemets, le passage de l'ordonnance qui contient les questions, sans en omettre une seule. Les conclusions qui termineront le rapport répondront point par point à chacune de ces questions.

2° *Rappel des circonstances de l'accident, des suites de la blessure et des traitements institués.* — Les rapports d'enquête, les procès-verbaux, les certificats contenus dans le dossier permettront aux experts de résumer avec précision ces données qui peuvent servir utilement à la discussion du cas.

3° *L'état actuel du blessé.* — Ici l'expert fera bien de se limiter étroitement à ses constatations ou aux interprétations des divers moyens d'examen scientifiques mis en œuvre, sans oublier de mentionner les symptômes absents et la variabilité de tel ou tel signe. Il ne se bornera pas à décrire la région malade. Il mentionnera l'état général et établira, s'il y a lieu, l'état actuel des divers appareils et organes.

4° *La discussion motivée du diagnostic et du pronostic de l'invalidité.* — Cette partie sera rédigée en termes clairs. On évitera de faire étalage d'une érudition facile et d'autant moins concluante qu'elle sera empruntée aux classiques. On se souviendra en particulier que les statistiques, faites de cas disparates et observés dans des conditions souvent fort différentes, n'ont qu'une valeur très relative. En un mot cette discussion sera surtout clinique et autant que possible enfermée dans les limites mêmes que la nature de l'accident, le degré de la blessure, ses suites, ses résultats pourront indiquer chez un homme jeune ou vieux, sain ou taré, de telle ou telle profession.

5° *Les conclusions.* — Celles-ci devront découler naturellement des considérations développées dans le rapport. Elles seront brèves, énumérées dans l'ordre même des questions posées par le magistrat, aussi nettes que possible. Mais l'expert ne devra jamais dépasser sa pensée et, quand il ne pourra pas affirmer, il conclura toujours d'une manière dubitative. Il mettra toute question d'amour-propre de côté et se souviendra que l'erreur revêt souvent le masque de la vérité.

Nous osons à peine rappeler que les conclusions ne doivent pas contenir de contradictions, sous peine de faire annuler le rapport; et que, en aucun cas, l'expert ne doit évaluer le dommage pécuniaire causé à un blessé par une mutilation. Le rapport médico-légal n'est qu'une consultation médicale écrite sous serment de dire la vérité. C'est aux juges seuls qu'il appartiendra de fixer s'il y a lieu à réparation pécuniaire, et nous avons vu que les tribunaux n'étaient en aucun cas liés par l'expertise.

Exemples de rapports d'expertise [1].

Rapport d'expertise concernant une fracture de jambe.

Je soussigné, Émile Forgue, professeur de clinique chirurgicale à la Faculté de médecine de Montpellier, membre correspondant de l'Académie de médecine,

Commis par un jugement, en date du 30 mai 1903, de M. le président de la Cour d'appel de Montpellier, à l'effet de procéder à l'examen médical du sieur Martin:

Serment préalablement prêté devant M. le président de la deuxième chambre de la Cour, dans son cabinet, sis au palais de justice, le 25 juin;

Ai procédé, dès le mardi 30 juin, à l'examen du sieur Martin.

J'avais pour mandat de rapporter et dire :

1° Quelles ont été, pour Martin, les conséquences de l'accident du 22 juin 1901;

2° Quelle est, à la suite de cet accident, la réduction de la capacité professionnelle du blessé ;

3° A quelle date le caractère de l'infirmité est devenu certain.

1° *Quelles ont été, pour Martin, les conséquences de l'accident du 22 juin 1901?* — Cet accident a consisté dans une chute de 2 mètres de haut, qui s'est produite *avec une cer-*

---

1. Les dates sont indiquées en chiffres pour abréger le texte.

taine violence d'efforts (le blessé étant occupé à desserrer un écrou avec une longue clef formant levier et cette clef ayant soudainement dérapé) et dans des *conditions défavorables* (la jambe blessée ayant brusquement glissé de son appui sur le tuyau de refoulement et ayant porté sur le sol, non d'aplomb, mais sur le côté externe du pied, avec un mouvement de torsion).

Il en est résulté :

1° Une fracture du tibia à la jonction du quart inférieur avec les trois quarts supérieurs du tibia gauche. Cette fracture offre le type des fractures en V (fractures par torsion) qui occupent ce siège, et elle s'est compliquée du déplacement caractéristique des fractures de ce type.

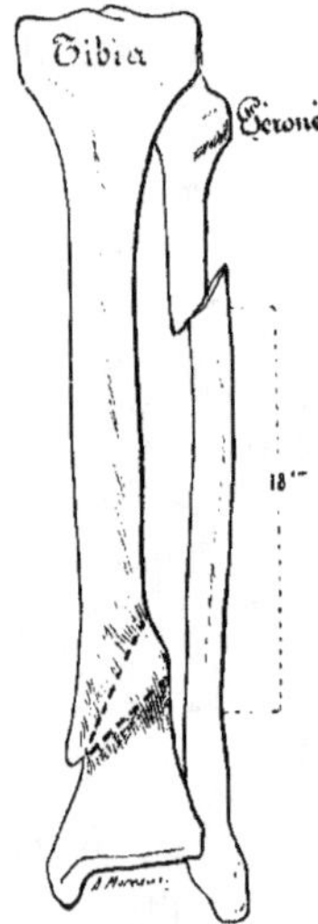

Fig. 16.

Si on l'examine de face, voici ce que l'on observe : le fragment supérieur du tibia, taillé en bec de flûte, a passé au-devant et en dedans du fragment inférieur (qui, par contre, a remonté en haut et en arrière). A ce niveau, un cal irrégulier fixe les deux fragments ainsi chevauchés; il comble l'espace interosseux et englobe tibia et péroné. A cette hauteur, ce dernier os paraît n'avoir point été fracturé : du moins, c'est ce que la radiographie révèle (fig. 16).

Il résulte de ce chevauchement des deux fragments : *a*. que le bec du fragment supérieur pointe sous la peau et y forme un relief saillant, au-dessous duquel est créée une dépression en encoche, dans laquelle peut se loger le bout de l'index; *b*. le membre inférieur à subi un raccourcissement de *trois* centimètres; *c*. la jambe s'incurve en dedans à son extrémité inférieure, de telle façon que, soit dans la marche, soit dans la station *debout*, l'appui du pied, au lieu de se faire droit, en pleine plante, se fait par le côté externe (ce que démontrent les empreintes plantaires inégales que nous avons relevées en faisant marcher Martin sur des papiers enduits de noir de fumée).

Si on examine, de profil, le membre inférieur blessé, voici ce qu'on observe :

L'extrémité inférieure de cette jambe, sur une longueur de plus de 6 centimètres, est occupée par un cal massif et l'on peut y vérifier le chevauchement fragmentaire déjà observé de face, le glissement du fragment supérieur en avant où pointe son bec saillant, le relèvement en arrière du fragment inférieur. Il en résulte une certaine coudure antéro-postérieure et ce fait que l'axe de gravité du tibia, représenté par son fragment supérieur, passe un peu en avant de l'axe du fragment inférieur. La radiographie permet de constater l'intégrité de l'articulation tibio-tarsienne et l'absence d'ankylose osseuse à ce niveau.

Chose digne d'être notée, il semble absolument démontré par la radiographie que le péroné n'a pas été fracturé dans la partie inférieure de la jambe, au niveau de la fracture tibiale. Ce que l'on perçoit, comme épaississement osseux, un peu au-dessus de cette fracture tibiale, sur le péroné, répond, non à un cal du péroné lui-même, mais au prolongement externe du cal massif qui, à ce niveau, englobe les deux os.

C'est tout en haut de la jambe, à la jonction du quart supérieur avec les trois quarts inférieurs du péroné, que s'est produite la fracture de cet os (fig. 17). Elle se présente sous l'aspect d'un trait oblique de haut en bas et de dehors en dedans, le fragment en coin supérieur se déplaçant en dedans vers l'espace interosseux, le fragment inférieur ayant remonté (d'une hauteur égale au chevauchement tibial) en dehors et en arrière. Près de 18 centimètres séparent le niveau de cette fracture péronière du niveau, plus bas, de la fracture tibiale : cela marque quelle a été l'intensité de la torsion capable de produire, après la fracture du tibia, la cassure du péroné à un point aussi distant en hauteur.

En dehors de ce cal irrégulier, l'état du membre inférieur est satisfaisant.

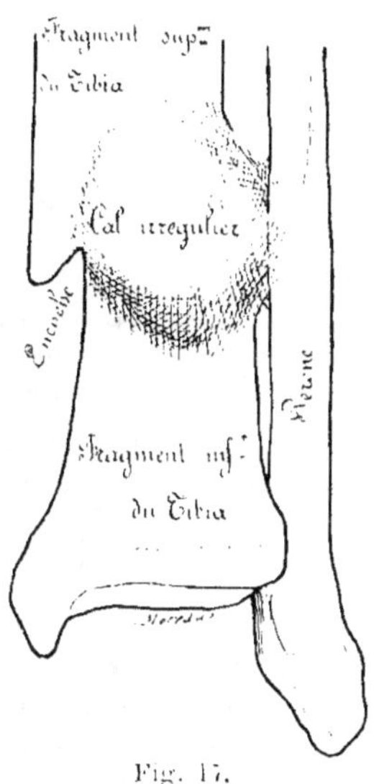

Fig. 17.

Il n'y a pas d'atrophie musculaire. L'articulation du genou a ses mouvements normaux. L'articulation tibio-tarsienne gauche est un peu moins mobile que normalement, toutefois le pied peut être fléchi jusqu'à l'angle droit.

2° *Quelle est, à la suite de cet accident, la réduction de la capacité professionnelle du blessé?* — L'appréciation de cette incapacité permanente partielle est, ici, dominée par la considération du *cal vicieux*, de la déformation qui en résulte, de la saillie douloureuse aux pressions du bec du fragment supérieur, et par-dessus tout du changement d'axe qui fait que l'appui du membre, au lieu de porter normalement, ne se fait que sur le bord externe de la plante (pied valgus traumatique). Il résulte de cette dernière condition une limitation réelle dans l'aptitude à la marche et à la station debout. A cela s'ajoute le raccourcissement qui est au moins de 3 centimètres, et entraîne une claudication d'autant plus marquée que l'appui du pied est irrégulier. Pour ces raisons, je crois qu'on doit fixer à 45 p. 100 la réduction de capacité du travail subie par le sieur Martin.

3° *A quelle date le caractère de l'infirmité est-il devenu certain?* — La consolidation osseuse (au point de vue médical) a dû être achevée ici après le troisième mois. Mais l'état définitif (réduction et remaniement du cal osseux; résorption des épanchements sanguins; remise en fonction normale des muscles et des articulations) a demandé de plus longs délais pour s'établir et j'estime que, pour un cas de semblable gravité, il faut admettre que cet état définitif n'a été atteint qu'au dix-huitième mois après l'accident.

Professeur FORGUE.

Montpellier, le 15 novembre 1903.

Rapport médico-légal concernant un arrachement de doigt.

Je soussigné, professeur de clinique chirurgicale à la Faculté de médecine de Montpellier, membre correspondant de l'Académie de médecine,

Commis par un jugement de M. le président de la deuxième chambre de la Cour d'appel, en date du 24 juillet 1902,

A l'effet de procéder à une expertise concernant le sieur Martin, ex-ferreur à la Cie d'Orléans, blessé le 26 janvier 1901,

Serment préalablement prêté le 6 novembre 1902, ai procédé à une série d'examens de façon à répondre aux questions qui m'étaient posées par l'arrêt de la Cour.

J'avais mandat de rechercher et dire :

1° Si Martin est atteint d'une incapacité partielle et permanente de travail;

2° Si cette incapacité se rattache en tout ou partie, par un lien de cause à effet, à l'accident du 26 janvier 1901 ou à tout autre événement;

3° Quel est la réduction de la capacité professionnelle de Martin résultant de l'accident du 26 janvier 1901 ;

4° Quelle est la date où le caractère de l'infirmité est devenu certain.

Histoire de l'accident et état actuel du blessé. — Le premier point consistait à préciser quel a été réellement l'accident subi le 26 janvier 1901, puisque le constat d'accident formulé par le Dr Andrieu mentionnait un simple arrachement de l'extrémité de la phalangette de l'annulaire de la main gauche et que le sieur Martin, dans sa lettre à M. le juge de paix du canton d'Asprières, parle d'un doigt complètement emporté.

Voici ce qui s'est exactement produit : le 26 janvier 1901, Martin était occupé à affûter un burin ; l'ouvrier qui tournait la meule a fait contremarche : le burin a été pris entre la planche et la meule et a accroché l'extrémité de l'annulaire gauche. Il s'est produit une plaie par arrachement de cette extrémité du doigt.

Quelle a été la profondeur de cet arrachement ? Il est certain qu'il s'est borné à une lésion des parties molles et la cicatrisation en a été exempte de complications inflammatoires, s'étant achevée, selon la déclaration du Dr Mouradon, en quarante-huit jours.

L'examen de la cicatrice actuelle montre : 1° une perte de substance qui occupe la région interne de la troisième phalange de l'annulaire gauche et qui répond à l'arrachement des parties molles de ce bord unguéal et de l'ongle lui-même ; 2° une cicatrice, adhérente, à ce niveau, avec un sillon déprimé et plus adhérent (fig. 18) ; 3° l'ongle arraché et sa matrice détruite ne se sont reproduits que par un débris unguéal, informe, large de 2 millimètres à peine, enchâssé dans la partie interne de cette cicatrice qui se conti-

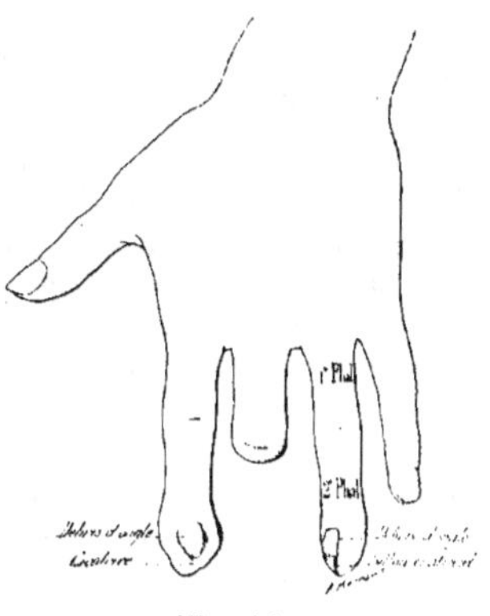

Fig. 18.

nue à la face palmaire de la phalange sous l'aspect d'une nappe fibreuse adhérente.

Cette cicatrice n'est point particulièrement douloureuse. L'articulation de la troisième phalange avec la deuxième, pas plus que celle de la deuxième avec la première, ne sont atteintes d'ankylose et le doigt se fléchit presque complètement dans la paume.

Mais il existe d'autres mutilations de cette main, indépendantes de l'accident.

En effet, cette main gauche présente d'autres lésions qui sont antérieures à l'accident du 26 janvier 1901 et qui ont été produites par un accident de chasse survenu en Algérie en 1893.

Ces lésions méritent d'être étudiées attentivement ; car le point délicat de cette expertise consiste dans l'attribution exacte de la part d'incapacité qui revient respectivement à ces lésions anciennes et à l'accident incriminé.

De la blessure ancienne (1893), il est résulté :

1° Une perte de la troisième phalange et de la deuxième phalange du médius, avec ankylose partielle de la première phalange de ce doigt, cette phalange n'ayant gardé qu'une flexion très limitée (6 à 7° à peine), si bien que, lorsque le sieur Martin veut fermer la main, cette première phalange reste en saillie, ne pouvant se fléchir et dépassant, en surplomb très gênant, le plan dorsal des doigts fléchis;

2° Un arrachement de l'extrémité de l'index qui, actuellement, se montre déformée, étalée, « spatulée », l'ongle arraché ne s'étant reproduit que sous la forme d'une mince lame cornée de 4 millimètres à peine de largeur, et le bord interne de l'extrémité du doigt étant occupé par une cicatrice dure, déprimée, irrégulière (ainsi qu'il est représenté sur la figure 18). J'ajoute que cet index a gardé la mobilité dans ses diverses articulations et peut se fléchir dans la paume d'une façon à peu près normale.

Conclusions. — 1° Il est réel que la main gauche du sieur Martin présente une diminution de sa capacité de travail, que cette incapacité est permanente et partielle;

2° Mais, dans cette diminution de la capacité de travail, la part prépondérante appartient, sans contestation possible, aux lésions mutilantes anciennes causées par l'accident de chasse de 1893; et, si un fait peut surprendre, c'est que la Cⁱᵉ d'Orléans ait agréé dans ses ateliers un ouvrier ainsi diminué dans la précision de son action manuelle. C'est surtout la perte de la troisième et deuxième phalanges du médius qui intervient dans cette diminution; car, en plus de la perte de la plus grande partie de ce doigt, il faut considérer que la première phalange restante est immobilisée par de l'ankylose partielle qui la fixe en retrait lorsque les doigts se fléchissent pour serrer. Non seulement ce doigt n'est pas utile pour les efforts de striction de la main, mais il est gênant par la fixité anormale et vulnérable de la phalange restante. La déformation de l'extrémité de l'index, sa cicatrice terminale avec petit bout d'ongle irrégulier, vient encore accroître cette diminution fonctionnelle de la main;

3° Reste à préciser si la blessure subie, au niveau de l'annulaire, à l'occasion de l'accident du 26 janvier 1901, a entraîné une incapacité partielle permanente et quelle est cette part d'incapacité qui lui revient.

Il est certain que cette blessure ne s'est pas réparée par une restitution intégrale de la fonction de ce doigt : il persiste, sur le bord interne de l'extrémité de l'annulaire, une perte de substance, limitée d'ailleurs aux parties molles, avec chute définitive de l'ongle (représenté par un débris irrégulier et mal placé), avec cicatrice adhérente et gênante, qui entraîne une diminution de la valeur et de la précision du travail de cette main gauche. Cette diminution, sur une main valide, serait moins sensible et mieux corrigée par la suppléance des autres doigts intacts ; ici, elle est accentuée par les mutilations antécédentes.

Mais, pour s'en tenir à la réduction de la capacité professionnelle résultant de cette blessure du 26 janvier 1901, je crois qu'on doit la fixer à 6 ou 8 p. 100 : elle ne dépasse pas ce dernier chiffre ;

4° Quant à la date où le degré de cette infirmité est devenu certain, on peut la fixer à la cicatrisation même de la blessure, ou plus exactement (en prenant ce délai comme nécessaire à la consolidation de la cicatrice et à l'assouplissement du doigt), à trois mois après l'accident.

Professeur FORGUE.

Rapport médico-légal. Entorse du genou.

Nous soussigné, professeur de clinique chirurgicale à l'Université de Montpellier, membre correspondant de l'Académie de médecine,

Commis par un jugement de M. le président du Tribunal civil de première instance de l'arrondissement de Montpellier, rendu en date du 14 mai 1903,

A l'effet d'examiner le sieur Martin, atteint, le 12 mars 1901, d'une entorse du genou,

Serment préalablement prêté, le lundi 22 juin 1903, par-devant M. le président du Tribunal civil, dans son cabinet sis au palais de justice,

Avons procédé à une série d'examens du sieur Martin, que nous avions eu, d'ailleurs, en traitement dans notre service d'hôpital, de façon à répondre avec toute l'exactitude possible au questionnaire qui nous est posé.

Nous avions pour mandat :

1° De décrire l'état actuel du sieur Martin ;

2° De dire si l'accident a entraîné une incapacité *absolue* ou *partielle* et *permanente* du travail ;

3° Et, dans le cas d'une incapacité *partielle permanente*, de fixer le quantum de la réduction professionnelle de l'ouvrier ;

4° De fixer la date de la consolidation de la blessure.

1° *État actuel*. — Le sieur Martin a été atteint, le 12 mars 1901, d'une entorse du genou droit. Cette entorse s'est produite à l'occasion d'une chute faite en descendant d'une charrette, le pied ayant porté à faux. Il y a eu évidemment à ce moment une hémo-hydarthrose traumatique (c'est-à-dire un épanchement de sang et de sérosité synoviale dans l'articulation) : le genou a été le siège d'une tuméfaction immédiate.

Trois mois après, le 22 juin 1901, j'examinai le blessé : il avait une abondante hydarthrose persistante, avec atrophie des muscles extenseurs de la cuisse. Je conseillai une arthrotomie, c'est-à-dire l'incision de l'articulation, avec une évacuation large de son contenu et modification de sa membrane synoviale. Cette intervention fut acceptée et pratiquée. Je constatai, au cours de cette arthrotomie, les signes d'une inflammation chronique de la membrane synoviale : je craignis, en raison de ce fait, une récidive partielle de l'hydarthrose. L'événement me donna raison : un mois après, à la suite d'une évolution très aseptique de l'intervention, je trouvai encore du liquide dans l'articulation; il s'était fait une reproduction partielle de l'hydarthrose.

Actuellement, *il persiste encore une légère quantité de liquide dans la jointure* : c'est peu de chose; mais on peut bien l'évaluer à deux cuillerées à soupe. Et il est vraisemblable, d'ailleurs, d'admettre que cette quantité de liquide subit des fluctuations (avec la fatigue, la marche prolongée). Ce liquide, en temps ordinaire, est si peu abondant que, lorsque le sujet raidit sa jambe en extension forcée, les deux méplats latéraux du genou se dessinent normalement; seule, la région du cul-de-sac sous-tricipital montre une légère tuméfaction. La *cicatrice de l'arthrotomie* que j'ai pratiquée est parfaite, linéaire, de coloration normale, souple et non adhérente.

Il existe une *atrophie musculaire* évidente. Elle est visible : la face antérieure de la cuisse droite n'a point son galbe normal; au lieu de s'accuser en saillie cylindrique ferme, elle s'étale, par diminution de la tonicité des masses musculaires du triceps. A la palpation, elle ne donne point la sensation des muscles de consistance et d'épaisseur égales à celles du côté sain. Enfin, la mensuration soigneuse permet d'apprécier cette diminution atrophique des muscles de la cuisse : mesurée à 18 centimètres au-dessus de la base de la rotule, la circonférence de la cuisse est de *44 centimètres* à droite, de *47 centimètres* à gauche; il y a donc une diminution de 3 centimètres, ce qui est d'autant plus net qu'elle siège à droite, où les masses musculaires sont ordinairement plus développées qu'à gauche.

Les *mouvements* de la jointure sont normaux, c'est-à-dire que, par des mouvements passifs, on peut porter la jambe jusqu'aux limites normales de la flexion et de l'extension. Mais il existe de l'arthrite, c'est-à-dire de l'inflammation chronique de la synoviale : car, à l'occasion de ces mouvements communiqués, la main, placée sur le genou, perçoit des *craquements* articulaires nets. Cette arthrite est bien d'origine traumatique, le sujet n'étant atteint ni de rhumatisme chronique ni de blennorragie;

2° L'accident a-t-il entraîné une incapacité PERMANENTE, *absolue ou partielle*? Il résulte de ces lésions PERSISTANTES (*hydarthrose,*

atrophie musculaire, synovite chronique) une incapacité PERMA-
NENTE *partielle*;

3° Quel est le degré de cette incapacité PERMANENTE *partielle*? —
C'est ici le point délicat de l'expertise. Des trois lésions *persistantes* (hydarthrose, atrophie, synovite) qui ont succédé à cette
entorse traumatique, quelle est la part respective dans cette
réduction de la capacité professionnelle de l'ouvrier? L'*hydarthrose* est actuellement peu abondante; et, assurément, bien
qu'elle favorise la mobilité latérale anormale de la jointure, sa
part est la moins importante dans cette incapacité. L'*atrophie
musculaire* du triceps joue un rôle plus évident : elle diminue
(siégeant surtout sur le triceps fémoral) la force active de
l'extension du genou: par conséquent, elle gêne cet ouvrier
dans les mouvements qui exigent cette action du triceps, comme
de gravir une marche d'escalier élevée, de se relever après
s'être accroupi, de marcher avec quelque rapidité, de rester
longtemps debout.

L'*arthrite chronique*, avec craquements articulaires, mérite
aussi d'être prise en considération comme élément important de
cette incapacité : avec les progrès de l'âge, par la fatigue, par les
temps humides et froids, elle est susceptible d'aggravation. Ceci
pesé, il faut déclarer, néanmoins, que l'incapacité me paraît
exagérée par l'intéressé; je l'ai observé, à son insu : je l'ai
vu marcher, sa canne sous le bras, roulant une cigarette;
à peine, une boiterie légère s'accusait; cependant, pour monter
sur le trottoir, il n'a pu le faire avec sa jambe droite, il a dû
s'élever avec la jambe gauche.

En appréciant aussi exactement que possible l'incapacité
permanente partielle résultant de ces lésions persistantes, je
crois qu'on peut la fixer à 25 p. 100 (30 p. 100 au maximum).

4° Quant à la date de la *consolidation de la blessure*, elle est
difficile à estimer avec exactitude. Voilà de longs mois où la
situation s'est établie telle qu'elle est et persistera : en la fixant
au 1er juillet de l'année courante, date où j'ai constaté la permanence de cette situation et son caractère définitif, ce sera
encore la plus logique appréciation possible.

Professeur FORGUE.

Montpellier, le 2 août 1903.

Rapport médico-légal. Fracture d'un orteil.

Je soussigné, Forgue Emile, professeur de clinique chirurgicale à la Faculté de médecine de Montpellier, membre correspondant de l'Académie de médecine, commis par un jugement
de M. le juge de paix de Cette, en date du 3 décembre 1902,

A l'effet d'examiner le sieur Martin Louis, charretier, blessé le 17 février 1902,

De préciser dans quel état se trouve actuellement le membre blessé,

De rechercher si ce membre est ou non guéri, et de s'assurer de sa capacité fonctionnelle,

De fixer, dans le cas où la guérison ne serait pas complète, la nature de l'incapacité de travail, et quelle sera la durée approximative de cette incapacité, si elle ne doit être que temporaire;

De rechercher, dans le cas où l'incapacité de travail aurait complètement disparu, à quelle date on peut faire remonter la guérison définitive,

Étant dispensé de serment,

Avons procédé à une série d'examens, aidé de tous les moyens de précision scientifique (y compris la radiographie) pour répondre avec exactitude et précision au questionnaire posé par M. le juge de paix,

Et sommes arrivé aux constatations et conclusions suivantes :

L'accident a consisté dans une forte contusion du gros orteil droit, comprimé par le sabot du cheval, tirant sur un wagon (ce qui comporte une contraction musculaire de vigoureux effort et par conséquent un appui de grande intensité).

Quelles ont été les lésions ainsi produites? — L'ongle du gros orteil, ainsi contusionné, a sauté : le fait est de médiocre importance, et l'ongle a repoussé. Il y a eu aussi (le malade ayant été renversé et le choc du sabot ayant ainsi produit une pression oblique) une contusion, sans plaie grave et qui s'est bien réparée. C'est sur les parties profondes, sur le squelette du gros orteil, que les effets de la pression ont été le plus accentués.

Il s'est produit une fracture de la première phalange du gros orteil droit. Cette fracture, en bec de flûte, occupe la partie antérieure de cette phalange; le trait de fracture, oblique de haut en bas et d'arrière en avant, sépare un court fragment antérieur (fragment A, sur les figures vues de profil et de face), qui a légèrement chevauché sur le fragment postérieur, de façon à remonter un peu vers le plan dorsal du pied, selon la direction de la flèche. Ce glissement oblique du fragment antérieur entraîne une légère saillie dorsale de son bec postéro-supérieur. L'exploration des articulations voisines montre *qu'elles ne sont point limitées dans leurs mouvements* par de l'ankylose, suite d'arthrite.

Il existe encore quelques points douloureux au niveau des jointures du métatarse avec le tarse : ces points douloureux tiennent évidemment à de la distension ligamenteuse produite au moment de l'accident. Mais ces douleurs vont en s'atténuant progressivement.

Le sujet boitait encore assez fortement lors de mes premiers
examens, et le port d'une chaussure ordinaire était impossible :
il devait porter une bottine dont l'empeigne, largement perforée,
n'exerçait aucune pression sur les orteils. Cette boiterie (que je
crois avoir été exagérée) a beaucoup diminué. Elle tient à ces
douleurs, tenaces, que nous observons dans les fortes contusions
du pied, compliquées de fractures du métatarse ou des
phalanges. Mais *elle ne saurait être considérée comme constituant
une incapacité partielle permanente* : aucune lésion, aucune
raison anatomique ne justifie-
raient cette invalidité permanente, car la fracture de la
phalange, consolidée sans déplacement considérable, ne met
point obstacle à la fonction du
pied et à son appui normal. Il
est juste de tenir compte de
deux facteurs qui ont contribué à prolonger la durée de la
gêne fonctionnelle, résultant
de cette contusion : d'abord
l'âge du sujet; ensuite et surtout la mauvaise configuration

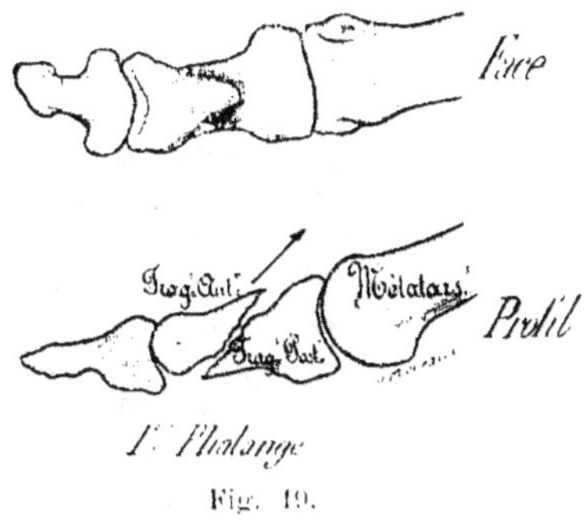

Fig. 19.

de son pied, qui présente un deuxième orteil en marteau, c'est-
à-dire couché en chien de fusil et offrant à la pression des sail-
lies anormales.

Conclusions. — En résumé, le sieur Martin a été atteint
d'une forte contusion du pied droit, avec fracture de l'extrémité
antérieure de la première phalange du gros orteil;

Cette fracture s'est consolidée avec un léger chevauchement;

La contusion s'est accompagnée d'une distension forcée des
ligaments de la plante, surtout des ligaments tarso-métatar-
siens;

Elle a entraîné, par suite de ces lésions, des phénomènes
douloureux, lents à se résoudre et ayant mis obstacle à l'usage
du membre;

Mais *cette incapacité n'est point destinée à devenir permanente.*

Actuellement, les lésions résultant de la contusion sont en
voie de réparation et de résolution complète.

Je crois que, dans un mois à peu près, c'est-à-dire vers le
1er avril, on pourra considérer comme terminée cette période
d'incapacité temporaire de travail, et que le blessé sera guéri.

Professeur FORGUE.

Rapport médico-légal concernant
une hernie-accident.

Nous soussigné, professeur de clinique chirurgicale, membre correspondant de l'Académie de médecine, commis par un jugement de M. le président du Tribunal civil de première instance de l'arrondissement de Montpellier, en date du 5 juin 1903, à l'effet d'examiner le sieur Martin, ouvrier journalier à Cette;

Serment préalablement prêté devant M. le président du Tribunal civil, dans son cabinet, sis au palais de justice :

Avons procédé à une série d'examens, afin de répondre en toute précision au mandat qui nous était confié.

Nous avions pour mandat :

1° De dire et rapporter si l'ouvrier est atteint d'une hernie *de force* ou de faiblesse; de déterminer, autant que faire se pourra, la date à laquelle cette lésion a pu naître et les circonstances qui l'ont déterminée;

2° Dans le cas où nous admettrions l'*accident* comme *cause occasionnelle de la hernie*, de dire si cet accident a placé Martin dans un état d'incapacité *permanente absolue* de travail;

3° Si cet accident l'a placé dans un état d'incapacité *permanente* partielle de travail, et de déterminer, dans ce cas, la réduction subie de ce chef par le salaire;

4° Si cet accident l'a placé dans un état d'incapacité purement temporaire;

5° De déterminer aussi exactement que possible la date de la *consolidaion* de la blessure.

1re QUESTION. — *Le sieur Martin est-il atteint d'une hernie de force ou de faiblesse ? A quelle date cette lésion a-t-elle pu naître et quelles circonstances l'ont déterminée ?*

Cette première question vise un point toujours délicat à déterminer : la hernie est-elle *due à l'accident de travail* incriminé, ou est-elle le résultat d'une disposition naturelle (affaiblissement de la paroi abdominale, dilatation anormale des anneaux de la région herniaire).

Or, cette question peut être envisagée à un double point de vue : 1° au point de vue des doctrines, en général, sur l'étiologie des hernies; 2° au point de vue particulier des cas d'espèces. Je laisserai de côté le premier point de vue : il a été l'objet de controverses médicales fréquentes et d'interprétations juridiques contradictoires. Il ne me paraît point capable de conduire à une formule constante ni d'application toujours équitable. La longue expérience que nous avons acquise par la cure radicale des hernies, les constatations anatomiques que nous avons faites au cours de ces opérations, nous conduisent à admettre que, dans la *production d'une hernie, la condition initiale, ordinairement prépondérante, c'est la prédisposition anatomique du sujet* (sac préformé, représenté le plus souvent, même chez des sujets adultes, par la présence anormale d'un diverticule péritonéal, d'origine congénitale: malformation des piliers de l'anneau; dilatation de l'orifice; affaiblissement de la musculature de la paroi; agrandissement de ce point faible). Il n'en est pas moins vrai que, pour passer de cette *prédisposition anatomique* (état virtuel) à l'état réel *d'une hernie constituée*, certaines conditions doivent intervenir.

Dans certains cas, ces conditions ne peuvent être mises sur le compte *d'aucune action mécanique accidentelle et brusque*, répondant à la définition de l'accident de travail; ce sont, par exemple : l'affaiblissement progressif de la musculature de la paroi abdominale par l'âge; l'obésité progressive et la surcharge graisseuse du tissu cellulaire sous-péritonéal; la perte de tonicité de la sangle abdominale. Tous ces cas peuvent être tenus pour des hernies de faiblesse, où logiquement et équitablement ne saurait intervenir la responsabilité du travail. Par contre, dans une autre catégorie de faits, il faut accorder une large place étiologique aux actions mécaniques dans l'apparition de la hernie; sans qu'on puisse dire qu'elles en soient la cause suffisante, elles en sont le facteur déterminant.

Or, pour établir si la hernie rentre dans cette seconde catégorie, nous pensons qu'il faut considérer deux ordres de faits : 1° les circonstances et les *conditions mécaniques* dans lesquelles la hernie s'est produite; 2° les *caractères* de cette hernie (apparition *subite et douloureuse; petit volume*; unilatéralité ordinaire; *absence d'ectopie testiculaire, de malformation dans la région herniaire considérée et du côté opposé*; solidité de la sangle abdominale; *étroitesse de l'anneau et du trajet*).

Conditions mécaniques dans lesquelles la hernie s'est produite. — Les conditions dans lesquelles s'est produite la hernie du sieur Martin comportent-elles la condition déterminante possible d'une hernie accidentelle? à savoir : soit un effort *d'intensité anormale* ou *action exceptionnellement brusque*; soit un effort d'intensité moyenne mais effectué en position défectueuse, propice à l'augmentation de la pression abdominale et à la moindre résistance de l'anneau et des plans musculo-aponévrotiques.

L'accident incriminé s'est produit le 14 novembre 1902. Martin était occupé, d'après un de ses camarades, à manœuvrer une forte pièce de bois : ses deux camarades maniaient le cric, pendant qu'avec un levier il calait la pièce; à un moment, le cric a brusquement dérapé et la pièce de bois s'est renversée sur Martin, faisant baisser brusquement la barre qui lui servait de levier et le forçant à se fléchir fortement sur les genoux. C'est à ce moment que Martin a ressenti une brusque douleur dans l'aine gauche et a dû cesser son travail.

Il y a bien là la condition d'un effet *exceptionnel comme intensité* et *brusque comme action*, déployé par un travailleur pour résister seul à une charge soudaine, nécessitant le concours de plusieurs hommes combinant leur action.

Caractères de la hernie. — La hernie dont est atteint le sieur Martin paraît être apparue *brusquement* avec des *phénomènes douloureux* ayant nécessité la cessation du travail. Antérieurement au fait de travail incriminé, Martin ne portait pas de bandage et il déclare n'avoir ni constaté une tuméfaction dans l'aine gauche, ni ressenti de douleur en ce point. Sans doute, ces déclarations ne sont point une certitude que sa hernie ne préexistait pas, à l'état de pointe herniaire très faible; mais cette certitude n'existe que lorsqu'il s'agit d'administrations où l'admission de l'ouvrier n'est prononcée qu'après examen minutieux des trajets herniaires du candidat. Le docteur que le sieur Martin consulta trois heures après l'effort incriminé constata une pointe de hernie réductible et conseilla un bandage que Martin acheta et porta aussitôt.

La hernie est de *petit volume* : c'est une pointe de hernie à peine saillante à l'anneau et que le bandage maintient parfaitement.

L'exploration de l'anneau inguinal gauche (siège de la hernie) montre que les piliers de cet anneau sont normalement constitués, qu'ils ne sont pas écartés, que *l'anneau n'est pas plus large* que celui du côté droit. — Il n'y a pas de pointe de hernie à droite, mais avec l'habitude de la palpation que donne la pratique de cette chirurgie herniaire, je constate que le cordon de ce côté est un peu plus épais qu'à la normale, et il est vraisemblable que cela répond à une permanence partielle du canal péritonéo-vaginal de ce côté, ce qui est une prédisposition anatomique à la hernie. Le sujet est un homme vigoureux dont la paroi abdominale est maigre et convenablement musclée; il a trente ans et, s'il a été exempté du service militaire, c'est à cause d'une affection du genou droit, actuellement sans gravité.

De ces considérants on peut conclure que la hernie dont a été atteint le sieur Martin présente les caractères propres à la hernie de force ou par accident : hernie d'*apparition soudaine et douloureuse*, à l'occasion d'un *effort exceptionnel*; hernie *de petit volume*, *unilatérale*, sans *distension considérable de l'anneau* ni du *trajet inguinal*, sans affaiblissement de la paroi abdominale, sans ectopie testiculaire concomitante. Donc, même en admettant une certaine prédisposition anatomique (dont témoigne la présence dans le cordon droit d'un canal péritonéo-vaginal actuellement conservé), cette lésion s'est produite au moment de l'effort incriminé et comme résultat mécanique de cet effort : du moins, l'examen médical attentif des circonstances et des conditions de cette hernie rendent cette interprétation invraisemblable (puisque la certitude absolue en pareille matière supposerait l'examen préalable du sujet, avant l'accident).

II° Question. — *Cet accident a-t-il placé Martin dans un état d'incapacité permanente absolue? —* Non.

III° Question.   *Cet accident a-t-il placé Martin dans un état d'incapacité permanente partielle, et quelle est, dans ce cas, la réduction de sa capacité de travail?*

Il est réel que cette hernie entraîne une incapacité *permanente partielle* de travail; mais il est non moins évident que cette *réduction de la capacité de travail* ne saurait être évaluée ici à un taux élevé, étant donné le faible volume de la hernie, sa *parfaite contention* par un bandage, l'absence des conditions propres à en déterminer l'accroissement progressif (sangle abdominale forte, anneaux et trajets étroits). Je crois qu'en fixant à 10 p. 100 (je dis : dix pour cent) le chiffre de cette réduction de la capacité de travail, on se tient à une évaluation exacte et équitable.

IV° Question. — *Date de la consolidation de la blessure.*

Il est difficile, ici, de répondre avec précision. En somme, dès le deuxième mois après l'accident, la lésion était et restait telle qu'elle sera définitivement; et c'est tout ce qu'on peut évaluer en fixant à un mois le temps nécessaire pour réparer les éraillures musculo-aponévrotiques qui ont résulté de l'issue brusque de la pointe de hernie, pour calmer les phénomènes douloureux qui ont pu en provenir.

Professeur Forgue.

Montpellier, le 10 juillet 1903.

Rapport médico-légal concernant un cas d'hystéro-traumatisme.

Nous, soussigné, professeur de clinique chirurgicale à l'Université de Montpellier, correspondant national de l'Académie de médecine,

Commis par une ordonnance de M. le président de la Cour d'appel de Montpellier en date du 14 décembre 1903,

A l'effet d'examiner le sieur Martin, ouvrier mineur, domicilié à X..., victime d'un accident de travail, le 9 juillet 1901,

Serment préalablement prêté le samedi 26 décembre 1903, dans le cabinet de M. le président de la 3ᵉ Chambre de la dite Cour,

Avons procédé à une série d'examens du sieur Martin, rendus difficiles par l'éloignement du blessé, ses retards à se rendre aux convocations et les obscurités d'interprétation de son cas qui pose un des problèmes les plus délicats, relatif à la névrose traumatique.

Nous avions pour mandat de rapporter et dire :

1° Quel est le caractère de l'infirmité dont le sieur Martin est atteint ;

2° Au cas où l'infirmité serait permanente et partielle, quelle est la réduction que l'accident a fait subir à la capacité professionnelle du blessé ;

3° Si cette incapacité est l'effet direct de l'accident ou si elle doit être attribuée, en tout ou en partie, à d'autres causes ;

4° A quelle date le caractère de l'infirmité est devenu certain.

I. — *Quel est le caractère de l'infirmité dont le sieur Martin est atteint?*

Le sieur Martin est atteint d'une *impotence fonctionnelle du membre supérieur gauche*, consistant dans l'impossibilité absolue d'élever et d'écarter le bras qui reste collé au tronc, fixé par une contracture des muscles péri-articulaires de l'épaule. Si l'on essaie de vaincre cette résistance musculaire, on détermine une vive douleur et, si l'on poursuit cet effort de correction de l'attitude, on entraîne l'omoplate dans le mouvement d'abduction du bras.

Cette impossibilité de tout mouvement *volontaire et actif* dans les muscles de l'épaule, cet obstacle aux mouvements *passifs* dans la même jointure, tiennent bien à une *contracture* musculaire *permanente* et non à des *résistances fibreuses dans l'articulation*, à une *ankylose* vraie. En effet, il est possible, en saisissant le coude, de faire pivoter la tête humérale dans la jointure, sans craquements.

Donc, il s'agit bien d'une *résistance* siégeant dans les *muscles péri-articulaires*, non dans l'articulation elle-même.

Nous disons : *résistance de muscles contracturés* et *non impotence motrice de muscles paralysés*. En effet, l'*examen électrique des muscles* (deltoïde dans sa portion scapulaire et claviculaire; biceps brachial; fléchisseur commun et extenseur commun des doigts), examen fait très scrupuleusement au service électrothérapique de l'hôpital suburbain, a montré qu'il n'existait, du côté droit, que de faibles différences dans les deux excitabilités faradique et galvanique, trop peu accusées pour qu'on puisse leur accorder une signification précise. Cela cadre d'ailleurs avec l'*absence d'atrophie musculaire*, visible ou mesurable : le moignon de l'épaule a son aspect normal et n'offre point cet aplatissement caractéristique de l'atrophie deltoïdienne, si fréquent après les traumatismes de l'épaule; le bras et l'avant-bras présentent des masses musculaires bien conservées.

Cette impotence fonctionnelle s'étend, à un moindre degré, à l'avant-bras et à la main : les mouvements de flexion et d'extension de l'avant-bras sur le bras sont notablement diminués en force. Mais, d'une part, j'ai pu me convaincre qu'il y avait une exagération manifeste sur ce point : ainsi, si je commande au blessé un mouvement *spontané* de flexion de l'avant-bras sur le bras, j'observe une contracture des antagonistes extenseurs, qui n'est point normale et qui paraît voulue. D'autre part cette gêne fonctionnelle dans l'avant-bras et la main tient beaucoup moins à une impotence réelle des muscles de ces segments qu'aux conditions mécaniques défavorables où ces derniers sont placés, du fait de la position permanente imposée au membre supérieur gauche par la contracture péri-articulaire de l'épaule (bras pendant le long du corps, collé au tronc, incapable d'écartement).

Voilà donc une *contracture* limitée à un segment musculaire. Il semble (détermination que j'ai souvent répétée mais qu'il est difficile de préciser absolument) qu'à cette *contracture segmentaire* répond une *zone segmentaire d'hypoesthésie*, c'est-à-dire de diminution de la sensibilité (surtout au tact), zone limitée, en bas par une ligne circulaire passant au niveau du V deltoïdien, en haut par une ligne passant par le creux axillaire, la partie moyenne de la clavicule et de l'épine de l'omoplate. Quant à la sensibilité profonde, elle est très accrue au niveau de l'articulation scapulo-humérale. Si l'on presse à ce niveau, soit à travers le deltoïde, soit par le creux axillaire, le blessé réagit vivement et se défend.

L'affection dont le sieur Martin est atteint doit se ranger parmi les *hystéro-traumatismes* : c'est un type de *monoplégie brachiale hystérique avec contracture*. Deux hypothèses étaient à débattre et à serrer de près : n'était-ce pas une simulation? Ne s'agissait-il pas d'une arthrite chronique de l'épaule, d'une scalpulalgie? Après long examen, devant la persistance et la constance des symptômes identiques manifestés, devant l'impossibilité de prendre l'intéressé en défaut, devant son effort réel pour tirer de ce membre supérieur tout l'usage fonctionnel possible (il s'est employé à conduire des bœufs et utilise sa main gauche à manier l'aiguillon, ce dont témoignent des callosités sur cette main), je crois qu'on peut écarter l'hypothèse de la simulation. Ce n'est pas non plus une *scapulalgie*, c'est-à-dire une tumeur blanche de l'épaule : il manque l'atrophie si caractéristique du deltoïde, et surtout il faut considérer que, loin de s'être établie progressivement, cette immobilisation de la jointure scapulo-humérale a apparu dès le début, dès le surlendemain de l'accident, après que le blessé eût repris connaissance ; et depuis, cette contracture est restée telle. Enfin il n'y a pas la moindre tendance à la formation d'abcès froid, de point fongueux ou suppuré circonscrit, et depuis 1901, c'est-à-dire depuis près de trois ans, une scalpulalgie (surtout non immobilisée) aurait progressé davantage.

II. — *Quelle est la réduction que l'infirmité a fait subir à la capacité professionnelle du blessé?*

Le sieur Martin est atteint d'une incapacité *partielle* et *permanente*. Quel en est le degré? Il faut considérer : que cette impotence ne porte que sur le bras gauche; qu'elle ne limite que les mouvements du segment scapulo-huméral; qu'elle laisse persister avec une diminution notable toutefois, les mouvements de flexion de la main et de l'avant-bras; que le blessé peut s'employer à quelques travaux agricoles qui nécessitent surtout l'action du bras droit et qu'il a même pu, dans ces derniers temps, conduire une charrue, en maniant l'aiguillon du bras gauche.

Il n'en est pas moins vrai que cette position, fixe et incorrigible du bras le long du corps, que cette immobilisation scapulo-humérale par la contracture, équivalent a une ankylose de l'articulation de l'épaule correspondante. J'évalue entre 20 et 25 p. 100 la diminution de la capacité de travail subie par le sieur Martin, du fait de cette contracture scapulo-humérale.

Une réserve toutefois est à émettre, au point de vue de l'avenir : sans doute l'état actuel, qu'aucune médication n'a modifié et où nulle variation ne s'est produite depuis bientôt trois ans, doit être considéré comme définitif, a toute chance de le demeurer et beaucoup de raison d'être considéré logiquement comme une infirmité permanente. Mais il faut tenir compte de la nature *purement dynamique* de ces troubles de contracture, qui appartiennent à la classe des faits de l'hystéro-traumatisme, et considérer qu'ultérieurement, d'une façon imprévue et à des délais indéterminés, il serait possible que ces troubles subissent une atténuation ou même une rétrocession; je n'y compte point; mais, scientifiquement, je dois en faire envisager l'éventualité.

III. — *Cette infirmité est-elle l'effet direct de l'accident ou doit-elle être attribuée, en tout ou en partie, à d'autres causes?*

Cette contracture hystérique s'explique, à la fois, par la *contusion locale* (chute sur l'épaule de 4 mètres de hauteur) et par la *commotion nerveuse et l'émotion psychique* ressenties. (Descendu au fond du puits, le sieur Martin est asphyxié par la fumée, fait un appel pour être remonté; mais à 4 mètres de hauteur, perdant ses forces, il retombe au fond du puits, en est retiré sans connaissance et ne reprend ses sens que le surlendemain). *Dès ce moment le membre supérieur gauche était et est resté impotent.*

Il y a bien là toutes les circonstances propres à produire un choc nerveux grave, à en localiser la manifestation sur la région scapulo-humérale contuse.

L'apparition *immédiate* de la contracture fixe nettement cette relation de cause à effet. Et cette filiation est d'autant plus frappante qu'il n'y a point, chez Martin, un terrain névropathique prédisposé : il n'y a rien de notable dans ses antécédents personnels et héréditaires; il y a un peu d'éthylisme (deux litres et demi de vin par jour), mais ce n'est pas un alcoolique. Il n'offre aucun stigmate hystérique (*pas de zones hystérogènes; pas de rétrécissement marqué du champ visuel*): la douleur provoquée par la pression sur l'articulation scapulo-humérale ne détermine ni *aura*, ni sensation de constriction ou de *boule* pharyngée, ni vertiges). Donc l'infirmité doit être rattachée à l'accident.

IV. — *A quelle date le caractère de l'affection est-il devenu certain?*

Le caractère permanent de pareils troubles nerveux n'est affirmé que par leur longue durée et leur invariabilité malgré la durée. En remontant à la constatation la plus nette de ces troubles, j'arrive au certificat du docteur X..., en date du 27 février 1902 : les faits n'ont point changé depuis, et je crois que, logiquement, on pourrait fixer à cette date le moment où le caractère de l'affection est devenu certain et définitif.

Professeur FORGUE.

Montpellier, le 22 mars 1904.

Rapport médical: Tumeur blanche du poignet.

Je, soussigné, Emile Forgue, professeur de clinique chirurgicale à l'Université de Montpellier, membre correspondant de l'Académie de médecine, commis par une ordonnance en date du 12 juillet 1904, de M. le président de la 3e Chambre de la Cour d'appel de Montpellier, à l'effet de procéder à l'examen médical du sieur Martin, ouvrier terrassier, domicilié à Axat (Aude), blessé le 10 octobre 1902, serment préalablement prêté devant M. le président de la 3e Chambre, en son cabinet, sis au palais de justice, à la date du jeudi 11 août 1904 à 8 heures du matin, avons procédé à une série d'examens, d'où résultent, après considération attentive du cas, les constatations suivantes propres à résoudre les questions qui nous étaient posées :

Nous avions pour mandat :

1º De rapporter quelles ont été pour Martin les conséquences de l'accident dont il a été victime le 10 octobre 1902 et quel est le caractère de l'infirmité dont il est atteint, absolue ou partielle, permanente ou temporaire :

2º Au cas où l'incapacité serait permanente et partielle, quelle est la réduction de la capacité professionnelle du blessé, résultant du fait même de l'accident;

3º Quelle est la date où le caractère de l'infirmité dont il est atteint est devenu certain et où Martin a pu gagner un salaire réduit.

I. — *Quelles ont été pour Martin les conséquences de l'accident?* — Il importe de bien préciser, au point de vue de la responsabilité *effective* du fait incriminé, les circonstances mêmes de cet accident. Le 10 octobre 1903, Martin, en s'efforçant de soulever avec une pioche un bloc de pierre dans un remblai, ou plus exactement en cherchant à insinuer sa pioche dans une fente occupant ce bloc (d'un poids de 200 kilogr., nous déclare-t-il) pour la fragmenter, a éprouvé une vive douleur dans le poignet droit.

A la suite de cet accident, le poignet présenta un gonflement considérable, avec douleurs, empêchant la reprise du travail. Sept mois après l'accident, il entrait à l'hôpital de Carcassonne et y restait un mois en traitement (du 11 mai au 11 juin 1903. Dès ce moment, le diagnostic paraissait établi et l'affection avait évolué d'une façon typique : les médecins de cet hôpital constataient l'existence d'une *arthrite fongueuse* du poignet droit.

Dès mon premier examen, je confirmais, sans nul doute possible, la nature et le degré de cette lésion. Il s'agissait d'une *ostéo-arthrite tuberculeuse* du poignet droit; et l'affection était arrivée à un haut degré de gravité. C'était une *tumeur blanche* en pleine période de ramollissement caséeux et de suppuration. La région du poignet droit était déformée, tuméfiée fortement par deux abcès froids volumineux : l'un occupait la partie externe de la face dorsale du poignet et paraissait siéger dans la gaine synoviale des tendons extenseurs; l'autre, occupant la région interne et cubitale du dos de la main, s'était déjà ouvert et avait donné lieu à deux fistules qui laissaient s'écouler un pus séreux, grumeleux, caractéristique. Les gaines des fléchisseurs sur le plan palmaire de la main étaient le siège d'une infiltration fongueuse étendue, la main était immobilisée complètement, incapable de mouvements actifs, et les mouvements provoqués étaient l'occasion de vives douleurs : les doigts étaient en position de flexion permanente, la 2ᵉ phalange fléchie à angle droit sur la 1ʳᵉ, la 3ᵉ fléchie à angle obtus sur la 2ᵉ, le pouce était maintenu rapproché des autres doigts, incapable de tout mouvement d'abduction. Les muscles de l'avant-bras présentaient une atrophie notable.

J'ai assisté au progrès croissant de ces lésions : le 22 septembre 1904, je constatais que la tuméfaction fongueuse des gaines palmaires s'était encore étendue, et que les abcès froids du plan dorsal, ouverts spontanément, avaient donné lieu à de nouvelles fistules, dont l'une occupait la région de l'apophyse styloïde du cubitus, une seconde s'observait à la base du 5ᵉ métacarpien, et une troisième s'ouvrait au-dessus de l'apophyse styloïde du radius.

Cette précision des lésions et de leur degré me permet de conclure fermement : 1° que le sieur Martin est atteint d'une *ostéo-arthrite fongueuse* du poignet droit; 2° que cette affection entraîne pour lui une *incapacité permanente*, car les lésions sont arrivées à une phase telle que la thérapeutique conservatrice sera impuissante, que la résection du poignet sera insuffisante en raison de l'étendue des foyers fongueux et de l'âge du sujet (64 ans) et que l'amputation de l'avant-bras s'impose en raison de la persistance et des dangers de la suppuration; 3° que cette *incapacité permanente* est d'un fort degré et peut être évaluée à 50 ou 60 p. 100.

Maintenant, une question se pose, qui est légitimée par la *nature* de cette ostéo-arthrite fongueuse : il s'agit ici d'une arthrite *tuberculeuse* et l'on est en droit de se demander *si le traumatisme incriminé a la responsabilité totale de sa production* et si *l'état constitutionnel* du sujet n'est point intervenu, pour une part plus ou moins considérable, dans son apparition?

C'est un point actuellement controversé que cette question de l'éclosion d'une *lésion tuberculeuse articulaire sous l'influence du traumatisme*. Les expériences classiques de Max Schüller, avaient, jusqu'à présent, été considérées comme fournissant la démonstration *expérimentale* d'un fait que l'observation *clinique* avait souvent établie hors de conteste : à savoir l'apparition d'une tuberculose articulaire à la suite d'une contusion de la jointure ou d'une entorse. Les expériences récentes de Lannelongue et Achard ont remis ce point en question; mais, à notre sens, s'ils ont réduit la valeur démonstrative de la preuve *expérimentale* de Max Schüller, s'ils en ont précisé les desiderata (expérimentation avec des produits humains impurs et non avec des cultures spécifiques et les faits contradictoires (absence de localisations bacillaires après les fractures), leurs arguments n'ont point atteint la valeur de la constatation *clinique*, maintes fois consignée, du rôle de l'entorse dans l'apparition des tuberculoses articulaires.

De ce que la *réalisation expérimentale* d'un fait d'*observation clinique* est difficile à obtenir, on ne saurait conclure à l'inexactitude d'interprétation de ce fait. Or, les traumatismes « tuberculisants », c'est-à-dire, capables de fixer sur un point osseux une localisation tuberculeuse, ne sont pas les fractures diaphysaires (car cette région des diaphyses n'est qu'exceptionnellement le siège de foyers bacillaires) : nous savons, *en clinique*, que ce sont les *entorses*, c'est-à-dire les traumatismes qui violentent les régions épiphysaires (foyers d'élection des localisations bacillaires), qui tiraillent brusquement les ligaments, arrachent leurs points d'insertion, déterminent des mouvements forcés de tendons dans leurs gaines, toutes lésions qui favorisent la fixation des bacilles circulant dans le sang, au niveau des points traumatisés.

Or, précisément, dans le cas du sieur Martin, c'est un traumatisme de ce genre qui est intervenu : c'est une *entorse* du poignet, survenue à l'occasion d'un mouvement de force (action de levier de la pioche insinuée dans la fente d'une grosse pierre), mouvement forcé qui (détail important à considérer) s'est passé presque tout entier au niveau du poignet, où s'est concentré l'effort de disjonction de la pierre, les muscles du bras et de l'épaule intervenant peu dans cette action, exercée surtout par les muscles fléchisseurs de la main sur l'avant-bras. *Il y a donc là des circonstances propres à incriminer nettement l'effort produit.* D'autant que Martin est un homme vigoureux, qui a servi huit ans dans un régiment de ligne, qui, avant l'accident, n'avait pas eu d'indisponibilité prolongée et ne montre actuellement que quelques traces légères de pleurite adhésive des deux sommets, surtout marquée à droite.

II. — Pour les raisons que je viens de développer, je conclus à une incapacité permanente partielle réduisant de 50 à 60 p. 100 la capacité ouvrière de ce vieillard. Encore, pour qu'il puisse se livrer à quelque travail, faudrait-il lui pratiquer l'amputation, pour le délivrer de ce foyer de suppuration qui l'affaiblit et lui interdit de se servir de son bras.

III. — On peut admettre comme *date à laquelle le caractère de l'affection est devenu certain*, c'est-à-dire à laquelle les fonctions du membre droit ont été *totalement* et *irrévocablement* perdues et où le caractère de suppuration étendue, d'incurabilité sans intervention, de gravité actuelle s'est affirmée, la date du 18 juin 1904, où M. le docteur Crambe constatait cette situation, dans un certificat joint au dossier.

Professeur FORGUE.

Montpellier, le 5 novembre 1904.

Rapport médical : Luxation ancienne
de la mâchoire inférieure avec luxation trapézo-
métacarpienne et fracture de la clavicule.

Nous, soussignés, Émile Forgue, professeur de clinique chirurgicale à la Faculté de médecine, Armand Imbert, professeur de
physique médicale, Émile Jeanbrau, professeur agrégé à la Faculté
de médecine de Montpellier, commis par ordonnance de M. A...,
président de Chambre à la Cour d'appel de Montpellier en date
du 20 décembre 1904, à l'effet de procéder à l'examen du sieur
Louis Martin, avons procédé à cet examen, serment préalablement prêté devant M. le conseiller B..., en son cabinet, sis au
palais de justice, le 13 janvier 1905, et après avoir averti les
parties des jour, heure et lieu de nos réunions.

Nous étions chargés de préciser les points suivants :

1° Si Martin est atteint d'une incapacité permanente de travail ;
si cette incapacité est totale ou partielle ;

2° Si l'incapacité constatée est la conséquence directe de l'accident du 15 février 1903, ou si elle doit être attribuée, en totalité ou
en partie, à des causes antérieures ou distinctes ;

4° Au cas où l'incapacité résultant de l'accident serait partielle,
de déterminer la réduction de la capacité professionnelle du
blessé ;

4° De dire à partir de quelle époque l'infirmité due à l'accident doit être considérée comme ayant un caractère définitif.

Le blessé a été hospitalisé à l'hôpital suburbain, dans le service
de l'un de nous, à partir du 20 janvier jusqu'à aujourd'hui. Nous
avons pu l'examiner à maintes reprises, et le suivre pendant un
temps suffisant pour décrire son état actuel de la manière la plus
précise.

Histoire de l'accident et nature des blessures. — Le
15 février 1903, Martin était occupé à bourrer dans un trou de
mine une cartouche de dynamite, lorsque la cartouche éclata. Projeté sur le sol, il fut relevé sans connaissance, avec des brûlures
et des plaies contuses à la tête, au bras, au thorax et à l'abdomen. La cicatrisation de ces plaies demanda près de cinq mois
et ne fut complète que dans les premiers jours de juillet 1903.

État actuel en février 1905. — Martin est un homme assez
robuste, bien constitué, en bon état général apparent ; nos examens cliniques, complétés par des explorations radiographiques,
nous ont permis de noter chez lui les lésions suivantes :

a. *Examen de la tête.* — La mâchoire inférieure est déviée vers
le côté gauche, de telle sorte que le menton n'est plus sur la

ligne médiane : il est reporté en avant et à gauche, déplacé de plus de 1 centimètre. Il en résulte que les arcades dentaires du haut et du bas ne se correspondent pas. De plus, les mouvements d'abaissement du maxillaire inférieur sont diminués assez notablement et le blessé ne peut ouvrir complètement la bouche. La palpation permet de reconnaître ce que le cliché radiographique décèle nettement : l'existence d'une luxation en avant de l'articulation temporo-maxillaire droite. Cette luxation a pu être produite par un choc sur la mâchoire qui a déterminé une plaie contuse sur la région mentonnière dont on voit les traces sous la forme d'une cicatrice assez étendue. La déviation de la mâchoire qui gêne l' « articulation » des arcades dentaires et limite l'ouverture de la bouche constitue un obstacle à la mastication et à la phonation, et donne à la physionomie un aspect asymétrique très apparent. Mais, par suite de l'adaptation qui s'est faite peu à peu des muscles aux deux articulations de la mâchoire, Martin peut mastiquer d'une façon suffisante et il mastique aisément les aliments solides, la viande en particulier, malgré qu'il s'en déclare incapable.

b. *Examen du thorax.* — Le thorax porte des cicatrices de brûlures et de plaies contuses : ces cicatrices, assez étendues, sont souples et non adhérentes aux parties sous-cutanées; elles ne sont donc aucunement gênantes. Mais il existe, au niveau du tiers interne de la clavicule droite, une saillie et une dépression anormales. Cette déformation est due à la consolidation vicieuse d'une fracture de la clavicule dont les deux fragments se sont soudés avec un léger chevauchement et un cal volumineux. La clavicule fracturée a, en effet, un centimètre de longueur de moins que la clavicule gauche (longueur de la clavicule droite 16 centimètres, de la gauche 17 centimètres). Mais il n'existe ni douleurs, ni paralysie témoignant que le cal comprime ou englobe un filet nerveux. Et ce léger raccourcissement ne peut gêner d'une manière notable les fonctions du membre supérieur droit.

Le blessé prétend qu'il tousse depuis l'accident. L'auscultation de son thorax, répétée à divers intervalles pendant son séjour à l'hôpital suburbain, ne nous a pas permis de trouver de râles ni de frottements. Il existe seulement de l'obscurité respiratoire assez marquée en arrière du sommet du poumon droit.

c. *Examen de l'abdomen.* — Une cicatrice de la largeur des deux mains recouvre la peau de l'épigastre et de la région gauche et supérieure du ventre. Cette cicatrice est toute superficielle, limitée à la peau et ne s'accompagne pas d'affaiblissement de la paroi abdominale.

d. *Examen de la main gauche.* — Celle-ci porte au niveau du bord externe de sa face dorsale une saillie anormale due à une luxation incomplète du premier métacarpien sur le trapèze. Ce déplacement entraîne une gêne assez notable dans les mouvements d'opposition du pouce.

Diagnostic et évaluation du degré de l'incapacité. — Martin présente donc trois lésions qui résultent, d'après les constatations médicales contenues dans le dossier, de l'accident de mine de février 1903. Ces trois lésions sont : 1° une luxation de l'articulation temporo-maxillaire droite; 2° une fracture de la clavicule droite consolidée avec un raccourcissement de 1 centimètre environ; 3° une luxation incomplète trapézo-métacarpienne gauche.

Ces lésions sont définitives et constituent une cause d'incapacité permanente.

Il serait cependant possible de réduire le déplacement de la mâchoire par une intervention opératoire. Mais le blessé s'y refuse; de plus l'ancienneté de la lésion (deux ans) permet de penser que des rétractions tendineuses et ligamenteuses se sont produites dans l'articulation de la mâchoire ainsi que dans les muscles masticateurs. Et la réduction sanglante n'améliorerait peut-être pas notablement la mastication et la parole, relativement peu gênées grâce à l'accommodation.

Si cette luxation ne constitue pas pour Martin, à l'heure actuelle, une infirmité grave, elle pourrait, en cas de maladie, constituer une complication sérieuse. De plus, il est possible que, dans la suite, la luxation soit le siège de douleurs ou d'arthrite et devienne pour le blessé une affection d'autant plus sérieuse que l'alimentation sera rendue défectueuse par la difficulté de la mastication. Le pronostic de cette lésion est donc assez sérieux pour l'avenir du blessé.

L'état général de Martin est très satisfaisant à l'heure actuelle et rien ne permet de penser que l'accident a été chez lui l'origine d'une tuberculose pulmonaire, puisque deux ans après ses blessures, il présente seulement de l'obscurité respiratoire au sommet du poumon droit. Rien ne prouve d'ailleurs qu'avant l'accident on n'eût trouvé, à l'auscultation, le même symptôme. L'accident n'a donc ni provoqué, ni aggravé une tuberculose pulmonaire chez cet ouvrier.

La profession de mineur n'exigeant pas une grande dextérité manuelle et le faible raccourcissement de la clavicule fracturée ne diminuant que dans une proportion insignifiante la force et l'agilité du bras droit, cette lésion, ainsi que la subluxation trapézo-métacarpienne gauche peuvent être considérées comme des causes très minimes d'incapacité. C'est en somme la luxation de la mâchoire qui constitue, chez Martin, la véritable infirmité. En additionnant les trois lésions nous pensons qu'on peut évaluer la réduction de capacité ouvrière qu'elles entraînent à 40 ou 45 pour 100.

Conclusion. — 1° Martin est atteint d'une incapacité permanente partielle du travail; 2° cette incapacité est la conséquence des blessures reçues en février 1903; 3° nous évaluons la réduction de capacité ouvrière du blessé à 40 ou 45 p. 100; 4° la date de la consolidation peut être fixée au milieu de juillet 1903.

Professeur FORGUE,
Professeur IMBERT,
Émile JEANBRAU.

Montpellier, le 4 mars 1905.

Rapport médico-légal.
Arthrite traumatique chez un blessé se déclarant atteint de tumeur blanche.

Nous, soussigné, Émile Jeanbrau, professeur agrégé à la Faculté de médecine de Montpellier, avons été commis expert par ordonnance de M. le président du Tribunal de première instance de Montpellier en date du 12 mai 1906, à l'effet de « procéder à l'examen du sieur Martin, de décrire son état, de rechercher, dire et rapporter si l'accident dont il s'agit a placé Martin dans un état d'incapacité permanente partielle de travail; si Martin était atteint avant l'accident d'une affection tuberculeuse; si cette affection était à l'état latent, si elle a pu se manifester par un traumatisme, si elle a pu s'aggraver par le traumatisme et dans quelle mesure; de déterminer le quantum de dépréciation ouvrière; de fixer la date de consolidation de la blessure ».

Serment préalablement prêté devant M. le président du Tribunal civil, dans son cabinet, sis au palais de justice, le 16 juin, nous avons procédé à la mission qui nous était confiée, après avoir averti les parties des jour, heure et lieu de nos réunions. Voici le résultat de nos examens :

1° *Histoire de l'accident et de la blessure.* — Le 3 mai 1904, Martin était occupé à embarquer des sacs de chaux hydraulique à bord d'un bateau. Il était debout dans la sapine où étaient rangés les sacs qu'on transbordait sur le navire à l'aide de treuils à vapeur. Au moment où une palanquée (c'est-à-dire une certaine quantité de sacs attachés ensemble à une corde enroulée sur le treuil) commençait à monter, Martin voulut empêcher les sacs de s'accrocher à des pitons qui faisaient saillie en dedans de la sapine. Mais le treuil imprima une secousse à la palanquée qui vint frapper Martin et le repousser contre la sapine. L'ouvrier fut donc « coincé » entre les sacs et le bateau ; mais la position dans laquelle il se trouvait à ce moment fit que son membre inférieur droit fut seul contusionné et supporta tout le choc. En offet, les sacs de chaux vinrent frapper la face interne du genou droit qui heurta par sa partie externe la bande du bateau. Martin éprouva une vive douleur et perdit connaissance pendant quelques instants. Transporté chez lui, son genou se tuméfia et une vaste ecchymose apparut qui couvrit bientôt la face interne du genou et de la jambe et même, dit le blessé, s'étendit sur la face externe de la jambe.

Telles sont, d'après les procès-verbaux de l'enquête et le récit du blessé, les circonstances de l'accident. Le blessé fut traité soigneusement par l'immobilisation et la révulsion iodée d'abord, le massage et la mobilisation ensuite. Deux cures thermales à Balaruc, en 1905, améliorèrent notablement l'état du genou droit qui était resté volumineux et douloureux. Mais, le 25 novembre 1905, Martin n'était pas encore dans un état très satisfaisant. Un certificat de M. le professeur X..., et portant cette date, constate en effet que le blessé est atteint d' « arthrite chronique du genou droit, avec atrophie musculaire considérable du triceps et relâchement des ligaments latéraux ». M. X... ajoutait : « Il est à craindre que cet état ne se prolonge durant de longs mois ou même ne s'aggrave par la suite et évolue vers l'arthrite tuberculeuse du genou ». Cette crainte, qui vient immédiatement à l'esprit chaque fois qu'on se trouve en présence d'une arthrite chronique à marche stationnaire, était à cette époque une restriction prudente et logique.

Mais, sous l'influence du traitement très rationnel institué par le docteur L... et d'une troisième cure thermale à Balaruc en juillet dernier, l'arthrite s'améliora très notablement, comme le blessé est le premier à le reconnaître : les massages au gant de crin et la mobilisation diminuèrent l'épanchement articulaire, rendirent aux muscles leur volume et leur vigueur normaux ; la douleur et la boiterie s'atténuèrent considérablement. Mais il semble au blessé que les progrès se soient arrêtés depuis le milieu du mois d'octobre 1905.

2° *État actuel à la fin de juin 1906.* — Martin se présente à nous en état général excellent, avec toutes les apparences d'une santé florissante. Il marche en boitant légèrement et en s'appuyant sur sa canne lorsque le pied gauche (celui du côté sain) touche le sol. Il déclare souffrir du genou lorsque le temps est humide et ne pouvoir rester debout ou marcher sans fatigue plus d'une heure ou deux. Il monte facilement les escaliers, mais il prétend avoir quelque peine à les descendre.

A l'examen, le membre inférieur droit paraît normal : pas de raccourcissement, pas d'attitude vicieuse, pas d'atrophie musculaire apparente. Le genou droit lui-même semble identique comme volume et comme forme au genou sain. La mensuration permet d'ailleurs de reconnaître qu'il n'y a qu'une très légère différence, le genou droit ayant 31 centimètres et demi de circonférence et le genou gauche 32 ; il n'y en a aucune dans la circonférence de la cuisse et de la jambe. Mais, fait important, la forme du genou blessé est normale : on y retrouve les méplats latéraux de chaque côté de la rotule, on ne peut distinguer de saillie due à l'épaississement de la synoviale ou à la présence de liquide en grande quantité dans la jointure.

A la palpation, on reconnaît cependant qu'il existe du liquide dans l'articulation et on obtient un choc rotulien très net. De plus, on a la sensation que la surface des condyles du fémur (normalement lisse et onctueuse) est raboteuse, grenue. Il n'y a pas de mouvements latéraux plus prononcés du côté blessé que du côté sain. Ce symptôme, noté il y a sept mois par le professeur X..., a donc disparu, ainsi que l'atrophie musculaire du triceps. Mais on perçoit une fine crépitation lorsque le malade étend ou fléchit sa jambe sur sa cuisse.

Les mouvements volontaires sont un peu limités, surtout l'extension ou plutôt l'élévation du membre inférieur. Mais en palpant les muscles fléchisseurs de la cuisse qui se relâchent forcément dans l'extension, on sent que le blessé contracte ses muscles. Il y a donc une part d'exagération dans l'impotence que le malade prétend avoir conservée à la suite de son accident. Si l'on fléchit et si l'on étend la jambe, on arrive aisément à obtenir une flexion et une extension presque normales (les cinq sixièmes environ).

Le point douloureux indiqué par le malade et qui se ravive lorsque l'atmosphère devient humide siège sur le condyle interne du tibia, à 2 centimètres environ au-dessous de l'interligne et en dehors du ligament rotulien. Le pied et la hanche sont normaux.

L'exploration radiographique, faite comparativement des deux côtés par M. le professeur Imbert, nous a permis de reconnaître les lésions suivantes, faciles à distinguer sur les épreuves annexées à ce rapport : 1° un cal de fracture, en virole, du volume d'une petite noix, situé sur le péroné, à 3 ou 4 centimètres au-dessous de son articulation avec le tibia ; 2° sur le condyle interne du tibia, une petite saillie osseuse, d'un centimètre de hauteur environ, d'un demi d'épaisseur ; 3° sur le condyle interne du fémur, au niveau de l'insertion probable du ligament latéral, une petite zone translucide qui indique qu'il y a eu à cet endroit un écrasement trabéculaire du tissu osseux.

3° *Diagnostic et pronostic.* — L'histoire de la blessure, l'examen clinique du genou et l'étude des clichés radiographiques nous permettent de préciser exactement quelles ont été les lésions produites par l'accident et ce qu'il en reste aujourd'hui

Lorsque l'accident s'est produit, la jambe droite a été brusquement repoussée contre la bande de la sapine et, dans le choc, c'est la face externe de la jambe qui est venue heurter l'obstacle : il en est résulté une fracture du péroné à l'endroit frappé, fracture par cause directe, sans déplacement, qui s'est consolidée avec un cal en virole un peu volumineux, probablement (c'est une hypothèse toujours vraie chez l'enfant, souvent chez l'adulte) parce que le massage a produit une suractivité du périoste. Mais ce cal, qui n'est pas douloureux, que le blessé ne sent pas et qui ne le gêne en rien, diminuera spontanément. En même temps que la jambe était brusquement repoussée contre la bande de la sapine et que le genou était « calé » contre celle-ci, les sacs de chaux imprimaient à la jambe un mouvement de torsion et d'inclinaison en dehors — mouvement d'abduction — et ce mouvement forcé produisait une entorse du genou. La distension du ligament latéral interne a entraîné, comme cela se produit souvent, non la rupture du ligament, mais l'arrachement sur le fémur et le tibia d'une parcelle de tissu osseux, dont on voit les traces sur les radiographies, au tibia sous forme d'une saillie triangulaire, au fémur d'une zone de transparence différente. Cette entorse s'est accompagnée, comme cela se produit fatalement, d'un épanchement de sang et de sérosité dans l'articulation. Et cette *hémo-hydarthrose traumatique* a été l'origine d'une arthrite traumatique qui persiste encore malgré que la fracture du péroné soit consolidée, indolore et par conséquent définitivement guérie.

Les arthrites traumatiques, surtout celles du genou, guérissent très lentement et très difficilement, même chez ceux qui peuvent, grâce à une occupation sédentaire, ne pas rester de longues heures debout et ne pas marcher trop longtemps de suite. L'épanchement liquide disparaît très difficilement et reparaît à la moindre fatigue. De plus, la synoviale membrane qui tapisse l'intérieur de l'articulation et facilite le glissement subit à la longue des altérations souvent incurables qui gênent le fonctionnement de la jointure, au delà de certaines limites variables suivant l'âge et le tempérament du sujet. Martin est donc atteint d'*arthrite chronique du genou droit, d'origine traumatique.* Peut-on penser qu'une tuberculose ait été déterminée ou localisée sur cette jointure par l'accident, ou que la tuberculose se soit greffée sur l'arthrite traumatique. Nous répondrons non, et voici pourquoi. Il n'y a, à l'heure actuelle, aucun signe physique, aucun symptôme fonctionnel qui puisse justifier cette hypothèse. Depuis plus de six mois que M. le professeur X... a examiné Martin, une amélioration très considérable s'est produite dans l'état de sa jointure, sous l'influence du traitement très rationnel et très méthodiquement appliqué par le docteur L.... Il n'y a aujourd'hui ni atrophie musculaire du triceps, ni contracture des fléchisseurs, ni tuméfaction des bourrelets synoviaux latéro-rotuliens, ni attitude vicieuse, ni douleurs dans les mouvements. Si une tuberculose avait été provoquée par l'entorse, ou si la tuberculose s'était greffée sur l'arthrite consécutive à l'entorse, le traitement aurait plutôt aggravé l'état du malade. Rien n'accélère en effet les tumeurs blanches au début comme le massage et la mobilisation. De plus, Martin n'a aucun antécédent morbide personnel et héréditaire. Il affirme *lui-même* qu'il ne s'enrhume jamais l'hiver et que, pendant les mois les plus froids il travaille sur les quais, en manche de chemise. sans jamais prendre mal. D'ailleurs l'auscultation de sa poitrine a été absolument négative.

Cette arthrite traumatique guérira-t-elle définitivement? Nous croyons que non, chez un ouvrier occupé à un travail de force, debout, dans l'humidité. Sans être valide, ni même condamné à boiter à perpétuité, Martin conservera une susceptibilité particulière de son genou qui sera une cause d'incapacité permanente partielle. Les craquements qu'on perçoit quand il fléchit ou étend sa jambe, l'état rugueux des cartilages du fémur, l'épanchement intra-articulaire nous permettent de penser que cette arthrite sera définitive, avec des alternatives d'amélioration et de récidive. Et nous estimons que cette incapacité permanente partielle correspond à une réduction de capacité ouvrière de 10 à 15 p. 100.

4" *Conclusion*. — 1" Martin est atteint d'arthrite chronique du genou droit d'origine traumatique ;

2" Cette affection est une cause d'incapacité permanente partielle ;

3° Martin était, au moment de l'accident, indemne de tuberculose. Il l'est encore aujourd'hui. Il est atteint d'*arthrite simple,* consécutive à une entorse et *cette arthrite n'est pas compliquée de tuberculose*;

4° Cette incapacité permanente partielle peut être considérée comme entraînant une réduction de capacité ouvrière de 10 à 15 p. 100;

5° La date de la consolidation de la blessure peut être rapportée au milieu du mois d'octobre mil neuf cent cinq.

ÉMILE JEANBRAU.

Montpellier, le 29 juin 1906.

Rapport d'expertise.
Rétrécissement traumatique de l'urètre.

Je, soussigné, Émile Jeanbrau, professeur agrégé à la Faculté de Montpellier, commis expert par ordonnance de M. le président du Tribunal de 1re instance de Montpellier en date du 7 avril 1905, à l'effet de « procéder à l'examen du sieur Martin, de décrire son état, de rechercher, dire et rapporter si l'accident du 2 avril 1904 a placé Martin dans un état d'incapacité permanente de travail; si cette incapacité est partielle, de dire quelle réduction de son salaire annuel elle entraîne; de préciser quelle est la date de consolidation de la blessure; de se renseigner enfin sur le salaire de base du sieur Martin »;

Serment préalablement prêté devant M. le président du Tribunal civil de Montpellier, en son cabinet, sis au palais de justice, le 22 avril 1905, nous avons rempli la mission qui nous était confiée, après avoir averti les parties des jour, heure et lieu de nos examens. Voici le résultat de nos recherches.

Histoire de la blessure. — Le sieur Martin, âgé de 41 ans, manœuvre charpentier, travaillait, le 2 avril 1904, au nouvel asile des aliénés, route de Ganges. Il était debout sur une barre de fer (fer à T), élevée à 1 m. 20 au-dessus du sol, lorsque, en enfonçant une vis dans une poutre de fer, il glissa et tomba à califourchon sur la barre qui le supportait: il tourna autour d'elle et bascula sur le sol. Aussitôt ses camarades vinrent le relever. Il éprouvait une vive douleur au périnée (région comprise entre les bourses et l'anus) qui, dans la chute, avait porté sur le fer à T, et il s'aperçut que du sang coulait de sa verge. Il essaya d'uriner, mais il ne put y parvenir. Il était à ce moment dix heures du matin.

On porta le blessé à l'hôpital suburbain, dans le service de M. le professeur Forgue, vers les onze heures du matin. L'interne du service constata que le blessé n'avait pas de plaie extérieure. Vers six heures du soir, le périnée et les bourses étaient le siège d'une vaste ecchymose; Martin n'ayant pas uriné, l'interne fit alors le sondage de la vessie avec une sonde molle. Il y parvint après quelques essais et il s'écoula de l'urine sanguinolente. La sonde fut laissée à demeure, à cause de la difficulté que l'on aurait éprouvée à la réintroduire. Pendant les 8 jours suivants, l'urine s'écoula teintée de sang.

Le 19 avril, c'est-à-dire 17 jours après l'accident, on enleva la sonde à demeure et on commença la dilatation du canal avec des bougies Béniqué. Mais on ne put dépasser la bougie n° 33. Cette bougie a 5 millimètres et demi de diamètre, alors que le diamètre normal du canal est de 9 millimètres.

Le 28 avril, le blessé quitta l'hôpital; il urinait assez facilement. Mais il y rentra à nouveau le 3 juillet pour y subir une nouvelle série de séances de dilatation. Depuis cette époque, il est revenu à plusieurs reprises dans le service de M. le professeur Forgue pour se faire dilater l'urètre. Mais, le 12 janvier 1905, le canal s'était rétréci au point que l'interne ne put faire passer une bougie de 1 millimètre de diamètre. Dans un rapport fait par le docteur Redon (de Montpellier) sur désignation de M. le juge de paix du 3ᵉ canton, notre confrère déclare avoir examiné le blessé et lui avoir trouvé, le 25 janvier 1905, un rétrécissement situé à 12 centimètres environ en arrière du méat, dans la région périnéale. Ce rétrécissement était très serré, puisque le docteur Redon ne put introduire dans la vessie une bougie de 1 millimètre de diamètre.

. Deux certificats, joints au dossier, rédigés par le docteur Abadie, qui a soigné Martin à l'hôpital suburbain après son accident, confirment les données que nous venons d'exposer sur la nature, l'origine et le degré de l'affection du blessé : rupture traumatique de l'urètre par chute à califourchon sur le périnée ayant entraîné un rétrécissement cicatriciel.

État actuel en avril 1905. — Le blessé nous dit qu'il n'a pas subi de dilatation depuis un mois et demi. Il prétend éprouver le besoin d'uriner toutes les heures pendant le jour, toutes les trois heures pendant la nuit. Les mictions sont un peu douloureuses.

En palpant le périnée, on perçoit très nettement un nodule du volume d'un petit pois, sur la ligne médiane, non adhérent à la peau, faisant corps avec le canal de l'urètre, et qui représente la cicatrice qui s'est formée au niveau de la rupture urétrale.

L'exploration de l'urètre avec des bougies en gomme permet de reconnaître que le canal, large et facilement franchissable dans toute sa partie antérieure, est le siège d'un obstacle à 12 centimètres environ en arrière du méat; l'obstacle correspond au nodule que l'on sent par la palpation du périnée.

Des bougies à boule olivaire de moins en moins volumineuses sont introduites dans le canal pour tenter de franchir le rétrécissement et en mesurer le calibre. Nous arrivons difficilement à passer une bougie à boule olivaire n° 6, de 2 millimètres de diamètre. — La partie profonde du canal, située en arrière du rétrécissement, est libre.

Les reins ne peuvent être perçus par la palpation : ils ne sont donc ni augmentés de volume, ni douloureux, ni déplacés.

Les urines, neutres et troubles, se clarifient par l'acide acétique. Elles ne contiennent ni sucre, ni albumine, ni pus.

Diagnostic et évaluation de l'incapacité. — Martin est atteint d'un *rétrécissement de l'urètre* dont nous devons préciser le degré et l'origine.

Ce rétrécissement est très serré. Il diminue des trois quarts le calibre du canal. Normalement l'urètre a un diamètre de 8 à 9 millimètres. Chez Martin, une bougie de 2 millimètres de diamètre franchit avec peine, en avril 1905, la zone rétrécie.

L'origine de ce rétrécissement est sans aucun doute la rupture de l'urètre que s'est faite le blessé en mai 1904, dans sa chute à califourchon sur le fer à T. L'urétrorrhagie (ayant duré 8 jours) qui a suivi cette chute, l'ecchymose périnéale et scrotale qui est survenue au bout de quelques heures, la difficulté que l'interne a éprouvée pour sonder le malade, la formation rapide, au niveau de la portion périnéale de l'urètre, d'un obstacle à marche progressive, ne laissent place à aucun doute.

Nos examens, qui nous ont permis de reconnaître un nodule dur au périnée correspondant au point où le canal est brusquement rétréci, alors que l'urètre est normal dans toute sa portion pénienne, confirment le diagnostic que les certificats versés au dossier sont unanimes à établir.

Quelles sont, pour Martin, les conséquences de ce rétrécissement urétral? Cette lésion a une marche fatalement progressive; elle ne peut pas guérir spontanément. Abandonnée à elle-même, elle est d'un pronostic très grave, parce qu'elle aboutira à gêner de plus en plus l'écoulement de l'urine. Le blessé est menacé, dans l'avenir, de très sérieuses complications : — abcès urineux, infiltration d'urine, infection de la vessie et des reins.

Une opération — consistant dans l'ouverture de l'urètre et l'excision de la zone rétrécie — est nécessaire pour mettre le blessé à l'abri (au moins pendant un certain temps) des accidents que nous venons d'énumérer. Mais, même après cette opération, le blessé sera obligé de se soumettre à des séries de séances de dilatation dont il est impossible de prévoir le nombre.

L'affection dont Martin est atteint constitue donc une *incapacité permanente* de travail. Cette incapacité est *partielle*. Mais bien qu'en apparence elle ne diminue pas notablement les fonctions ouvrières du blessé, elle est d'un pronostic sérieux et nous paraît incompatible avec un travail physique pénible. Nous estimons qu'elle réduit de 60 à 70 p. 100 sa capacité professionnelle.

La date de la consolidation peut être fixée au milieu de janvier 1905.

D'après les renseignements que nous avons recueillis, Martin touchait un salaire annuel de 1 200 francs environ.

Conclusions. — 1º Martin est atteint de rétrécissement traumatique de l'urètre consécutif à un accident survenu au cours du travail;

2º Cette affection a pour conséquence une incapacité *permanente* de travail;

3º Cette incapacité permanente est *partielle*;

4" J'estime qu'elle correspond à une réduction de capacité ouvrière de 60 à 70 p. 100 du salaire;

5° La date de la consolidation peut être fixée au milieu de janvier 1905.

5° Le salaire annuel de Martin était de 1 200 francs environ.

EMILE JEANBRAU.

Montpellier, le 20 mai 1905.

Rapport médical.
Fracture du péroné avec légère déviation du pied en valgus.

Je, soussigné, Émile Jeanbrau, docteur en médecine, professeur agrégé à la Faculté de Montpellier, commis expert par ordonnance de M. le président de troisième chambre de la Cour d'appel de Montpellier, en date du 23 mars 1907, dans l'affaire Martin c. Jacques, ai rempli la mission qui m'était confiée, serment préalablement prêté le 19 avril 1907 devant M. le président de la troisième chambre, dans son cabinet, sis au palais de justice.

J'ai examiné le sieur Martin le 26 avril et le 4 mai 1907 et j'ai fait pratiquer dans l'intervalle, par M. le professeur Imbert, l'examen radiographique et électrique du blessé. J'avais pour mission d'examiner le sieur Martin et de dire quelle est la capacité de réduction professionnelle dont il est atteint à la suite de l'accident litigieux. Voici le résultat de mes constatations.

Histoire de l'accident. — Voici comment s'est produit l'accident, d'après le premier rapport de M. le docteur Roux, de .... : « Le neuf juin mil neuf cent quatre, Martin était monté sur une échelle ; l'échelle glissa et il tomba de un mètre cinquante sur le sol cimenté. Dans cette chute, Martin se tordit le pied droit et se fit une fracture du péroné du même côté. » La fracture fut consolidée à la fin de septembre mil neuf cent quatre.

Martin subit à l'Institut de mécanothérapie de Toulouse un traitement qui prit fin le vingt-deux octobre mil neuf cent quatre. Un certificat du docteur M..., directeur de l'Institut mécanothérapique de Toulouse, portant la date précédente, indique que l'état du blessé est devenu immuable et que sa blessure est consolidée.

État de Martin en mai 1905, d'après le premier rapport de M. le docteur Roux. — M. le docteur R..., a examiné Martin en mai 1905 et a déposé devant le Tribunal civil de Béziers un rapport dont les conclusions sont à retenir. Les voici : « 1° Le sieur Martin est atteint d'une fracture du péroné droit au-dessous

du tiers inférieur, avec légère entorse du pied; il est presque
parfaitement guéri. L'incapacité de travail dont il est atteint est
partielle. Nous l'estimons à deux pour cent. La consolidation de
la blessure a été obtenue six mois après l'accident. Le port
d'une chaussure orthopédique est superflu. »

*État de Martin en avril 1906, d'après le second rapport de
M. le docteur Roux.* — L'état du blessé ne s'étant pas amélioré,
M. le docteur Roux a examiné à plusieurs reprises et très soigneusement le blessé, entre le mois d'octobre 1905 et le mois
d'avril 1906. L'examen radiographique que M. Roux fit pratiquer
à ce moment permit de reconnaître qu'il existait, en plus d'une
fracture du péroné, un arrachement d'un petit fragment postérieur de l'astragale, sans lésion du calcanéum.

M. le docteur Roux discute dans son rapport les conclusions
d'un certificat du docteur Georges qui avait porté le diagnostic
de fracture de Dupuytren. M. Roux donne le résultat des
empreintes plantaires prises comparativement sur le blessé et
sur lui-même. Son rapport est très scientifique et très précis :
prenant en considération l'arrachement d'un petit fragment
astragalien décelé par la radiographie, M. Roux conclut que
Martin est atteint d'une incapacité permanente qui réduit sa
capacité ouvrière de quinze pour cent.

*État actuel de Martin, en mai 1907, trois ans après l'acci-
dent.* — J'ai examiné très complètement Martin à deux reprises,
le 26 avril et le 4 mai 1907. J'ai fait, de plus, pratiquer l'examen
radiographique et électrique par M. le professeur Imbert. Voici
l'état actuel du blessé.

Martin se présente à moi marchant à l'aide de deux béquilles,
trop courtes, comme le fait remarquer le docteur Roux, pour
être toutes les deux indispensables. Son pied droit n'appuie sur
le sol que par sa pointe et se dévie en dehors. Interrogé sur ce
qu'il ressent, Martin répond : « Je souffre du cou-de-pied droit
endolori comme par la pression d'un anneau, et au-dessous de
la cheville ». Il est intéressant de noter qu'il ne se plaint nullement de sa fracture péronière au point qu'on n'en chercherait
pas la trace en l'absence de renseignements sur l'accident.

A l'inspection, le blessé étant couché, les jambes nues, on ne
note ni déformation, ni déviation; on constate seulement que le
cou-de-pied droit est un peu plus large que le gauche et que la
malléole interne du côté droit est également un peu plus large
que celle du côté opposé. La mensuration confirme d'ailleurs ces
différences. Le diamètre transversal du cou-de-pied droit est de
huit centimètres et demi, tandis que le diamètre transversal
du cou-de-pied gauche est de sept centimètres et demi seulement. La malléole interne droite a une largeur de quatre cen

timètres, celle de gauche est large seulement de trois centimètres.

A la palpation, le malade accuse une douleur au niveau des insertions inférieures des ligaments internes de l'articulation tibio-tarsienne droite et en arrière de l'astragale.

L'examen des articulations montre que toutes les articulations du cou-de-pied et du pied ont conservé l'intégrité de leurs mouvements, qu'elles ont gardé leur souplesse et que le pied se tord aussi facilement en dedans qu'en dehors. La voûte plantaire du pied droit est conservée.

Si on fait marcher le malade sans béquilles, le pied droit ne repose pas à plat sur la plante, mais sur la pointe. Si on dit au malade d'appuyer sur le sol par sa face plantaire, au bout d'une minute, le pied droit se dévie en dehors, le bord interne s'affaisse, le pied se place dans la position dite « valgus ». On peut comprendre facilement cette position en tordant soi-même son pied droit de façon à ce que la face plantaire regarde à droite, ou son pied gauche de façon à ce que la plante regarde à gauche. Cette déviation du pied, caractérisée par le mouvement de bascule et l'écartement de la pointe du pied en dehors, s'accentue dès que le blessé marche pendant quelques minutes sans béquilles. La réalité n'en est pas contestable, malgré l'exagération évidente du malade. L'examen radiographique pratiqué par M. le professeur Imbert, le 4 mars 1907, ainsi que l'examen électrique ont été négatifs. Je transcris textuellement la note que M. Imbert a bien voulu me remettre au sujet de Martin : « L'examen radiographique de Martin ne montre qu'une fracture du péroné droit, consolidée en bonne position. En particulier, il n'existe aucune lésion du calcanéum.

« Quant à l'examen électrique, il ne révèle aucune anomalie. Les excitabilités tant galvanique que faradique des divers muscles sont aussi identiques que possible à droite et à gauche. »

J'ajoute que le cal de la fracture du péroné n'est ni volumineux ni douloureux, et que la mensuration ne permet de reconnaître qu'une différence d'un centimètre en faveur du côté gauche dans la circonférence de la cuisse et du mollet. Il n'y a donc qu'un très faible degré d'atrophie musculaire, facilement explicable par la longue inaction du sujet.

Interprétation de l'impotence accusée par Martin. — L'impotence dont se plaint Martin me paraît réelle, au moins dans une certaine limite. Cette impotence est la conséquence de l'entorse interne qui a accompagné la fracture. Cette entorse a consisté dans la rupture des ligaments latéro-internes de l'articulation tibio-tarsienne droite. Pour que le pied ne se renverse pas en dehors, il faut que ces ligaments soient intacts ; sinon, sous le poids du corps, le pied n'étant plus maintenu entre les deux malléoles comme un tenon dans une mortaise, bascule et se dévie en dehors. Il en résulte une douleur et une gêne dans la station debout et dans la marche. C'est ce qui a lieu chez Martin. Et c'est pourquoi le docteur Georges avait cru à une fracture de Dupuytren. Cette variété de fracture a en effet pour conséquence, quand elle n'est pas très bien guérie, la déviation du pied en dehors, plus exactement en valgus.

Il existe donc chez Martin, consécutivement à sa fracture du péroné compliqué d'entorse interne, un pied valgus acquis, d'ailleurs corrigible à l'aide d'une chaussure orthopédique. Il suffit de lui faire porter un soulier muni d'un tuteur métallique renforçant la partie interne de la jambe et du pied pour empêcher la déviation en dehors du pied et réduire notablement la gêne que présente le blessé. J'ajoute d'ailleurs que ce dernier exagère notablement.

Conclusions. — 1° Martin présente une laxité des ligaments internes de l'articulation tibio-tarsienne droite qui gêne la marche et la station debout en permettant au pied de se dévier en dehors; 2° cette gêne est une cause d'*incapacité permanente partielle*, susceptible d'être notablement réduite à l'aide d'une chaussure orthopédique; 3° j'évalue cette incapacité permanente partielle à *quinze pour cent* au maximum.

ÉMILE JEANBRAU.

Montpellier le 20 mai 1907.

Rapport médical.
Fracture vicieusement consolidée du
5ᵉ métacarpien de la main droite.

Je, soussigné, Émile Jeanbrau, professeur agrégé à la Faculté de médecine, commis par jugement du Tribunal civil de Montpellier en date du 4 décembre 1903, à l'effet de « procéder à l'examen du sieur Martin, de décrire son état, de rechercher, dire et rapporter quelles ont été pour lui les conséquences de l'accident du 13 janvier 1903, d'évaluer la réduction subie par le salaire par le fait de cet accident, de déterminer la date de la consolidation de la blessure, de se renseigner sur le salaire touché par le sinistré pendant les douze mois qui ont précédé l'accident »; serment préalablement prêté le 20 janvier 1904 au palais de justice devant M. le président du Tribunal civil, ai rempli la mission qui m'était confiée, après avoir averti les parties des jour, heure et lieu de nos réunions.

Histoire de l'accident et suites de la blessure. — Le 13 janvier 1903, Martin conduisait par la bride un cheval attelé à un tombereau, lorsqu'il fit une chute de quatre mètres environ de hauteur. Dans sa chute il se contusionna à la tête, à la cuisse droite et à la main droite. A la cuisse et à la main, les contusions furent assez violentes pour s'accompagner de plaies. Transporté à l'hôpital civil de Cette, Martin y fut soigné pendant deux mois et demi, jusqu'au premier mars, époque à laquelle il quitta l'hôpital incomplètement guéri.

Depuis sa sortie de l'hôpital de Cette, Martin prétend n'avoir pu travailler à cause de douleurs intermittentes dans la tête, la cuisse droite et surtout la main droite qu'il prétend faible et endolorie. Toutefois, les douleurs se sont notablement atténuées dans les premiers jours de décembre 1903. La plaie contuse de la main qui avait suppuré pendant plus de quatre mois était à ce moment parfaitement cicatrisée.

État du blessé en janvier 1904. — Martin se plaint de douleurs vagues et intermittentes dans la tête et la cuisse droite qui ont été contusionnées, et d'une gêne fonctionnelle dans la main droite.

L'examen de la tête ne permet pas de reconnaître la moindre trace de blessure. La calvitie du blessé permet même d'affirmer que, dans sa chute, il ne s'est pas fait de plaie du cuir chevelu, car on ne trouve pas de cicatrice. La palpation ne décèle aucune saillie ou dépression anormale sur les os du crâne. Une radiographie pratiquée le 28 janvier 1904 est également négative au point de vue d'une lésion osseuse. Le blessé ne présente d'ailleurs aucun signe ou symptôme d'une altération méningée, cérébrale ou nerveuse.

Au niveau du membre inférieur droit, il n'existe ni déformation, ni atrophie musculaire. La radiographie de la cuisse, pratiquée le même jour, par M. le professeur Imbert, et dont une épreuve positive est jointe à ce rapport, montre que le fémur est intact. Les articulations de la hanche et du genou sont saines. La mensuration permet de reconnaître que les circonférences de la cuisse et de la jambe droites sont identiques à celles du côté opposé.

Sur la cuisse droite une cicatrice blanchâtre, de dix ou douze centimètres de longueur, oblique en bas et en dehors au-dessous du pli fessier est le seul témoin de la blessure que s'est fait Martin dans sa chute. Mais cette cicatrice, peu saillante, souple, non adhérente, permet de penser qu'elle est la conséquence, non d'une plaie ayant entamé la peau dans toute son épaisseur, mais d'une simple éraflure superficielle.

Au niveau du membre supérieur droit, la main seule a été endommagée. Elle est le siège d'une cicatrice située à trois centimètres environ au-dessus de la racine du petit doigt contournant le bord cubital de la main, empiétant de deux centimètres environ sur la région palmaire et d'autant sur la région dorsale. Cette cicatrice déprimée et froncée est le résultat de la réparation de la

plaie contuse que s'est fait Martin dans sa chute. Cette plaie a
suppuré plusieurs mois et la cicatrice est par suite adhérente aux
tissus sous-jacents de la région palmaire. Mais elle n'est pas adhérente aux tendons, ni à l'os sous-jacent. La palpation permet de
reconnaître que le cinquième métacarpien a une forme anormale ;
la radiographie, comme le montre l'épreuve ci-annexée, fournit
la preuve qu'il y a eu fracture de cet os et que les deux fragments
se sont consolidés avec une légère déviation angulaire, de telle
sorte que le métacarpien présente une courbure anormale, con-
vexe en dedans, vers le bord cubital.

L'articulation du poignet est intacte, mais sa flexion est
légèrement diminuée. L'extension des doigts est complète et
indolore, ainsi que leur écartement. Mais la flexion de ceux-
ci dans la paume de la main, surtout la flexion des deux derniers doigts, est gênée et incomplète. Dans l'acte de prendre à
pleine main un objet de petit volume comme un barreau de
chaise, pour soulever celle-ci, le blessé se sert seulement des
trois premiers doigts et instinctivement n'utilise pas les deux
derniers.

Diagnostic et évaluation de l'incapacité. — Les contusions
du crâne et de la cuisse n'ont pas eu de conséquences fâcheuses.
Seule la main droite est le siège d'une lésion caractérisée par
une fracture vicieusement consolidée du cinquième métacarpien
et une cicatrice adhérente dans la paume de la main. Il en
résulte, dans un organe dont l'intégrité est nécessaire pour
conserver la mobilité, la souplesse, la force et l'indolence compatibles avec les actes de préhension, de traction, de pression, etc., une incapacité partielle de travail. Cette incapacité
est permanente parce qu'elle repose sur : 1° une déformation osseuse ; 2° une cicatrice qui pourra s'assouplir à la longue, mais restera certainement toujours adhérente aux tissus
sous-jacents.

La date de la consolidation de la blessure, notablement
retardée à cause de la suppuration de la plaie, peut être reportée
aux premiers jours de décembre 1903.

Conclusions. — 1° Martin est atteint d'une incapacité permanente de travail ;

2° Cette incapacité est partielle ;

3° Nous évaluons la réduction de capacité professionnelle à
huit à dix pour cent ;

4° La date de la consolidation de la blessure peut être
reportée aux premiers jours de décembre 1903.

5° Le sieur Martin prétend avoir touché, pendant les douze
mois qui ont précédé l'accident, une moyenne de quatre-vingt-dix
à cent francs par mois ; d'après la lettre de M. X..., annexée à ce

rapport, le salaire total pendant cette même période a été de onze cent quatre-vingt-sept francs.

ÉMILE JEANBRAU.

Montpellier le 15 février 1904.

Rapport médical.
Ectopie testiculaire révélée par un effort.

Je, soussigné, Emile Jeanbrau, docteur en médecine, professeur agrégé à la Faculté de Montpellier, commis expert par ordonnance de M. le président du Tribunal civil de Montpellier, en date du 22 décembre 1905, dispensé de serment du consentement des parties, à l'effet « d'examiner le sieur Martin, de décrire son état, et de faire connaître les conséquences de l'accident dont il a été victime », ai procédé à la mission qui m'était confiée. Voici le résultat de mon examen.

Histoire de l'accident. — Le 22 juin 1905, Martin, ouvrier aux ateliers de X..., à B..., tirait sur un wagonnet pour le faire glisser d'une plateforme sur des rails, lorsqu'il éprouva une douleur dans l'aine gauche. Il interrompit son travail en se plaignant de cette douleur à ses camarades. M. le docteur Bel, qui se trouvait dans le voisinage, le vit quelques instants après, l'examina et constata dans le pli de l'aine gauche, au point où Martin accusait la douleur, une petite tumeur dure qu'il reconnut être le testicule non descendu dans les bourses. A la palpation de ce testicule, le blessé accusait une douleur vive.

Depuis le moment de l'accident, c'est-à-dire depuis six mois, Martin affirme qu'il continue à souffrir de la région inguinale gauche *et se déclare incapable de tout travail.*

M. le docteur X..., de Z..., lui a délivré, il y a deux mois, un certificat dans lequel il constate l'existence d'un testicule « ectopique », c'est-à-dire anormalement situé, et douloureux. Le docteur X... ajoute que les phénomènes douloureux disparaîtraient si Martin se soumettait à une opération sans danger.

Examen de Martin le 10 janvier 1906. — J'ai pratiqué l'examen de cet ouvrier en présence du docteur Bel, médecin attaché à l'usine où travaillait Martin.

Ce dernier est un homme robuste et vigoureux. Il montre avec la main qu'il souffre de la partie interne de l'aine gauche. *A l'inspection,* on ne note rien de particulier dans cette région qui ne présente ni tuméfaction, ni cicatrice, ni trace de suppuration. Mais on est frappé de l'asymétrie des bourses : elles paraissent vides à gauche. A *la palpation,* en effet, on ne trouve qu'un seul testicule, le droit, en situation normale. Le testicule gauche fait défaut. En palpant la région inguinale, Martin étant debout, on perçoit aisément sa présence dans le canal inguinal : il est placé derrière l'orifice externe du canal inguinal, sous l'aponévrose du muscle grand oblique. Il est mobile sous le doigt: Martin accuse une sensation douloureuse lorsqu'on le touche.

J'ai recherché s'il coexistait une hernie avec cette anomalie de situation du testicule gauche. Il n'y en a pas.

Lorsqu'on fait coucher le sujet horizontalement, le testicule rentre dans le canal inguinal et le doigt ne le perçoit plus, sauf si le malade tousse ou fait un effort : dans ce cas, il est repoussé en avant et vient au contact du doigt dont l'extrémité s'enfonce dans le canal inguinal.

Rien à noter de particulier du côté opposé.

Diagnostic. — Martin présente donc une ectopie testiculaire inguinale gauche, c'est-à-dire une anomalie de naissance, caractérisée par la non-descente du testicule gauche dans les bourses. Quelques explications sont nécessaires pour comprendre que cette anomalie, remontant à la naissance, soit restée latente jusqu'à l'année dernière et ne se soit révélée qu'à la suite d'un effort.

Les testicules se forment dans le ventre, à côté des reins. Mais pendant la vie intra-utérine, tandis que les reins restent en place, les testicules descendent peu à peu vers le bassin, traversent le canal inguinal et viennent se loger dans les bourses qui sont les enveloppes destinées à les recevoir. Ils sont descendus dans les bourses quelques jours avant la naissance. Quelquefois ils sont en retard, et ne sortent du ventre pour prendre leur place normale que dans la première année de la vie. Telle est l'évolution normale.

Mais il peut arriver que, par suite d'une anomalie de développement, l'un des testicules, — plus rarement les deux, — s'arrête en chemin, soit dans l'abdomen, soit, moins rarement, dans le canal inguinal. L'individu porteur de cette malformation est appelé *monorchide*. Or, Martin est précisément atteint de cette anomalie, qui n'a entraîné d'ailleurs aucune conséquence fâcheuse au point de vue de la valeur physique de cet ouvrier. Aussi a-t-il été accepté par la Compagnie, lors de la visite d'embauchage qu'il a subie.

Reste à expliquer ce qui est survenu en juin dernier. Sous l'influence de l'effort accusé par Martin, il a pu se produire soit un certain degré d'étranglement du testicule dans la paroi abdominale fortement contractée, soit plutôt un léger degré de luxation du testicule vers l'orifice du canal inguinal, avec torsion incomplète du cordon. Dans l'une ou l'autre hypothèse, il a pu se produire la rupture de quelques adhérences de l'organe aux tissus voisins, le tiraillement de quelques filets nerveux, ce qui expliquerait la douleur accusée par cet ouvrier. Depuis le testicule est resté mobile dans le canal inguinal et il est possible qu'il éprouve une sensation pénible lorsqu'il fait un effort et que la paroi abdominale se contracte fortement. Mais il me paraît que Martin exagère notablement quand il déclare souffrir continuellement depuis plus de six mois et lorsqu'il se déclare encore à l'heure actuelle incapable de travailler.

En résumé : Martin présente une ectopie testiculaire gauche, devenu douloureuse à la suite d'un effort accompli en juin dernier. Pour préciser aussi rigoureusement que possible les conséquences de l'accident chez un sujet atteint de cette anomalie congénitale, je pense qu'on doit discuter les trois points suivants :

1° Les douleurs que prétend éprouver Martin sont-elles réelles et peuvent-elles légitimer une incapacité de travail de plus de six mois?

2° Peut-on considérer comme une cause d'incapacité permanente l'existence d'un testicule ectopique qu'un effort — sans résultat fâcheux chez un sujet normal — a rendu douloureux?

3° Si les douleurs accusées par Martin sont réelles, peut-on les faire disparaître par une opération sans danger susceptible de restituer à cet homme l'intégrité de sa capacité de travail?

Voici ce qu'il est permis de conclure sur ces trois points :

1° *Martin exagère notablement les douleurs qu'il éprouve*; lorsque, durant mon examen, je détournais son attention en l'interrogeant et que je pressais sur son testicule, il ne manifestait aucune sensation pénible; il criait au contraire si je lui demandais ce qu'il ressentait à la pression. Je ne peux admettre que cet ouvrier souffre d'une façon continue depuis six mois et que la douleur l'empêche non seulement de travailler, mais même de marcher. On sait que dans les cas d'ectopie qui s'accompagnent de douleurs très vives, celles-ci surviennent par crises, et sont suivies d'accalmies pendant lesquelles le sujet n'éprouve aucune gêne.

2° *Martin peut-il être considéré comme atteint d'incapacité permanente partielle?* Non, à mon avis, et voici pourquoi. Les douleurs qu'il prétend éprouver ne me paraissent pas réelles. Et même, si le testicule est douloureux à certains moments, il peut cesser de l'être un jour ou l'autre. Nombreux sont les monorchides qui ont souffert de leur testicule ectopique et qui cessent de le sentir définitivement. De plus, il s'agit ici d'une anomalie congénitale qui à elle seule constitue toute la lésion, puisqu'on ne trouve ni hernie, ni tuméfaction, ni induration du côté du testicule et de la région où il est situé. Pour ces raisons, je conclus que cette ectopie, révélée par un effort, ne peut être considérée comme une cause d'incapacité permanente de travail.

3° *Si les douleurs accusées sont réelles, peut-on les faire disparaître par une opération sans danger et susceptible de rendre à*

cet homme sa capacité normale de travail? Oui, on peut proposer
à cet homme une opération sans aléa qui le débarrassera d'un
testicule gênant et même dangereux pour l'avenir (puisque les
testicules non descendus deviennent plus fréquemment cancéreux que les autres). Cet organe est d'ailleurs absolument perdu
pour la fonction génitale. On sait aujourd'hui que, après la
puberté, les testicules ectopiques s'atrophient, ne sécrètent plus
de spermatozoïdes et peuvent être sacrifiés sans nuire en rien
aux fonctions génésiques. Enlever cet organe ectopique au sujet
serait donc lui rendre un réel service.

Conclusions. — 1° Martin présente un testicule gauche en
ectopie inguinale qui serait devenu et demeuré douloureux à la
suite d'un effort effectué il y a six mois. Mais cet effort n'a présenté aucun caractère de brusquerie ni d'intensité qui permette
de le considérer comme un accident.

2° Il n'en résulte pas une incapacité permanente de travail;

3° L'incapacité est seulement temporaire et si les douleurs
ne disparaissent pas spontanément, la guérison surviendra à
coup sûr et sans dangers après l'ablation du testicule anormal.
Elle est donc subordonnée à l'acceptation de l'intéressé.

ÉMILE JEANBRAU.

Montpellier, le 23 janvier 1906.

CHAPITRE IV

ÉVALUATION DES INCAPACITÉS

A. — PRINCIPES D'ÉVALUATION DES INCAPACITÉS

Lorsqu'une blessure est « consolidée » la tâche du médecin n'est pas terminée. Il lui reste à fournir au juge l'indication nécessaire pour réparer pécuniairement le dommage occasionné par l'accident — mutilation, infirmité, difformité. Le médecin doit donc préciser quelle diminution le blessé a subie dans sa capacité ouvrière.

Cette appréciation est difficile : elle serait impossible si on n'avait imaginé de la baser sur le salaire gagné par le travail de l'ouvrier, avant l'accident.

Voici quel est le principe de l'évaluation des incapacités permanentes.

La capacité ouvrière d'un blessé est représentée par son salaire. L'incapacité qui résulte d'une blessure est par suite représentée par la diminution de salaire que la mutilation doit entraîner.

Comment exprimer la réduction de capacité ouvrière? Par une fraction ou mieux par des chiffres choisis entre 0 et 100, — 100 correspondant au plein salaire gagné par l'ouvrier avant l'accident, 0 à l'impossibilité, pour un blessé, de tout travail. Exemple : un ouvrier est mutilé. Avant sa mutilation, sa capacité ouvrière et par suite son salaire sont exprimés par 100. Si la mutilation a pour conséquence de réduire le salaire de la moitié, du tiers, du quart, ou du dixième, on dit que l'incapacité permanente correspond à une réduction de salaire de 50, 33, 25 ou 10 p. 100.

La loi de 1898 distingue les incapacités permanentes totales (I. P. T.) des incapacités permanentes partielles (I. P. P.)

L'I. P. T. ou absolue est celle qui est incompatible avec n'importe quel travail, et par suite qui ne permet pas à l'ouvrier de gagner le plus minime salaire. Au point de vue légal, on dit qu'elle entraîne une réduction de salaire de 100 p. 100. La loi accorde, dans ce cas, une rente viagère et annuelle égale aux deux tiers du salaire touché avant l'accident, soit 66,66 p. 100 du salaire.

Dans les I. P. P. la loi accorde au blessé une rente, annuelle et viagère, égale à la moitié de la réduction du salaire entraînée par l'infirmité[1]. Soit un mécanicien gagnant 2 400 francs par an, qui perd le médius droit. Le médecin et le juge évaluent la réduction de salaire, entraînée par la

---

1. Plusieurs auteurs, et tout dernièrement Mourral et Berthiot y insistaient à nouveau, font à notre loi le reproche de laisser entre la réparation des I. P. T. et celles des I. P. P. un écart qui ne correspond pas à la réalité. « Les premières, en effet, donnent droit aux deux tiers du salaire (66,66 p. 100); les secondes simplement à la moitié de la réduction qu'il subit; en évaluant cette dernière au maximum théorique 99,99 p. 100, la pension attribuée aux ouvriers atteints d'infirmités de cette nature ne pourra donc jamais dépasser les 49,99 p. 100 de leurs gains. » Le médecin peut prévenir les injustices dont pourraient souffrir certains blessés en appréciant plus largement le dommage. Un blessé qui est mutilé au point de ne pouvoir plus gagner que deux pour cent de son salaire peut être considéré comme atteint d'I. P. T., surtout s'il est âgé et illettré.

perte de ce doigt, à 10 p. 100 : le juge accordera donc une rente correspondant à la moitié de cette réduction, qui est de 5 p. 100, c'est-à-dire du vingtième du salaire annuel :

$$\frac{2\,400}{20} = 120 \text{ francs}^{1}.$$

Nous avons dit que les rentes inférieures à 100 francs pouvaient être rachetées moyennant le capital correspondant. Nombre d'ouvriers préfèrent recevoir, immédiatement et en bloc, 1000 ou 1500 francs, plutôt que de toucher durant toute leur vie 10 à 20 francs par trimestre.

Mais la loi française ne permet pas, pour protéger le blessé contre son imprévoyance, de racheter les rentes au-dessus de 100 francs. Il est intéressant de savoir ce qui se passe dans les pays où la loi accorde un capital et non une rente. En Suisse, où il en est ainsi, M. Secrétan[2] dit qu'il y a très peu d'ouvriers mutilés qui ont perdu leur pouvoir de gagner. « Je connais, dit il, un ouvrier serrurier qui gagne sept francs par jour avec une main droite mutilée, au point que les doigts sont rétractés dans la paume de la main, et laissent passer tout juste le manche du marteau. C'est un des avantages du règlement par un capital que l'ouvrier déploie ensuite tout ce qui lui reste de faculté sans aucun contrôle, » puisqu'il n'y a pas, comme en France, de revision possible.

Pour cette raison, M⁰ Desouches exprimait, en 1902, le regret que la loi française ne permit pas de verser à l'ouvrier le capital correspondant à la rente accordée. « Ainsi, le blessé qui a perdu un bras ou une jambe ne peut pas, dit M⁰ Desouches, s'établir pour son compte en achetant un petit fonds de commerce ; il est condamné aux emplois de modestes subalternes, aux gages insignifiants ; il doit restreindre son activité. S'il était permis, au contraire, à la victime d'un accident de demander et d'accepter quelques

1. La loi belge accorde une rente : 1° de 50 p. 100 du salaire (au lieu des 75 p. 100 de la loi française) si l'incapacité permanente est totale ; 2° de la moitié de la réduction que l'infirmité aura fait subir au salaire, si elle est partielle. Sur ce dernier point, les indemnités accordées par la loi belge et la loi française sont donc les mêmes.

2. Secrétan, *Revue Méd. de la Suisse Romande*, 1902, p. 298, et *L'Assurance contre les Accidents*, Genève, 1906, 3ᵉ édition.

billets de mille francs à forfait. l'ouvrier intelligent saurait profiter de ce petit pécule pour vivre indépendant. »

Cela est vrai pour certains ouvriers, mariés et quelque peu au courant d'un commerce. Malheureusement la plupart des blessés gaspilleraient leur capital sans profit et tomberaient bien vite dans la détresse, pour grossir ensuite le nombre des mécontents et des révoltés. Nous pensons que le législateur s'est inspiré d'une pensée vraiment humanitaire en interdisant le rachat des grosses rentes [1]. Mais, comme M. Chaput [2] le proposait récemment, il n'y aurait pas d'inconvénient à laisser racheter les rentes de 150 et même 200 francs chez les ouvriers jeunes. Affranchis des préoccupations de la revision, ces blessés se remettraient au travail sans aucune arrière-pensée. L'accommodation se ferait rapidement et complètement et ils chercheraient, par un effort d'intelligence et de volonté, à gagner le même salaire qu'avant l'accident et même un salaire supérieur. Nous avons vu, d'après les observations de M. Secrétan, que les choses se passaient ainsi en Suisse. M. Patry [3] a recherché ce qu'étaient devenus vingt ouvriers ayant perdu *plusieurs* doigts et dont l'accident avait été indemnisé par une somme variant, suivant l'âge et le salaire de base, entre 6 000 et 500 francs. Il a pu en retrouver dix-sept. Sur ces dix-sept blessés, treize ont repris leur travail avec *le même salaire* qu'avant l'accident, et parmi ces treize ouvriers, trois ont vu leur salaire augmenter soit immédiatement, soit peu de temps après. Les quatre derniers ont quitté leur métier : un machiniste qui avait touché 6 000 francs s'est livré à de si copieuses libations qu'il en est mort. Deux autres ont loué un café et vivent à l'abri des machines. Le dernier, qui avait touché 2 600 francs, a repris sa première profession de parqueteur.

1. Les ouvriers étrangers, victimes d'accidents, qui cesseraient de résider sur le territoire français, recevront pour toute indemnité un capital égal à trois fois la rente qui leur avait été allouée. (*Art. 3 de la loi du 31 mars 1905.*)

2. Chaput, *Du devenir de quelques mutilations graves. La Médecine des Accidents*, 1906, p. 125.

3. Patry, *Revue Suisse des A. du T.*, juin 1907, et *Médecine des Accidents*, sept. 1907.

B. — LES INCAPACITÉS PERMANENTES TOTALES

Les I. P. T. sont celles, disent Mourral et Berthiot, qui sont incompatibles avec tout travail utile, et excluent le blessé de toute profession.

Les principales I. P. T. ont pour cause :

a. La cécité ou l'abaissement de l'acuité physiologique au-dessous de 0.1 (Truc);

b. L'amputation de deux membres (les deux bras, les deux jambes, un bras et une jambe);

c. Une paraplégie par lésion médullaire;

d. Une lésion cardiaque non compensée (avec asystolie);

f. L'aliénation mentale;

g. Certaines névroses traumatiques avec troubles cérébraux graves.

En aucun cas, la perte d'un seul membre ne peut constituer une I. P. T. Un jugement du Tribunal civil de Lure, et deux jugements du Tribunal civil de Bordeaux avaient déclaré que l'amputation d'une jambe, chez un ouvrier âgé de plus de quarante ans, constituait une I. P. T. *Ces trois jugements ont été réformés en appel.* Mais la Cour de Bordeaux a majoré l'indemnité et a évalué la réduction de salaire dans un cas à 75 p. 100, dans l'autre à 85 p. 100. La Cour de Besançon a de même tenu compte de la difficulté que l'amputé aurait à gagner sa vie et a évalué son incapacité à 75 p. 100. Ces arrêts, qui ont fixé la jurisprudence sur ce point, sont parfaitement logiques.

Cependant la Cour de Riom a considéré, le 30 janvier 1902, comme entraînant une I. P. T., l'amputation du bras droit et de l'omoplate. Mais il s'agissait d'un ouvrier illettré et âgé qui se trouvait dans l'impossibilité de se livrer à aucun travail utile.

La Cour de Limoges a admis comme cause d'I. P. T. des brûlures profondes, ayant laissé subsister l'impotence presque complète de la main gauche et l'ankylose de trois doigts de la main droite[1]. Mais la jurisprudence ne considère pas comme atteint d'incapacité absolue l'ouvrier que les experts déclarent incapable d'exercer un métier exigeant un effort musculaire tant soit peu prolongé, mais capable de se livrer à des occupations sédentaires peu fatigantes dont il pourra tirer quelques ressources[2].

C. — ÉVALUATION DES INCAPACITÉS PERMANENTES PARTIELLES

Les I. P. P. sont innombrables. Mais la difficulté d'évaluer la réduction de salaire que chacune d'elles doit entraîner ne vient pas seulement de leur nombre. Elle tient surtout à ce que la perte d'un organe ou d'une fonction a des conséquences différentes suivant la profession, l'âge, la constitution physique, le degré d'instruction et d'intelligence du blessé. Comme le disait M. Maruéjouls à la Chambre, un charretier qui perd un pouce garde une capacité presque entière ; si c'est un graveur ou un typographe, il ne peut presque plus travailler. Il serait injuste de ne pas faire entrer en ligne de compte les conditions qui peuvent atténuer ou aggraver les conséquences d'une infirmité. Aussi le législateur n'a-t-il pas voulu donner au médecin et au juge une base officielle d'évaluation. Tarifer un œil, un doigt, un bras ou une jambe, sans tenir compte de l'état physique et intellectuel du blessé, de son âge et de sa profession, serait non seulement arbitraire, comme le disait justement M. Tolain, mais inhumain.

Malheureusement cette liberté d'appréciation laissée par la loi au juge et par suite au médecin qui donne le premier son avis, augmente les difficultés. Comme le disent parfaitement Mourral et Berthiot[3] : « L'évaluation exacte du degré d'invalidité d'une personne ne peut s'obtenir scientifiquement.

1. Cour de Limoges (27 mai 1904), *Rec. sp.*, 1904-1905, p. 195.
2. Dijon (C.), 15 nov. 1905. Dalloz. 1906, v, 22.
3. Mourral et Berthiot, *loc. cit.*, nº 159.

Tout ce qu'on peut demander à un médecin, et tout ce qu'il peut faire, avec certitude, c'est de décrire l'état d'une blessure, d'en indiquer les causes et les suites, de s'expliquer sur les infirmités antérieures dont serait atteint l'ouvrier, et leur influence sur la guérison de la blessure, ainsi que sur ses conséquences, mesurer l'incapacité fonctionnelle d'un membre et dire dans quelle mesure elle rendra impossible l'exercice de telle ou telle profession. L'évaluation qu'il donnera de la diminution de la capacité générale de travail de la victime ne peut être qu'une appréciation personnelle, souvent approximative, dont les juges devront certainement tenir compte, mais qui ne saurait les lier. Il leur appartient de statuer souverainement sur ce point à l'aide de tous les éléments tant médicaux que de pur fait qu'ils trouveront dans la cause. »

De même que les lois sur les accidents du travail promulguées dans les autres pays ont servi aux législateurs français pour élaborer la nôtre, de même les évaluations des experts et des tribunaux allemands et autrichiens nous ont servi à apprécier les incapacités de nos blessés. Dans une étude fort instructive[1] faite sous l'inspiration de M. Potier, président de la septième chambre de la Cour de Paris, le docteur Georges Brouardel a réuni et comparé : les évaluations admises par l'Office impérial des Assurances allemand et autrichien, et le règlement italien du 25 septembre 1898 ; les évaluations consacrées par l'usage et fournies par 23 compagnies d'assurances allemandes ; enfin les évaluations des tribunaux suisses et de quelques compagnies d'assurances italiennes. A l'aide de ces tableaux qui concordent sur la plupart des points et *qui ont l'avantage de fournir un maximum et un minimum pour chaque incapacité*, M. G. Brouardel a construit une table d'évaluation qui a été adoptée par la Société de Médecine légale de France, en juillet 1902.

Nous donnons plus loin cette table qui a le grand avan-

1. Georges Brouardel, *Annales d'Hygiène et de Médecine légale*, 1902, t. XLVII, p. 520-542. — *Les Accidents du Travail*, un volume des Actualités médicales, Baillière, éditeur, 1907.

tage d'être très simple; nous donnons aussi les évaluations proposées par M. Rémy [1] avec les différents éléments que cet auteur conseille de préciser dans l'examen des blessés. Enfin nous ajoutons à ces données un certain nombre de décisions de jurisprudence, en particulier les chiffres qui ont été acceptés par les blessés et les patrons dans les accords passés en 1901-1902, en audience de conciliation, devant M. Duchauffour [2], alors juge au Tribunal de la Seine.

Règles importantes à observer dans l'évaluation des incapacités.

L'expert doit avoir présente à l'esprit la règle suivante, nettement tracée par la Cour de cassation : **l'évaluation de l'incapacité doit être exclusivement basée sur la réduction de l'incapacité générale de travail subie par l'ouvrier.**

Un exemple fera comprendre ce principe. Soit un mécanicien, ayant perdu l'annulaire droit, qui reprend son poste, exécute le même travail, et touche le même salaire ou même un salaire légèrement supérieur à celui qu'il recevait avant l'accident. Si l'on calculait le degré d'incapacité en prenant comme éléments du problème les salaires touchés avant et après l'accident, cet ouvrier n'aurait droit à aucune indemnité. On pourrait même dire que sa capacité professionnelle de mécanicien n'est pas diminuée, puisqu'il gagne autant qu'avant sa mutilation. Mais ce serait là une appréciation basée sur des éléments contingents, subordonnés à la bonne volonté d'un patron qui aurait pu, à cause même de cette infirmité, refuser de l'embaucher. Bien que le blessé reçoive le même salaire qu'un ouvrier intact, il n'en est pas moins *diminué dans sa capacité générale de travail.* C'est cette diminution de capacité générale de travail qui doit être évaluée par l'expert et par le juge. Ainsi l'a déclaré la Cour de

---

1. Voy. l'excellent ouvrage de M. Rémy : *Évaluation des incapacités permanentes basée sur la physiologie des fonctions ouvrières des diverses parties du corps*, Paris, Vigot frères, éditeurs, 1906.

2. Duchauffour, *Manuel de conciliation*. Baillière, éditeur.

cassation, le 26 novembre 1901, à propos d'un blessé à qui on refusait l'indemnité prévue par la loi, sous le prétexte qu'il était payé aux mêmes conditions qu'avant l'accident[1]. Plusieurs décisions postérieures ont fixé la jurisprudence française sur ce point[2].

Dans leurs certificats et leurs rapports, les médecins devront donc s'attacher à déterminer : 1° si l'ouvrier sera désormais incapable d'exercer sa profession ; 2° quelles sont celles qui lui restent ouvertes ; 3° s'il ne pourra plus exercer que des métiers n'exigeant aucune éducation spéciale (commissionnaires, journaliers) et s'il rentrera dans cette catégorie que les Anglais appellent « laborers ».

De plus, étant donné l'état de la jurisprudence actuelle qui admet les rentes échelonnées, les experts devront avoir soin de s'expliquer sur les divers degrés par lesquels passera son incapacité à partir du jour de la reprise du travail jusqu'au moment où il aura recouvré son maximum de capacité ouvrière.

D. — ÉVALUATIONS MINIMA ET MAXIMA CONSACRÉS PAR L'EXPÉRIENCE

(G. BROUARDEL et RÉMY).

La table de G. Brouardel est basée sur une division des professions en 4 classes :

a. Les journaliers ;

b. Les ouvriers qui ont surtout besoin de leurs membres inférieurs (exemple : facteur) ;

c. Ceux qui ont surtout besoin de leurs membres supérieurs ;

d. Enfin les ouvriers d'art.

L'âge du blessé, son degré d'instruction et diverses conditions devant entrer en ligne de compte dans l'évaluation, l'auteur a donné un chiffre minimum et un chiffre maximum entre lesquels on peut choisir suivant les cas.

1. *Rec. du min. Com.*, t. 1, p. 855.
2. Comme conséquences, on comprend que la perte d'un ongle, d'une dent, d'un orteil, etc., ne puisse, pour aucune profession, être considérée comme une cause de réduction de capacité générale de travail.

TABLEAU DE L'ÉVALUATION DES INFIRMITÉS PERMANENTES

(Les chiffres sont tels que 100 indique le maximum de la perte.)

Évaluations proposées par le Dr Georges Brouardel.

NATURE DE L'INFIRMITÉ	ÉVALUATION DE L'INCAPACITÉ			
	I. Journaliers.	II. Professions intéressant surtout les membres supérieurs.	III. Professions intéressant surtout les membres inférieurs.	IV. Ouvriers d'art.
Perte complète de la vue	100	100	100	100
— de l'usage des deux membres, quelle que soit la combinaison	100	100	100	100
I. — Membres supérieurs.				
A. *Membre supérieur droit ou actif.*				
Perte de tout le membre	70 à 80	70 à 80	50 à 70	70 à 90
— de toute la partie au-dessous du coude	70 à 80	70 à 80	50 à 60	70 à 90
Perte de la main	60 à 75	65 à 75	45 à 55	70 à 90
— du pouce	25 à 35	25 à 35	15 à 25	40 à 55
— de l'index	10 à 15	10 à 25	10 à 15	25 à 35
— du médius	10 à 15	10 à 15	5 à 10	15 à 25
— de l'annulaire	5 à 10	5 à 10	5 à 10	15 à 20
— du petit doigt	5 à 10	5 à 10	5 à 10	15 à 20
Ankylose complète de l'articulation de l'épaule	40 à 55	40 à 50	25 à 35	40 à 65
Ankylose incomplète de l'épaule, suivant degré	10 à 40	10 à 40	10 à 25	30 à 40
Ankylose complète du coude	30 à 40	30 à 35	10 à 25	35 à 45
— incomplète du coude, suivant degré	10 à 30	10 à 30	0 à 10	20 à 35
Ankylose complète de l'articulation du poignet	20 à 35	20 à 30	5 à 15	30 à 45
Ankylose incomplète du poignet suivant degré	5 à 20	5 à 20	0 à 5	10 à 30
B. *Membre supérieur gauche ou passif.*				
Perte de tout le membre	60 à 70	60 à 70	40 à 50	70 à 80
— de toute la partie au-dessous du coude	60 à 70	60 à 70	40 à 50	70 à 80
Perte de la main	55 à 65	55 à 65	30 à 40	70 à 80
— du pouce	15 à 25	15 à 25	10 à 25	25 à 40
— de l'index	5 à 15	5 à 15	5 à 15	15 à 25
— du médius	5 à 10	5 à 10	5 à 10	15 à 20
— de l'annulaire	5 à 10	5 à 10	0 à 5	10 à 15
— du petit doigt	0 à 10	0 à 5	0 à 5	5 à 10

NATURE DE L'INFIRMITÉ	ÉVALUATION DE L'INCAPACITÉ			
	I. Journaliers.	II. Professions intéressant surtout les membres supérieurs.	III. Professions intéressant surtout les membres inférieurs.	IV. Ouvriers d'art.
Ankylose complète de l'articulation de l'épaule................	40 à 50	30 à 45	10 à 25	35 à 55
Ankylose incomplète de l'épaule, suivant degré................	10 à 40	10 à 30	0 à 10	10 à 35
Ankylose complète du coude....	25 à 35	25 à 35	5 à 15	25 à 40
— incomplète du coude, suivant degré.......	5 à 25	5 à 25	0 à 5	10 à 25
Ankylose complète du poignet..	15 à 20	15 à 20	5 à 10	20 à 30
— incomplète du poignet, suivant degré.......	5 à 15	5 à 15	0 à 5	5 à 20
II. — Membres inférieurs.				
Perte complète d'un membre...	50 à 75	50 à 75	70 à 90	50 à 75
— du membre au-dessous du genou................	50 à 70	50 à 70	60 à 80	50 à 70
Perte du pied................	40 à 60	40 à 60	60 à 80	50 à 60
Amputation de tous les orteils..	25 à 35	20 à 30	40 à 60	25 à 35
Perte du gros orteil...........	15 à 20	10 à 20	20 à 40	15 à 20
Grand raccourcissement d'un membre inférieur (plus de 5 centimètres)...............	25 à 35	20 à 30	45 à 60	25 à 35
Petit raccourcissement d'un membre inférieur (moins de 5 centimèt.), suivant degré...	Jusqu'à 25	Jusqu'à 20	Jusqu'à 45	Jusqu'à 25
Ankylose complète de la hanche.	30 à 45	30 à 45	60 à 80	30 à 45
— incomplète de la hanche, suivant degré..	10 à 30	10 à 30	40 à 60	10 à 30
Ankylose complète du genou...	20 à 30	20 à 30	40 à 60	20 à 30
— incomplète du genou, suivant degré.......	10 à 20	10 à 20	30 à 40	10 à 20
Ankylose complète du cou-de-pied.....................	10 à 25	10 à 25	40 à 60	10 à 25
Ankylose incomplète du cou-de-pied, suivant degré..........	0 à 10	0 à 10	30 à 40	0 à 10
Perte d'un œil, l'autre étant intact	20 à 40	20 à 40	20 à 40	20 à 40
Perte d'un œil, l'autre étant lésé. Voyez plus loin, page 293.....	"	"	»	"
Hernies [1]. Voyez ch. II. p. 155.				

1. La diminution de validité pourra le plus souvent être comprise entre 0 et 30, suivant le degré, la profession, etc.; mais, dans chaque cas, considérer la division très importante :

1° *Hernie de force*. — Se produisant chez un individu non prédisposé, généralement après effort violent, le sujet étant dans une fausse position.

2° *Hernie de faiblesse*. — Chez un prédisposé, la prédisposition se reconnaît à certains signes indiqués plus haut, p. 184.

Les incapacités permanentes portant sur les membres peuvent se réduire, comme le dit M. Rémy, à sept variétés essentielles :

1° L'amputation ;

2° L'ankylose ;

3° Le raccourcissement ;

4° La déformation ;

5° La paralysie ;

6° La pseudarthrose ;

7° L'atrophie musculaire.

Plusieurs de ces variétés peuvent coexister. On évalue seulement les conséquences de la lésion prédominante. Par exemple, dans un cas de raccourcissement de la jambe, il y a forcément déformation. Mais celle-ci est sans importance au point de vue de l'appréciation : ce qu'il faut évaluer, c'est la réduction de capacité entraînée par la diminution de longueur du membre. Dans le tableau de G. Brouardel, les amputations, les ankyloses et les raccourcissements seuls sont évalués. L'expert appréciera chaque cas particulier en étudiant, comme l'a fait M. Rémy : 1° Quels sont les mouvements rendus impossibles ou limités par une ankylose, une paralysie, une atrophie ; 2° dans quelle proportion la force du membre est diminuée ; 3° quelle réduction l'infirmité entraîne dans la capacité ouvrière du sujet, au point de vue de son travail habituel. Mais, nous le répétons, il n'y a pas à ce sujet de règles fixes et il serait dangereux de vouloir en donner sans une étude préalable de physiologie professionnelle de *tous* les métiers. Aussi le dictionnaire dont M. Rémy a émis l'idée et donné le plan, rendrait-il les plus grands services aux médecins et aux magistrats. Ce dictionnaire contiendrait pour chaque spécialité de métier, dit M. Rémy [1], « le genre et le lieu du travail, les outils dont se sert l'ouvrier, la durée de son apprentissage, les efforts qu'il doit faire, le rôle des membres supérieurs et inférieurs, des doigts, de l'œil, de l'oreille, de l'intelligence, et la date de cessation d'aptitude au travail ».

____

1. Voy. Rémy, *loc. cit.*

L'évaluation des diverses lésions de la main, dont l'inté
grité est nécessaire dans la plupart des métiers manuels, a
été fort exactement précisée par le docteur Rémy, auquel
nous empruntons les tableaux suivants, extraits de son
cours de chirurgie et de médecine légales des accidents du
travail.

Évaluations des LÉSIONS de la MAIN, par le Dr Rémy.

En ce qui concerne les membres supérieurs on a désigné sous le nom de membre actif celui auquel le blessé, d'instinct, accorde un rôle prépondérant (le bras droit chez les droitiers, le bras gauche chez les gauchers). — Dans certaines professions les deux membres sont appelés à rendre des services identiques et doivent être considérés tous deux comme actifs.

AMPUTATION OU DÉSARTICULATION

ÉNUMÉRATION DES LÉSIONS ou MUTILATIONS	FONCTIONS OUVRIÈRES DE LA MAIN [1]						DIMINUTION DE VALEUR RÉSULTANT DES LÉSIONS OU MUTILATIONS CI-CONTRE		
	Anneau pollici-digital.	Pince.	Fourreau.	Roulement des doigts.	Direction.	Effort.	Pour la main considérée en elle-même et isolément.	Pour le blessé considéré au point de vue de son aptitude générale au travail. Si la main active est atteinte.	Si la main passive est atteinte.
								P. 100	P. 100.
Pouce (phalange unguéale).	diminué.	diminuée.	intact.	diminué.	diminuée.	diminué.	1/10	6	4,8
— (2e phalange).	0	0	id.	0	très diminuée.	très diminué.	1/3	20	16
— et son métacarpien.	0	0	id.	0	id.	diminué.	1/2	30	24
Index (phalange unguéale ou phalangette).	diminué.	diminuée.	diminué.	conservé.	diminuée.	conservé.	1/10	6	4,8
— (2e phalange ou phalangine).	id.	très diminuée.	id.	id.	id.	id.	1/8	7,5	6
— (phalange métacarp.).	0	0	très diminué.	diminué.	id.	diminué.	1/5 à 1/4	12 à 15	10 à 12
Médius (phalange unguéale ou phalangette).	intact.	intacte.	à peine dimi-	intact.	intacte.	intact.	0	0	0

— (2e phalange ou phalangine).	id.	id.	id.	id.	id.	un peu diminué.	1.20	3	2.4
— (phalange métacarp.).	id.	id.	id.	id.	id.	id.	1.15	4	3.2
Annulaire.	Même évaluation que pour le médius.								
Auriculaire (phal. unguéale ou phalangette).	intact.	intacte.	à peine diminué.	intact.	intacte.	id.	1.60	1	0.8
— (2e phalange ou phalangine).	id.	id.	affaibli.	id.	diminuée.	diminué.	1.10	6	4.8
— (phalange métacarp.).	id.	id.	très affaibli.	id.	affaiblie	id.	1.8	7.5	6
— et son métacarpien.	id.	id.	id.	id.	très affaiblie	id.	1.6	10	8

1. Le chiffre 0 indique que la fonction est rendue impossible.

N. B. — Pour évaluer la perte de plusieurs doigts de la même main il suffit d'additionner.

OBSERVATIONS

Ce qui domine dans la fonction du membre supérieur, c'est l'importance de la main.

La perte de la main entière équivaut à la perte de tout le bras : telle est la solution simpliste donnée au problème, comme un axiome, dans quelques tableaux d'évaluation.

Ce principe constitue une exagération évidente : il reste certainement, suivant la longueur du membre qui a été conservée, un espoir d'en tirer parti : nous l'avons indiqué plusieurs fois. Cette réserve faite, il n'est que trop vrai que les fonctions qui persistent dans un membre dépourvu de main sont très peu nombreuses et très peu importantes.

En tout cas, s'il s'agit de la main active, l'exercice de la profession devient impraticable.

L'appareil prothétique ne remplace jamais la main : il se borne à cacher la difformité, à rendre la traction possible grâce au point d'appui sur l'épaule et permet de fixer la matière à travailler, mais tous les ouvrages qui réclament de la force et de l'habileté se trouvent supprimés. La main intacte doit suppléer, par une nouvelle éducation, à la main détruite.

Si l'accident intéresse le bras qui ne remplit pas le rôle actif, c'est-à-dire affecte la main passive, la perte est bien moindre, car l'organe atteint fonctionne plutôt comme agent de fixation et peut, dès lors, être remplacé par un poids métallique, par une épingle, etc.

Tout doigt de la main a sa valeur relative, car chacun d'eux, à des titres divers, possède des fonctions multiples, et véritablement utiles au travail. Mais, si nous acceptons 1 p. 100 pour un doigt quelconque de la main médius ou annulaire, ce chiffre ne suffira plus pour un index, nous devrons l'élever à 12 p. 100 et il est même possible qu'on soit amené à l'augmenter encore, parce que ce doigt est plus précieux dans certaines des professions auxquelles le blessé pourrait avoir à se livrer; dans ce cas, il serait équitable d'atteindre 15 p. 100.

Toute autre majoration nous semblerait exagérée et ce chiffre lui-même est une cote exceptionnelle applicable seulement à un ouvrier de valeur.

Évaluations des ANKYLOSES de la MAIN, par le Dr Rémy.

ÉNUMÉRATIONS DES LÉSIONS ou MUTILATIONS	FONCTIONS OUVRIÈRES DE LA MAIN						DIMINUTION DE VALEUR RÉSULTANT DES LÉSIONS OU MUTILATIONS CI-CONTRE		
	Anneau pollici-digital.	Pince.	Fourreau.	Roulement des doigts.	Direction.	Effort.	Pour la main considérée en elle-même et isolément.	Pour le blessé considéré au point de vue de son aptitude générale au travail. Si la main active est atteinte. P. 100.	Si la main passive est atteinte. P. 100.
Pouce (articulation phalango-unguéale).	diminué.	diminuée.	conservé.	légèrement diminué.	conservée.	conservé.	1/20	3	2,4
— (articulation de la phal. et du métacarpien).	très diminué.	id.	id.	id.	diminué.	diminué.	1/15	4	3,2
— (articulation métacarpo-carpienne).	0	très diminuée.	id.	très diminué.	id.	très diminué.	1/10	6	4,8
— (perte de 2 articulat.).	0	id.	id.	id.	id.	id.	1/4	15	12
— (perte des 3 articulat.).	0	0	id.	id.	id.	id.	1/3	20	16
Index (articulation phalango-unguéale).	légèrement diminué.	conservée.	un peu diminué.	conservé.	conservée.	conservé.	1/20	3	2,4
— (articulation moyenne ou phalango-phalangienne).	0	diminuée.	diminué.	gêné.	diminuée.	diminué.	1/10	6	4,8
— (articulation phalango-métacarpienne).	0	0	très diminué.	très gêné.	id.	id.	1/8	7,5	6
— (perte de 2 articulations).	0	0	conservé.	id.	id.	id.	1/5	12	10
— (perte des 3 articulations).	0	0	diminué.	id.	très diminuée.	id.	1/4	15	12

Médius et annulaire.	L'évaluation pour ces deux doigts est la moitié de celle de l'auriculaire.								
Auriculaire (articulation phalango-unguéale).	conservé.	conservée.	légèrement diminué.	conservé.	conservée.	conservé.	1/50	1.2	1
— (articulation moyenne ou phalango-phalanginienne).	id.	id.	diminué.	id.	diminuée.	diminué.	1/20	3	2.4
— (articulation phalango-métacarpienne).	id.	id.	très diminué.	id.	id.	très diminué.	1/15	4	3.2
— (perte de 2 articulat.).	id.	id.	id.	id.	id.	id.	1/8	7,5	6
— (perte des 3 articulations).	id.	id.	id.	id.	très gênée.	id.	1/6	10	8

Le chiffre indique que la fonction est rendue impossible.

N. B. — Pour évaluer la perte de plusieurs doigts de la même main, il suffit d'additionner.

OBSERVATIONS

C'est de la possibilité de former l'anneau ou la pince que dépend la gravité de l'ankylose du pouce; si la consolidation s'est faite dans une flexion modérée, le cas est plus favorable que si la position anormale est en extension forcée.

Pour les autres doigts, l'incurvation, même prononcée, est la conséquence la moins grave, en tant qu'elle permet la préhension des outils: l'expérience l'a définitivement démontré. Mais la position en extension forcée est déplorable; elle doit être évaluée plus chèrement que la perte résultant d'une amputation; le doigt mutilé est, en effet, non seulement inutile mais encore nuisible; parce qu'il s'accroche à tout, dans chaque tentative de travail; si la peau est atrophiée ou atteinte d'autres troubles trophiques ou vaso-moteurs, le cas s'aggrave d'autant.

Un grand nombre de ces ankyloses, d'ailleurs, peuvent être améliorées par le traitement chirurgical.

L'ankylose d'un doigt est souvent plus gênante que l'amputation; il n'est point rare que les blessés nous demandent de les en délivrer par le bistouri.

Les forgerons, les cochers, atteints de la rétraction des deux derniers doigts de la main, affection qu'on appelle maladie de Dupuytren, ne sont pas obligés de cesser leur travail.

Que la raideur provienne d'une ankylose articulaire, de l'adhérence de tendons ou de l'induration cicatricielle des parties molles, le résultat est le même.

La *section des tendons* de la main constitue une perte de fonction moins gênante que leur adhérence.

Quand il s'agit d'un tendon extenseur, le doigt se rétracte et se cache au milieu des autres, sans grand inconvénient.

Si c'est, au contraire, les fléchisseurs qui ont été supprimés, le doigt reste en extension et gêne davantage.

Si c'est un tendon du pouce qui est blessé, la première phalange n'obéit plus, elle est comme supprimée; l'anneau pollici-digital, la pince digitale ne peuvent plus fonctionner; on conçoit alors que l'importance de la perte augmente.

Celle-ci est donc proportionnée à ce qui subsiste de la fonction des tendons et, quand beaucoup de ces derniers sont coupés, l'atteinte peut être équivalente à la perte totale de la main.

Évaluations des DÉFORMATIONS de la MAIN, par le Dr Rémy.

ÉNUMÉRATION DES LÉSIONS ou MUTILATIONS	FONCTIONS OUVRIÈRES DE LA MAIN [1]						DIMINUTION DE VALEUR RÉSULTANT DES LÉSIONS OU MUTILATIONS CI-CONTRE		
	Anneau pollici-digital.	Pince.	Fourreau.	Roulement des doigts.	Direction.	Effort.	Pour la main considérée en elle-même et isolément	Pour le blessé considéré au point de vue de **son aptitude générale au travail.**	
								Si la main **active** est atteinte.	Si la main **passive** est atteinte.
2ᵉ métacarpien.	gêné [2].	pos-sible.	gêné.	con-servé.	pos-sible.	dimi-nué.	1/7	P. 100. 8,5	P. 100. 7
3ᵉ métacarpien.	pos-sible [3].	pos-sible.	id.	id.	gênée.	id.	1/7	8,5	7
Phalanges.	Équivaut à la raideur d'un doigt.								

1. Le chiffre 0 indique que la fonction est rendue impossible.
2. Réduit les deux dimensions de l'anneau préhenseur.
3. La saillie articulaire remonte dans la paume de la main.

Évaluations des PARALYSIES de la MAIN, par le D' Rémy.

ÉNUMÉRATION DES LÉSIONS ou MUTILATIONS	FONCTIONS OUVRIÈRES DE LA MAIN[1]						DIMINUTION DE VALEUR RÉSULTANT DES LÉSIONS OU MUTILATIONS CI-CONTRE		
	Anneau pollici-digital.	Pince.	Fourreau.	Roulement des doigts.	Direction.	Effort.	Pour la main considérée en elle-même et isolément	Pour le blessé considéré au point de vue de son aptitude générale au travail.	
								Si la main active est atteinte.	Si la main passive est atteinte.
								P. 100.	P. 100.
Du nerf radial.	0	0	0	0	0	0	totale.	60	18
Du nerf médian par section au-dessus du poignet.	très affaibli.	dimi-nuée.	dimi-nué.	dimi-nué.	dimi-nuée.	dimi-nué.	3/4	45	36
Du nerf médian, par section au bras.	0	0	id.	0	0	0	5/6	50	40
Du nerf cubital.	con-servé.	con-servée.	très dimi-nué.	con-servé.	dimi-nuée.	dimi-nué.	1/5	12	10

1. Le chiffre 0 indique que la fonction est rendue impossible.

N. B. — La paralysie du nerf radial peut être améliorée, dans une certaine mesure, par un appareil qui redresse artificiellement le poignet et les doigts.

E. — ÉVALUATIONS ADMISES
PAR LA JURISPRUDENCE FRANÇAISE

Voici, à titre documentaire, quelques évaluations fixées par les Cours et les Tribunaux français. Celles qui sont accompagnées du chiffre de la pension et du capital de rachat (basés sur le salaire antérieur du blessé) ont été publiées par M. Duchauffour [1], chargé, au Tribunal de la Seine, de présider les audiences de conciliation des accidents du travail. Elles sont les résultats des accords de M. Duchauffour, les chiffres maxima et minima étant suffisants pour servir de base d'appréciation au médecin. Il ne faut pas oublier, en effet, que l'infirmité est avant tout personnelle et qu'elle n'a pas les mêmes conséquences chez deux ouvriers de profession et d'âge différents.

1. *Annales d'hygiène*, 1902, p. 314-341, et *Manuel de conciliation*, Paris, Baillière, 1906. — Voy. aussi Desouches, Roehmer, Gallez, Mourral et Berthiot, déjà cités. — Rubod, *Manuel pratique pour le règlement des indemnités*, Lyon, 1903. — Cazemajour, Thèse de Paris, juillet 1904, Jouve, éditeur, Paris. — Lesage et Mahire, *Taux des rentes allouées en matières d'I. P. P.*, Paris, Fontemoing, 1901,

TABLEAUX

(Les évaluations suivies du chiffre de la pension et du capital de rachat sont celles de M. le président Duchauffour.)

Nature de l'incapacité.	Profession.	Réduction de capacité ouvrière.	Rente allouée.	Capital de rachat.	Accord, jugement ou arrêt.
Tête et colonne vertébrale.					
Lésion cérébrale avec amnésie partielle	Maçon.	41 1/2	300	»	Accord Duchauffour, Paris (D.).
Surdité d'une oreille et gêne d'une épaule	Cocher.	40	456	»	
Perte d'une partie de l'ouïe des deux oreilles	Démolisseur.	6 1/2	71	1 000	
Trépanation, avec troubles cérébraux sérieux	»	66,66	»	»	Trib. c. Chambéry, 1900.
Trépanation, paralysie du bras gauche, faiblesse dans la jambe gauche, troubles dans la parole	»	70	»	»	Trib. c. Chalon-s-Saône. 1900.
Fracture mâchoire inférieure	Couvreur.	15	100	1 900	
Fracture consolidée, mâchoire inférieure	Échaffandeur.	1	13	350	
Vives douleurs après traumatisme rachidien	Terrassier.	6 2/3	60	1 075	
Arthrite rachidienne cervico-dorsale	Maçon.	5 1/3	60	800	
Yeux.					
Perte 7/10 de la vision chez un borgne	Apprenti verrier.	46	220	»	
Perte de la vision d'un œil	Bijoutier.	35	400	»	
Id.	Forgeron.	33 1/3	305	»	
Id.	Maçon.	33 1/3	300	»	
Id.	Manœuvre.	30 3/4	200	»	
Id.	Serrurier.	12 2/3	100	1 977	
Id.	Carrossier.	10	100	1 700	
Perte des 9/10 de vision d'un œil	Terrassier.	30	225	»	
— 7/8 —	Ajusteur.	29	240	»	
— 5/6 — (amél. probable)	Peintre.	17	180	»	
— 1/3 — —	Serrurier.	11	55	»	
— 1/10 —	Serrurier.	2 1/4	30	500	
Diminution des 3/10 de l'étendue du camp visuel	Ajusteur.	12	126	»	
Perte d'un œil	»	18	»	»	Tr. Avesnes, 1900.
Id.	»	25	»	»	C. de Rennes, 1901.
Id.	»	30	»	»	C. d'Amiens et de Lyon, 1900.
Id.	»	33	»	»	Plusieurs Cours.
Id.	Terrassier	18	»	»	Cour de Paris,

Épaule droite.

Fracture de la clavicule, gêne et douleur dans l'épaule, impossibilité pour le bras d'atteindre la verticale	»	15	»	»	C. Nancy, 1901.
Fracture de l'épaule droite, impossibilité de se servir longtemps de l'épaule comme levier ou point d'appui.	»	10	»	»	Trib. Mende, 1900.
Fracture de l'épaule droite, impotence du membre supérieur	»	25	»	»	Trib. Trévoux, 1902.
Bras droit.		70 à 80			
Amputation du bras droit	»	80	»	»	Trib. Laval, 1901.
Id. chez une femme	..	75	.	.	C. Nancy, 1902.
Id.	Métallurgiste.	70	»	»	Id.
Désarticulation de l'épaule	Déménageur, illettré et hernieux, 15 ans.	75	»	»	C. Orléans, 1900.
Perte de l'usage du bras	»	50	»	»	C. Angers, 1901.
Perte presque complète de l'usage du bras	Dragueur.	60	554	»	Accord Duchauffour.
Limitation des mouvements de l'épaule (fracture omoplate)	Charretier.	15	432	»	
Faiblesse et gêne des mouvements après luxation	Maçon.	10	100	995	
Fracture du bras droit avec raccourcissement de trois centimètres, gêne notable dans les mouvements du coude et de l'épaule, atrophie des muscles du bras et de l'avant-bras	»	50	»	»	Tr. Saint-Étienne, 1902.
Arthrite chronique scapulo-humérale	Charretier.	15	96	856	
— sèche après fracture clavicule	Démolisseur.	8	100	1 190	
— — épaule	Chauffeur.	?	55	400	
Atrophie musculaire après phlegmon	Terrassier.	13	100	1 500	
— — fracture	Marchand de bois.	9	100	1 000	
Limitation des mouvements du coude	Maçon.	11 1/4	84	1 600	
Main droite.		65 à 75			
Amputation du poigne droit	»	75	»	»	C. Dijon, 1900.
Id.	Scieur.	55	475	»	
Perte de l'usage de la main droite	Chef ouv. armurier.	50	»	»	Trib. Montpellier, 1900.
Impotence presque complète fracture	Charretier.	75	500		
— — phlegmon	»	60	100	»	
Faiblesse et gêne du poignet après fracture	Terrassier.	25	220	.	
Id.	Couvreur.	20	150	.	
Id.	Charretier.	15	83		
Id.	Couvreur.	8 1/3	100	1 612	
Id.	Cocher.	6 1/2	60	701	
Faiblesse par synovie et adhérence tendineuse	Charpentier.	5	50	800	

Nature de l'incapacité.	Profession.	Réduction de capacité ouvrière.	Rente allouée.	Capital de rachat.	Accord, jugement ou arrêt.
Pouce droit.					
Amputation	»	15 à 25	»	»	
Id.	»	16	,	»	Trib. Lille, 1900.
Perte d'une phalange	Lingère.	12 1/3	80	1 290	Accord Duchauffour.
Id.	Caoutchoutier.	7 1/2	80	1 200	
Id.	Cocher.	6 2/3	60	100	
Perte de la moitié de la deuxième phalange	Tourneur.	4	25	650	
Perte de substance, à l'extrémité du doigt	Ajusteur.	1	12	250	
»	Homme de peine.	5	10	500	
Perte de l'usage du pouce (ankylose)	,	10	,	»	Trib. Lyon, 1900.
Id.	Découpeuse.	30	157	»	
Raideur articulaire des deux articulations	Cordonnier.	6 1/3	60	750	
Ankylose de l'art. interphalangienne	Polisseur.	8 1/2	90	1 850	
»	Tourneur.	3	35	450	
Gêne légère des mouvements	Maçon.	3	22	100	
Pouce et autres doigts.					
Ankylose du pouce, de l'index et du médius	Couvreur.	15	300	»	
Perte d'une phalange du pouce et du médius, légère raideur articulaire des deux derniers doigts	Brocheur.	40	350	»	
Gêne légère du pouce et de l'index	Meunier.	16	163	»	
Index droit.					
Amputation totale	»	10 à 15	»	»	
Id.	Tourneur.	10	»	»	Trib. Lille, 1900.
Id.	»	10	»	»	C. Besançon, 1900, et C. Nancy, 1901.
Id.	Imprimeur.	15	190	»	
Id.	Imprimeur.	8	92	1 716	
Id.	Conducteur méc.	12 1/2	150	»	
Perte de deux phalanges	Aide mécanicien.	12	100	1 550	
»	Charretier.	8	70	1 200	
»	Manœuvre.	7 1/2	45	850	
Perte de la phalangette	**Charretier.**	**10**	**90**	**1 100**	**Accord Duchauffour.**

	Estampeur.	5	56	900	
Perte de la phalangette et ankylose partielle des artic.	Homme d'éq. Ouest.	12	85	1 700	
Section du tendon fléchisseur	Menuisier.	5	55	1 000	
»	Trieuse.	6	15	200	
Ankylose des deux dernières articulations	Employé P.-L.-M.	15	143	»	
»	Menuisier.	10	100	1 200	
»	Ajusteur.	10	100	1 400	
Ankylose de la dernière articulation	Manouvrier.	6 1/2	13	700	
»	Menuisier.	1 1/4	55	600	
»	Déganchisseur.	3	30	.	

Index droit et derniers doigts.

Perte de l'index et du médius droits		30	»	»	Trib. Lyon. 1900.
Perte de la 1re phalange index, et de trois autres doigts		50	.	.	C. de Toulouse. 1900.
Perte partielle de l'usage des 4 derniers doigts (section des tendons)	Menuisier.	40	200	»	
Ankylose complète du médius et de l'index	Lithographe.	25	300	.	
Gêne légère des mouvements des 4 derniers doigts	Blanchisseuse.	8	29	550	
Gêne très légère —	Typographe.	.	28	750	

Médius droit.

Perte du médius		10 à 12	.	.	
Id.		10	»	.	Trib. Lille. 1900.
Id.	Homme d'équipe.	12	82	1 500	
Id.	Tailleur de pierre.	9	100	1 300	
Perte de la phalangette	Divers ouvriers.	5	20 à 30	.	
Perte du tendon fléchisseur de la dernière articulation	Zingueur.	1 1/2	.	200	

Médius droit et derniers doigts.

Perte de l'usage des trois derniers doigts	Scieur.	22	250	.	
Ankylose rigide du médius, gêne des derniers doigts	Charretier.	12	100	1 650	
Amputation des trois derniers doigts		88	.	.	Trib. Dunkerque.
Perte des trois derniers doigts	Mécanicien.	50	.	.	C. Besançon, 1900.
Id.		.	.	.	
Id., la main restant en griffe		50	.	.	Trib. Trévoux. 1902.
Ankylose de la dernière art. du médius et de l'annulaire	Polisseur.	8	100	1 500	
»	Boulanger.	8	34	754	

Annulaire droit.

Amputation		8 à 12	»	.	
Id.		12	.	.	Trib. Seine. 1900.
Id.	Fondeur.	8	90	1 000	

Nature de l'incapacité.	Profession.	Réduction de capacité ouvrière.	Rente allouée.	Capital de rachat.	Accord, jugement ou arrêt.
Perte de deux phalanges	Aléseur.	7	100	1 500	Accord Duchauffour.
Perte de la phalangette	Terrassier.	5	15	700	
Id.	Scieur.	3	30	500	
Id.	Mécanicien.	0	0	50	
Perte de la moitié de la phalangette, légère raideur articulaire	Fraiseur.	3 1/3	25	»	
Id.	Tourneur sur métaux.	1 2/3	15	300	
Arthrite de la deuxième articulation	Magasinier.	2	18	200	
Auriculaire droit.					
Amputation	»	8 à 10	»	»	
Amputation totale	»	8	»	»	Trib. Lille, 1900.
Id.	»	6,25	»	»	Trib. Lille, 1900.
Perte de deux phalanges	Ajusteur.	6 1/2	80	»	
Perte de la phalangette	Charpentier.	6	72	1 100	
Id.	Journalier.	4	38	500	
Id.	Fileur.	3	24	»	
Id.	Déménageur.	0	0	213	
Id.	Employé de ch. fer.	0	0	0	
Ankylose de trois articulations	Homme de peine.	6 2/3	40	500	
Id.	Couvreur.	40	20	261	
Ankylose des deux dernières articulations	Menuisier.	5 1/2	50	1 000	
Id.	Miroitier.	5	52	700	
Id.	Maçon.	2	21	400	
Ankylose de la dernière articulation	Mécanicien.	0	0	180	
Bras gauche.					
Amputation au ras ou près de l'épaule	»	56 à 70	»	»	
Id.	»	66,66	»	»	Tr. Saint-Étienne, 1900.
Id.	»	60	»	»	Tr. Versailles, 1901.
Id.	»	68	»	»	Tr. Lille, 1900.
Id.	»	58	»	»	C. Douai, 1901.
Id.	»	50	»	»	Tr. Seine, 50.
Id.	Briquetier.	65	516	»	

Amputation de l'avant-bras gauche.....	»	50 ,	»	»	C. Douai, 1900.
Id.	Puddleur.	60	550	»	
Perte de l'usage du bras (fracture compliquée).....	Charretier.	60	576	»	
Perte partielle des mouvements du bras (paralysie du nerf radial).....	Riveur.	15 1/3	550	»	
Gêne de l'épaule après fracture.....	Charretier.	11	66	150	
— — luxation.....	Maçon.	10 1/2	79	1 500	
Arthrite guérissable de l'épaule.....	Coltineur.	2 1/2	28	480	
Limitation des mouvements du coude.....	Couvreur.	13 1/2	100	1 800	
Id.	Menuisier.	10	90	1 500	
Id. amélioration certaine.....	Plombier.	2 3/4	30	500	

Main gauche.

Amputation.....	»	50 à 60	»	»	
Id.	»	60	»	»	C. Besançon. 1900.
Perte de l'usage de la main.....	Couvreur.	50	375	»	
Id., par ankylose de tous les doigts.....	Menuisier.	50	262	»	
Limitation des mouvements du poignet; fracture du radius; infirmité curable.....	Terrassier.	13 1/2	100	701	
Gêne légère pour la même cause.....	Peintre.	8	67	1 300	
Id.	Journalier.	6	50	800	
Id.	Terrassier.	1	10	500	
Gêne des mouvements des doigts; brûlures.....	Miroitier.	9	100	1 732	

Pouce gauche.

Amputation.....	»	15 à 25	»	»	
Id.	Mécanicien.	25	»	»	Trib. Grenoble. 1903.
Id.	»	16	»	»	Trib. Valence. 1909
Id.	Charretier.	15	100	1 800	
Perte d'une phalange.....	Brocheur.	12	162	»	
Id.	Homme d'équipe.	10	78		
Id.	Mouleur.	8 1/2	82	»	
Id.	Forgeron.	5	50		
Perte de 1 cent. à l'extrémité du doig.....	Homme de peine.	1 1/2	12	250	
Ankylose des deux articulations.....	Fraiseur.	12	90	1 700	
Raideur —	Limousineur.	7 1/2	66	1 250	
Ankylose de l'articulation interphalangienne.....	Manœuvre.	10	100	»	
Légère raideur articulaire.....	Cordonnier.	5	55	800	
	Terrassier.	2	15	250	
Gêne très légère qui disparaîtra.....	Apprenti.	0	0	50	

Index gauche.

Amputation.....			8 à 15		

Nature de l'incapacité.	Profession.	Réduction de capacité ouvrière.	Rente allouée.	Capital de rachat.	Accord, jugement ou arrêt.
Amputation	»	12	»	»	Trib. Lyon, 1900.
Id.	»	10	»	»	Trib. Lille, 1900.
Perte de deux phalanges	Tourneur.	15 1/2	200	»	Accord Duchauffour.
—	Aide-monteur.	8 1/4	70	1 250	
Perte de la phalangette et demi-ankylose de la deuxième articulation	Peintre en voiture.	11	100	»	
Id.	Ajusteur.	8	96	1 895	
Id.	Tubiste.	5	65	»	
Id.	Relieur.	3 1/2	40	800	
Id.	Employé au Métropol.	1 3/4	16	300	
Amputation de la dernière phalange	»	7	»	»	C. Besançon, 1900.
Id.	»	5	»	»	T. Béthune, 1901.
Id.	Ajusteur.	5	»	»	T. Montpellier, 1901.
Perte de subsance sans raideur articulaire	Mécanicien.	1 2/3	15	300	
Ankylose des deux dernières articulations	Terrassier.	10	90	1 100	
Id.	Serrurier.	9	71	1 200	
Perte du tendon fléchisseur de la dernière phalange	Bijoutier.	1 1/4	15	750	
Ankylose de la dernière	Charretier.	1 1/2	30	500	

Index gauche et derniers doigts.

Nature de l'incapacité.	Profession.	Réduction de capacité ouvrière.	Rente allouée.	Capital de rachat.	Accord, jugement ou arrêt.
Perte de deux phalanges de l'index et de la phalangette de l'annulaire	Menuisier.	16 2/3	200	»	
Gêne légère de l'index, ankylose des 3 art. du médius	»	9	100	1 500	

Médius gauche.

Nature de l'incapacité.	Profession.	Réduction de capacité ouvrière.	Rente allouée.	Capital de rachat.	Accord, jugement ou arrêt.
Amputation	»	10 à 12	»	»	
Perte de l'usage du médius	Débardeur.	8 1/2	80	1 500	
Perte complète	»	12	»	»	Trib. Seine, 1901.
Perte de deux phalanges du médius gauche	Ajusteur.	11	100	»	
Perte de la phalangette	Cordonnier.	10	90	1 000	
Id.	Charretier.	5	34	600	
Id.	Estampeur.	3	22	500	
Section des tendons fléchisseurs	Homme d'équipe.	10	90	1 717	

Ankylose des 3 articulations	Raffineur.	9	75	900	
Id.	Tonnelier.	5	35	500	
Ankylose de la 2e articulation	Cocher livreur.	3 2/3	35	500	
Ankyl se de la 3e articulation	Serrurier.	3	35	600	

Annulaire gauche.

Amputation totale	»	10 à 12	»	»	
Id.	Ferblantier.	»	»	»	Trib. Nantes, 1900.
Écrasement de l'annulaire, déformation de la 1re phalange et abolition des mouvements de flexion	Maçon.	»	»	»	Trib. Seine, 1900.
Perte de deux phalanges	Palefrenier.	6 1/2	60	»	
Per e de la phalangette	Serrurier.	5	52	700	
Id.	Mécanicien.	4	50	1 000	
Ankylose des 3 articulations	Briquetier.	6 1/2	55	1 000	
Ankylose des 2 dernières articulations	Tonnelier.	8	75	950	
Id.	Charretier.	3 1/2	25	550	
Ankylose de la dernière articulation	Tourneur.	5	10	850	

Auriculaire gauche.

Amputation	»	6 à 12	»	»	
Id.	Menuisier.	12.50	»	»	Trib. Moulins, 1900.
Id.	Charpentier en fer.	3	25	500	
Perte de deux phalanges	Imprimeur.	5	15	300	
Perte d'une phalange	Charretier.	2	15	340	
Ankylose des deux dernières articulations	Menuisier.	3	25	500	

Thorax.

Contusions multiples du thorax	Terrassier.	10	68	1 180	
Fractures de côtes suivies de gêne respiratoire	Manœuvre.	10	100	800	
Id.	Mécanicien.	8 2/3	100	»	
Id. très légères	Frappeur.	[illegible]	15	200	

Abdomen.

Affaiblissement de la paroi abdominale après laparotomie et ablation de la rate)	Charretier.	3 1/2	28	500	

Hernies.

Hernie crurale	Terrassier.	25	206		
Hernie inguinale	Charpentier.	13 1/2	100	1 300	
Id.	Maçon.	10	75	1 100	

Nature de l'incapacité.	Profession.	Réduction de capacité ouvrière.	Rente allouée.	Capital de rachat.	Accord. jugement ou arrêt.
Hernie inguinale............	Coltineur.	8 1/3	75	1 500	Accord Duchauffour.
Id.	Tourneur sur métaux.	6 2/3	75	1 200	
Id.	Chauffeur.	3	35	500	
Id.	»	5	»	»	C. Chambéry, 1900.
Id.	»	10	»	»	Nombreux arrêts et jugements.
Hernie de la ligne blanche et fracture de la pointe du sternum............		11,80	»	»	C. Limoges, 1901.
Hernie épigastrique............	»	16.66	»	»	T. Chambéry, 1901.
Hernie préexistante aggravée............	Démolisseur.	»	»	200	
Organes génito-urinaires et bassin.					
Perte d'un testicule............	Boucher.	8	76	850	
Rupture de l'urètre............	»	40	»	»	C. Nancy, 1900.
Fracture du bassin. marche avec béquilles............	Terrassier.	89	800	»	
Fracture du bassin ayant laissé légère boiterie............	Plombier.	12 1/3	100	1 800	Accord Duchauffour.
Id.	Terrassier.	4	35	600	
Membres inférieurs. Amputations.					
Désarticulation de la cuisse............	Employé Ouest.	90	?	»	
Amputation de cuisse au tiers supérieur............	Camionneur.	75	525	»	
Id. au tiers inférieur............	Employé Nord.	65	560	»	
Amputation de la jambe gauche............	Garde-frein.	75	»	»	Trib. Toulouse, 1901.
Id.	Terrassier.	72	»	»	Trib. Bar-le-Duc, 1900.
Id.	Terrassier.	70	»	»	Trib. Versailles, 1900.
Id.	Scieur de long.	70	»	»	Trib. Castellane, 1901.
Amputation de la jambe droite............	»	75	»	»	Tr. Cherbourg et Auxerre, 1900.
Id.	Scieur.	83,33	»	»	C. Bordeaux, 1900.
Id.	Mineur.	62	»	»	C. Douai, 1901.
Amputation d'un pied............	Manœuvre, 15 ans.	50	»	»	Trib. Lorient, 1900.
Id. du pied droit............	»	50	»	»	C. Lyon, 1902.
Id.	»	65	»	»	C. Dijon, 1900.
Amputation du gros orteil............	»	10	»	»	Trib. Le Havre, 1900.

...tation du gros orteil					
Perte d'une phalange du gros orteil	Aide-plombier.	8	60	750	
Id.	Charretier.	3	30	600	
Perte d'une phalange du troisième orteil	Homme de peine.	3	25	300	
		0	0	100	

Fractures vicieusement consolidées.

Fracture du col du fémur. Marche avec béquilles	Homme d'équipe.	60	500	»	
Fracture de cuisse. Raccourcissement. Marche avec béquilles	Bardeur.	50	150	.	
Fracture de cuisse consolidée avec raccourcissement	Couvreur.	20	150	.	
Raccourcissement et déformation (changement de profession)	Couvreur.	50	300	»	
Fracture de jambe consolidée avec raccourcissement et atrophie musculaire		15	..	..	
	Homme de peine.	24	180	»	Tr. Villefranche-s-Rhône. 1901. Accord Duchauffour.
	Charretier.	11	98	1 760	
	Serrurier.	12	90	1 700	
	Cocher.	11	100	1 000	
	Maçon.	9	93	1 687	
	Mosaïste.	5	59	700	
Fracture bi-malléolaire, gêne dans la marche	Maçon.	56	150	..	
Id. double	Charretier.	55	195	»	
Id.	Mécanicien.	15	200	»	
Fracture du calcanéum	Couvreur.	10	100	1 600	
Fracture de métatarsiens	Cimentier.	10	100	1 600	

Ankyloses et raideurs.

Ne pas oublier que ces incapacités s'atténuent beaucoup.

Ankylose du genou après fracture de la rotule	Homme de peine.	55	500		
Ankylose des articulations du gros orteil	Terrassier.	26	200	.	
— d'une articulation du gros orteil	Terrassier.	1 1/3	18	300	
Gêne du genou, suite de fracture	Manœuvre.	12	100	2 050	
Gêne du genou, hydarthrose	Charpentier.	10	100	100	
Id.	Tourneur.	5	30	180	
Gêne du genou, arthrite	Garçon de mag.	2 1/4	29	100	
Raideur tibio-tarsienne	Aide-plombier.	26 2/3	200	»	
Gêne de l'articulation tibio-tarsienne	Terrassier.	7 1/2	15	500	
Id.	Maçon.	6	54	832	

Nature de l'incapacité.	Profession.	Réduction de capacité ouvrière.	Rente allouée.	Capital de rachat.	Accord, jugement ou arrêt.
Raccourcissement après fracture.					
Après fracture de cuisse................	Couvreur.	20	150	»	Accord Duchauffour.
Id.	Déménageur.	13 1/2	100	1 810	
Après fracture de jambe, avec atrophie............	Maçon.	45	500	»	
Id.	Journalier.	35	300	»	
Id.	Charpentier.	25	313	»	
Léger raccourcissement ou déformation légère après fracture................	Homme de peine.	4	180	»	
»	Menuisier.	11	100	1 500	
»	Charretier.	8	65	1 000	
»	Mosaïste.	5	59	700	
Atrophie musculaire et impotence *(lésion généralement réparable).*					
Après fracture du fémur................	Aide-maçon.	12	75	787	
Id.	Charretier.	6 1/4	50	800	
Id.	Coltineur.	2	21	500	
Id.	?	0	0	300	
Après fracture de jambe................	Manœuvre.	4	60	1 150	
Id.	Charcutier.	2 1/2	23	500	
Id.	Frappeur.	0	0	200	
Id.	Cocher.	0	0	0	
Impotences diverses.					
Pied plat valgus (curable)................	Terrassier.	10	95	1 750	
Entorse du pied (curable)................	Camionneur.	6	54	1 016	
Gêne légère après fracture de l'astragale............	Ajusteur.	3 1/2	42	662	
Id. d'un métatarsien............	Terrassier.	3	18	160	

F. — ÉVALUATION DES TROUBLES
DE LA VISION

Nous allons étudier : *a*. l'évaluation des différents degrés de diminution d'acuité visuelle monoculaire et binoculaire ; *b*. les cas où la diminution de l'acuité est différente pour chaque œil ; *c*. l'évaluation de l'incapacité due à la perte d'un œil ; *d*. l'évaluation de l'incapacité du borgne qui devient aveugle, et diverses éventualités plus rares.

a. *Diminution de l'acuité visuelle*.

Un blessé a perdu la moitié, le tiers, le quart de son acuité visuelle monoculaire ou binoculaire. Comment évaluer la réduction de sa capacité de travail ? Problème difficile que les experts allemands et en particulier Zehender, Josten, Magnus, Groenouw ont cherché à résoudre depuis 1884, sans y parvenir d'une façon précise, et qui a été repris en France par Sulzer, Dehenne, de Lapersonne, Parinaud, Reille, Truc, etc.

Voici, d'après les excellents ouvrages de Baudry[1], Roehmer[2] et le remarquable rapport de Sulzer[3], les mémoires fort intéressants de Bonnaud[4] et de Micas[5], l'état actuel de cette question. Mais nous répétons que les expertises sur les blessures oculaires ne *doivent* être confiées qu'à des oculistes de profession[6].

<hr>

1. Baudry, *Étude médico-légale sur les traumatismes de l'œil et de ses annexes*, 3ᵉ édition, 1904, Paris, Vigot, éditeur.

2. Roehmer, *Évaluation des incapacités professionnelles*, 1902, Paris, Masson, éditeur.

3. Sulzer, *Rapport sur l'acuité visuelle dans ses rapports avec l'incapacité de travail*. Congrès d'ophtalmologie de mai 1904, Steindheil, éditeur, Paris. — Thèse de GORECKI, Paris, 1900-1901, n° 596, Boyer, éditeur, et de CLAUSE, Nancy, 1901-1902, n° 5, Crepin-Leblond, éditeur, Nancy.

4. Bonnaud, *Les accidents du travail intéressant les organes de la vision*. Roanne, Imprimerie Forézienne Roustan, 1906, 3ᵉ édition.

5. De Micas, Des conditions de l'aptitude au travail après les traumatismes oculaires, *Recueil d'Ophtalmologie*, mai 1907.

6. Comme exemple de rapport médico-légal sur l'acuité visuelle, voy.

Définissons tout d'abord les termes. L'acuité visuelle physiologique, dite encore scientifique (que nous appellerons par abrévation V. S.), peut être fort diminuée sans que l'ouvrier soit en rien gêné pour exercer sa profession et gagner son plein salaire. Pour certains métiers, terrassiers, tailleurs de pierre, laboureurs, etc., la V. S. peut être réduite de moitié sans aucun inconvénient. Par contre, un ouvrier peut posséder une V. S. de faible degré (1/15ᵉ ou 1/10ᵉ par exemple), et se trouver dans l'incapacité absolue d'exercer sa profession. Il n'est pas aveugle; il y voit, mais il est atteint, pour son métier, d'I. P. T.

Ce fait, « constaté par l'observation directe, a pour conséquence, comme le dit Sulzer, qu'une même diminution de l'acuité visuelle physiologique entraîne ou n'entraîne pas une diminution de l'aptitude au travail, selon que l'observé exerce un métier à exigences visuelles élevées ou à exigences visuelles ordinaires. De plus, dans les cas où une diminution donnée de l'acuité visuelle entraîne une diminution de salaire, cette dernière est plus ou moins grande, selon les plus ou moins grandes exigences visuelles du métier qu'exerce le sinistré

« La constatation des relations étroites qui existent entre le salaire compatible avec une vision diminuée et le métier exercé, a trouvé son expression dans la conception de l'*acuité visuelle professionnelle* (V. Pr.)

« L'acuité visuelle professionnelle d'un métier déterminé est représentée par le degré d'acuité visuelle physiologique nécessaire pour exercer ce métier. »

Il en résulte que la *limite supérieure de l'acuité visuelle professionnelle* d'un métier donné est fournie par le degré d'acuité visuelle physiologique le plus bas, qui permet d'exercer ce métier sans entrave. La *limite inférieure* est le degré d'acuité physiologique le plus élevé qui ne permet plus du tout l'exercice de ce métier.

Chaque métier a, bien entendu, son acuité visuelle professionnelle propre, dont les limites ne peuvent être fixées en principe que par l'observation. Et, dans chaque industrie, la

l'excellent **rapport** du Dʳ Villard, in *Recueil spécial des A. du Tr.*, mai 1903, p. 39.

division du travail est telle que dans le même atelier travaillent des ouvriers qui ont besoin d'une vision normale et d'autres qui peuvent gagner un plein salaire avec une acuité relativement faible. Les deux exemples, rapportés par Sulzer dans son rapport, en donnent une idée frappante. Sulzer a étudié à ce point de vue une filature de coton et une fabrique de lampes à incandescence, où des ouvriers travaillent côte à côte qui ne pourraient se remplacer mutuellement, parce que les exigences visuelles varient non seulement au point de vue de la grandeur de l'acuité visuelle centrale physiologique, mais encore de l'importance de la vision binoculaire.

L'acuité visuelle professionnelle est la seule dont on doit tenir compte pour l'évaluation de l'incapacité de travail.

Grœnouw a schématisé, dans le graphique suivant, comment on peut trouver l'acuité visuelle professionnelle d'un ouvrier, lorsqu'on a mesuré, avec des échelles de Snellen par exemple, son acuité visuelle physiologique. C'est en observant fortuitement des ouvriers qui exercent leur métier sans entraves malgré une diminution de leur acuité physiologique, dit Rœhmer, qu'on est arrivé à établir la limite supérieure de l'acuité visuelle professionnelle pour les différents métiers.

Voici comment il faut lire ce graphique :

Grœnouw distingue trois catégories de métiers : *a*. ceux qui nécessitent une acuité visuelle ordinaire; *b*. ceux qui nécessitent une acuité visuelle supérieure; *c*. les professions dites visuelles, pour lesquelles la vision doit être maxima. Les professions sont indiquées sur son graphique par les lignes inclinées AB, CE, CDF.

Les chiffres portés sur la ligne horizontale marquent en dixièmes les différents degrés de l'acuité visuelle physiologique; ceux qui sont portés sur la ligne verticale marquent, également en dixièmes, les degrés de l'acuité visuelle professionnelle. Les lignes inclinées indiquent les professions. Voici un ouvrier terrassier dont l'acuité visuelle physiologique est de 0,4. Quelle est son acuité professionnelle? Elle est indiquée sur le graphique de Grœnouw par l'intersection des deux lignes verticales, 0,4-0,4 et oblique AB : par cette intersection passe la ligne 0,8-0,8. Donc l'acuité visuelle professionnelle est pour cette ouvrier de 0,8. — Pour un mécanicien de précision, une acuité physiologique de 0,6 correspond à une acuité de 0,9.

On peut dire, avec Sulzer, que l'acuité visuelle profession-

Acuité visuelle physiologique.

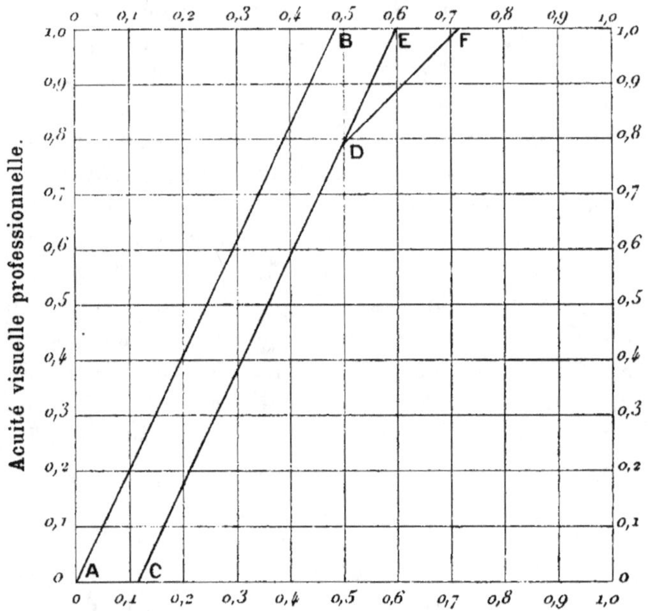

Fig. 8. — Graphique de Grœnouw. — A, B, Métiers qui nécessitent une acuité visuelle ordinaire ; C, E, Métiers qui nécessitent une acuité visuelle supérieure ; C, D, F. Professions visuelles.

nelle est égale pour les métiers à exigences visuelles faibles, au double de l'acuité physiologique, aussi longtemps que cette dernière ne tombe pas au-dessous de 0,15. Pour les professions visuelles, l'acuité visuelle professionnelle se confond avec l'acuité visuelle physiologique.

Quand y-a-t-il I. P. T? — Il y a I. P. T. lorsque l'acuité visuelle physiologique d'un ouvrier est au-dessous de la limite inférieure de l'acuité visuelle professionnelle de son métier. Grœnouw donne 0,15, Trousseau et Truc 0,1 comme étant cette limite[1]. Donc, sans être aveugle, un blessé dont l'acuité physiologique est tombée au-dessous de un dixième (0,1) doit être déclaré atteint d'I. P. T.

Quand y-a-t-il I. P. P. et comment en évaluer le degré? — Il y a I. P. P. lorsque l'acuité visuelle physiologique d'un ouvrier est tombée au dessous de la limite supérieure de l'acuité professionnelle nécessaire pour exercer son métier.

1. Voici ce que dit M. de Micas, dans son excellente étude parue dans le *Recueil d'Ophtalmologie* en mai 1907, au sujet de l'aptitude au travail d'un œil dont l'acuité visuelle est de 1/10.

« Dans la session annuelle de la Société française d'Ophtalmologie de 1904, M. le Pr Truc a fait accepter l'acuité visuelle 0,1 comme limite extrême supérieure de la cécité. Il était important de trancher cette question au point de vue professionnel, administratif et scientifique. M. Truc a étudié la valeur pratique de cette acuité chez des sujets de conditions physiques, intellectuelles et sociales diverses. Pour la série normale, l'acuité était réduite artificiellement à 0,1 par des verres opacifiés; pour la série pathologique, il s'agissait de leucomes, d'anciennes iritis, de chorio-rétinites, de névrites, de vices de réfraction, d'opérés de cataracte. Dans tous les cas, la vision V = 0,10 permet la déambulation, l'orientation. On compte les doigts à 8, 10 et 12 mètres; la lecture est possible à 10 centimètres de même que les travaux manuels grossiers.

« Les myopes, les hyperopes ou astigmates paraissent plus aptes, toutes choses égales d'ailleurs, que les amblyopes par lésions inflammatoires; les opérés de cataracte, au contraire, semblent moins aptes : c'est une question d'âge et d'éducation sensorielle.

« On peut donc dire que l'acuité de 0,10 dans les conditions moyennes d'âge, de santé, d'intelligence est compatible avec un exercice visuel professionnel permettant de subvenir aux besoins élémentaires de la vie.

« Avec une vision inférieure allant de 1/20 à 1/50 on peut encore se conduire dans les endroits familiers, reconnaître certains objets, faire quelques travaux grossiers, mais on ne saurait se suffire pour gagner sa vie. Truc conclut qu'à partir de 1/10 il y a vision et qu'au-dessous il y a cécité.

« L'évaluation du Prof. Truc témoigne de la sollicitude du médecin à l'égard de l'ouvrier, car elle est à l'avantage de ce dernier. Les expériences de Truc démontrent en effet, d'une manière irréfutable, qu'un œil ayant 1/10 d'acuité visuelle n'est pas un œil inutile. Cela est si vrai que la dernière instruction ministérielle du 22 octobre 1905 sur les conditions d'aptitude au service militaire ont reculé jusqu'à 1/20 la limite de l'acuité visuelle minima exigée pour le service actif et le service auxiliaire. »

Grœnouw, dans les deux tableaux suivants, a indiqué les différentes réductions de capacité entraînées par la diminution de l'acuité visuelle scientifique. Les chiffres en caractères gras de la colonne supérieure horizontale représentent l'acuité d'un œil ; les chiffres en caractères gras de la colonne verticale de gauche indiquent l'acuité visuelle de l'œil congénère. Supposons un ouvrier dont la V. S. de l'œil droit soit de 0.3 et de 0,3 pour l'œil gauche. Si nous cherchons dans le premier tableau (professions visuelles) nous trouvons que cette diminution de la V. S. correspond à une réduction de salaire de 60 p. 100. Si nous cherchons dans le second tableau qui se rapporte aux professions à exigences visuelles peu élevées (terrassiers, forgerons, etc.), nous trouvons que le préjudice peut être évalué seulement à 40 p. 100.

TABLEAU I. — **Quotité de la réduction de la capacité de travail (0/0) en chiffres ronds en cas de diminution de l'acuité visuelle des deux yeux, pour des professions qui demandent un degré élevé d'acuité visuelle.**

DEGRÉ DE L'ACUITÉ VISUELLE SCIENTIFIQUE	LA VISION PÉRIPHÉRIQUE EST CONSERVÉE						AVEC PERTE TOTALE DE LA VISION CENTRALE ET PÉRIPHÉRIQUE D'UN ŒIL.
	—	0.5	0.4	0.3	0.2	0.1 ou moins	
1.0-0.6	1.0-0.6	...	5—10	10—15	10—20	10—25	20—33
0.5	—	20	25	25—30	30—35	30—40	35—45
0.4	5—10	25	40	40—45	45—50	50—55	50—60
0.3	10—15	25—30	40—45	60	60—65	65—70	70—75
0.2	10—20	30—35	45—50	60—65	80	80—85	85—90
0.1 ou moins	10—25	30—40	50—55	65—70	80—85	100	100
Avec perte totale de la vision centrale et périphérique d'un œil.	20—33	35—45	50—60	70—75	85—90	100	100

TABLEAU II. — **Quotité de la réduction de la capacité de travail (0/0) en chiffres ronds en cas de diminution de l'acuité visuelle des deux yeux, pour des professions qui demandent un degré peu élevé d'acuité visuelle.**

DEGRÉ DE L'ACUITÉ VISUELLE SCIENTIFIQUE	LA VISION PÉRIPHÉRIQUE EST CONSERVÉE							Avec perte totale de la vision centrale et périphérique d'un œil.
	1.0-0.5	0.4	0.3	0.2	0.1	0.05	0.02 ou moins	
1.0-0.5	...		5—10	10—15	10—20	10—20	10—25	20—33 1/3
0.4	—	20	25	25—30	30—35	30—40	30—40	40—50
0.3	5—10	25	40	45—50	50	50—55	50—55	55—60
0.2	10—15	25—30	45—50	60	65	65—70	65—70	70—75
0.1	10—20	30—35	50	65	80	85	85	85—90
0.05	10—20	30—40	50—55	65—70	85	90	95	95
0.02 ou moins	10—25	30—40	50—55	65—70	85	95	100	100
Avec perte totale de la vision centrale et périphérique d'un œil.	20—33 1/3	40—50	55—60	70—75	85—90	95	85—90	100

Dans le tableau suivant, Grœnouw donne une vue d'ensemble sur la capacité professionnelle dans diverses formes de troubles du champ visuel.

Capacité professionnelle dans les diverses formes de troubles du champ visuel avec acuité professionnelle conservée.

TROUBLES DU CHAMP VISUEL	CAPACITÉ PROFESSIONNELLE p. 100				RÉDUCTION DE LA CAPACITÉ DE TRAVAIL		
	MAGNUS	SCHRŒTER	GROENOUW		MAGNUS	SCHRŒTER	GROENOUW
			p	p^1			
1° Absence de la moitié nasale de l'un ou des deux champs visuels. Léger rétrécissement concentrique de l'un ou des deux champs visuels (moins de 15°)..................	100	100	100	1	—	—	—
2° Absence de la moitié temporale ou de tout le champ visuel d'un œil. Rétrécissement du champ visuel d'un œil, du côté temporal, jusque vers 60°..................	90	90	90	9/10	10	10	10
3° Absence des deux moitiés temporales des deux champs visuels. Rétrécissement concentrique des deux champs visuels, du côté de la tempe, jusque vers 60°.	80	80	80	8/10	20	20	20
4° Absence des deux moitiés droites du champ visuel ..... / des deux moitiés gauches................ / — de la moitié inférieure.................. / — — supérieure	68	55 70 55 70	60	6/10	32	45 30 45 30	40
5° Rétrécissement concentrique des deux champs visuels jusque 30°..................	55	—	50	5/10	45	—	50
6° Rétrécissement concentrique des deux champs visuels jusque vers 5° au moins..................	—	25 et moins	—	—	100	75 et davantage	100

1. Valeur professionnelle du champ visuel conservé.

ÉVALUATION DES TROUBLES DE LA VISION

b. *Diminution de l'acuité visuelle des deux yeux, inégale pour chaque œil.*

Mais, comme le dit Roehmer, la V. P. est représentée en principe par *l'acuité visuelle binoculaire*.

Voici le barème actuellement employé en Allemagne pour évaluer le degré d'acuité visuelle professionnelle dans les cas où la diminution de l'acuité est différente pour chaque œil.

Les colonnes de droite (Acuité scientifique de l'œil droit) et la colonne de gauche (Acuité scientifique de l'œil gauche) :

Acuité scientifique de l'œil gauche.	5/7.5 ou 1 à 2/3 0.66	5/10 ou 1/2 0.5	5/15 ou 1/3 0.3	5/20 ou 1/4 0.25	5/25 ou 1/5 0.2	5/35 ou 1/7 0.15	5/50 ou 1/10 0.1	5/75 ou 1/15 0.075	5/100 ou 1/20 0.05	0
1 à 2/3 ou 0.66	0	0	5	10	10	15	15	20	20	25
1/2 ou 0,5	0	5	10	10	15	20	25	25	30	35
1/3 ou 0.33	5	10	25	25	30	30	35	40	45	55
1/4 ou 0.25	10	10	25	40	40	45	50	55	60	65
1/5 ou 0.2	10	15	30	40	55	60	65	70	75	80
1/7 ou 0.15	15	20	30	45	60	70	75	80	85	90
1/10 ou 0.1	15	25	35	50	65	75	85	90	95	05
1/15 ou 0.075	20	25	40	55	70	80	90	95	100	115
1/20 ou 0.05	20	30	45	60	75	85	95	100	110	125
0	25	35	55	65	8	90	105	115	125	125

Dans ce tableau les fractions de la colonne *horizontale* indiquent la V. S. de l'œil droit ; les fractions de la colonne *verticale* de gauche la V. S. de l'œil gauche. Les nombres des autres colonnes indiquent en centièmes la diminution de l'acuité visuelle professionnelle, correspondant à cette diminution double de l'acuité visuelle scientifique. Exemple. Soit un ouvrier dont l'acuité visuelle de OD est de 0.5, et la V. S. de OG = 0.1. Cherchez dans la deuxième colonne verticale, à la 7ᵉ ligne, et vous lisez $\dfrac{25}{100}$. Le blessé a donc une acuité visuelle binoculaire de 1/4 ou 0.25.

Les diminutions de 10 p. 100 et de moins de 10 p. 100 ne donnent lieu, en Allemagne, à aucune indemnité.

Mais, comme on le voit, la cécité est évaluée à 125 p. 100

de la perte de la vision professionnelle et les acuités voisines à des taux variant de 105 à 125 p. 100. L'aveugle ayant besoin de soins particuliers, la jurisprudence allemande majore son indemnité.

Ces chiffres n'ont qu'une valeur d'indication. On ne peut évaluer la réduction de la V. S. de la même façon chez un graveur que chez un terrassier. C'est à l'expert de s'informer de l'importance de l'acuité et de la vision binoculaire dans la spécialité du blessé.

c. *Évaluation de l'incapacité due à la perte d'un œil.*

Quelle réduction de capacité entraîne la perte d'un œil ou de la vision d'un œil? Quelle est la valeur industrielle des borgnes?

Des recherches faites en Allemagne par une corporation de mineurs, et citées par Sulzer, ont donné les résultats suivants :

Sur 117 ouvriers mineurs devenus borgnes par accident professionnel :

6 ont quitté volontairement la mine;

3 ont continué à être occupés dans l'exploitation.

Parmi ces 111 borgnes :

65, plus de la moitié, reprirent leur travail antérieur avec le même salaire;

3 gagnèrent le même salaire avec un travail différent;

43 virent leur salaire diminué.

La diminution moyenne du salaire de ces 43 derniers était de 16 p. 100 environ. De même Magnus a reconnu que chez les ouvriers sidérurgiques de Silésie, le salaire moyen des borgnes est inférieur de 14,4 p. 100 au salaire moyen normal.

D'autres constatations ont permis à Magnus d'établir que le borgne avait une chance sur trois de ne pas trouver de travail.

Après l'avoir évaluée pendant quelque temps à 50 p. 100,

1. Sulzer, *loc. cit.*, p. 48 et suiv.

l'incapacité de travail résultant de la perte d'un œil fut réduite en Allemagne successivement à 33 p. 100, 25 p. 100, 20 p. 100. Actuellement, on tient compte de l'importance de la vision binoculaire dans la profession du blessé.

De même, en France, on évalue en général la perte d'un œil à une réduction de salaire de 33 p. 100. Erreur, dit Sulzer[1], « car il y a des professions où la vision binoculaire est nécessaire et où la perte d'un œil équivaut à une réduction de capacité de 50 p. 100. Il y a des professions, au contraire, comme le travail des mines, où 69 p. 100 des borgnes, et la métallurgie, où 40 p. 100 des borgnes gagnent leur plein salaire ».

De telle sorte que, comme le dit Sulzer[2], « l'application de l'article 3 de la loi du 9 avril 1898 ne sera possible, en matière d'accidents oculaires, qu'à partir du jour où la détermination de l'acuité visuelle d'un grand nombre d'ouvriers de tous les métiers aura montré nettement les relations qui existent entre l'acuité visuelle physiologique et l'aptitude au travail des différents métiers ». Les listes dressées dans ce but devront comprendre tous les renseignements nécessaires : âge, définition exacte de l'occupation de l'ouvrier, son salaire, le salaire gagné par les autres ouvriers de la même branche, son acuité visuelle, l'état de sa vision binoculaire, l'époque à laquelle le premier œil a été perdu.

En résumé, le dommage entraîné par le perte d'un œil est à l'heure actuelle évalué entre 20 et 33 pour les professions à exigences visuelles peu élevées; entre 33 et 45 pour les professions visuelles. Nous pensons avec MM. de Lapersonne[3] et Rochmer que le chiffre de 33 p. 100 n'est pas exagéré pour la perte d'un œil. Il donne droit à une rente de 16,5 p. 100 du salaire, ce qui est assez si l'ouvrier trouve du travail, ce qui est peu, si personne ne consent à l'embaucher. Abaisser à 15 p. 100 le minimum d'évaluation, comme le demande Rémy, parce que certains borgnes gagnent autant ou plus qu'avant l'accident, ne nous paraît

1. Sulzer, *loc. cit.*, p. 71.
2. *Id.*, p. 75.
3. De Lapersonne, *Presse Médicale*, 6 déc. 1902, p. 1167.

pas justifié. En avançant en âge l'ouvrier aura beaucoup plus de peine à trouver du travail.

d. *Évaluation de la valeur professionnelle d'un œil aphake.*

Quelle est la valeur professionnelle de l'œil aphake (opéré de cataracte)? M. Bonnaud a discuté cette question dans son récent mémoire[1] et voici comment il l'expose.

L'ouvrier ne bénéficie de la disparition de sa cataracte que par l'étendue plus grande de son champ visuel; d'autre part, l'œil opéré de cataracte peut devenir très utile si l'autre œil vient, pour une raison ou pour une autre, à perdre la vision. Mais, en pratique, nous savons que la vision binoculaire est impossible; que, en outre, le verre correcteur de l'aphakie ne peut servir à la fois pour la vision de loin et la vision de près. Nous en concluons que l'on ne doit pas se baser *sur l'acuité après correction* pour apprécier l'incapacité permanente partielle, et, à l'exemple de Haab et de Pfluger, nous considérons la perte du cristallin comme donnant lieu à une invalidité de 15 à 20 p. 100 selon le métier de la victime.

Quand, dans une expertise, nous avons à apprécier la valeur professionnelle d'un œil aphake, nous procédons ainsi :

Nous prévenons que l'œil aphake a une vision de 1/4 par exemple, avec un verre correcteur approprié, mais nous proposons, en raison des considérations exposées, de baser l'incapacité permanente particlle sur un chiffre de 1/8. En somme nous divisons par 2 l'acuité que nous donnons à l'œil opéré, après correction. Si notre calcul nous donne un chiffre égal ou inférieur à 1/10, nous considérons comme nulle la valeur professionnelle de l'œil aphake.

Bien entendu, pour chacun de ces cas, le médecin-expert devra tenir compte des conditions diverses qui pourront se présenter.

Nous nous sommes enquis du point de savoir comment les Tribunaux estimaient, depuis la loi du 9 avril 1898, la situation faite à l'ouvrier victime d'un accident lui ayant occasionné la perte d'un œil.

Quelques décisions émanant de la Cour de Douai et de celle d'Orléans (14 février 1900) paraissent apprécier à un chiffre supérieur à celui que nous avons indiqué, l'invalidité professionnelle résultant de ce traumatisme.

---

1. Bonnaud, *loc. cit.*, p. 21.

e. *Évaluation de la perte de l'œil sain chez un borgne.*

Un borgne perd l'œil qui lui reste. Il est aveugle, donc atteint d'I. P. T. Le médecin doit donc conclure que la blessure, ayant entraîné la cécité, a pour conséquence une réduction de salaire de 100 p. 100.

Mais si le blessé avait eu ses deux yeux, l'accident l'aurait rendu borgne et non aveugle. La réduction de salaire aurait été de 33 p. 100 au maximum, et non de 100 p. 100. L'assureur doit-il supporter la responsabilité de cette cécité?

Après quelques hésitations, la jurisprudence a été défini tivement fixée par la Cour de cassation. Celle-ci a décidé que « l'état d'infirmité dans lequel se trouvait la victime avant l'accident importe peu au point de vue de la détermi nation de son état actuel et, par suite, de l'indemnité à laquelle elle a droit; que cette infirmité influait sans doute sur la valeur professionnelle de l'ouvrier, mais que son salaire annuel en donne la mesure légale ». De nombreuses décisions ont établi cette jurisprudence.

Donc l'ouvrier borgne qui devient aveugle à la suite d'un accident a droit à la rente correspondant à la cécité [1].

f. *Le blessé peut-il refuser l'énucléation d'un œil perdu pour la vision, opération proposée pour éviter ou entraver une ophtalmie sympathique?*

Nous partageons sur ce point l'opinion de M. Terrien qui distingue avec raison l'énucléation sans anesthésie géné rale et l'énucléation faite à l'aide de la cocaïne. Le blessé peut refuser la première, à cause du danger que comporte (si rare soit-il) toute chloroformisation ou éthérisation. Mais il n'a aucune bonne raison pour se soustraire à une opération

1. Cour de cassation : 23 juillet 1902 et 10 déc. 1902. *Rec. de documents du min. du Com.*, t. II, p. 296 et 308. — Arrêts des 11 et 25 nov. 1903 et du 25 juillet 1905. *Rec. min. Com.*, IV, p. 142 et 159, et V, p. 123.

bénigne qu'une anesthésie locale permettra d'exécuter sans douleurs et sans dangers [1].

g. *Les affections oculaires révélées par un accident*.

Si un accident révèle une affection oculaire (glaucome, cataracte, leucome cornéen, dacryocystite, etc.), ou une anomalie de la vision, sans avoir joué aucun rôle nettement provocateur ou aggravateur, le patron ne peut être déclaré responsable. La Cour de Nancy en a décidé ainsi, conformément à la jurisprudence établie par la Cour de cassation, à propos d'un ouvrier qui prétendait que son hypermétropie était due à une blessure à l'œil [2].

G. — ÉVALUATIONS DES INCAPACITÉS CHEZ LES OUVRIERS PRÉCÉDEMMENT MUTILÉS

Nous venons de voir que la Cour de cassation a établi définitivement que l'ouvrier borgne qui devient aveugle a droit à la rente correspondant à l'I. P. T. Cet arrêt, qui a force de loi, ne peut être discuté en principe. Il est de toute évidence que, pour l'ouvrier borgne, l'œil restant représente sa capacité ouvrière et par suite son salaire. S'il perd cet œil, il perd la totalité de son pouvoir de gagner, et, atteint d'I. P. T., il doit être indemnisé comme tel.

D'après le même principe, la Cour d'Angers avait décidé, le 2 décembre 1901, « qu'il y a lieu, lorsqu'un ouvrier déjà privé du médius, a perdu l'index par suite d'un accident, de tenir compte de ce que son index avait pour lui une valeur toute particulière », et avait majoré le chiffre de la rente.

1. Terrien, Sur la valeur d'un œil blessé, *La Clinique*, 12 avril 1907, p. 234.
2. Cour de Nancy, 21 mars 1905. *Rev. jud. des Accidents du Travail*, 1905, p. 176. Voy., au sujet des maladies révélées, provoquées et aggravées, page 447.

De même le Tribunal de la Seine (4° chambre, 8 mai 1901) a évalué l'incapacité résultant de la perte des deux doigts de la main droite chez un ouvrier déjà privé de la main gauche à 35 p. 100 au lieu de 25 p. 100 qui serait le chiffre fixé chez un ouvrier valide. De nombreuses décisions ont établi définitivement cette jurisprudence.

Le médecin-expert devra donc mentionner dans son rapport si l'organe ou la fonction perdus par le fait de l'accident avait pour l'ouvrier une valeur plus grande à cause d'une mutilation antérieure.

II. — LES INCAPACITÉS RÉVÉLÉES ET AGGRAVÉES PAR UN ÉTAT ANTÉRIEUR OU DUES A UNE PRÉDISPOSITION

Un albuminurique, un cardiaque, un tuberculeux, un syphilitique sont victimes d'un accident qui, chez un individu sain, entraînerait seulement une courte incapacité temporaire. Cet accident aggrave la maladie préexistante, en accélère l'évolution et aboutit soit à la mort, soit à une incapacité permanente. Le patron est-il intégralement responsable des suites de l'accident?

Cette question des états antérieurs et de leur influence sur le règlement des indemnités est évidemment plutôt de la compétence du magistrat que de celle du médecin. Mais nous sommes souvent questionnés, dans les expertises, sur le rôle de l'accident et la part respective de responsabilité de la blessure et de la maladie préexistante ou de la prédisposition.

En appliquant le principe de la réparation des blessures sans tenir compte des états antérieurs, on risque de condamner à la misère tous les malheureux qui pourraient travailler malgré une tare ou une prédisposition morbide, disions-nous dans la première édition de ce livre[1]. M. le

---

1. Aujourd'hui nombre d'exploitations font examiner les candidats à l'embauchage par un médecin et éliminent tous les sujets tarés et même ceux dont les orifices herniaires sont larges. C'est là un contre-coup très fâcheux de la loi de 1898, dont les conséquences vont s'aggraver puisque la loi est étendue aux exploitations commerciales.

président Sachet, dans les deux premières éditions de son excellent traité, a été un des premiers à exposer les dangers de cette manière de voir. Il rappelle à ce propos un amendement qui avait été présenté à la Chambre des députés, alors que la loi de 1898 était en gestation. « En 1893, dit M. Sachet [1]. M. le député Dron avait présenté à la Chambre un amendement destiné à dissiper toute équivoque sur les limites à donner aux conséquences des accidents industriels. Ce texte était ainsi conçu : « Les indemnités ne seront dues qu'aux conséquences directes et immédiates des accidents, et non pour les suites d'une opération chirurgicale qui n'aurait pas été motivée par l'accident lui-même ni pour les aggravations résultant de lésions ou d'infirmités préexistantes. »

Le rapporteur se déclara au fond d'accord avec M. Dron; mais il le pria de retirer son amendement pour ne pas alourdir une loi déjà très chargée. Et M. Sachet ajoutait : « Les chefs d'industrie peuvent donc être sans inquiétude à cet égard : les ouvriers légèrement infirmes, qu'ils auront la charité d'occuper dans leur exploitation, ne les exposeront pas à payer, le cas échéant, une indemnité plus élevée que les employés entièrement valides ».

Mais la Cour de cassation n'a pas consacré cette interprétation. Elle a décidé qu'il n'y avait pas lieu, dans les conséquences d'un accident, de distinguer ce qui revient au traumatisme et ce qui résulte d'une maladie préexistante ou d'une prédisposition.

C'est la conséquence logique de la décision qui accorde la rente de l'I. P. T. au borgne qu'un accident a rendu aveugle.

Les membres du XXe Congrès de Chirurgie tenu à Paris en octobre 1907, après la discussion des rapports de MM. Segond [2] et Jeanbrau [3] avaient émis à l'unanimité le vœu que « la loi de 1898 fût modifiée de façon à ne pas exclure le rôle des *prédispositions* et des *maladies pré-*

1. Sachet, 1re édition, *loc. cit.*, p. 154.
2. Voy. page 162.
3. Voy. page 96.

existantes dans la réparation pécuniaire des accidents ».

Mais un mouvement en sens contraire s'est dessiné parmi les médecins et les chirurgiens. Dans des articles successifs, MM. Ribierre [1], Balthazard [2], Reclus [3], Brissaud [4] ont démontré que la jurisprudence était dans le vrai et que le corps médical devait l'accepter. « Il serait inique, dit le Pr Brissaud, de faire supporter l'entière responsabilité des « états antérieurs » par ceux qui en deviennent, par accident, les victimes. Que la responsabilité reste partagée et la loi subsistera, conforme à elle-même, c'est-à-dire conforme aux conditions du forfait. »

Nous nous inclinons à notre tour devant cette doctrine qui a le grand avantage de simplifier et de réduire les litiges [5].

Mais si l'on ne doit tenir compte ni des prédispositions, ni des maladies antérieures, ni des infirmités ou mutilations préexistantes pour réduire le chiffre d'une indemnité prévue par la loi, certaines conditions doivent être réunies pour qu'il y ait lieu d'accorder cette indemnité. Il ne suffit pas qu'un hernieux ou un phtisique accusent un effort ou un choc d'avoir été la cause de leur maladie, pour que le juge leur accorde une rente de 10, 20 ou 40 p. 100 de leur salaire annuel [6]. Il faut que l'ouvrier fasse la preuve : 1° qu'il

1. Ribierre, La médecine légale des accidents au xxᵉ Congrès de Chirurgie. *Annales d'hygiène et de médecine légale*, janvier 1908.

2. Balthazard, *Presse Médicale*, 29 février et 11 mars 1908.

3. Reclus, *Bulletin Médical*, 14 mars 1908.

4. Brissaud, *Progrès Médical*, 11 avril 1908.

Voy. aussi Doucet-Bon, thèse inspirée par M. Balthazard. Paris, 1907-1908, n° 58, Michalon, éditeur.

5. Pour établir cette jurisprudence, la Cour de cassation s'est appuyée exclusivement sur le texte de la loi de 1898 qui ne mentionne aucune restriction au sujet des prédispositions, des maladies préexistantes ni des maladies antérieures. Le salaire annuel touché par la victime avant l'accident constitue la seule base pour la fixation du chiffre de l'indemnité. La seconde raison qui a décidé la Cour de cassation à statuer ainsi réside dans ce fait que l'indemnité accordée par la loi de 1898 est une indemnité transactionnelle et forfaitaire : sous le régime du droit commun, le blessé qui apporte la preuve que l'accident est de la faute d'un tiers, est dédommagé intégralement. Sous le régime de la loi de 1898, le blessé n'a plus à fournir la preuve de la faute de l'employeur, mais en revanche il ne lui est accordé que la moitié de l'indemnité correspondant au préjudice subi.

6. Voy. chap. ii, page 94.

y a eu accident survenu au cours ou à l'occasion du travail ; 2° qu'il y a un lien de causalité entre l'accident et les phénomènes morbides dont se plaint le blessé. L'enquête faite par le juge de paix fournit les éléments de la première. C'est le médecin qui établira la seconde.

D'une manière générale, on peut dire, avec M. Sachet [1], qui s'est rallié à la doctrine de la Cour de cassation, qu'il y a un rapport de cause à effet entre un accident et une lésion lorsque les conditions suivantes se trouvent réunies : 1° Il faut que l'accident ait été nettement caractérisé (choc violent, effort soudain et intense ou longtemps soutenu dans une attitude pénible, par conséquent différent de ceux que nécessite l'exercice habituel d'une profession), et particulièrement propre par sa nature à aggraver l'affection préexistante. Ainsi une entorse survenue pendant la marche ne peut être rendue responsable d'une tumeur blanche tibio-tarsienne ignorée de son porteur et qu'elle a révélée.

2° Il faut que l'aggravation se manifeste par des symptômes très nets et d'une nature telle que leur cause puisse se rattacher à l'accident, par exemple une hémoptysie après une contusion sur le thorax.

3° Il faut que les premiers symptômes se soient manifestés peu de temps après l'accident, quelques jours au plus, si la maladie était en évolution.

4° Il faut enfin que la maladie préexistante ne soit pas, au moment où survient le traumatisme, arrivée à sa dernière période, au point que la mort n'est qu'une question de jours. Dans l'éventualité contraire, dit M. Sachet, le décès du blessé a sa cause dans la maladie, mais non dans l'accident qui n'aura pu, au pis-aller, qu'avancer la mort de quelques jours.

Nous avons indiqué au chapitre II, à propos des tuberculoses, des hernies et des diverses affections médicales et chirurgicales, comment l'expert devait préciser le rôle du traumatisme [2].

1. Sachet, Tuberculose et Accidents du travail, *La Médecine des Accidents*, juin et juillet 1907.
2. Voici quelques décisions judiciaires concernant cette question :
a. Les lésions pulmonaires auxquelles a succombé un ouvrier ne sont

I. — LES INCAPACITÉS QU'ON NE PEUT AFFIRMER PERMANENTES

Nous avons vu, en étudiant les névroses traumatiques, que le pronostic de ces affections est souvent impossible à préciser. Or, il est urgent de solutionner le litige, pour empêcher l'état du blessé de s'aggraver et pour éviter des frais à l'assureur. Nous avons insisté[1] sur la nécessité de régler ces litiges en déclarant le blessé atteint d'une I. P. dès que le médecin a établi son diagnostic et reconnu l'inefficacité de tout traitement avant le jugement qui doit accorder l'indemnité à la fois pécuniaire et « thérapeutique ».

La jurisprudence française s'établit en ce moment sur ces données et plusieurs décisions sont conformes aux indications précédentes.

Un ouvrier, guéri de ses blessures, est atteint d'*hystéro-traumatisme* « qui s'aggrave tous les jours et ne lui permet aucun travail ». La Cour de Douai l'a déclaré, le 25 mars 1902, atteint d'I. P. et lui a accordé la rente corres-

pas la conséquence forcée d'une contusion thoracique dont il a été la victime, lorsqu'il résulte de l'expertise qu'elles peuvent être antérieures à l'accident et provenir d'une généralisation dans l'appareil respiratoire d'un cancer du testicule constaté chez l'ouvrier. (C. de Nancy, 24 mai 1905. *Rev. jud. des Acc. du Travail*, 1905, p. 390.)

b. Lorsque les experts constatent que le traumatisme n'a aucun rapport avec une tuberculose, celle-ci ne peut être considérée comme la conséquence directe de l'accident. Le fait que ce dernier, en confinant le blessé au lit, a pu aggraver la tuberculose existante n'est pas suffisant en lui-même pour établir un rapport de cause à effet si, d'autre part, il n'est pas justifié que l'accident a eu pour conséquence de transformer une affection curable en une affection incurable. (Cour de Paris, 13 juin 1903. *Même recueil*, 1906, p. 301.)

c. Il n'y a pas de relation entre le travail et l'accident lorsqu'un ouvrier tuberculeux est mort des suites de sa maladie plus de quatre mois après l'accident et plus de trois mois après la consolidation; alors surtout que les experts ne peuvent pas affirmer que l'accident a accéléré le dénouement fatal qui peut s'expliquer par l'état précaire de la santé de la victime et ses habitudes d'intempérance. (C. de Douai, 3 mai 1904. *Rev. jud. des Accidents du Tr.*, 1904, p. 326.)

1. Voy. p. 262 et suivantes. Voy. aussi la « Sinistrose », page 454.

pondant à l'incapacité totale. S'il est permis de trouver excessif d'accorder les deux tiers de son salaire à un hystérique, dont les médecins disent, comme dans le cas présent, que « son état n'est pas définitif, mais qu'on n'en peut prévoir la durée », il est intéressant de noter les considérants de la Cour qui a très judicieusement solutionné ce litige. Le patron demandait, en effet, en s'appuyant sur le rapport des médecins-experts, qu'il fût sursis à statuer pendant une ou deux années. Mais la Cour de Douai refusa, « attendu, dit l'arrêt [1], que l'éventualité d'une guérison dont on ne peut même approximativement fixer la date constitue seulement la réserve nécessaire qu'impose toute science humaine et nécessairement faillible, alors surtout qu'il s'agit de manifestations et de troubles nerveux; mais qu'on ne saurait, sur une éventualité aussi conjecturale, laisser la victime dans une situation d'attente, dépourvue d'ailleurs de toute garantie, d'autant que, si l'on faisait droit à la demande actuelle, il n'y aurait aucune raison pour ne pas, à l'expiration du sursis, en accorder un second; que le législateur a prévu le cas où l'état de la victime, d'après lequel l'indemnité a été fixée, viendrait à se modifier et a décidé qu'il serait alors loisible au chef d'industrie ou à la victime, selon l'événement, de remettre en question le chiffre de l'indemnité; que cette disposition répond aux préoccupations de l'appelant et sauvegarde tous ses droits ».

Dans un cas d'*hystéro-neurasthénie traumatique* « caractérisée par un état cérébral pathologique qui allait en s'aggravant », les experts conclurent que le malade ne guérirait qu'avec une solution définitive et sans appel de son procès. Le Tribunal civil de la Seine adopta l'avis des experts et décida que l'accident avait déterminé chez le blessé une I. P. P. qu'il convenait d'évaluer à 15 p. 100 de la réduction de son salaire, « attendu, dit le jugement [2], que des conclusions des experts il est permis de déduire qu'il y a une amélioration dans l'état de l'ouvrier, mais qu'il serait

1. *Recueil spécial des A. du T.*, mai 1902, p. 20.
2. *Recueil spécial des A. du T.*, juillet 1903, p. 121. Jugement du 22 juin 1903.

impossible d'aller jusqu'à la guérison absolue du blessé ; que tel est, d'ailleurs, l'avis des experts puisqu'ils proposent de faire état des phénomènes anatomiques et neurasthéniques constatés chez X..., et de lui allouer une indemnité devant faire place à la rente originaire ».

Enfin la Cour de Paris a déclaré, le 13 juin 1903, que la *neurasthénie traumatique* doit être considérée, en raison de l'incertitude sur la guérison, comme entraînant, sauf faculté de revision, une infirmité permanente[1].

Mais il est des cas où l'état cérébral de la victime ne nécessite pas que le litige soit tranché par les juges d'une façon définitive. Par exemple, lorsque l'ouvrier est apte à travailler sans que toutefois son état soit définitif. Dans cette éventualité, les juges, « tout en fixant la rente correspondant à l'incapacité actuelle, peuvent surseoir à statuer définitivement jusqu'à l'époque de l'amélioration prévue ». Il en a été décidé ainsi dans un cas où le professeur Joffroy, commis expert, constatait que le blessé, « à la suite de lésions hémorragiques des méninges périmédullaires, présentait de légers troubles de la mémoire, de la motilité et de la sensibilité ne l'empêchant pas cependant d'accomplir les actes ordinaires de la vie ». M. Joffroy ajoutait que « ces troubles s'amenderaient sans doute progressivement pour disparaître complètement ou à peu près, dans un délai de huit à dix mois ». Le Tribunal de la Seine[2] sursit à statuer sur la demande de la pension viagère formulée par l'ouvrier qui estimait son incapacité à 50 p. 100 de son salaire ; il lui accorda une *rente provisoire* payable jusqu'à la fin du délai prévu par le professeur Joffroy pour la guérison du blessé, ajoutant que « l'expert était commis pour compléter l'expertise en temps utile ».

1. *Recueil spécial des A. du T.*, juillet 1903, p. 107.
2. *Id.*, juin 1903, p. 70. — Jugement du Tribunal de la Seine du 22 mai 1903.

J. — **LA SINISTROSE**

La loi de 1898, qui a modifié si notablement la pathologie des traumatismes, a créé une maladie nouvelle, observée confusément par tous les médecins qui ont fait des expertises, mais que le Pr Brissaud a été le premier à individualiser et à laquelle il a donné le nom significatif de « sinistrose ».

La sinistrose est souvent prise pour de l'hystéro-neurasthénie traumatique. L'expert, troublé par l'absence de signes cliniques appréciables à l'examen et par l'apparente sincérité des doléances du blessé, est heureux de pouvoir conclure d'une manière qui rend la contradiction difficile. Comment l'avocat de la Compagnie d'assurances pourra-t-il soutenir que ce blessé, qui se déclare incapable de tout travail, n'est pas atteint d'hystéro-neurasthénie traumatique? En réalité il s'agit parfois d'une idée fixe et cette idée fixe est contagieuse. Nous avons vu des blessés qui n'avaient absolument rien, à qui des camarades pensionnés avaient persuadé qu'ils « devaient » également obtenir une rente. « Mais, enfin, que voulez-vous? disait un jour le Pr Ducamp à un blessé sur lequel il devait faire un rapport d'expertise. — Simplement une petite rente de 3 ou 400 francs, *comme tout le monde* », répond le pseudo-blessé avec franchise. En disant cela, le sinistré faisait allusion à un centre ouvrier où les simulateurs augmentent de jour en jour dans la plus parfaite impunité.

Nous ne pouvons mieux faire que de reproduire ici les termes mêmes dans lesquels le Pr Brissaud a si remarquablement décrit la « sinistrose [1] ».

« Dans tous les pays qui indemnisent les accidents du travail, les blessures « assurées » exigent, pour guérir, un temps beaucoup plus long que les blessures « non assurées ». A ce fait brutal, incontestable et incontesté, se ramène et se réduit toute la

1. Brissaud, La Sinistrose, *Concours médical*. 16 février 1908, p. 116.

question de la sinistrose. Ainsi, tandis que, pour une même fracture simple de jambe, le blessé *non assuré* séjourne à l'hôpital 43 jours en moyenne, le blessé *assuré* y séjourne 300 jours en moyenne — presque une année[1]. Personne n'a jamais supposé que, chez le blessé assuré, la formation du cal réclame 257 jours de plus que chez le blessé non assuré. C'est la capacité fonctionnelle ou, plus exactement, la capacité ouvrière qui, après la consolidation, tarde à se rétablir chez le blessé assuré : et ce retard varie suivant les pays, c'est-à-dire suivant les lois et la jurisprudence de chaque pays.

« A quoi tient cette prolongation de l'incapacité ouvrière ? A un état mental morbide — qui est précisément la sinistrose — et qui consiste en une inhibition très spéciale de la volonté ou, mieux encore, de la bonne volonté. Donc, pas de confusion possible avec l'exagération calculée ou la simulation consciente.

« Sans doute, les cas de simulation et d'exagération ne sont pas exceptionnels ; mais, par rapport aux cas de sinistrose, ils sont rares. On ne les constate guère que parmi les jeunes gens qui n'ont ni famille, ni responsabilités, ni charges ; alors la simulation n'est qu'une sorte de gaminerie intéressée et nullement intéressante. Ou bien, c'est dans une catégorie d'hommes de tout âge qui n'ont jamais eu la vocation du travail : il en est pour qui un petit accident est une aubaine inespérée : à quelque chose malheur est bon.

« Nous répétons que la sinistrose, incomparablement plus fréquente, est une maladie authentique ; et il est regrettable que certains médecins de compagnies d'assurances l'aient tantôt assimilée à un hystéro-traumatisme par trop complaisant, tantôt confondue systématiquement avec la simulation.

« Nous avons suffisamment défini la sinistrose en disant qu'elle consistait en une inhibition de la bonne volonté. Le blessé, depuis longtemps guéri, ne se décide pas à faire, au prix d'un peu de douleur ou simplement de fatigue, le moindre essai de reprise du travail. Il se refuse au plus petit effort : « C'est inutile, je souffre, je ne peux pas, je ne pourrai pas, je sais très bien que je ne pourrai pas... ». Il ne sort pas de là. Et celui qui parle ainsi est un homme dans la force de l'âge, laborieux, père de famille, dont le salaire est dix fois, vingt fois supérieur à la rente ou au petit capital rachetable représentant les *dommages-intérêts auxquels il croit avoir droit*.

« C'est, en effet, une idée fixe, une idée fausse sur *la forme de la réparation du préjudice* qui exerce et développe ce pouvoir d'inhibition. Voici pourquoi et comment.

« Sauf de très rares exceptions, les accidentés du travail con-

1. Voy. le tableau de Bernaichi, ch. I, p. 28.

servent encore — depuis près de dix ans que la loi est entrée
en vigueur — la conviction que toute blessure professionnelle
leur confère un droit à des dommages-intérêts. Ils ignorent que
l'innovation fondamentale de la loi de 1898 est une dérogation
au droit commun. Le patron étant toujours responsable du préjudice, ils s'imaginent que ce patron (ou la Compagnie d'assurances du patron) leur *doit* la réparation prévue par les articles
1382 et 1383 du Code civil. Ils ne conçoivent pas que, la blessure
une fois guérie, aucune compensation pécuniaire ne leur soit
attribuée en dehors du demi-salaire de la période d'incapacité.
Des deux principes sur lesquels repose la loi, ils semblent ne
reconnaître intégralement que le premier, celui du *Risque professionnel*, qui met à la charge du patron l'indemnisation de l'ouvrier; et ils n'admettent que dans la mesure qui leur convient le
second principe, celui de l'*indemnité transactionnelle et forfaitaire*
calculée d'après la réduction de salaire qu'entraîne définitivement la blessure, et qui est fixée à la moitié de cette réduction
de salaire. Ils méconnaissent le sens du mot *consolidation*, tel
que l'a précisé la jurisprudence [1], mais ils savent que la date de
la consolidation marque la cessation du paiement du demi-
salaire.

« De là il résulte trop souvent que l'accidenté entrevoit la date
de la consolidation comme une échéance qu'il voudrait pouvoir
ajourner indéfiniment; et, en fait, il l'ajourne ; toutes les statistiques hospitalières, sans exception, en font foi. Il ajourne, il
ajourne, et l'idée erronée qui le préoccupe détourne sa bonne
volonté de tout effort utile. Peu à peu, cette idée fausse, passée à
l'état d'idée fixe, non seulement absorbe toute son activité psychique, mais va même jusqu'à briser les ressorts de son activité
physique. Et alors que, guéri de sa blessure depuis des mois, il a
cessé d'être une victime du travail, il reste encore victime d'une
erreur de bonne foi, c'est-à-dire sa propre victime à lui-même.
Voilà la sinistrose constituée, psychose d'occasion et le plus souvent peu sévère, mais psychose funeste au travail et, par exception, grave dans ses extrêmes conséquences.

« L'idée fixe a naturellement et toujours pour substratum un fait
ou l'interprétation d'un fait. Dans le cas de la sinistrose, il
s'agit de l'interprétation d'un fait, et ce fait, c'est la loi. « L'idée
fixe, dit fort bien Régis, n'est en réalité autre chose qu'un
délire rudimentaire, réduit à sa plus simple expression.... Elle
finit le plus souvent par s'étendre, s'organiser et, par suite,
tourner au délire proprement dit. » D'une idée fausse ou inexacte
— mais non pas nécessairement absurde, — le malade tire des
déductions fausses ou inexactes. Ces déductions s'imposent à son

<hr>

1. Cour de cassation, 24 février 1902.

esprit avec une ténacité obsédante ; et, par une pente naturelle, l'anxiété, qui caractérise toute obsession, finit par transformer un trouble primitivement intellectuel en un trouble émotif et rien qu'émotif.

« L'interprétation erronée de la loi ne compte plus. Les douleurs mêmes de la première heure changent de caractère. Comme elles ne résultent plus de la meurtrissure des parties traumatisées (le blessé ayant depuis longtemps cessé de souffrir), ce ne sont plus des sensations ni, à plus forte raison, des hallucinations obsédantes qu'il éprouve, ce sont maintenant des obsessions hallucinatoires, des « topoalgies » ou des « algies ».

« Sans doute, les circonstances de l'accident ne sont pas oubliées, mais les algies (qui ne sont que des hallucinations cénesthésiques) n'ont qu'un rapport très indirect avec les douleurs primitives du trauma.

. . . .

« Aujourd'hui, les chirurgiens n'hésitent plus sur les causes d'une incapacité qui, par exemple, à la suite d'une fracture simple de la jambe ou de l'avant-bras, se prolonge, s'éternise, s'exagère même de jour en jour, de semaine en semaine, de mois en mois. Ils diagnostiquent un état névropathique, considèrent leur rôle comme terminé et adressent l'ex-blessé au médecin. Un état névropathique, c'est vrai. Mais lequel ? Car il y en a plus d'un : et, à la rigueur, il se peut que l'accidenté ne présente aucun signe ni d'hystérie, ni de neurasthénie, ni même de névrose traumatique. L'hystérie a ses stigmates, la neurasthénie a ses symptômes et son évolution : quant à la « névrose traumatique », si mal nommée, c'est un syndrome persistant de commotion cérébro-spinale, dont les manifestations somatiques laissent deviner une atteinte grave ou sérieuse des centres nerveux. Dans la sinistrose, rien de tel. Le sinistré (pourquoi pas le sinistrosé ?) ne peut rien faire « parce qu'il est trop faible et parce qu'il souffre ». Cependant cette faiblesse ne l'empêche que de travailler ; toutes les autres occupations lui sont encore possibles, du moins au début.

« Quant aux douleurs, rien ne les explique ; leurs localisations surtout et leurs irradiations sont d'une fantaisie que l'anatomie du système nerveux n'avait guère prévue avant 1898.

« Ainsi l'algie, « hallucination représentative », d'abord concept sensitif assez vague, se perfectionne par l'auto-analyse, se dégrossit, se limite, se précise et devient hyperesthésie localisée. Désormais, le malade a acquis la certitude qu'il est frappé d'incapacité. Il a fixé d'avance et s'est, en quelque sorte, infligé à lui-même les troubles que le traumatisme « devait » fatalement entraîner.

« Nous avons pris pour exemple la sinistrose survenue, non par le fait, mais à la suite des fractures simples du radius ou de la jambe, c'est-à-dire la sinistrose la plus commune, celle qui, depuis la loi de 1898, a quintuplé ou, pour le moins, quadruplé la durée des incapacités post-traumatiques. Mais, d'une façon générale, toutes les blessures se valent. Et pourtant, il en est quelques-unes dont un délire d'occasion peut tirer plus facilement parti. Une plaie de tête, une contusion superficielle du cuir chevelu *doit* — selon la pathologie de la victime — se compliquer de troubles cérébraux; la logique l'exige. A plus forte raison, si l'accident a déterminé un évanouissement, les plus graves symptômes cérébraux doivent se produire. En effet ils se produisent, et même trop souvent. Mais, dans la sinistrose, ce ne sont pas les symptômes habituels. *La sinistrose n'en comporte guère que quatre : l'insomnie, un mal de tête sincipital plus ou moins pénible, des vertiges indéfinissables et exclusivement subjectifs, et l'irritabilité du caractère.*

« Par contre, les phénomènes cérébraux proprement dits font toujours défaut : pas de myosis, pas de mydriase, pas de diplopie, pas de strabisme, pas de secousses fibrillaires, pas de tremblements, pas de crises épileptiformes, pas de convulsions ni de spasmes limités, pas de contracture, pas de clonus, pas de tachycardie, pas de bradycardie... attendu que tous ces phénomènes, « l'idée image » est toujours incapable de les réaliser, de les extérioriser. Ceux-là, les vrais symptômes *cérébraux* traduisent un état morbide trop spontané, trop indépendant, pour participer — sinon par un hasard exceptionnel — à un syndrome purement *psychique*.

« Peut-être plus encore que la nature de la blessure, la nature de l'accident fournit un prétexte à la sinistrose. Bien rarement la victime accepte qu'un grave accident puisse ne produire qu'un traumatisme léger. Un maçon tombe d'un quatrième étage; c'est un grave accident. On le ramasse respirant encore et on le transporte à l'hôpital où il revient à lui. Par miracle, il n'a qu'une contusion de l'épaule; c'est un bien léger traumatisme. Il réclame donc son *exeat*. Les jours suivants, il se sent encore endolori; donc il *doit* avoir quelque lésion interne; cette lésion va s'aggraver, l'incapacité s'ensuivra; et déjà le médecin de l'assurance prévoit la reprise du travail pour la fin de la semaine! Nous choisissons à dessein cet exemple *arrivé* et malheureusement trop rare, bien qu'un mémoire fameux ait été intitulé : *De l'innocuité des chutes d'un lieu élevé* [1].

1. Il n'était pas alors question de la sinistrose, à laquelle échappa un de nos camarades d'études qui, en 1877, tomba du sixième étage, à travers un vitrail, sur la descente de lit de sa concierge. Amené dans le service de la Clinique chirurgicale de Broca, il y reçut les soins de l'interne Jalaguier, — soins inutiles, car tout se borna à une courbature.

« Les circonstances qui favorisent l'apparition de la sinistrose sont donc assez nombreuses et de nature variée. Mais faut-il invoquer et admettre l'influence d'un de ces *états antérieurs* sur lesquels la jurisprudence s'est prononcée?

« Elle n'exige ni plus ni moins de prédispositions que tous les troubles mentaux ou délires fortuits suscités par un accident ou un incident quelconque, avec ou sans traumatisme préalable. Au demeurant, peu importe, car cette prédisposition était inefficace et inoffensive avant la loi de 1898. *Les mêmes blessures guérissaient alors normalement, simplement, selon la bonne vieille coutume des blessures sans garantie.* Qu'y a-t-il donc de changé maintenant dans l'effet du traumatisme? Rien, si ce n'est que la loi assure l'incapacité permanente et que, lorsque toute incapacité d'ordre chirurgical disparaît, une nouvelle incapacité apparaît, celle-là d'ordre médical. Or, il n'appartient pas au médecin de déclarer qu'il y a lieu, ou non, de prendre en considération une prédisposition restée inefficace et inoffensive jusqu'à la loi de 1898. C'est au juge seul d'en décider; l'expert n'est qu'un témoin, rien de plus, et c'est aussi le juge qui apprécie la valeur de son témoignage.

« Mais si, en telle matière, l'interprétation du rôle de la prédisposition relève uniquement de la compétence du juge, le médecin, qui a vu poindre les premiers signes de la maladie et qui en a suivi l'évolution, sait, au moins à l'égal du juge, que la sinistrose n'est pas toujours un produit de génération spontanée. Le médecin ne doit jamais dire : *Post hoc, ergo propter hoc*; mais il peut affirmer que certaines influences d'une nature spéciale — et nullement traumatique — sont les véritables causes *déterminantes* de la sinistrose.

« Toute incapacité permanente vaut un titre de rente; c'est la justice comme c'est la loi. Dès l'accident, au moment même où, tout à coup, l'avenir devient si sombre ou si incertain, le blessé se prépare à sauvegarder cette rente problématique, à la défendre *contre l'assurance*. Qui l'en blâmerait? Il s'y prépare et on l'y prépare. M. le sénateur Chovet, dans son rapport du 17 novembre 1903, disait « que l'ouvrier a besoin d'être protégé contre son inexpérience des affaires litigieuses; presque toujours, il est une proie trop facile pour les empiriques, pour les faméliques et les agents d'affaires de bas étage ». Les appréhensions de M. le sénateur Chovet ne se sont pas complètement réalisées; il ne manque certes pas de braves gens bien organisés, bien groupés pour porter secours aux victimes du travail. Mais il n'est que trop vrai que l'entrée en scène d'une bande d'aigrefins est devenue pour les

---

L'accidenté (qui lira peut-être ces lignes) est depuis longtemps professeur à la Faculté de médecine de Lyon.

blessés une funeste calamité. Ces soi-disant *agents d'affaires* sont des agents provocateurs de sinistrose. Ils s'entendent à cultiver l'idée fixe ; au besoin, ils la font germer. Par les promesses les plus effrontées, ils s'emparent de la confiance de l'accidenté [1] et lui imposent quelques médecins de *leur* libre choix, toujours les mêmes. Un certificat d'incurabilité définitive est bien vite rédigé [2]. Ces médecins-là, encore plus méprisables que leurs pourvoyeurs, on les compte, on les connaît. Les agissements cyniques d'une demi-douzaine de « médecins marrons » ne réussiront pas à compromettre ce qu'il y a de dévouement, de conscience et de dignité, dans toute notre corporation médicale — eux mis à part. N'en parlons plus.

« Mais il faut bien aussi convenir que la sinistrose est parfois favorisée par le désaccord — plus apparent que réel — de deux médecins de bonne foi : celui du blessé et celui de l'assurance. Si leur collaboration simplement confraternelle était plus étroite, le blessé ne s'ingénierait pas à les opposer l'un à l'autre. Dans un état psychopathique quelconque, le grand remède est toujours la confiance. Le blessé n'a qu'une demi-confiance en son médecin qu'il ne trouve jamais assez pessimiste, et naturellement il se méfie du médecin de l'assurance dont l'optimisme « vénal » le révolte ! Et cependant de l'optimisme de celui-ci et du pessimisme de celui-là mis en présence se dégagerait l'opinion juste et de simple bon sens qui apporterait la meilleure et la plus prompte solution au procès et à la maladie. C'est au médecin de l'assurance et au médecin du blessé de donner l'exemple de l'esprit de conciliation. Au lieu de cela, il arrive quelque fois au médecin Tant-Pis de se faire avocat et de plaider ; il croit devoir majorer le taux de la réduction de capacité pour obtenir « quelque chose », « si peu que ce soit ». C'est peut-être aussi le médecin Tant-Mieux qui a pris les devants en faisant le calcul inverse Si bien que deux

1. Ils ne s'emparent pas seulement de leur confiance. Le mois dernier, nous examinions, en présence de notre estimé confrère le Dr Clerval, un débardeur qui nous faisait ses doléances : son entraîneur lui avait d'abord fait avancer cent francs pour s'occuper de son affaire, puis avait exigé un engagement à lui verser 33 p. 100 du capital de la rente *promise*.

2. Donner un certificat d'incapacité permanente totale à un homme jeune, non épileptique, qui a conservé l'usage intégral de ses quatre membres, de ses deux yeux et de ses deux oreilles, est une faute lourde, selon tous les experts. Cette opinion n'est pas celle des médecins auxquels nous faisons allusion. Mais, il y a mieux : Un jour que nous nous efforcions, avec notre collègue M. Troisier, d'encourager un ex-blessé, robuste et bien musclé, à reprendre peu à peu son travail, le médecin, se tournant vers son client, s'exprima ainsi : « Ces messieurs vous diront tout ce qu'ils voudront, ils sont payés pour ça. Mais vous me croyez, moi, n'est-ce pas ? Eh bien, mon ami, vous êtes un pauvre infirme, pour toujours, et, c'est moi qui vous le dis, vous ne guérirez jamais. »

conclusions par trop discordantes (entre lesquelles la victime n'hésite pas) sont soumises à l'expert.

« Expert… *Experientia fallax.* Mais certainement l'expert aussi peut se tromper ! Du moins l'expérience des expertises lui a-t-elle appris que l'opinion d'un expert mécontentera toujours un obsédé : cet obsédé est « méconnu, condamné injustement, ses droits lui paraissent menacés, lésés, détruits. Il s'en prend d'abord au médecin, puis au juge, au Tribunal, aux Lois, à la Société, à l'État [1] ».

. . . .

« L'obsession de la sinistrose est, en effet, de celles qui disparaissent le plus souvent avec la cause qui les a fait naître. Le plus souvent, mais non pas toujours. En effet, certaines conditions, principalement d'ordre pathologique, l'entretiennent et la prolongent. D'abord, il faut tenir compte de la réduction matérielle de capacité qui résulte soit d'un raccourcissement, soit d'une cicatrice superficielle, soit d'une adhérence ou d'une bride profondes. D'autres fois — et alors, très fréquemment — quelques symptômes ou quelques stigmates persistants de neurasthénie et d'hystérie s'ajoutent au syndrome purement psychique de la sinistrose, et l'amplifient [2]. En pareil cas, le diagnostic est toujours délicat. Mais l'étude des commémoratifs permet de reconnaître que l'idée fixe d'où procède la sinistrose est venue après coup, que c'est une idée parasite et que le traumatisme ne l'a pas par lui-même imposée à l'esprit avec une force inéluctable.

« Ce n'est guère que chez les sujets âgés que la sinistrose peut devenir grave. Passé la soixantaine, l'ouvrier n'est plus en état de reprendre, après des mois ou des années de chômage, l'habitude du labeur quotidien. Comment espérer que sa bonne volonté, depuis si longtemps paralysée, redeviendra sensible à des encouragements? Peut-être même sera-t-il indifférent à l'issue favorable de son procès? La hantise du mal « sans remède » lui a rendu trop pénible la difficulté de vivre, trop angoissante la misère. Qui sait si le désespoir ne va pas mettre le comble au désordre mental?

« Liersch, à qui nous venons d'emprunter un passage [3], a parfai-

1. Liersch, *Monatschrift für Unfallheilkunde*, octobre 1903, cité par Vergely.

2. L'hystérie, toujours ingénieuse, aggrave la situation d'autant plus sûrement qu'elle est un produit plus immédiat et plus complet de ce que nous avons appelé l'*hystériculture*. La lecture d'un chapitre de pathologie est toujours suggestive. On s'y reconnaît : « Tiens! voilà ma maladie ». L'hystérique aime la lecture. Un blessé que nous avons examiné avec notre collègue le professeur Raymond avait appris (mieux que beaucoup d'étudiants) la paralysie cervicale radiculaire totale. Il savait son Déjerine ; on lui avait prêté le volume ou enseigné le syndrome. Il employait les termes techniques. Malheureusement, il se trompait constamment sur les territoires d'anesthésie.

3. *In* Vergely, *Journ. de méd. de Bordeaux.* 26 janvier 1908.

tement exposé l'évolution du syndrome que nous avons baptisé *sinistrose*. Malheureusement, il a attribué à deux choses tout à fait distinctes — la simulation consciente et l'exagération inconsciente — un même nom, celui d'*aggravomanie*. Or, il n'y a, entre la simulation et l'exagération inconsciente (aggravomanie honnète ou sinistrose), aucun rapport, à l'exception du rôle étiologique que peut jouer l'entraîneur. En outre, il nous semble que Liersch n'accorde pas une valeur suffisante aux phénomènes émotifs, sensitifs, cénesthésiques qui succèdent à la période de méditation. Et si, par hasard le malade « devient aliéné », Liersch ajoute : « Il n'y a plus alors d'*intention mauvaise*; le mobile n'est plus le besoin, le souci, l'anxiété ». Liersch a donc fort bien distingué les deux périodes; certainement, le mobile n'est plus le besoin, le souci, l'anxiété, et nous nous sommes efforcé de le démontrer. Mais jamais ni le besoin, ni le souci, ni l'anxiété n'ont impliqué une *intention mauvaise*. Voilà un nouvel inconvénient du mot *aggravomanie*.

« Nous terminerons donc comme nous avons commencé :

« La prolongation exceptionnelle de l'incapacité ouvrière, constatée par tous les chirurgiens à la suite des accidents du travail, tient à un état psychopathologique spécial qui est la *sinistrose*, et qui ne peut être confondu ni avec l'exagération ni avec la simulation conscientes (Brissaud) ».

La sinistrose en jurisprudence.

Sous l'inspiration du Pr Brissaud, le Tribunal civil de la Seine a déclaré, le 4 janvier 1908, que la « sinistrose ». affection résultant non de l'accident, mais de l'opinion erronée que le blessé s'est faite en se persuadant à lui-même qu'une rente lui était nécessairement due, ne donnait pas droit à une rente viagère.

Il s'agissait d'un ouvrier blessé le 8 juin 1906, qui se déclarait atteint d'incapacité permanente absolue et demandait une rente viagère de 2400 francs. Cet ouvrier était tombé sur le ventre du septième échelon d'une échelle.

Mis en observation et engagé à entrer à l'Hôtel-Dieu, dans le service du Pr Brissaud, l'ouvrier, qui ne s'y rendit qu'à la condition qu'il y serait traité « avec des égards exceptionnels », se plaignait, dès le lendemain, que l'ordinaire fût insuffisant et qu'on ne le laissât pas manger à sa faim. Le fait est qu'il partait, quatre jours après, furieux d'être, disait-il, insuffisamment bien traité.

M. Brissaud déclara dans son rapport qu'après des exa
mens répétés, il avait acquis la conviction que l'asthénie
gastro-intestinale dont se plaignait X... n'existait plus.
Au sujet des autres troubles accusés par le sinistré, M. Bris
saud s'exprimait ainsi : « X... se reposa, après l'accident,
puis reprit son travail chez son patron et au salaire habituel
pendant plus d'un mois. Ce n'est qu'à la réflexion qu'il se
déclara incapable de continuer l'exercice de sa profession.
Il a fallu, dit-il, ce maudit accident pour me mettre dans la
misère et me rendre impuissant à l'âge de quarante-huit ans.
Tel est le thème qui est devenu pour X... le sujet d'une
méditation continuelle, obsédante et vraiment maladive. Or,
même à supposer que X... exagère les douleurs dont il ne
cesse de se plaindre, et dont la cause nous échappe entière
ment, il suffit de cet état mental si particulier pour entraîner
la conviction qu'une maladie authentique s'est constituée de
toutes pièces à la suite de l'accident du 8 juin 1906. Com
ment définir cette maladie? En l'absence d'un mot officiel
consacré par un long usage, la loi de 1898 étant de date
relativement récente, nous emploierons provisoirement le
barbarisme de « sinistrose » pour préciser le trouble mental
dont il s'agit.

« Il faut préciser, en effet, et nous dirons que la « sinistrose »
n'a rien à voir avec l'hystérie traumatique, ni avec la neurasthénie traumatique, ni même avec la psychasténie traumatique. Pas plus que le choc physique, le choc moral n'en
est cause.

« L'obsession a pour point de départ et pour but l'idée
fixe que tout accident au cours du travail constitue un dommage entraînant une réparation.

« Mais cette idée n'est pas une conséquence nécessaire de
l'accident en lui-même, l'accident n'en est que le prétexte.
L'idée vient après coup; elle est voulue, réfléchie, médi-
tée, développée, et le traumatisme ne s'impose pas au blessé
par une force inéluctable.

« La prédisposition individuelle ne saurait être non plus
invoquée comme une cause accessoire, à moins qu'on assi-
mile la complaisance du blessé à une prédisposition. Peu à

peu, l'idée fixe finit par absorber toute l'activité psychique et va même jusqu'à briser toute l'activité physique. C'est pourquoi X..., qui, depuis longtemps, n'est plus une victime du travail, est devenu et reste sa propre victime à lui-même... Ce n'est pas la douleur qui crée l'obsession, c'est l'obsession qui crée la douleur ; en d'autres termes, l'obsession, postérieure en date à l'accident, n'est pas imputable à l'accident, mais à l'accidenté. »

Par ces motifs, le Tribunal a débouté le demandeur de sa demande et l'a condamné aux dépens [1].

Le 23 octobre 1907, le Tribunal civil d'Arras [2] avait de même débouté de sa demande un rescapé de Courrières qui se déclarait atteint d'incapacité permanente totale. MM. les P[rs] Lemoine, Baudry et Patoir, nommés experts, sans employer le terme de sinistrose, la décrivirent très exactement : « Il a l'idée arrêtée, fixe qu'il ne pourra plus travailler... Cet état psychique, cette phobie du travail suffit-elle à le rendre incapable de tout travail? Nous ne le pensons pas : qu'il ne puisse plus travailler dans la mine, cela se conçoit et s'explique par le souvenir de l'horrible drame qu'il a vécu, mais qu'il ne puisse plus travailler du tout ou qu'il ne puisse plus s'occuper à une autre besogne, nous ne trouvons à cela aucune raison physiologique, voire psychologique, si ce n'est l'idée fixe, la volonté bien arrêtée du blessé [3]. »

K. — LES DIFFORMITÉS QUI NE DIMINUENT PAS LA CAPACITÉ OUVRIÈRE

La loi française n'indemnise que les conséquences des accidents qui peuvent réduire la capacité ouvrière du blessé et, par suite, avoir une influence sur le salaire. Or, nombre d'accidents laissent seulement une cicatrice plus ou moins apparente, une dépression ou une déformation légère, com-

1. *Rec. sp.*, janvier 1908, p. 329.
2. *Rec. sp.*, mars 1908, p. 434.
3. Voy. aussi : La Sinistrose et la loi de 1898, par Beaumont, *Rec. sp.*, janvier 1908, p. 338.

patible avec le travail normal et dont le blessé ne se préoccu-
perait pas s'il n'était assuré.

Voici ce que la jurisprudence française a établi à ce sujet :

Le Tribunal de paix de Courbevoie (8 mai 1900) et le Tribunal de la Seine (4 août 1900) ont déclaré que la *perte de
dents* ne constitue pas une I. P. La Cour de Nancy
(16 janvier 1902) en a décidé de même pour un *arrachement de l'ongle de l'index gauche*. Le 11 novembre 1903,
la même Cour a refusé de voir dans un *enfoncement léger
de l'os malaire* une cause d'I. P. Le 8 février 1901, cette
Cour avait refusé d'allouer à l'appelant une rente viagère
pour une *simple raideur ou difficulté de flexion* de l'auriculaire gauche. Le 3 avril 1903, le Tribunal civil de Marseille
a jugé de même à l'égard d'une « légère mutilation d'un doigt,
ne pouvant avoir aucune influence sur les salaires futurs ».
Le Tribunal de la Seine a décidé, le 26 novembre 1906,
que l'impossibilité de relever la phalangette de l'auriculaire
droit n'est pas de nature à diminuer la validité professionnelle
d'un chauffeur d'usine.

Il n'y a donc place à aucun doute. Il faut qu'il y ait
infirmité physique troublant le jeu des fonctions ouvrières
pour déclarer qu'une difformité accidentelle constitue une
incapacité permanente.

Toutefois lorsque la difformité porte sur le visage et qu'elle
est susceptible de rendre difficile l'embauchage de l'ouvrier
ou de l'obliger à accepter un travail moins rémunérateur, les
juges ont une tendance légitime à l'indemniser. En voici un
exemple. Un ouvrier maçon avait été victime d'un accident
qui, suivant le docteur Thoinot, commis pour l'examiner,
« avait occasionné une paralysie faciale le défigurant hideu-
sement et en avait fait un objet de risée et de dégoût ». Le
Tribunal de la Seine n'avait accordé qu'une rente correspondant à une réduction de salaire de 75 p. 100 pour indemniser la perte de la vue et de l'ouïe du côté blessé. Le jugement mentionnait « qu'il n'y avait pas lieu de tenir compte,
pour la fixation du chiffre de la rente, de l'altération des
traits de X... »

La septième chambre de la Cour, sur appel, a réformé, le

5 décembre 1903, cette décision et, conformément aux conclusions de M. Thoinot, a élevé à 90 p. 100 le taux de l'incapacité.

Cet arrêt pose en principe qu'une difformité qui doit avoir une influence sur le salaire constitue une incapacité qui doit être indemnisée.

On peut en conclure, comme le dit Rœhmer, que la perte de dents, une taie de la cornée, une balafre du visage chez une jeune femme constituent une cause d'incapacité partielle, alors qu'elles seront considérées comme sans importance chez un ouvrier manuel. Les jurisprudences allemande et autrichienne ont depuis longtemps établi cette distinction.

L. — LES MUTILATIONS GÉNITALES DOIVENT-ELLES ÊTRE CONSIDÉRÉES COMME DES INCAPACITÉS DE TRAVAIL?

La perte d'un ou des testicules doit-elle être indemnisée comme une mutilation réduisant la capacité de travail. La jurisprudence n'est pas encore fixée sur ce point. Un jugement du Tribunal de la Seine a déclaré, le 13 novembre 1905, conformément à l'avis de M. le Pr Berger, que la perte des deux testicules chez un jeune imprimeur ne réduisait nullement sa capacité professionnelle [1] et l'a débouté de sa demande.

1. Voici l'intéressante discussion qui termine le rapport de M. Berger :
« La lésion en question pourrait être une cause d'incapacité pour le travail par des complications portant sur le système nerveux; mais, chez le jeune X., nous ne trouvons aucun signe de névrose traumatique et il n'éprouve de ce chef ou pour une cause analogue, aucune diminution de sa capacité de travail. Reste enfin la diminution particulière de la force et de l'énergie physique, musculaire ou morale et intellectuelle, qui pourrait être la conséquence de ce genre de traumatisme, par la modification toute spéciale que la privation des testicules pourrait imprimer aux actes intimes de l'activité vitale et de la nutrition. Sur ce sujet on est réduit à l'hypothèse, mais rien ne permet d'affirmer que la perte des deux testicules diminue la force, l'énergie et la capacité pour le travail. Nombre de gens privés de leurs testicules ont rempli et remplissent encore dans les pays orientaux des fonctions élevées et parfois difficiles.
« D'autre part, les exemples tirés de la série animale nous font voir

Cependant la Cour de Paris, le 30 mars 1901, avait estimé à 8 p. 100 la réduction de capacité ouvrière entraînée par la perte d'un testicule et avait accordé la rente correspondante.

De même la Cour de Nancy avait évalué, le 9 octobre 1904, à 20 p. 100 la réduction de capacité ouvrière, entraînée, chez un garçon de seize ans, par la perte d'un testicule. L'âge du sujet avait ici fait conclure aux experts que cette mutilation entravait le développement du jeune homme et constituait par suite une véritable I. P. [1].

Enfin la Cour d'Amiens avait admis, le 17 octobre 1905, le droit à une rente à raison de la perte d'un testicule, dans un cas où la blessure avait été aggravée par l'existence d'une tuberculose antérieure à l'accident [2].

Que conclure de ces décisions? La perte d'un ou des deux testicules constitue-t-elle réellement une I. P.?

M. Balthazard a mis récemment la question au point et voici ses conclusions [3].

Comme on le sait, le testicule n'a pas seulement pour rôle de former les spermatozoïdes. Il est doué d'une fonction de sécrétion interne dont la suppression a de graves conséquences sur la nutrition générale et le développement de l'individu. « Si donc, dit M. Balthazard, à la suite d'un accident, la sécrétion interne est supprimée ou diminuée, s'il y a insuffisance diastématique totale ou relative, la capacité pour le travail sera diminuée, sinon immédiatement

que les animaux auxquels on demande de grands efforts de travail et un grand développement de forces musculaires, tels que les chevaux et les bœufs, sont régulièrement soumis à la castration complète. Rien ne permet donc d'admettre que la perte des deux testicules diminue en rien la capacité pour le travail du sujet qui l'a subie. »

Et l'expert terminait son rapport par les conclusions suivantes :

« 1° Le jeune X. a subi, du fait de l'accident du 4 octobre 1904, la perte des deux testicules et des téguments du scrotum.

« 2° Cet accident n'est pour lui la cause d'aucune incapacité permanente pour les travaux de sa profession.

« 3° L'incapacité temporaire qui est résultée de cette blessure peut être fixée à sept mois et la date de la consolidation de la blessure fixée au mois de mai 1905. »

1. *Rec. sp.*, 1904-1905, p. 265.

2. *Rec. sp.*, juillet 1906, p. 107.

3. Balthazard, Lésions accidentelles des testicules, *Droit méd.*, avril 1906, p. 1 à 6.

après l'accident, du moins au bout de quelques années, et le blessé aura droit à une indemnité pour son incapacité partielle permanente. »

M. Balthazard distingue 3 cas : 1° *L'accident entraîne à la fois l'insuffisance spermatique et l'insuffisance diastématique.* — Le mutilé se trouve alors, au point de vue physique et intellectuel, dans un état intermédiaire à celui de l'homme complet et celui de la femme ; on doit admettre que le salaire qu'il est capable de gagner sera également entre celui de l'homme et de la femme. Or la femme a ordinairement un salaire inférieur de 50 p. 100 a celui de l'homme ; en évaluant à 25 p. 100 la réduction de salaire due à la castration, le préjudice causé par l'accident sera équitablement compensé. Toutefois ce chiffre de 25 p. 100 est insuffisant s'il s'agit d'un sujet jeune. Il faut évaluer l'incapacité à 40 p. 100 au moins.

2° *L'accident a laissé intactes les fonctions testiculaires.* — Toutes les lésions localisées à un seul testicule n'exercent aucune influence sur la sécrétion de son congénère : ce dernier subit même une hypertrophie compensatrice. « Donc, dit M. Balthazard, à moins que le testicule non traumatisé n'ait été le siège antérieurement d'une orchite atrophiante, les fonctions testiculaires, spermatique et diastématique restent assurées, et la capacité du blessé pour le travail n'est diminuée en rien. L'indemnité de 8 p. 100 accordée dans l'arrêt de la Cour de Paris cité plus haut est donc injustifiée.

« En dehors de l'arrachement d'un testicule, rentrent dans cette catégorie les contusions portant sur un seul testicule et provoquant l'atrophie de la glande ou nécessitant la castration unilatérale, la luxation du testicule, la torsion du canal déférent ou sa section accidentelle. »

3° *L'accident altère isolément la fonction spermatique.* — Si, comme cela se voit chez les sujets exposés aux rayons X sans précautions spéciales, la sécrétion spermatique est abolie avec conservation de la fonction diastématique, il ne peut être question d'incapacité permanente. L'individu est momentanément infécond, il n'est pas impuissant; à plus forte raison n'est-il en rien diminué dans sa capacité ouvrière.

D'ailleurs, ainsi que le fait observer M. Balthazard, les lésions des testicules survenant par le fait des rayons X chez un constructeur d'appareils constituent une maladie professionnelle et non un accident proprement dit. Or, jusqu'à nouvel ordre, les maladies professionnelles ne sont pas assujetties à la loi de 1898 [1].

L'arrachement du pénis constitue-t-il une incapacité de travail? Non, dit Balthazard [2]. À notre avis, il faut préciser. Peut-il y avoir destruction du pénis sans dangers d'atrésie du méat urinaire, sans rétrécissement consécutif de l'urètre? Ce n'est possible que si la verge a été amputée par un chirurgien et si on a suturé soigneusement l'urètre à la peau. Dans le cas contraire, la cicatrisation a été abandonné à elle-même, le blessé est menacé d'accidents pour l'avenir et il se trouve dans une situation analogue à celle de l'ouvrier atteint de rétrécissement traumatique de l'urètre. Or, dans ce cas, on évalue assez largement l'incapacité permanente qui en résulte (de 40 à 60 p. 100).

Donc l'arrachement ou la perte du pénis ne constitue pas une incapacité si, après une amputation ou une régularisation opératoire, le méat urétral est large et ne risque pas de s'atrésier. Dans le cas contraire, on doit engager le blessé à subir une opération correctrice ou lui octroyer une indemnité. Mais cette dernière solution n'est qu'un pis aller; dans l'intérêt de l'ouvrier, on ne devra l'adopter que si toutes les tentatives de persuasion en vue d'une correction opératoire ont échoué.

1. La jurisprudence française n'est pas encore fixée sur les points précédents. Plusieurs jugements ont déclaré que la perte d'un testicule constituait une cause d'I. P. P.
2. L'état antérieur chez les victimes d'accidents, *Presse méd.*, 29 février 1908.

CHAPITRE V

LES HONORAIRES MÉDICAUX

A. — HONORAIRES DES CERTIFICATS

Tout certificat engage la responsabilité du signataire. Aussi le médecin doit-il se faire honorer pour les certificats qui lui sont demandés. La circulaire ministérielle du 30 juin 1899 le dit d'ailleurs très nettement :

Dans le cas prévu par l'article 11, un certificat de médecin devant être joint à la déclaration d'accident, le chef d'entreprise se trouve astreint, sous les sanctions de l'article 31, à cette production complémentaire, aussi bien qu'à cette déclaration elle-même.

Il est donc tenu de se procurer *à ses frais* le certificat médical, ainsi du reste que l'a déjà établi l'interprétation administrative pour l'exécution des dispositions identiques contenues dans les lois du 2 novembre 1892 et 12 juin 1893. Il en est évidemment de même de la victime de l'accident et de ses représentants si, usant de la faculté réservée par la loi, ils prennent l'initiative de la déclaration d'accident.

Les honoraires du certificat médical destiné à être joint à la déclaration d'accident sont donc compris parmi les frais médicaux. L'arrêté ministériel du 30 septembre 1905 en fixe le prix ainsi que celui du certificat de consolidation. Mais, par contre, lorsqu'un certificat mentionne la guérison du blessé, ce certificat ne donne pas droit à des honoraires. Le législateur a probablement considéré que l'examen d'un sinistré qui doit permettre de conclure à la guérison ne demande aucune peine et ne comporte aucune responsabilité. Il n'en est malheureusement pas toujours ainsi ; les blessés assurés ont une tendance générale à ne jamais se déclarer guéris et il est souvent malaisé de dégager, sous l'exagération des troubles fonctionnels, la preuve de la guérison.

Si le blessé, après qu'un certificat a déjà été établi, s'adresse à un autre médecin pour en obtenir un second, il doit en régler le prix. La loi lui laissant le libre choix du médecin, le patron n'a pas à solder les honoraires de deux certificats d'origine.

Dans les hôpitaux, les chefs de service ou les internes rédigent les certificats. Le prix n'en est pas compris dans les frais d'hospitalisation. L'établissement en fait l'avance, sauf à se faire rembourser ultérieurement par le patron ou la Compagnie d'assurances [1].

Quel est le prix des certificats ?

L'arrêté ministériel du 30 septembre 1905 le précise de la manière suivante.

Art. 9. — Le certificat médical initial constatant sommairement la nature de la blessure et le pronostic probable donne droit à une indemnité spéciale de 2 francs.

En cas de blessures multiples, ou bien de contusions ou brûlures, portant sur le thorax, l'abdomen ou à la tête, le certificat initial descriptif de l'état du blessé donne droit à une indemnité spéciale de 5 francs.

Le certificat final descriptif, constatant l'état du blessé après consolidation de la blessure, donne droit à une indemnité spéciale de 5 francs.

Le certificat par lequel le médecin indique, dans sa dernière

1. Circulaire du ministre de l'Intérieur, 11 mai 1905.

consultation, la guérison du blessé, ne donne pas lieu à une indemnité spéciale.

Ce tarif n'est applicable que lorsque l'ouvrier blessé a choisi lui-même son médecin. Lorsqu'un certificat détaillé, qui constitue un véritable rapport d'expertise, est sollicité par un chef d'entreprise, le médecin est en droit de demander des honoraires plus élevés.

Nécessité de garder copie des certificats, en cas de refus de paiement.

Les Compagnies refusent quelquefois de payer des certificats, sous le prétexte qu'ils n'ont pas été rédigés complètement, qu'ils ne portaient pas de date ou de signature.

Il faut donc, non seulement établir ces pièces avec le plus grand soin pour ne pas donner prise à la critique et justifier des refus de paiement ou des réductions d'honoraires, mais encore en *garder la copie*. Il est très pratique d'avoir un copie lettres et de conserver le double de toutes les pièces délivrées aux administrations ou aux magistrats. Cette précaution est d'autant plus précieuse, comme le disait M° Grolard au Syndicat des médecins de la Seine, que le copie lettres fait foi en justice. Le médecin pourra ainsi donner la preuve que le certificat dont il réclame le paiement était parfaitement régulier.

Y a-t-il un prix maximum pour les certificats officieux?

Un blessé sollicite de plusieurs médecins ou chirurgiens des certificats constatant la nature de son incapacité, ses conséquences au point de vue de sa réduction de capacité ouvrière, etc. On ne peut évidemment limiter les honoraires

---

1. Il est plus simple de faire faire un carnet à souche à triple exemplaire de certificat sur chaque feuillet, comme nous le conseillons et comme nous en donnons un exemple, page 23. Le talon vous restera. Les deux exemplaires iront, l'un à la mairie, l'autre à l'entreprise ou à la Compagnie d'assurances.

de ces certificats, véritables rapports d'expertise, difficiles et
nécessitant une longue réflexion préalable, engageant la responsabilité de leur signataire. Le Tribunal civil d'Alais l'a
très justement déclaré, le 18 février 1900, à propos d'un
accidenté qui réclamait à son patron le remboursement de
deux certificats demandés à deux médecins de son choix. Il
avait payé chaque certificat 40 francs. Le tribunal décida
« que le demandeur devait seul supporter les frais de délivrance de ces pièces ».

B. — HONORAIRES DES SOINS
ET OPERATIONS

L'article 4 de la loi de 1898, modifié le 31 mars 1905,
porte que « *le chef d'entreprise supporte les frais médicaux pharmaceutiques et funéraires... Dans le cas où la
victime a fait choix elle-même de son médecin, le chef
d'entreprise ne peut être tenu des frais médicaux et pharmaceutiques que jusqu'à concurrence de la somme fixée
par le juge de paix, conformément au tarif établi par un
arrêté du ministre du Commerce.* »

A partir de quel moment et jusqu'à quand
le patron doit-il les frais médicaux?

Les frais médicaux et pharmaceutiques sont dus par le
patron *à partir de l'accident*[1] jusqu'au jour de la guérison.
Si le blessé est mutilé ou atteint d'une incapacité permanente, les frais sont dus jusqu'au jour de la consolidation.

Donc, lorsqu'un blessé dont un certificat a déclaré la guérison ou la consolidation continue à se faire soigner par un
médecin de son choix, ou à demander des médicaments, il
doit payer lui-même le médecin et le pharmacien. De nombreux jugements ont sanctionné cette règle.

1. La restriction de l'article 3, alinéa 4, est spéciale à l'indemnité
temporaire et ne saurait par suite s'appliquer à eux. (Mourral et Berthiot, *loc. cit.*, p. 88.)

A qui le médecin doit-il réclamer ses honoraires ?

Il y a lieu de distinguer 4 cas :

1° Le médecin est attaché à l'entreprise et reçoit des appointements fixes (comme dans les chemins de fer, les mines, de nombreuses usines et exploitations);

2° Le médecin est lié avec une Compagnie d'assurances-accidents ou un Syndicat de garantie par un contrat qui fixe les honoraires suivant un tarif librement consenti ;

3° Le médecin est appelé par un patron avec lequel il n'a signé aucun engagement;

4° Le médecin a été choisi par le blessé et n'est pas lié avec l'entreprise ou l'assurance.

Nous n'avons pas à nous occuper des deux premiers cas, puisqu'il ne peut y avoir contestation d'honoraires.

Si le médecin est appelé par le patron, ce dernier prend par ce fait même l'engagement tacite de payer les soins, comme la loi l'y oblige. Le médecin lui enverra donc sa note d'honoraires, avec le détail des pansements et des opérations.

En cas de refus de paiement ou de contestation du chiffre des honoraires, le médecin assignera le patron devant le juge de paix.

Le médecin qui a été choisi par l'ouvrier fera de même. Au cas, d'ailleurs rare, où le blessé désirerait solder immédiatement les frais médicaux, pour se les faire rembourser ensuite par le patron ou l'assurance, le médecin lui délivrera un reçu, avec le détail des honoraires, la date des visites et des pansements, et la nature des opérations.

Le droit aux frais médicaux cesse pour l'ouvrier, comme nous l'avons dit, à partir du jour de la consolidation. La loi de 1898 ne permet pas au blessé de se faire rembourser les honoraires qu'il aurait soldés dans la suite pour un traitement destiné à réduire les inconvénients de son infirmité[1].

---

1. Trib. de paix de Saintes, 13 oct. 1908. *Rec. sp.*, 1907-1908, p. 4.

Difficultés auxquelles peut donner lieu
le changement du médecin par le blessé.

Un ouvrier consent à se faire soigner par le médecin de l'entreprise ou de l'assurance. En cours de traitement et *à l'insu* de son patron ou de l'assurance, il se fait soigner par un second médecin. Ce dernier confrère doit immédiatement aviser le patron responsable qu'il soigne son ouvrier; sans cela il s'expose à ne pas être payé.

Si la loi de 1898 donne à l'ouvrier le droit de choisir son médecin et par conséquent le droit d'en changer au cours du traitement, elle ne l'autorise pas à en avoir deux aux frais du patron. Ce dernier ne sera tenu de régler les honoraires du second médecin qu'à partir du jour où le premier aura cessé ses visites[1].

De même, le blessé ne peut réclamer le remboursement de fournitures pharmaceutiques délivrées en même temps par deux pharmaciens[2].

Toutes les fois qu'un blessé désire changer de médecin ou de pharmacien, il doit donc en informer le chef d'entreprise.

Frais de voyage du blessé pour aller consulter
un médecin spécialiste.

De nombreux jugements et arrêts ont décidé que les frais du voyage effectué par un blessé pour aller consulter un spécialiste et se faire soigner par lui doivent lui être remboursés[3]. Mais ces dépenses ne rentrent dans les frais médicaux que si le médecin traitant a jugé le déplacement et la consultation nécessaires. Le Tribunal de paix d'Arles a refusé, le 27 avril 1905, de faire rembourser les frais de voyages entrepris sur l'initiative du blessé, en dehors de toute indication médicale[4].

1. J. P. de Mantes, 23 févr. 1903 et J. P. de Bordeaux, 17 mai 1906, et plusieurs jugements.
2. Trib. civ. Bordeaux, 11 juin 1906. *Rec. sp.*, 1906-1907, p. 460.
3. C. de Caen, 22 juin 1904. *Rec. sp.*, 1904-1905, p. 435, et C. de Limoges, 24 février 1906, *Fr. jud.*, 1906, 2, 145.
4. *Rec. sp.*, 1906-1907, p. 59.

Le patron doit-il payer les frais du traitement thermal?

La jurisprudence est divisée sur le point de savoir si une cure hydro-minérale dans une station thermale est comprise dans les frais médicaux. Le Tribunal civil de Narbonne a déclaré que non, le 16 mai 1900. M. le président Sachet, dans deux jugements du Tribunal de Vienne (1er février et 13 juillet 1901), a affirmé la thèse contraire. Nous partageons l'avis de M. Sachet : on admet que le traitement mécano-thérapique fait partie des frais médicaux. Il serait illogique de refuser une cure thermale à un blessé, alors que celle-ci doit diminuer le degré de son incapacité ou la supprimer, comme le ferait, dans un cas différent, une série d'exercices avec les appareils Zander.

Le traitement mécanothérapique rentre dans les frais médicaux.

Non seulement le traitement mécanothérapique rentre dans les frais médicaux, mais nous avons vu que le blessé qui refuserait de s'y soumettre verrait son indemnité temporaire suspendue et sa rente diminuée[1]. La jurisprudence admet de plus que les frais de voyage pour se rendre à l'établissement mécanothérapique rentrent dans les frais médicaux, à la condition que le blessé choisisse l'institut le plus rapproché de son domicile.

Frais de séjour dans une clinique spéciale ou un établissement de convalescents.

On doit comprendre également dans les frais médicaux les frais de séjour dans une clinique spéciale et dans un hôtel où la victime a été transportée sur les ordres du médecin traitant pour les besoins du traitement[2].

Le Tribunal de paix du XIVe arrondissement de Paris a

1. Voy. page 92.
2. Cour de Limoges, 8 février 1904; Dalloz, 1906, 2, 333.

décidé encore, le 29 juin 1905, que le patron est tenu au remboursement des frais de séjour de l'ouvrier dans un asile de convalescence où il a achevé sa guérison [1].

Les appareils orthopédiques rentrent-ils dans les frais médicaux?

Les appareils orthopédiques *reconnus nécessaires après la consolidation de la blessure* ne rentrent pas dans les frais médicaux et pharmaceutiques. La Cour de cassation l'a déclaré, le 25 juin 1902, en cassant un arrêt de la Cour de Pau qui condamnait un patron à payer un appareil de 100 francs et « annuellement une somme de 50 francs pour le renouvellement et l'entretien de cet appareil [2] ».

Cette jurisprudence est constante à partir du jour où l'état du blessé est devenu définitif : les appareils orthopédiques dont le blessé peut encore avoir besoin n'ayant plus le caractère curatif, dit M. Sachet [3], il doit les renouveler ou se les procurer à ses frais.

Il n'en est pas de même pendant toute la période de traitement médical : les appareils orthopédiques sont alors, dit M. Sachet, au même titre que les médicaments proprement dits, des moyens curatifs dont le coût est à la charge du patron.

MM. Mourral et Berthiot [4] défendent une opinion contraire. Ces auteurs font observer avec raison que le défaut d'appareil aura une grande influence sur le caractère de l'invalidité du blessé. « Celle-ci pourra devenir totale, dit M. Mourral, ou du moins, tout en restant partielle, autoriser l'allocation d'une réparation plus forte (un membre ballant, par exemple, causera une gêne plus grande que sa perte totale); si on compare alors les rentes accordées dans ces deux cas, avec et sans appareil, on verra que le capital représentant la différence compensera et au delà le prix auquel il s'élèverait.

1. *Rec. sp.*, 1905-1906, p. 251.
2. *Rec. sp.*, 1902-1903, p. 137.
3. Sachet, *loc. cit.*, 4ᵉ édition, t. I, p. 205.
4. Mourral et Berthiot, *loc. cit.*, 2ᵉ édition, p. 80.

Prenons, par exemple, un ouvrier amputé des deux jambes au-dessous des genoux, âgé de trente-cinq ans, et gagnant un salaire annuel de 1 200 francs. L'invalidité dont il est atteint est absolue ; sa pension sera donc des deux tiers de son salaire, soit de 800 francs. Supposons le muni de membres artificiels, son invalidité n'est plus que partielle ; en l'évaluant au maximum, soit à 95 p. 100, il touchera dans ce cas une rente de 47 1/2, soit de 570 francs. Il en résulte une différence de 230 francs, représentant, au taux de la Caisse des retraites pour la vieillesse, un capital d'environ 2 500 francs. Or, le prix de ses jambes avec les frais accessoires ne dépasse pas 1 100 ou 1 200 francs. Notre solution n'impose donc en réalité aucune charge nouvelle au patron ; elle rentre, avons-nous démontré, dans les prévisions de la loi, et a enfin le grand avantage d'être plus humaine. »

M. Mourral ajoute que les experts devraient toujours s'expliquer avec précision : 1° sur la possibilité de placer un appareil prothétique et 2° sur l'amélioration qui en résulterait au point de vue de l'évaluation de l'incapacité.

Nous sommes de l'avis de M. Mourral : le *premier* appareil orthopédique devrait rentrer dans les frais médicaux. Il ne nous paraît pas nécessaire d'allouer une indemnité annuelle pour le renouvellement de cet appareil, comme a refusé de l'admettre la Cour de cassation. C'est à l'ouvrier à prendre soin de son membre artificiel ou de sa pièce prothétique et à en prévoir la réparation ou le renouvellement[1].

Le patron n'est pas tenu de payer les frais de traitement suivi en dehors de toute ordonnance médicale.

Un ouvrier se fait masser sans qu'un médecin ait reconnu l'opportunité de massages. Le Tribunal de paix du XVII° arrondissement de Paris a très justement déclaré, le 22 octobre 1902, que le patron n'est pas tenu de solder les frais d'un traitement ainsi engagé.

---

1. C'est ce qui a lieu pour les pensionnés militaires qui se procurent et renouvellent à leurs frais leurs appareils prothétiques.

De même le Tribunal de la Seine a déclaré : « L'article 10 de l'arrêté ministériel du 30 septembre 1905 ne met à la charge du chef d'entreprise que les massages faits *par le médecin traitant*, et aucun article de cet arrêté n'indique, comme pouvant être mis à la charge du patron, les massages faits par une personne autre que le médecin traitant. »

Un jugement du Tribunal de paix de Lagny, en date du 17 mars 1906, a parfaitement interprété certaines règles du tarif médico-pharmaceutique du 30 septembre 1905. Il s'agissait d'un ouvrier, résidant dans une ville de 5000 habitants, qui avait fait dix-sept fois le voyage de Paris pour subir des « massages électriques » dans une « clinique » tenue par un masseur.

Voici quelques attendus de ce jugement fort intéressant [1].

1° En ce qui concerne la somme de 68 francs pour dix-sept massages électriques à 4 francs l'un ;

En fait, attendu que ces massages ont été pratiqués dans une clinique située à Paris, par un praticien s'intitulant masseur, n'ayant ni le diplôme de docteur en médecine, ni celui de médecin ;

Attendu que le demandeur ayant dans l'espèce usé de son droit légal à recourir à un médecin de son choix, il échet, pour statuer sur sa prétendue créance de frais médicaux, de faire application de l'arrêté du 30 septembre 1905 ;

Mais attendu qu'il ne saurait se prévaloir de cette disposition ;

Attendu, en effet, que, dans son texte comme dans son esprit, l'arrêté ministériel dont il s'agit n'a prévu et n'a voulu prévoir de rémunération que pour les séances de massage ou d'électrisation pratiquées par le médecin traitant lui-même ;

Que cette partie non douteuse de l'arrêté ministériel exclut par cela même toute rémunération pour toutes autres personnes auxquelles l'ouvrier croit bon de s'adresser pour obtenir des soins ;

Attendu que, sans s'arrêter à la question de savoir si le masseur, notamment, qui n'a légalement ni diplôme ou qualité, n'accomplit pas dans le traitement qu'il pratique un acte d'exercice illégal de la médecine, il convient de remarquer que la loi de 1898, en laissant l'ouvrier libre de choisir son médecin et en mettant à la charge du chef d'entreprise le paiement des frais médicaux, a voulu accorder, à titre de contre-partie néces-

____

1. *Rec. sp.*, 1906-1907, p. 43.

saire, au patron tenu de payer des soins donnés à d'autres, une
garantie que ces soins seraient donnés par des personnes
dûment nanties d'un diplôme légal, justifiant de leur science et
de leur capacité professionnelle;

Attendu, au surplus, que, pour être efficaces et utiles, les
séances de massage et d'électrisation ne sauraient être faites par
un praticien quelconque; qu'elles peuvent, en effet, dans certaines hypothèses, présenter de réels dangers et compromettre
au lieu d'activer la guérison des blessés;

Attendu, par suite et par application de l'arrêté ministériel sus-
visé, que les séances de massage dont le paiement est réclamé,
n'ayant pas été pratiquées par le médecin traitant lui-même, ne
sauraient donner lieu à aucune rémunération;

. . . .

2° En ce qui concerne la somme de 22 francs pour frais de dix
sept voyages;

Attendu que, si la victime d'un accident a le droit incontestable de recourir aux soins de tel médecin qu'il lui plaît de
choisir, il ne s'ensuit point que le chef d'entreprise doit être
indéfiniment responsable de toutes les fantaisies que la dite
victime peut concevoir dans l'exercice de ce droit;

Attendu que, résidant à Chelles, ville de cinq mille habitants,
pourvue de trois médecins, B... ne paraissait point avoir besoin,
pour un accident, qui, d'ailleurs, n'a présenté et ne pouvait présenter aucune complication, d'avoir recours à des soins donnés à
Paris;

Attendu que l'arrêté ministériel du 30 septembre 1905 fait des
applications de ces principes, en n'allouant d'indemnité de
déplacement au médecin traitant qu'en cas où ces soins ont été
donnés au domicile du blessé qui ne peut se déplacer sans inconvénient pour sa santé;

Attendu que, par analogie directe, on ne saurait allouer une
indemnité de déplacement pour frais de voyage à un blessé qui,
pouvant obtenir sur place des soins aussi complets et aussi
utiles, juge bon d'avoir recours à des soins qui ne peuvent lui
être donnés que dans une ville éloignée de son domicile...;

Pour ces motifs :

Déclarons, par application de l'arrêté ministériel du 30 septembre 1905, mal fondée et non recevable l'action de B..., pour
prix de massages électriques et frais de voyages y afférents;

Déboutons B... de sa demande et le condamnons aux dépens[1].

1. De même le Tribunal de paix du XIV° arr. de Paris a déclaré, le
8 nov. 1906, qu'un ouvrier est sans droit à réclamer à son patron le
remboursement de frais de pansements et de bains, lorsque ces soins
lui ont été donnés par « une individualité étrangère à l'exercice de la
médecine ». (*Rec. sp.*, 1906-1907, p. 299.)

Que est le tarif des soins donnés aux blessés assurés par la loi de 1898?

L'article 4 de la loi de 1898 portait que le chef d'entreprise ne pourrait être tenu des honoraires médicaux que « *jusqu'à concurrence de la somme fixée par le juge de paix du canton, conformément aux tarifs adoptés dans chaque département pour l'assistance médicale gratuite* ».

Cette disposition était fort préjudiciable au corps médical. Sur les instances du Syndicat des médecins de la Seine, le Parlement fut saisi de la question. M. le sénateur Piettre, un de nos confrères, développa en termes excellents, à la tribune du Sénat, le 10 juin 1904, les raisons qui imposaient une modification à l'article 4 :

1° Les ouvriers blessés ne sont pas des indigents et ne doivent pas être considérés comme tels;

2° Le tarif de l'assistance médicale gratuite n'existe pas dans 39 départements, soit parce que l'assistance médicale n'y a pas encore été organisée, soit parce que le département a préféré le système de l'abonnement.

Si la loi considérait les ouvriers blessés comme indigents ou nécessiteux, dit M. le sénateur Piettre[1], elle n'aurait pas prévu des frais de funérailles, puisque les indigents sont enterrés gratuitement. De plus, la loi n'aurait pas mis les frais médicaux à la charge des patrons, puisque les indigents doivent être soignés gratuitement aux frais de la commune et de l'État. Ils sont si peu indigents que le jour où un accident se produit dans leur famille, le jour où une maladie survient, le médecin est payé au tarif ouvrier.

On a dit maintes fois à la Chambre et au Sénat que la loi de 1898 n'est pas une loi d'*assistance*, mais d'*assurance*. Elle a été étendue, en 1907, à toutes les exploitations commerciales. Il eût été contraire à l'équité d'établir par un texte législatif que tous les travailleurs doivent être soignés par les médecins au tarif des indigents, pour cette seule raison qu'on les protège contre le risque professionnel.

Grâce aux efforts de MM. les sénateurs Piettre, Pédebidou et Petitjean d'abord, de M. Gourju ensuite, l'article 4 a été modifié de la façon suivante :

Le chef d'entreprise ne peut être tenu des frais médicaux et pharmaceutiques que jusqu'à concurrence de la somme fixée par le juge de paix du canton où est survenu l'accident, conformément à un tarif qui sera établi par arrêté du ministre du Commerce, après avis d'une commission spéciale comprenant des représentants de syndicats de médecins et de pharmaciens, de syndicats professionnels ouvriers et patronaux, de sociétés d'assurances contre les accidents du travail et de syndicats de garantie, et qui ne pourra être modifié qu'à un intervalle de deux ans.

Ce tarif a été élaboré par la commission prévue par ce nouveau texte. Grâce aux efforts vigilants des représentants du corps médical, MM. Brouardel, Dubuisson et Jeanne, il sauvegarde les intérêts légitimes des médecins.

On trouvera plus loin ce tarif fixé par arrêté ministériel du 30 septembre 1905[1], ainsi que les modifications apportées à ce tarif par un second arrêté ministériel du 26 juillet 1906[2]. Ces modifications ne portent que sur le prix de la visite dans certaines localités.

On trouvera, page 539, le tarif des interventions électriques ou radiologiques adopté par le Syndicat général des médecins français électrologistes et radiologistes.

Comment doit être rédigée la note d'honoraires.

L'article 15 de l'arrêté ministériel du 10 septembre 1905, qui donne le tarif officiel, précise la façon de rédiger la note d'honoraires. Celle-ci doit porter :

1° Les nom et adresse du médecin traitant ;

2° Les nom et adresse du blessé ;

3° Les nom et adresse du chef d'entreprise ;

4° La date de l'accident ;

5° La commune où le blessé a été soigné ;

1. Voy. page 514.
2. Voy. page 515.

6° S'il y a lieu, la distance kilométrique entre la mairie de la commune où le blessé a été soigné et la limite de la commune où réside le médecin;

7° L'indication, dans leur ordre chronologique et avec leurs dates, des certificats, consultations, visites, interventions, ainsi que des circonstances (visites de nuit, à heure fixe, indemnités de déplacement, etc.) qui peuvent en modifier le prix;

8° La dénomination exacte des opérations d'après le tarif (avec explication du prix fixé, au cas où le tarif comporte un maximum et un minimum);

9° L'indication, s'il y a lieu, des fréquences de visites ou consultations et de tout ce qui, dans le traitement, a pu présenter un caractère anormal.

10° Le total des honoraires.

Nous reproduisons plus loin le répertoire alphabétique dressé par le docteur Jeanne, rédacteur en chef du *Concours Médical*. Ce répertoire permet de trouver rapidement à quel paragraphe et à quel tableau correspond telle opération ou tel pansement. (Voy. p. 530.)

Exemples d'une note d'honoraires
établie d'après le tarif du 30 septembre 1905.

Note d'honoraires du docteur **Louis Pierre**, domicilié à Montpellier, 120, Grand'Rue, pour soins donnés à M. Paul Marty, ouvrier à la manufacture **Bert**, à Montpellier.

Accident du travail survenu le 1er août 1907.

Luxation de l'épaule droite avec contusions multiples.

Date	Nature de l'intervention.	N° du tarif de 1905.	Prix.
1er août 1907.	Certificat initial.	Art. 9.	2 fr.
1er —	Visite et réduction d'une luxation de l'épaule droite.	Art. 1 et art. 10, D, n° 9.	12 »
2 —	Vérification de la réduction et massage de l'épaule chez le blessé.	Art. 1 et art. 10, B, n° 10.	6 »

3	août 1907	Massage dans mon cabinet.	Art. 2 et B, n° 10.	4f50
4	—	—	—	4 50
6	—	—	—	4 50
8	—	—	—	4 50
10	—	—	—	4 50
12	—	Massage et faradisation.	Art. 2 et art. 10, B, n°s 10 et 11.	7 50
14	—	—	—	7 50
16	—	—	—	7 50
18	—	—	—	7 50
20	—	—	—	7 50
22	—	—	—	7 50
24	—	—	—	7 50
28	—	—	—	7 50
28	—	Certificat de guérison (mémoire).		

Total :   102f50

Signature.

Montpellier, le 29 août 1907.

Si l'on se reporte au tarif de 1905 (voy. page 514) on voit que
l'indication : « Art. 1 et art. 10, D, 9 » que nous avons inscrite
après « réduction d'une luxation de l'épaule », signifie ceci :
les honoraires de cette opération sont mentionnés à l'article 1
et à l'article 10, dans le tableau D, au n° 9. Ils correspondent
à une plus 5 visites faites au domicile du blessé, soit 6 fois
2 francs.

C.   HONORAIRES DES VISITES FAITES PAR LE MÉDECIN DU PATRON POUR CONTROLER L'ÉTAT DU BLESSÉ.

L'article 4 reconnaît au patron le droit de désigner au
juge de paix un médecin pour visiter le blessé une fois par
semaine. Le médecin ainsi désigné n'est pas un expert. Ses
honoraires restent à la charge du chef d'entreprise et le tarif
ouvrier ne leur est pas forcément applicable. Il en est de
même pour les certificats et les rapports que le médecin
devra établir sur la demande du patron. Nous avons déjà
indiqué que le tarif officiel ne peut être appliqué que dans
les cas où le blessé a choisi lui-même son médecin. Entre le

médecin et le patron ou la Cie d'assurances les honoraires sont à débattre.

D. — RECOURS DU MÉDECIN

Refus de paiement et contestation d'honoraires.

La loi de 1905 a notablement amélioré celle de 1898 à ce point de vue, grâce à la nouvelle rédaction des articles 4 et 15.

Art. 4 de la loi de 1905. — *Les médecins et pharmaciens et les établissements hospitaliers peuvent actionner directement les chefs d'entreprise.*

Art. 15 de la loi de 1905. — *Le juge de paix connaît des demandes relatives au paiement des frais médicaux et pharmaceutiques jusqu'à 300 francs en dernier ressort et à quelque chiffre que ces demandes s'élèvent, à charge d'appel dans la quinzaine de la décision.*

Le médecin peut donc actionner directement le chef d'entreprise. Il ne peut y avoir de difficultés qu'en ce qui concerne : 1° les honoraires médicaux après consolidation de la blessure; 2° le remboursement des frais médicaux réclamés par l'ouvrier en même temps que le paiement de son indemnité temporaire et la fixation du chiffre de sa rente.

Le juge de paix n'est plus compétent après consolidation de la blessure.

La blessure d'un ouvrier est consolidée. Il continue à se faire soigner. Le juge de paix n'est pas compétent pour connaître en dernier ressort des réclamations de frais médicaux et pharmaceutiques engagées depuis la consolidation. L'affaire doit être portée devant le Tribunal civil. Ainsi a décidé la Cour de cassation (Chambre des requêtes) le 26 octobre 1903.

Le tribunal civil est compétent pour statuer sur les frais médicaux réclamés en même temps que sur l'indemnité temporaire et la rente viagère.

Les frais médicaux et pharmaceutiques ont alors un caractère accessoire. L'ouvrier peut en demander le remboursement, ou le médecin le paiement, au Tribunal civil. De nombreux jugements ont fixé ce point de jurisprudence[1].

Arbitrages de notes d'honoraires.

M. le sénateur Chovet avait fait allusion, au Sénat, à certains « abus criants pratiqués par quelques médecins qui savent faire jouer le tarif de l'assistance médicale gratuite d'une façon non exempte de tout reproche, notamment en majorant le nombre de leurs visites ». M. Renard[2] avait déjà stigmatisé la « convoitise » de certains médecins qui fournissent des notes de 1 000 francs pour des accidents n'ayant pas nécessité d'opération.

Le médecin qui soigne un blessé doit le faire avec la discrétion dont il use avec des clients ordinaires. Les juges de paix chargent parfois les présidents de syndicats médicaux de vérifier des notes d'honoraires contestées par des compagnies, et ceux-ci sont dans la nécessité d'en désapprouver l'évidente exagération. On ne saurait trop blâmer les confrères qui, en agissant ainsi, discréditent la profession, et les arbitres doivent se montrer inexorables.

Nous avons déjà signalé (page 8), à propos du libre choix du médecin, les abus dénoncés par M. Petitjean (Médecins et accidents du travail. *Études professionnelles*, 15 juillet 1907, n° 7). De nombreux jugements ont montré l'inconscience de certains médecins qui fournissent des notes d'honoraires plus élevées pour des ouvriers blessés que s'il s'agissait de

1. Tribunaux de Grenoble, Narbonne, Lorient, Marvéjols, Sancerre, Doullens, etc.

2. Ch. Renard, De la coopération des médecins à l'œuvre de la mutualité et particulièrement au traitement des blessés du travail. *Bulletin des Accidents du Travail et des Assurances sociales*, 1902, n° 4.

millionnaires. Il en est de même pour les fournitures pharmaceutiques. Le Tribunal de paix de Roubaix a été saisi, le 8 octobre 1907 (*Rec. sp.*, novembre 1907, p. 229), d'une demande d'un pharmacien qui réclamait 1 148 fr. 40 pour un blessé et 710 fr. 75 pour un autre. Il s'agissait, dans le premier cas, d'une piqûre à l'annulaire gauche par un chardon « n'ayant jamais été considérée comme dangereuse, ni d'une importance extraordinaire ». Dans le second cas, il s'agissait d'une entorse du poignet « en réalité bénigne, mais ayant amené une opération qui n'a pas, du reste, entraîné de complication et qui était contestée par les autres médecins traitants ». Ces sommes furent réduites par le Tribunal à plus d'un tiers, et le médecin qui avait prescrit ces fournitures mis hors de cause.

Sur appel, le tribunal de Lille a jugé, le 11 février 1908 (*Rec. sp.*, mars 1908, p. 432) que la responsabilité incombait non au pharmacien qui avait exécuté les ordonnances, mais au médecin qui avait formulé. Et il a condamné le docteur X... à garantir et indemniser le patron des condamnations prononcées contre lui au profit du pharmacien, jusqu'à concurrence de la somme de 1 267 fr. 15, représentant les médicaments et objets de pansements abusivement ordonnés par lui ; le docteur X... a de plus été condamné aux dépens.

Le Tribunal de paix de Cette avait eu à connaître, le 15 mai 1908, d'un cas où une simple contusion lombo-dorsale, sans plaie, avait donné lieu à une consommation extraordinaire de médicaments et de fournitures. On relevait sur la facture du pharmacien : « treize ceintures de flanelle d'une longueur totale de 130 mètres ; 66 mètres de toile ; 30 mètres de gaze ; 3 kil. 850 de coton hydrophile ; 2 kil. 450 de liniment de Rosen. » Le jugement déclara d'abord que la flanelle n'était pas une fourniture figurant au tarif officiel et ne devait pas être portée sur une ordonnance destinée à être exécutée par un pharmacien ; il condamna ensuite le docteur X..., signataire des ordonnances, à garantir la Société d'assurances des sommes que, par sa faute, elle avait été condamnée à payer indûment au pharmacien. » (*Rec. sp.*, 1907-1908, p. 85.)

E. — L'HOSPITALISATION DES BLESSÉS DU TRAVAIL

I. — *Hôpitaux publics.*

Cette question, qui a donné lieu à de si vives discussions, est définitivement réglée par l'article 4 de la loi de 1898 modifié le 30 mars 1905. Cet article porte que « *le chef d'entreprise doit supporter, dans tous les cas, la totalité des frais d'hospitalisation cumulativement avec l'indemnité journalière* ». Mais ce même article dispose que les frais d'hospitalisation « *tout compris* » *ne pourront dépasser le tarif établi pour l'application de l'article 24 de la loi du 15 juillet 1893 (sur l'assistance médicale gratuite*, majorée de 50 p. 100, ni jamais excéder 4 francs par jour pour Paris ou 3 fr. 50 partout ailleurs* ».

Ce tarif ainsi déterminé comprend tous les frais, sans que le débiteur de ces frais puisse être en butte à une autre réclamation, soit de l'hôpital, soit des médecins qui y traitent les victimes, soit des pharmaciens qui y fournissent les médicaments [1].

Ainsi toute controverse est désormais superflue : les médecins et les chirurgiens des hôpitaux ne peuvent pas réclamer d'honoraires pour soins donnés aux accidentés du travail.

II. — *Maisons de santé et cliniques privées.*

Les dispositions précédentes de l'article 4 ne peuvent concerner les maisons de santé et cliniques privées, même si elles portent le titre d'hôpital, comme, par exemple, à Paris l'hôpital International.

Voici comment M⁀ Georges Gatineau interprète la question dans une lettre écrite au *Concours médical* [2] :

1. Voy. ce tarif page 514.
2. Les hôpitaux publics et les hôpitaux privés devant la loi-accidents. *Concours médical*, 25 février 1906, p. 128.

Les maisons de santé et les cliniques privées « doivent, soit dans leur règlement intérieur, soit dans les quittances qu'elles délivrent, distinguer les dépenses d'hospitalisation proprement dites, des frais médicaux et pharmaceutiques. Les premières, en effet, restent à la charge du blessé qui touche, pour y faire, face son indemnité de demi-salaire, tandis qu'il a le droit de réclamer au chef d'entreprise le remboursement des frais médicaux et pharmaceutiques, dans les limites fixées par le tarif établi conformément au § 2 de l'article 4. De même, le médecin qui a donné les soins a action contre le chef d'entreprise pour le paiement de ses honoraires dans les mêmes limites.

« Lorsqu'une maison de santé privée donne des reçus pour le dépôt d'une provision d'avance devant couvrir le prix d'un certain nombre de jours d'hospitalisation, il y a lieu, pour elle, de faire, dans ses imprimés, une réserve pour les frais médicaux et pharmaceutiques. Car si, ainsi que cela s'est produit, l'ouvrier, présentant cette quittance causée « pour frais d'hospitalisation », en obtient le remboursement du chef d'entreprise ou de la Compagnie d'assurances, ceux-ci pourront soutenir, lorsqu'une demande en paiement d'honoraires médicaux leur sera intentée, qu'ils ont cru se libérer de tous frais médicaux, en remboursant le montant d'une quittance ainsi libellée, sans indication de réserves pour les frais du traitement médical ou chirurgical. Cet argument, bien que critiquable, est susceptible d'être accueilli par certains juges. Il est donc nécessaire de prendre ses précautions, sous la forme la plus claire possible. »

F. — LES HONORAIRES D'EXPERTISE MÉDICO-LÉGALE

À la dernière page de son rapport, au-dessous de sa signature ou en marge, l'expert doit toujours fournir la note de ses honoraires et déboursés, afin que le magistrat qui a requis l'expert puisse la *taxer* en l'approuvant ou la modifiant.

On sait que la justice solde le salaire des experts en matière civile ou criminelle en prenant pour base la *vacation*. Celle-ci représente le travail accompli par l'expert pendant une durée de trois heures. Peu importe qu'il s'agisse d'une prestation de serment, d'examens de malade, de rédaction ou de dépôt de rapport, toutes ces opérations doivent être traduites en vacations.

Chaque vacation étant payée de 3 à 5 francs suivant les villes, l'expert doit établir qu'il a consacré un temps correspondant à la somme qu'il désire toucher pour être suffisamment rémunéré. Mais on doit savoir qu'il ne peut être alloué pour chaque journée plus de *deux* vacations de jours et *une* de nuit. L'expert devra donc vérifier, avant de déposer son rapport, si le temps écoulé depuis le jour de la prestation de serment est suffisant pour justifier le nombre de vacations dont il demande le paiement.

Formule usitée pour notes d'honoraires.

Il suffit d'ajouter à la fin du rapport, en marge, la formule dont voici un exemple :

L'expert soussigné déclare avoir consacré à la prestation de serment, à l'étude du dossier, aux examens du blessé, à la rédaction et au dépôt du rapport, *x* vacations dont il prie Monsieur le Président du Tribunal (ou M. le Juge de paix) de vouloir bien lui donner taxe.

Tarif des honoraires d'expertise.

Le tarif suivant lequel sont payés les honoraires des expertises ordonnées pour l'application de la loi de 1898, comme de toutes celles où l'un des plaideurs a l'assistance judiciaire, est celui des expertises criminelles[1].

Il est déterminé par le décret du 18 juin 1811, modifié par celui du 21 novembre 1893. Le voici :

1. Article 14 de la loi du 22 janvier 1851.

Le médecin expert a droit[1] :

1° Pour une visite après premier pansement.....	8 francs.
2° — toute opération autre que l'autopsie......	10 —
3° — autopsie avant inhumation.............	25 —
4° — autopsie après exhumation.............	35 —

Pour chaque vacation de trois heures[2] :

a. *Vacation de jour :*

A Paris....................................	5 francs.
Dans les villes de 40 000 habitants et au-dessus..	4 —
— les autres villes et communes............	3 —

b. *Vacation de nuit :*

A Paris....................................	7 fr. 50
Dans les villes de 40 000 habitants et au-dessus....	6 fr.
— les autres villes et communes...............	4 fr. 50

Il ne pourra être alloué que deux vacations de jour et une de nuit pour chaque journée.

Déplacements[3].

En cas de transport à plus de deux kilomètres de leur résidence, les médecins reçoivent par kilomètre parcouru, en allant et en revenant :

1° 20 centimes si le transport a été effectué en chemin de fer ;

2° 40 centimes si le transport a eu lieu autrement.

Le tarif des honoraires médicaux devrait être celui des expertises civiles au moins lorsque l'expertise a été demandée par le chef d'entreprise ou lorsque celui-ci, ayant perdu le procès, est condamné à en payer les frais. Si on applique le tarif criminel, qui est moins élevé, c'est en prévision du cas où le blessé est débouté de ses prétentions. Comme la loi lui accorde l'assistance judiciaire, c'est le Trésor qui doit solder les honoraires de l'expert et il en résulte une notable économie.

1. Article 4 du décret du 21 novembre 1893 qui a remplacé l'article 17 du décret du 18 juin 1811.
2. Article 22 du décret du 18 juin 1811.
3. Article 7 du décret du 21 novembre 1893.

En réalité, il importe peu que le prix de la vacation soit de un ou de deux francs moins élevé. Ce que le juge taxateur considère, c'est le total de la somme demandée. En général, dans les grandes villes, une expertise est payée 100 francs à chaque expert· Si elle a présenté des difficultés spéciales ou si l'expert a une notoriété scientifique acquise par de longues études antérieures, le prix est doublé ou triplé.

Par qui est payé le médecin-expert?

Les honoraires sont payés après la solution du procès. Dans tous les cas — même lorsque le chef d'entreprise a perdu — c'est le Trésor qui solde les frais d'expertise taxés par le magistrat. Le médecin doit pour cela présenter au greffe du Tribunal qui a ordonné l'expertise son mémoire d'honoraires établi sur papier libre et en double exemplaire[1]. Le greffier fait alors signer un *réquisitoire* par le procureur de la République et un *exécutoire* par le président du Tribunal qui a ordonné l'expertise. A l'aide de ces pièces — mémoire d'honoraires, réquisitoire, exécutoire — et d'un extrait du jugement qui a qualifié l'expert, celui ci va toucher ses honoraires au bureau de l'Enregistrement désigné sur l'exécutoire.

L'administration de l'Enregistrement se fait rembourser ensuite par le chef d'entreprise, si celui ci a perdu le procès.

Voici un exemple de mémoire d'honoraires et les formules de réquisitoire et d'exécutoire.

1. Un exemplaire est conservé par le greffe du Tribunal.

LOI DE 1898

—

ACCIDENTS DU TRAVAIL

—

MÉMOIRE

D'EXPERTISE MÉDICALE

—————

Affaire :

contre

Relevé des honoraires dus au Docteur
à   *pour ses*
opérations dans l'affaire   *contre*

AUTORITÉS qui ont qualifié L'EXPERT	DATES		NATURE DES OPÉRATIONS	HONORAIRES
	DE LA QUALIFICATION	DES OPÉRATIONS		
			TOTAL....	

Je, soussigné, docteur en médecine, résidant à
, certifie sincère et véritable le présent mémoire
s'élevant à la somme de

A   *, le*   *19*

RÉQUISITOIRE

Nous, Procureur de la République près le Tribunal de première instance de

Vu les décrets des 18 juin 1811 et 21 novembre 1893 et l'Ordonnance du 28 novembre 1838, ensemble la loi du 9 avril 1898 (art. 22) et la loi des 22 janvier 1851-10 juillet 1901 (art. 14).

Requérons qu'il soit délivré Exécutoire par M. le Président du Tribunal de première instance de
sur la caisse de l'Administration de l'Enregistrement et des Domaines pour paiement de la somme de

A   , le   190

EXÉCUTOIRE

Nous, Président du Tribunal de première instance de

Vu le réquisitoire ci-dessus, avons arrêté et rendu exécutoire le présent Mémoire pour la somme de   montant de la taxe que nous en avons faite.

Ordonnons que ladite somme sera payée par le Receveur de l'Enregistrement au bureau de

A   , le   190

Le juge taxateur peut réduire la note d'honoraires.

S'il la trouve exagérée, le magistrat peut réduire la note des honoraires du médecin.

Le médecin dont la note d'honoraires
a été réduite peut faire opposition.

Mais si l'expert estime que sa note d'honoraires a été réduite à tort et qu'il n'est pas suffisamment rémunéré, il pourra faire opposition, par ministère d'avoué, à l'ordonnance du président ou du juge délégué qui l'a taxé. Il appartiendra au Tribunal, en chambre du conseil, à statuer sur cette opposition[1]. « En somme, dit Moye, le médecin devra intenter ou soutenir un procès spécial. Ce sera à lui de voir si, en raison des frais qu'entraîne toujours un litige pécuniaire, il ne vaut pas mieux réduire ce qu'il demande. Il convient toutefois de dire que le médecin devra se décider dans un court délai, car son opposition à la taxe du président et à son exécutoire n'est valable que si elle est formée dans la huitaine de la délivrance de cet exécutoire. »

Délai de présentation des mémoires
d'honoraires ; prescription.

« L'expert commis en matière d'assistance judiciaire doit, pour être payé par le Trésor et à peine de déchéance de ses droits envers l'État, présenter son mémoire d'honoraires à la taxe dans le délai d'un an à partir de l'époque où ont cessé les opérations donnant droit à une rétribution. S'il laisse passer ce délai, le médecin expert est obligé d'adresser une supplique au ministre de la Justice[2]. »

1. Moye, *loc. cit.*, p. 69.
2. *Id.*, *ibid.*, p. 68.

ANNEXES

Loi du 9 Avril 1898

concernant les responsabilités des accidents dont les ouvriers sont victimes dans leur travail.

(Modifiée par les lois du 22 mars 1902 et du 31 mars 1905.)

TITRE PREMIER

INDEMNITÉS EN CAS D'ACCIDENTS

Art. premier. — Les accidents survenus par le fait du travail, ou à l'occasion du travail, aux ouvriers et employés occupés dans l'industrie du bâtiment, les usines, manufactures, chantiers, les entreprises de transport par terre et par eau, de chargement et de déchargement, les magasins publics, mines, minières, carrières et, en outre, dans toute exploitation ou partie d'exploitation dans laquelle sont fabriquées ou mises en œuvre des matières explosives, ou dans laquelle il est fait usage d'une machine mue par une force autre que celle de l'homme ou des animaux, donnent droit, au profit de la victime ou de ses représentants, à une indemnité à la charge du chef d'entreprise, à la condition que l'interruption du travail ait duré plus de quatre jours.

Les ouvriers qui travaillent seuls d'ordinaire ne pourront être assujettis à la présente loi par le fait de la collaboration accidentelle d'un ou de plusieurs de leurs camarades.

Art. 2. — Les ouvriers et employés désignés à l'article précédent ne peuvent se prévaloir, à raison des accidents dont ils sont victimes dans leur travail, d'aucunes dispositions autres que celles de la présente loi.

Ceux dont le salaire annuel dépasse deux mille quatre cents francs (2 400 fr.) ne bénéficient de ces dispositions que jusqu'à concurrence de cette somme. Pour le surplus, ils n'ont droit qu'au quart des rentes stipulées à l'article 3, à moins de conventions contraires, élevant le chiffre de la quotité.

Art. 3. — Dans les cas prévus à l'article 1er, l'ouvrier ou l'employé a droit :

Pour l'incapacité absolue et permanente à une rente égale aux deux tiers de son salaire annuel;

Pour l'incapacité partielle et permanente, à une rente égale à la moitié de la réduction que l'accident aura fait subir au salaire;

Pour l'incapacité temporaire, si l'incapacité de travail a duré plus de quatre jours, à une indemnité journalière, sans distinction entre les jours ouvrables et les dimanches et jours fériés, égale à la moitié du salaire touché au moment de l'accident, à moins que le salaire ne soit variable; dans ce dernier cas, l'indemnité journalière est égale à la moitié du salaire moyen des journées de travail pendant le mois qui a précédé l'accident. L'indemnité est due à partir du cinquième jour après celui de l'accident; toutefois, elle est due à partir du premier jour si l'incapacité de travail a duré plus de dix jours. L'indemnité journalière est payable aux époques et lieu de paye usités dans l'entreprise, sans que l'intervalle puisse excéder seize jours.

Lorsque l'accident est suivi de mort, une pension est servie aux personnes ci-après désignées, à partir du décès, dans les conditions suivantes :

a. Une rente viagère égale à 20 p. 100 du salaire annuel de la victime pour le conjoint survivant non divorcé ou séparé de corps, à la condition que le mariage ait été contracté antérieurement à l'accident.

En cas de nouveau mariage, le conjoint cesse d'avoir droit à la rente mentionnée ci-dessus; il lui sera alloué, dans ce cas, le triple de cette rente à titre d'indemnité totale.

b. Pour les enfants, légitimes ou naturels, reconnus avant l'accident, orphelins de père ou de mère, âgés de moins de seize ans, une rente calculée sur le salaire annuel de la victime à raison de 15 p. 100 de ce salaire s'il n'y a qu'un enfant, de 25 p. 100 s'il y en a deux, de 35 p 100 s'il y en a trois et de 40 p. 100 s'il y en a quatre ou un plus grand nombre.

Pour les enfants, orphelins de père et de mère, la rente est portée pour chacun d'eux à 20 p. 100 du salaire.

L'ensemble de ces rentes ne peut, dans le premier cas, dépasser 40 p. 100 du salaire ni 60 p. 100 dans le second.

c. Si la victime n'a ni conjoint ni enfant dans les termes des paragraphes *a* et *b*, chacun des ascendants et descendants qui étaient à sa charge recevra une rente viagère pour les ascendants et payable jusqu'à seize ans pour les descendants. Cette rente sera égale à 10 p. 100 du salaire annuel de la victime, sans que le montant total des rentes ainsi allouées puisse dépasser 30 p. 100.

Chacune des rentes prévues par le paragraphe *c* est, le cas échéant, réduite proportionnellement.

Les rentes constituées en vertu de la présente loi sont payables à la résidence du titulaire, ou au chef-lieu de canton de cette résidence, et, si elles sont servies par la Caisse nationale des retraites, chez le préposé de cet établissement désigné par le titulaire.

Elles sont payables par trimestre et à terme échu; toutefois, le Tribunal peut ordonner le payement d'avance de la moitié du premier arrérage.

Ces rentes sont incessibles et insaisissables.

Les ouvriers étrangers, victimes d'accidents, qui cesseraient de résider sur le territoire français, recevront, pour toute indemnité, un capital égal à trois fois la rente qui leur avait été allouée.

Il en sera de même pour leurs ayants-droit étrangers cessant de résider sur le territoire français, sans que toutefois le capital puisse alors dépasser la valeur actuelle de la rente d'après le tarif visé à l'article 28.

Les représentants étrangers d'un ouvrier étranger ne recevront aucune indemnité si, au moment de l'accident, ils ne résidaient pas sur le territoire français.

Les dispositions des trois alinéas précédents pourront, toutefois, être modifiées par traités dans la limite des indemnités prévues au présent article, pour les étrangers dont les pays d'origine garantiraient à nos nationaux des avantages équivalents.

Art. 4. — Le chef d'entreprise supporte, en outre, les frais médicaux et pharmaceutiques et les frais funéraires. Ces derniers sont évalués à la somme de 100 francs au maximum.

La victime peut toujours faire choix elle-même de son médecin et de son pharmacien. Dans ce cas, le chef d'entreprise ne peut être tenu des frais médicaux et pharmaceutiques que jusqu'à concurrence de la somme fixée par le juge de paix du canton où est survenu l'accident, conformément à un tarif qui sera établi par arrêté du ministre du Commerce, après avis d'une commission spéciale comprenant des représentants de syndicats de médecins et de pharmaciens, de syndicats professionnels ouvriers et patronaux, de sociétés d'assurances contre les accidents de travail et de syndicats de garantie, et qui ne pourra être modifié qu'à intervalles de deux ans.

Le chef d'entreprise est seul tenu dans tous les cas, en outre des obligations contenues en l'article 3, des frais d'hospitalisation qui, tout compris, ne pourront dépasser le tarif établi pour l'application de l'article 24 de la loi du 15 juillet 1893 majoré de 50 p. 100, ni excéder jamais 4 francs par jour pour Paris ou 3 fr. 50 partout ailleurs.

Les médecins ou pharmaciens ou les établissement hospitaliers peuvent actionner directement le chef d'entreprise.

Au cours du traitement, le chef d'entreprise pourra désigner au juge de paix un médecin chargé de le renseigner sur l'état de la victime. Cette désignation, dûment visée par le juge de paix, donnera audit médecin accès hebdomadaire auprès de la victime en présence du médecin traitant, prévenu deux jours à l'avance par lettre recommandée.

Faute par la victime de se prêter à cette visite, le payement de l'indemnité journalière sera suspendu par décision du juge de paix, qui convoquera la victime par simple lettre recommandée.

Si le médecin certifie que la victime est en état de reprendre son travail et que celle-ci le conteste, le chef d'entreprise peut, lorsqu'il s'agit d'une incapacité temporaire, requérir du juge de paix une expertise médicale qui devra avoir lieu dans les cinq jours.

Art. 5. — Les chefs d'entreprise peuvent se décharger pendant les trente, soixante ou quatre-vingt-dix premiers jours, à partir de l'accident, de l'obligation de payer aux victimes les frais de maladie et l'indemnité temporaire, ou une partie seulement de cette indemnité, comme il est spécifié ci-après, s'ils justifient :

1° Qu'ils ont affilié leurs ouvriers à des sociétés de secours mutuels et pris à leur charge une quote-part de la cotisation qui aura été déterminée d'un commun accord, et en se conformant aux statuts-type approuvés par le ministre compétent, mais qui ne devra pas être inférieure au tiers de cette cotisation ;

2° Que ces sociétés assurent à leurs membres, en cas de blessures, pendant trente, soixante ou quatre-vingt-dix jours les soins médicaux et pharmaceutiques et une indemnité journalière.

Si l'indemnité journalière servie par la société est inférieure à la moitié du salaire quotidien de la victime, le chef d'entreprise est tenu de lui verser la différence.

Art. 6. — Les exploitants de mines, minières et carrières peuvent se décharger des frais et indemnités mentionnés à l'article précédent moyennant une subvention annuelle versée aux caisses ou sociétés de secours constituées dans ces entreprises en vertu de la loi du 29 juin 1894.

Le montant et les conditions de cette subvention devront être acceptés par la société et approuvés par le ministre des Travaux publics.

Ces deux dispositions seront applicables à tous autres chefs d'industrie qui auront créé en faveur de leurs ouvriers des caisses particulières de secours en conformité du titre III de la loi du 29 juin 1894. L'approbation prévue ci-dessus sera, en ce qui les concerne, donnée par le ministre du Commerce et de l'Industrie.

Art. 7. — Indépendamment de l'action résultant de la présente loi, la victime ou ses représentants conservent contre les auteurs de l'accident, autres que le patron ou ses ouvriers et préposés, le droit de réclamer la réparation du préjudice causé, conformément aux règles du droit commun.

L'indemnité qui leur sera allouée exonérera à due concurrence le chef de l'entreprise des obligations mises à sa charge. Dans le cas où l'accident a entraîné une incapacité permanente ou la mort, cette indemnité devra être attribuée sous forme de rentes servies par la Caisse nationale des retraites.

En outre de cette allocation sous forme de rente, le tiers reconnu responsable pourra être condamné soit envers la victime soit envers le chef de l'entreprise, si celui-ci intervient dans l'instance, au payement des autres indemnités et frais prévus aux articles 3 et 4 ci-dessus.

Cette action contre les tiers responsables pourra même être exercée par le chef d'entreprise, à ses risques et périls, au lieu et place de la victime ou de ses ayants-droit, si ceux-ci négligent d'en faire usage.

Art. 8. — Le salaire qui servira de base à la fixation de l'indemnité allouée à l'ouvrier âgé de moins de seize ans ou à l'apprenti victime d'un accident ne sera pas inférieur au salaire le plus bas des ouvriers valides de la même catégorie occupés dans l'entreprise.

Toutefois, dans le cas d'incapacité temporaire, l'indemnité de l'ouvrier âgé de moins de seize ans ne pourra pas dépasser le montant de son salaire.

Art. 9. — Lors du règlement définitif de la rente viagère, après le délai de revision prévu à l'article 19, la victime peut demander que le quart au plus du capital nécessaire à l'établissement de cette rente, calculé d'après les tarifs dressés pour les victimes d'accidents par la Caisse des retraites pour la vieillesse, lui soit attribué en espèces.

Elle peut aussi demander que ce capital, ou ce capital réduit du quart au plus comme il vient d'être dit, serve à constituer sur sa tête une rente viagère réversible, pour moitié au plus, sur la tête de son conjoint. Dans ce cas, la rente viagère sera diminuée de façon qu'il ne résulte de la réversibilité aucune augmentation de charges pour le chef de l'entreprise.

Le Tribunal, en chambre du conseil, statuera sur ces demandes.

Art. 10. — Le salaire servant de base à la fixation des rentes s'entend, pour l'ouvrier occupé dans l'entreprise pendant les douze mois avant l'accident, de la rémunération effective qui lui a été allouée pendant ce temps, soit en argent, soit en nature.

Pour les ouvriers occupés pendant moins de douze mois avant l'accident, il doit s'entendre de la rémunération effective qu'ils ont reçue depuis leur entrée dans l'entreprise augmentée de la rémunération qu'ils auraient pu recevoir pendant la période de travail nécessaire pour compléter les douze mois, d'après la rémunération moyenne des ouvriers de la même catégorie pendant ladite période.

Si le travail n'est pas continu, le salaire annuel est calculé, tant d'après la rémunération reçue pendant la période d'activité que d'après le gain de l'ouvrier pendant le reste de l'année.

Si, pendant les périodes visées aux alinéas précédents, l'ouvrier a chômé exceptionnellement et pour des causes indépendantes de sa volonté, il est fait état du salaire moyen qui eût correspondu à ces chômages.

TITRE II

DÉCLARATION DES ACCIDENTS ET ENQUÊTE

Art. 11. — Tout accident ayant occasionné une incapacité de travail doit être déclaré dans les quarante-huit heures, non compris les dimanches et jours fériés, par le chef d'entreprise ou ses préposés, au maire de la commune qui en dresse procès-verbal et en délivre immédiatement récépissé.

La déclaration et le procès-verbal doivent indiquer, dans la forme réglée par décret, les nom, qualité et adresse du chef d'entreprise, le lieu précis, l'heure et la nature de l'accident, les circonstances dans lesquelles il s'est produit, la nature des blessures, les noms et adresses des témoins.

Dans les quatre jours qui suivent l'accident, si la victime n'a pas repris son travail, le chef d'entreprise doit déposer à la mairie, qui lui en délivre immédiatement récépissé, un certificat de médecin indiquant l'état de la victime, les suites probables de l'accident, et l'époque à laquelle il sera possible d'en connaître le résultat définitif.

La déclaration d'accident pourra être faite dans les mêmes conditions par la victime ou ses représentants jusqu'à l'expiration de l'année qui suit l'accident.

Avis de l'accident, dans les formes réglées par décret, est donné immédiatement par le maire à l'inspecteur départemental du travail où à l'ingénieur ordinaire des mines chargés de la surveillance de l'entreprise.

L'article 15 de la loi du 2 novembre 1892 et l'article 11 de la loi du 12 juin 1893 cessent d'être applicables dans les cas visés par la présente loi.

Art. 12. — Dans les vingt-quatre heures qui suivent le dépôt du certificat, et au plus tard dans les cinq jours qui suivent la déclaration de l'accident, le maire transmet au juge de paix du canton où l'accident s'est produit la déclaration et soit le certificat médical, soit l'attestation qu'il n'a pas été produit de certificat.

Lorsque, d'après le certificat médical, produit en exécution du paragraphe précédent ou transmis ultérieurement par la victime à la justice de paix, la blessure paraît devoir entraîner la mort ou une incapacité permanente, absolue ou partielle de travail, ou lorsque la victime est décédée, le juge de paix, dans les vingt-quatre heures procède à une enquête à l'effet de rechercher :

1° La cause, la nature et les circonstances de l'accident;

2° Les personnes victimes et le lieu où elles se trouvent, le lieu et la date de leur naissance;

3° La nature des lésions;

4° Les ayants-droit pouvant, le cas échéant, prétendre à une indemnité, le lieu et la date de leur naissance;

5° Le salaire quotidien et le salaire annuel des victimes;

6° La société d'assurances à laquelle le chef d'entreprise était assuré ou le syndicat de garantie auquel il était affilié.

Les allocations tarifées pour le juge de paix et son greffier en exécution de l'article 29 de la présente loi et de l'article 31 de la loi des finances du 12 avril 1900 seront avancées par le Trésor.

Art. 13. — L'enquête a lieu contradictoirement dans les formes prescrites par les articles 35, 36, 37, 38 et 39 du Code de procédure civile, en présence des parties intéressées ou celles-ci convoquées d'urgence par lettre recommandée.

Le juge de paix doit se transporter auprès de la victime de l'accident qui se trouve dans l'impossibilité d'assister à l'enquête.

Lorsque le certificat médical ne lui paraîtra pas suffisant, le juge de paix pourra désigner un médecin pour examiner le blessé.

Il peut aussi commettre un expert pour l'assister dans l'enquête.

Il n'y a pas lieu, toutefois, à nomination d'expert dans les entreprises administrativement surveillées, ni dans celles de l'État placées sous le contrôle d'un service distinct du service de gestion, ni dans les établissements nationaux où s'effectuent des travaux que la sécurité publique oblige à tenir secrets. Dans

ces divers cas, les fonctionnaires chargés de la surveillance ou
du contrôle de ces établissements ou entreprises et, en ce qui
concerne les exploitations minières, les délégués à la sécurité
des ouvriers mineurs, transmettent au juge de paix, pour être
joint au procès-verbal d'enquête, un exemplaire de leur rapport.

Sauf les cas d'impossibilité matérielle dûment constatés dans
le procès-verbal, l'enquête doit être close dans le plus bref
délai et, au plus tard, dans les dix jours à partir de l'accident.
Le juge de paix avertit, par lettre recommandée, les parties de
la clôture de l'enquête et du dépôt de la minute au greffe, où
elles pourront, pendant un délai de cinq jours, en prendre
connaissance et s'en faire délivrer une expédition, affranchie du
timbre et de l'enregistrement. A l'expiration de ce délai de cinq
jours, le dossier de l'enquête est transmis au président du
Tribunal civil de l'arrondissement.

Art. 14. — Sont punis d'une amende de un à quinze francs
(1 à 15 fr.) les chefs d'industrie ou leurs préposés qui ont
contrevenu aux dispositions de l'article 11.

En cas de récidive dans l'année, l'amende peut être élevée de
seize à trois cents francs (16 à 300 fr.).

L'article 463 du Code pénal est applicable aux contraventions
prévues par le présent article.

TITRE III

COMPÉTENCE. — JURIDICTIONS. — PROCÉDURE. — REVISION.

Art. 15. — Sont jugées en dernier ressort par le juge de paix
du canton où l'accident s'est produit, à quelque chiffre que la
demande puisse s'élever et dans les quinze jours de la demande,
les contestations relatives tant aux frais funéraires qu'aux
indemnités temporaires.

Les indemnités temporaires sont dues jusqu'au jour du décès
ou jusqu'à la consolidation de la blessure, c'est-à-dire jusqu'au
jour où la victime se trouve, soit complètement guérie, soit définitivement atteinte d'une incapacité permanente; elles continuent, dans ce dernier cas, à être servies jusqu'à la décision
définitive prévue à l'article suivant, sous réserve des dispositions
du quatrième alinéa dudit article.

Si l'une des parties soutient, avec un certificat médical à
l'appui, que l'incapacité est permanente, le juge de paix doit se
déclarer incompétent par une décision dont il transmet, dans
les trois jours, expédition au président du Tribunal civil. Il fixe

en même temps, s'il ne l'a fait antérieurement l'indemnité journalière.

Le juge de paix connaît des demandes relatives au payement des frais médicaux et pharmaceutiques jusqu'à 300 fr. en dernier ressort et à quelque chiffre que ces demandes s'élèvent, à charge d'appel dans la quinzaine de la décision.

Les décisions du juge de paix relatives à l'indemnité journalière sont exécutoires nonobstant opposition. Ces décisions sont susceptibles de recours en cassation pour violation de la loi.

Lorsque l'accident s'est produit en territoire étranger, le juge de paix compétent, dans les termes de l'article 12 et du présent article, est celui du canton où est situé l'établissement ou le dépôt auquel est attachée la victime.

Lorsque l'accident s'est produit en territoire français, hors du canton où est situé l'établissement ou le dépôt auquel est attachée la victime, le juge de paix de ce dernier canton devient exceptionnellement compétent, à la requête de la victime ou de ses ayants-droit adressée, sous forme de lettre recommandée, au juge de paix du canton où l'accident s'est produit, avant qu'il n'ait été saisi dans les termes du présent article ou bien qu'il n'ait clos l'enquête prévue à l'article 13. Un récépissé est immédiatement envoyé au requérant par le greffe, qui avise, en même temps que le chef d'entreprise, le juge de paix devenu compétent et, s'il y a lieu, transmet à ce dernier le dossier de l'enquête, dès sa clôture, en avertissant les parties, conformément à l'article 13.

Si, après transmission du dossier de l'enquête au président du Tribunal du lieu de l'accident et avant convocation des parties, la victime ou ses ayants-droit justifient qu'ils n'ont pu, avant la clôture de l'enquête, user de la faculté prévue à l'alinéa précédent, le président peut, les parties entendues, se dessaisir du dossier et le transmettre au président du Tribunal de l'arrondissement où est situé l'établissement ou le dépôt auquel est attachée la victime.

Art. 16. — En ce qui touche les autres indemnités prévues par la présente loi, le président du Tribunal de l'arrondissement dans les cinq jours de la transmission du dossier, si la victime est décédée avant la clôture de l'enquête, ou, dans le cas contraire, dans les cinq jours de la production par la partie la plus diligente, soit de l'acte de décès, soit d'un accord écrit des parties reconnaissant le caractère permanent de l'incapacité, ou bien de la réception de la décision du juge de paix visée au troisième alinéa de l'article précédent, ou enfin, s'il n'a été saisi d'aucune de ces pièces, dans les cinq jours précédant l'expiration du délai de prescription prévu à l'article 18, lorsque la date de cette expiration lui est connue, convoque la victime

ou ses ayants-droit, le chef d'entreprise, qui peut se faire représenter et, s'il y a assurance, l'assureur. Il peut, du consentement des parties, commettre un expert dont le rapport doit
être déposé dans le délai de huitaine.

En cas d'accord entre les parties, conforme aux prescriptions
de la présente loi, l'indemnité est définitivement fixée par
l'ordonnance du président qui en donne acte en indiquant, sous
peine de nullité, le salaire de base et la réduction que l'accident
aura fait subir au salaire.

En cas de désaccord, les parties sont renvoyées à se pourvoir
devant le Tribunal, qui est saisi par la partie la plus diligente et
statue comme en matière sommaire, conformément au titre
XXIV du livre II du Code de procédure civile. Son jugement est
exécutoire par provision.

En ce cas, le président, par son ordonnance de renvoi et sans
appel, peut substituer à l'indemnité journalière une provision
inférieure au demi-salaire ou, dans la même limite, allouer une
provision aux ayants-droit. Ces provisions peuvent être allouées
ou modifiées en cours d'instance par voie de référé sans appel.
Elles sont incessibles et insaisissables et payables dans les
mêmes conditions que l'indemnité journalière.

Les arrérages des rentes courent à partir du jour du décès ou
de la consolidation de la blessure, sans se cumuler avec l'indemnité journalière ou la provision.

Dans les cas où le montant de l'indemnité ou de la provision
excède les arrérages dus jusqu'à la date de la fixation de la
rente, le Tribunal peut ordonner que le surplus sera précompté
sur les arrérages ultérieurs dans le proportion qu'il détermine.

S'il y a assurance, l'ordonnance du président ou le jugement
fixant la rente allouée spécifie que l'assureur est substitué au
chef d'entreprise dans les termes du titre IV de façon à supprimer tout recours de la victime contre ledit chef d'entreprise.

Art. 17. — Les jugements rendus en vertu de la présente loi
sont susceptibles d'appel selon les règles du droit commun. Toutefois l'appel, sous réserve des dispositions de l'article 449 du
Code de procédure civile, devra être interjeté dans les trente
jours de la date du jugement s'il est contradictoire, et, s'il est par
défaut, dans la quinzaine à partir du jour où l'opposition ne
sera plus recevable.

L'opposition ne sera plus recevable en cas de jugement par
défaut contre partie, lorsque le jugement aura été signifié à personne, passé le délai de quinze jours à partir de cette signification.

La Cour statuera d'urgence dans le mois de l'acte d'appel. Les
parties pourront se pourvoir en cassation.

Toutes les fois qu'une expertise médicale sera ordonnée, soit

par le juge de paix, soit par le Tribunal ou par la Cour d'appel,
l'expert ne pourra être le médecin qui a soigné le blessé, ni un
médecin attaché à l'entreprise ou à la Société d'assurances à
laquelle le chef d'entreprise est affilié.

Art. 18. — L'action en indemnité prévue par la présente loi se
prescrit par un an à dater du jour de l'accident, ou de la clôture
de l'enquête du juge de paix, ou de la cessation du payement
de l'indemnité temporaire.

L'article 55 de la loi du 10 août 1871 et l'article 124 de la loi du
5 avril 1884 ne sont pas applicables aux instances suivies contre
les départements ou les communes, en exécution de la présente loi.

Art. 19. — La demande en revision de l'indemnité fondée sur
une aggravation ou une atténuation de l'infirmité de la victime,
ou son décès par suite des conséquences de l'accident, est
ouverte pendant trois ans à compter, soit de la date à laquelle
cesse d'être due l'indemnité journalière, s'il n'y a point en attribution de rente, soit de l'accord intervenu entre les parties ou
de la décision judiciaire passée en force de chose jugée, même
si la pension a été remplacée par un capital en conformité de
l'article 21.

Dans tous les cas, sont applicables à la revision les conditions
de compétence et de procédure fixées par les articles 16, 17 et
22. Le président du Tribunal est saisi par la voie de simple déclaration au greffe.

S'il y a accord entre les parties, conforme aux prescriptions de
la présente loi, le chiffre de la rente revisée est fixée par ordonnance du président, qui donne acte de cet accord en spécifiant,
sous peine de nullité, l'aggravation ou l'atténuation de l'infirmité.

En cas de désaccord, l'affaire est renvoyée devant le Tribunal,
qui est saisi par la partie la plus diligente et qui statue comme
en matière sommaire et ainsi qu'il est dit à l'article 16.

Au cours des trois années pendant lesquelles peut s'exercer
l'action en revision, le chef d'entreprise pourra désigner au président du Tribunal un médecin chargé de le renseigner sur l'état
de la victime.

Cette désignation, dûment visée par le président, donnera
audit médecin accès trimestriel auprès de la victime. Faute par
la victime de se prêter à cette visite, tout payement d'arrérages
sera suspendu par décision du président qui convoquera la victime par simple lettre recommandée.

Les demandes prévues à l'article 9 doivent être portées devant
le Tribunal au plus tard dans le mois qui suit l'expiration du délai
imparti pour l'action en revision.

Art. 20. — Aucune des indemnités déterminées par la présente loi ne peut être attribuée à la victime qui a intentionnellement provoqué l'accident.

Le tribunal a le droit, s'il est prouvé que l'accident est dû à une faute inexcusable de l'ouvrier, de diminuer la pension fixée au titre I⁰ʳ.

Lorsqu'il est prouvé que l'accident est dû à la faute inexcusable du patron ou de ceux qu'il s'est substitués dans la direction, l'indemnité pourra être majorée, mais sans que la rente ou le total des rentes allouées puisse dépasser, soit la réduction, soit le montant du salaire annuel.

En cas de poursuites criminelles, les pièces de procédure seront communiquées à la victime ou à ses ayants-droit.

Le même droit appartiendra au patron ou à ses ayants-droit.

Art 21. — Les parties peuvent toujours, après détermination du chiffre de l'indemnité due à la victime de l'accident, décider que le service de la pension sera suspendu et remplacé, tant que l'accord subsistera, par tout autre mode de réparation.

En dehors des cas prévus à l'article 3, la pension ne pourra être remplacée par le payement d'un capital que si elle n'est pas supérieure à 100 francs et si le titulaire est majeur. Ce rachat ne pourra être effectué que d'après le tarif spécifié à l'article 28.

Art 22. — Le bénéfice de l'assistance judiciaire est accordé de plein droit, sur le visa du procureur de la République, à la victime de l'accident ou à ses ayants-droit devant le président du Tribunal civil et devant le tribunal.

Le procureur de la République procède comme il est prescrit à l'article 13 (paragraphes 2 et suivants) de la loi du 22 janvier 1851, modifiée par la loi du 10 juillet 1901.

Le bénéfice de l'assistance judiciaire s'applique de plein droit à l'acte d'appel. Le premier président de la Cour, sur la demande qui lui sera adressée à cet effet, désignera l'avoué près la cour dont la constitution figurera dans l'acte d'appel, et commettra un huissier pour le signifier.

Si la victime de l'accident se pourvoit devant le bureau d'assistance judiciaire pour en obtenir le bénéfice en vue de toute la procédure d'appel, elle sera dispensée de fournir les pièces justificatives de son indigence.

Le bénéfice de l'assistance judiciaire s'étend de plein droit aux instances devant le juge de paix, à tous les actes d'exécution mobilière et immobilière et à toute constestation incidente à l'exécution des décisions judiciaires.

L'assisté devra faire déterminer par le bureau d'assistance judiciaire de son domicile la nature des actes et procédure d'exécution auxquels l'assistance s'appliquera.

TITRE IV

GARANTIES

Art 23. — La créance de la victime de l'accident ou de ses ayants-droit relative aux frais médicaux, pharmaceutiques et funéraires, ainsi qu'aux indemnités allouées à la suite de l'incapacité temporaire de travail, est garantie par le privilège de l'article 2101 du Code civil et y sera inscrite sous le n° 6.

Le payement des indemnités pour incapacité permanente de travail ou accidents suivis de mort est garanti conformément aux dispositions des articles suivants.

Art. 24. — A défaut, soit par les chefs d'entreprise débiteurs, soit par les sociétés d'assurances à primes fixes ou mutuelles, ou les syndicats de garantie liant solidairement tous leurs adhérents, de s'acquitter, au moment de leur exigibilité, des indemnités mises à leur charge à la suite d'accidents ayant entraîné la mort ou une incapacité permanente de travail, le payement en sera assuré aux intéressés par les soins de la Caisse nationale des retraites pour la vieillesse, au moyen d'un fonds spécial de garantie constitué comme il va être dit et dont la gestion sera confiée à ladite Caisse.

Art. 25. — Pour la constitution du fonds spécial de garantie il sera ajouté au principal de la contribution des patentes des industriels visés par l'article 1er, quatre centimes (0 fr. 04 additionnels. Il sera perçu sur les mines une taxe de cinq centimes (0 fr. 05) par hectare concédé.

Ces taxes pourront, suivant les besoins, être majorées ou réduites par la loi de finances.

Art. 26. — La Caisse nationale des retraites exercera un recours contre les chefs d'entreprise débiteurs, pour le compte desquels des sommes auront été payées par elle, conformément aux dispositions qui précédent.

En cas d'assurance du chef d'entreprise, elle jouira, pour le remboursement de ses avances, du privilège de l'article 2102 du Code civil sur l'indemnité due par l'assureur et n'aura plus de recours contre le chef d'entreprise.

Un règlement d'administration publique déterminera les conditions d'organisation et de fonctionnement du service conféré par les dispositions précédentes à la Caisse nationale des retraites et, notamment les formes du recours à exercer contre les chefs d'entreprise débiteurs ou les sociétés d'assurances et les syndicats de garantie, ainsi que les conditions dans lesquelles les victimes d'accidents ou leurs ayants-droit seront admis à réclamer à la Caisse le payement de leurs indemnités.

Les décisions judiciaires n'emporteront hypothèque que si elles sont rendues au profit de la Caisse des retraites exerçant son recours contre les chefs d'entreprise ou les compagnies d'assurances.

Art. 27. — Les compagnies d'assurances mutuelles ou à primes fixes, contre les accidents, françaises ou étrangères, sont soumises à la surveillance et au contrôle de l'État et astreintes à constituer des réserves ou cautionnements dans les conditions déterminées par un règlement d'administration publique.

Le montant des réserves mathématiques et des cautionnements sera affecté par privilège au payement des pensions et indemnités.

Les syndicats de garantie seront soumis à la même surveillance et un règlement d'administration publique déterminera les conditions de leur création et de leur fonctionnement.

A toute époque, un arrêté du ministre du Commerce peut mettre fin aux opérations de l'assureur qui ne remplit pas les conditions prévues par la présente loi ou dont la situation financière ne donne pas des garanties suffisantes pour lui permettre de remplir ses engagements. Cet arrêté est pris après avis conforme du Comité consultatif des assurances contre les accidents du travail, l'assureur ayant été mis en demeure de fournir ses observations par écrit dans un délai de quinzaine. Le Comité doit émettre son avis dans la quinzaine suivante.

Le dixième jour, à midi, à compter de la publication de l'arrêté au *Journal officiel*, tous les contrats contre les risques régis par la présente loi cessent de plein droit d'avoir effet, les primes restant à payer ou les primes payées d'avance n'étant acquises à l'assureur qu'en proportion de la période d'assurance réalisée, sauf stipulation contraire dans les polices.

Le comité consultatif des assurances contre les accidents du travail est composé de vingt-quatre membres, savoir : deux sénateurs et trois députés élus par leurs collègues ; le directeur de l'assurance et de la prévoyance sociales ; le directeur du travail ; le directeur général de la Caisse des dépôts et consignations : trois membres agrégés de l'Institut des actuaires français ; le président du Tribunal de commerce de la Seine ou un président de section délégué par lui ; le président de la Chambre de commerce de Paris ou un membre délégué par lui ; deux ouvriers membres du Conseil supérieur du travail ; un professeur de la Faculté de droit de Paris ; deux directeurs ou administrateurs de sociétés mutuelles d'assurances contre les accidents du travail ou syndicats de garantie ; deux directeurs ou administrateurs de sociétés anonymes ou en commandite d'assurances contre les accidents du travail ; quatre personnes spécialement compétentes en matière d'assurances contre les accidents du travail. Un décret détermine le mode de nomination et de renouvellement des membres ainsi que la désignation du président, du vice-président et du secrétaire.

Les frais de toute nature résultant de la surveillance et du contrôle seront couverts au moyen de contributions proportionnelles au montant des réserves ou cautionnements et fixés annuellement pour chaque compagnie ou association par arrêté du ministre du Commerce.

Art. 28. — Le versement du capital représentatif des pensions allouées en vertu de la présente loi ne peut être exigé des débiteurs.

Toutefois, les débiteurs qui désireront se libérer en une fois pourront verser le capital représentatif de ces pensions à la Caisse nationale des retraites, qui établira à cet effet, dans les six mois de la promulgation de la présente loi, un tarif tenant compte de la mortalité des victimes d'accidents et de leurs ayants-droit.

Lorsqu'un chef d'entreprise cesse son industrie, soit volontairement, soit par décès, liquidation judiciaire ou faillite, soit par cession d'établissement, le capital représentatif des pensions à sa charge devient exigible de plein droit et sera versé à la Caisse nationale des retraites. Ce capital sera déterminé au jour de son exigibilité d'après le tarif visé au paragraphe précédent.

Toutefois, le chef d'entreprise ou ses ayants droit peuvent être exonérés du versement de ce capital, s'ils fournissent des garanties qui seront à déterminer par un règlement d'administration publique.

TITRE V

DISPOSITIONS GÉNÉRALES

Art. 29 — Les procès-verbaux, certificats, actes de notoriété, significations, jugements et autres actes faits ou rendus en vertu et pour l'exécution de la présente loi, seront délivrés gratuitement, visés pour timbre et enregistrés gratis lorsqu'il y a lieu à la formalité de l'enregistrement.

Dans les six mois de la promulgation de la présente loi, un décret déterminera les émoluments des greffiers de justice de paix pour leur assistance et la rédaction des actes de notoriété, procès-verbaux, certificats, significations, jugements, envois de lettres recommandées, extraits, dépôts de la minute d'enquête au greffe, et pour tous les actes nécessités par l'application de la présente loi, ainsi que les frais de transports auprès des victimes et d'enquête sur place.

Art 30. — Toute convention contraire à la présente loi est nulle de plein droit. Cette nullité, comme la nullité prévue au deuxième alinéa de l'article 16 et au troisième alinéa de l'article 19, peut être poursuivie par tout intéressé devant le Tribunal visé aux dits articles.

Toutefois, dans ce cas, l'assistance judiciaire n'est accordée que dans les conditions du droit commun.

La décision qui prononce la nullité fait courir à nouveau, du jour où elle devient définitive, les délais impartis soit pour la prescription, soit pour la revision.

Sont nulles de plein droit et de nul effet les obligations contractées, pour rémunération de leurs services, envers les intermédiaires qui se chargent, moyennant émoluments convenus à l'avance, d'assurer aux victimes d'accidents ou à leurs ayants-droit le bénéfice des instances ou des accords prévus aux articles 15, 16, 17 et 19.

Est passible d'une amende de 16 francs à 300 francs et, en cas de récidive dans l'année de la condamnation, d'une amende de 500 francs à 2 000 francs, sous réserve de l'application de l'article 463 du Code pénal : 1° tout intermédiaire convaincu d'avoir offert les services spécifiés à l'alinéa précédent; 2° tout chef d'entreprise ayant opéré, sur le salaire de ses ouvriers ou employés, des retenues pour l'assurance des risques mis à sa charge par la présente loi; 3° toute personne qui, soit par menace de renvoi, soit par refus ou menace de refus des indemnités dues en vertu de la présente loi, aura porté atteinte ou tenté de porter atteinte au droit de la victime de choisir son médecin; 4° tout médecin ayant dans des certificats délivrés pour l'application de la présente loi, sciemment dénaturé les conséquences des accidents.

Art. 31. — Les chefs d'entreprise sont tenus, sous peine d'une amende de un à quinze francs (1 à 15 fr.), de faire afficher dans chaque atelier la présente loi et les règlements d'administration relatifs à son exécution.

En cas de récidive dans la même année, l'amende sera de seize à cent francs (16 à 100 fr.).

Les infractions aux dispositions des articles 14 à 31 pourront être constatées par les inspecteurs du travail.

Art. 32. — Il n'est point dérogé aux lois, ordonnances et, règlements concernant les pensions des ouvriers, apprentis et journaliers appartenant aux ateliers de la Marine et à celle des ouvriers immatriculés des manufactures d'armes dépendant du ministère de la Guerre.

Art. 33. — La présente loi ne sera applicable que trois mois après la publication officielle des décrets d'administration publique qui doivent en régler l'exécution.

Art. 34. — Un règlement d'administration publique déterminera les conditions dans lesquelles la présente loi pourra être appliquée à l'Algérie et aux colonies.

La présente loi, délibérée et adoptée par le Sénat et par la Chambre des députés, sera exécutée comme loi de l'État.

Loi du 30 juin 1899

concernant les accidents causés
dans les exploitations agricoles par l'emploi de machines mues par des moteurs inanimés.

Article unique. — Les accidents occasionnés par l'emploi de machines agricoles mues par des moteurs inanimés et dont sont victimes, par le fait ou à l'occasion du travail, les personnes, quelles qu'elles soient, occupées à la conduite ou au service de ces moteurs ou machines, sont à la charge de l'exploitation du dit moteur.

Est considéré comme exploitant l'individu ou la collectivité qui dirige le moteur ou le fait diriger par ses préposés.

Si la victime n'est pas salariée ou n'a pas un salaire fixe, l'indemnité due est calculée, selon les tarifs de la loi du 9 avril 1898, d'après le salaire moyen des ouvriers agricoles de la commune.

En dehors du cas ci-dessus déterminé, la loi du 9 avril 1898 n'est pas applicable à l'agriculture.

Nota. La loi du 12 avril 1906 a étendu les dispositions de la loi du 9 avril 1898 à toutes les exploitations commerciales. Elle est entrée en vigueur le 1er janvier 1907.

Tarif spécial

des Honoraires médicaux
prévu par la loi-accidents de 1905.

Arrêté ministériel du 30 septembre 1905.

Le ministre du Commerce, de l'Industrie, des Postes et des Télégraphes,

Vu l'article 4 de la loi du 9 avril 1898, modifié par la loi du 31 mars 1905, et notamment le paragraphe 2 ainsi conçu :

« La victime peut toujours faire choix elle-même de son médecin et de son pharmacien. Dans ce cas, le chef d'entreprise ne peut être tenu des frais médicaux et pharmaceutiques que jusqu'à concurrence de la somme fixée par le juge de paix du canton où est survenu l'accident, conformément à un tarif qui sera établi par arrêté du ministre du Commerce, après avis d'une commission spéciale comprenant des représentants de syndicats de médecins et de pharmaciens, de syndicats professionnels ouvriers et patronaux, de sociétés d'assurances contre les accidents du travail et de syndicats de garantie, et qui ne pourra être modifié qu'à intervalles de deux ans ; »

Vu l'article 2 de la loi du 31 mars 1905, aux termes duquel le tarif visé à l'article 4 de la loi du 9 avril 1898 modifié devra être établi dans un délai de six mois à compter de la promulgation de ladite loi et publié au *Journal officiel* pour devenir applicable un mois après cette publication ;

Vu l'avis de la commission instituée par arrêté du 20 mai 1905 ;

Sur la proposition du directeur de l'assurance et de la prévoyance sociales,

Arrête :

TITRE Ier

FRAIS MÉDICAUX

Art. 1er. — Le prix de la visite faite au domicile du blessé qui ne peut se présenter à la consultation, sans inconvénient pour sa santé, est fixé à 2 francs.

. Il est élevé à 2 fr. 50 : 1° à Paris; 2° dans les localités où il serait reconnu, après enquête, qu'antérieurement à 1901 le prix courant de la visite pour les ouvriers traités dans lesdites localités était égal ou supérieur à 2 fr. 50. La désignation de ces localités sera faite par arrêté ministériel, après avis de la commission spéciale prévue à l'article 4 de la loi du 9 avril 1898, modifié par la loi du 31 mars 1905, sur la demande qui en serait adressée au ministre du Commerce, au plus tard dans les trois mois de la publication du présent arrêté, par les syndicats médicaux ou par les associations locales de l'Association générale des médecins de France, par les groupements professionnels ouvriers ou par les groupements professionnels patronaux intéressés.

Il est réduit à 1 fr. 50 : 1° dans les localités comptant moins de 5 000 habitants; 2° dans les localités, quelle que soit leur population, où il serait reconnu, suivant les formes et conditions spécifiées à l'alinéa précédent, qu'antérieurement à 1901 le prix courant de la visite pour les ouvriers était inférieur ou égal à 1 fr. 50 [1].

1. L'arrêté ministériel du 26 juillet 1906 a modifié ces prix. En voici le texte.

« Le ministre du Commerce,

« Vu l'art. 1er de l'arrêté ministériel du 30 septembre 1905, ainsi conçu.

« *Vu les avis de la Commission instituée par arrêté du 20 mai 1905, et spécialement celui par lequel, à l'unanimité, elle estime que, dans l'esprit qui a dicté les dispositions transitoires sus-énoncées, il serait désirable d'élever à 2 francs le prix de la visite dans les localités de moins de 5 000 habitants visées au paragraphe 1er du troisième alinéa de l'article 1er* pour lesquelles il a été reconnu que le prix courant de la visite était supérieur à 1 fr. 50 antérieurement à 1901 :*

« Sur la proposition du directeur de l'assurance et de la prévoyance sociales, arrête :

ART. 1er. — Est arrêtée ainsi qu'il suit la liste des localités dans lesquelles le prix de la visite à domicile sera transitoirement élevé à 2 fr. 50 :

Alpes-Maritimes : Nice : *Calvados* : Lisieux : *Charente* : Angoulême; *Eure* : Evreux, Vernon : *Gironde* : Bordeaux; *Hérault* : Cette; *Isère* : Vienne; *Loire* : Firminy. Le Chambon-Feugerolles, Roche-la-Morlière, Saint-Étienne : *Loire-Inférieure* : Nantes : *Maine-et-Loire* : Saumur : *Orne* : Laigle; *Rhône* : Caluire-et-Cuire, Lyon, Oullins, Villeurbanne : *Saône-et-Loire* : Digoin; *Seine* : Alfortville, Asnières, Aubervilliers, Boulogne-sur-Seine, Champigny, Charenton, Clichy, Colombes, Gennevilliers, Issy-les-Moulineaux, Ivry-sur-Seine, Joinville, Levallois-Perret, le Perreux, les Lilas, Maisons-Alfort, Malakoff, Montrouge, Nanterre, Nogent-sur-Marne, Noisy-le-Sec, Pantin, Saint-Mandé, Saint-Ouen, Vanves, Villemomble, Vincennes, Vitry-sur-Seine : *Seine-Inférieure* : le Havre, Rouen : *Seine-et-Marne* : Melun; *Seine-et-Oise* : le Raincy, le Vésinet, Mantes, Rambouillet, Versailles, Villeneuve-Saint-Georges : *Deux-Sèvres* : Thouars : *Somme* : Amiens.

ART. 2. — Est arrêtée, ainsi qu'il suit, la liste des localités dans

Art. 2. — Le prix de la consultation au cabinet du médecin est inférieur de 50 centimes au prix de la visite, tel qu'il est spécifié à l'article précédent.

Art. 3. — Le prix de la visite ou de la consultation comprend un pansement aseptique simple ou petit pansement.

lesquelles le prix de la visite à domicile sera, transitoirement, réduit à 1 fr. 50 :

Aisne : Bohain, Saint-Quentin ; *Meurthe-et-Moselle* : Lunéville ; *Nord* : Anzin, Armentières, Denain, Dunkerque, Haumont, la Madeleine-lez-Lille, le Cateau, Lille, Maubeuge, Roubaix, Tourcoing, Watrelos ; *Pas-de-Calais* : Arras, Boulogne-sur-Mer, Hénin-Liétard, Saint-Omer.

Art. 3. — Est arrêtée, ainsi qu'il suit, la liste des localités dans lesquelles le prix de la visite à domicile sera transitoirement fixé à 2 fr. :

Aisne : Sathonay ; *Ardennes* : Dom-le-Mesnil, Flize, Hayhes ; *Aude* : Saint-Laurent-de-la-Cabrerisse ; *Drôme* : Anneyron, Bourdeaux, Montmeyran, Moras, Saint-Sorlin ; *Eure* : Broglie, Brosville, Bourth, Breteuil-sur-Iton, Charleval, Claville, Conteville, Epaignes, Francheville, Gaillon, la Croix-Saint-Leuffroy, la Ferrière-sur-Risle, Manneville, Rugles, Sainte-Barbe-sur-Gaillon, Saint-Pierre-de-Bailleul, Tillières-sur-Avre, Verneuil ; *Eure-et-Loir* : Toury ; *Gironde* : Ambès, Cestas, Gauriac, Gradignan : *Indre-et-Loire* : Ballan, Esvres, Fondettes, Joué-les-Tours, Monnaie, Montbazon, Noisay, Reugny, Rochecorbon, Saint-Martin-le-Beau, Saint-Paterne, Sorigny, Veigné, Vernou-sur-Brenne, Vouvray ; *Isère* : Allevard, Barraux, Chapareillan, Crolles, Décines-Charpieu, Domène, Goncelin, le Péage-de-Roussillon, le Thouvet, Meyrieux, Pont-Évêque, Saint-Ismier ; *Loire* : Maclas, Neulize, Pélussin, Saint-Martin-d'Estréaux, Saint-Symphorien-de-Lay, Villars ; *Haute-Loire* : Dunières ; *Loiret*, Arthenay, Chaingy, Chambon, Ingré, la Chapelle-Saint-Mesmin, Ligny-le-Ribaut, Marcilly, Ménestreau-en-Villette, Saint-Jean-de-la-Ruelle : *Oise* : Balagny-sur-Thérain, Bury, Chantilly, Froissy, Hermes, Laigneville, Morienval, Mouy, Nogent-les-Vierges, Remy, Rully, Saint-Leu-d'Esserent, Saint-Maximin, Sacy-le-Petit, Verneuil ; *Orne* : Mortagne : *Rhône* : Anse, Aveizes, Belleville-sur-Saône, Bron, Cublize, Denizé, Fontaine-sur-Saône, la Mulatière, Larajasse, Neuville-sur-Saône, Sainte-Colombe, Sainte-Foy-lès-Lyon, Saint-Fons, Saint-Genis-Laval, Saint-Jean-d'Ardières, Saint-Lager, Tizy, Thurins, Vaulx en-Velin, Venissieux ; *Saône-et-Loire* : Beaubery, Bois-Sainte-Marie, Bourbon-Lancy, Chalmont, Charolles, Chassigny-sous-Dun, Chauffailles, Chenay-le-Châtel, Cire-le-Noble, Coublanc, Cronat, Fleury-la-Montagne, Gélenard, Gibles, Geugnou, Iguerande, Joncy, la Chapelle-sous-Dun, la Clauette, la Motte-Saint-Jean, Ligny-en-Brionnais, Marcigny, Mélay, Martigny-le-Comte, Neuvy-Grand-Champ, Ozé, Ozolles, Palinges, Paray-le-Monial, Perrecy-les-Forges, Poisson, Pouilleux, Rigny-sur-Arroux, Saint-Agnan, Saint-Bonnot-de-Jouy, Saint-Christophe-en-Brionnais, Saint-Julien-de-Civry, Saint-Maurice-les-Châteauneuf, Salornaye-sur-Guye, Semur-en-Brionnais, Sanvignes, Senozan, Toulon-sur-Arroux, Uxeau, Vendenesse-sur-Arroux, Vendenesse-les-Charolles, Verosvre ; *Savoie* : La Rochette ; *Seine* : Antony, Bry-sur-Marne, Châtillon, Créteil, Epinay, Sceaux ; *Seine-Inférieure* : Argueil, Aumale, Blangy, Croissy-sur-Andelle, Dampierre, Ferrières, Forges-les-Eaux, Foucarmont, Gaillefontaine, Gournay, la Feuille, le Houlme, Loudinières, Maromme, Neufchâtel,

Néanmoins, pour le pansement aseptique fait au cours de la première visite ou consultation, il est alloué un honoraire égal à celui de la visite ou de la consultation, tel que le déterminent les articles 1 et 2 ci-dessus.

Art. 4. — Le prix de la visite est *double* lorsqu'elle doit avoir lieu à heure fixe dans le cas prévu par le cinquième alinéa de l'article 4 de la loi du 9 avril 1898.

Art. 5. — Le prix de la visite est *triple* lorsque, dans les cas graves et pressants, elle doit avoir lieu entre neuf heures du soir et six heures du matin.

Art. 6. — Lorsque la visite doit être suivie d'une surveillance prolongée dans l'éventualité de complications menaçant la vie, chaque demi-heure de surveillance équivaut à une visite en plus dans la limite d'un maximum de cinq visites.

Art. 7. — Lorsque, dans des cas graves et pressants, un confrère doit être appelé en consultation, le prix de la consultation équivaut au prix de *quatre* visites, tant pour le médecin traitant que pour le médecin appelé en consultation.

Art. 8. — Donne lieu à une indemnité kilométrique toute visite au domicile du blessé qui ne peut se déplacer sans inconvénient pour sa santé et exigeant un déplacement du médecin dans une commune qu'il ne visite pas régulièrement ou dans laquelle il ne donne pas de consultations à jours fixes. Même dans ce cas, l'indemnité est due s'il y a lieu à un déplacement spécial d'urgence.

Cette indemnité est calculée par kilomètre parcouru, en allant et en revenant, entre la limite de la commune de la résidence du médecin et la mairie de la commune où est traité le blessé, à raison de : 1° 20 centimes, si le transport a été effectué en chemin de fer; 2° 40 centimes, si le transport a eu lieu autrement.

Elle ne peut toutefois excéder l'indemnité attribuable au médecin le plus rapproché.

Réalcamp, Saint-Saëns: *Seine-et-Marne* : Brie-Comte-Robert, Chartrettes. Cesson, Grisy, Ozouer-le-Voulgis, Suisnes: *Seine-et-Oise* : Ablon, Andrésy, Angerville, Arpagon, Athis-Mons, Auvers-sur-Oise, Beynes, Bougival, Brunoy, Carrières-sur-Seine, Dampierre, Dourdan, Forges-les-Bains, Garancières, Garches, Gif, Herblay, Jouy-en-Josas, la Ville-du-Bois, le Chesnay, Limours, l'Isle-Adam, Louveciennes, Mandres, Méry-sur-Oise, Montesson, Montlhéry, Mours, Neauphle-le-Château, Orsay, Orgerus. Palaiseau, Pierrelaye, Presles, Saint-Chéron, Savigny-sur-Orge, Thoiry, Vaucresson, Verrières-le-Buisson, Villiers-sur-Marne, Vigny ; *Deux-Sèvres* : Coulonges-sur-l'Autize, Mauze-Thouarsais, Thénezay; *Var* : Saint-Zacharie: *Vendée* : Angles, Nieul-sur-l'Autize, Vouvant: *Vienne* : Bouresse, Chaunay, la Roche-Posay, Lencloitre, Louden, Lhommaizé, Saint-Léger-de-Montbrillais, Sommières-du-Clain; *Vosges* : Vittel.

Paris, le 26 juillet 1906.

Elle est *réduite des trois quarts* lorsque le médecin utilise son passage dans la résidence du blessé sans se déplacer exclusivement pour lui.

Elle est *majorée de moitié* lorsque la visite doit être faite d'urgence entre neuf heures du soir et six heures du matin.

Art. 9. — Le certificat médical initial constatant sommairement la nature de la blessure et le pronostic probable donne droit à une indemnité spéciale de 2 francs.

En cas de blessures multiples, ou bien de contusions ou brûlures, portant sur le thorax, l'abdomen ou la tête, le certificat initial descriptif de l'état du blessé donne droit à une indemnité spéciale de 5 francs.

Le certificat final descriptif, constatant l'état du blessé après consolidation de la blessure, donne droit à une indemnité spéciale de 5 francs.

Le certificat par lequel le médecin indique, dans sa dernière consultation, la guérison du blessé ne donne pas lieu à une indemnité spéciale.

Art. 10. — Les soins médicaux et opérations de petite chirurgie donnent droit, en sus du prix de la consultation ou de la visite, aux allocations spécifiées ci-après :

A. — *Allocation correspondant au prix d'**une** visite ou d'une consultation :*

1. Pointes de feu.
2. Cautères.
3. Sangsues.
4. Ventouses.
5. Avulsion de dent sans anesthésie.
6. Cathétérisme évacuateur répété.
7. Séance de massage de la main ou du pied par le médecin traitant.

B. — *Allocation correspondant au prix de **deux** visites ou consultations :*

1. Ouverture d'abcès superficiel.
2. Suture simple.
3. Anesthésie locale.
4. Ablation d'esquilles ou pointes osseuses.
5. Ablation d'ongles semi-détachés.
6. Ablation de parties condamnées.
7. Pansement antiseptique complet, pansement hémostatique ou grands bandages compressifs.
8. Injections hypodermiques.
9. Cautérisations profondes.

10. Séance complète de massages autres que ceux de la main ou du pied par le médecin traitant.

11. Séance complète d'électrisation par le médecin traitant au moyen d'appareils portatifs.

12. Extraction facile de corps étrangers sous la peau.

13. Toucher vaginal et examen au spéculum.

14. Toucher rectal.

15. Répétition de la pose de petits appareils plâtrés ou silicatés au-dessous du genou et du coude.

16. Injection de sérum physiologique.

Note. — Lorsque le traitement d'une plaie exigera, au cours d'une même visite ou consultation, plusieurs des opérations suivantes : ablation d'esquilles, de pointes osseuses, d'ongles semi-détachés, de parties condamnées, ces opérations ne seront pas comptées distinctement et il ne sera alloué que l'honoraire afférent à l'une d'elles.

C. — *Allocation correspondant au prix de* **trois** *visites
ou consultations* :

1. Pansement de brûlures, gangrènes, vastes traumatismes, de larges plaies post-opératoires, y compris les ablations nécessaires.

2. Pansement intra-utérin.

3. Hémostase par ligature au fond d'une plaie.

4. Saignée.

5. Opération de diagnostic nécessitant un outillage et une technique spéciaux : otoscopie, rhinoscopie, laryngoscopie, ophtalmoscopie.

6. Contention de fractures simples des côtes, de l'omoplate, du sternum, des os du crâne, etc., quand elle n'exige pas d'intervention spéciale et en dehors de toute complication.

D. — *Allocation correspondant au prix de* **cinq** *visites
ou consultations.*

1. Réunion par sutures multiples.

2. Traitement de l'asphyxie.

3. Évacuation de foyers sanguins ou purulents par larges débridements et drainages.

4. Pansements de brûlures graves ou étendues.

5. Extraction facile de corps étrangers des cavités naturelles.

6. Taxis sans anesthésie par les méthodes de douceur.

7. Injections sous-cutanées de sérums anti-microbiens et anti-toxiques, y compris le traitement des accidents locaux consécutifs.

8. Lavage de la plèvre, lavage de la vessie avec cathétérisme.

9. Réduction facile de luxations cédant aux méthodes de douceur.

10. Réduction et contention des fractures simples des doigts, des orteils, des métacarpiens et métatarsiens.

11. Répétition de pose d'appareils plâtrés et silicatés pour les parties du corps autres que celles visées au n° 15 du groupe B.

12. Greffes épidermiques.

E. *Allocation correspondant au prix de* **dix** *visites ou consultations.*

1. Anesthésie générale.

2. Ponctions dans les diverses cavités suivies ou non d'injection.

3. Réduction des luxations ne cédant pas aux méthodes de douceur, du poignet, du maxillaire inférieur, de la rotule sans délabrement.

4. Réduction des fractures simples du corps de l'humérus, du cubitus, du radius, de la clavicule.

5. Réduction des fractures simples du maxillaire inférieur.

6. Amputation d'un doigt ou d'un orteil.

7. Extirpation d'hématomes, de corps étrangers enkystés ou de petites bourses séreuses enflammées.

Art. 11. — Les opérations de grande chirurgie donnent droit, en sus du prix de la consultation ou de la visite, aux allocations spécifiées ci-après :

F. — *Allocation de* **20 fr.**, **25 fr.**, *ou* **35 fr.**, *suivant que le prix de la visite pour la localité est respectivement de* **1 fr. 50**, **2 fr.** *ou* **2 fr. 50**.

1. Hématocèle vaginale.

2. Réduction des fractures du péroné.

3. Ligature de la radiale, cubitale, humérale, faciale ou temporale.

G. — *Allocation de* **25 fr.**, **30 fr.** *ou* **40 fr.** *suivant que le prix de la visite pour la localité est respectivement de* **1 fr. 50**, **2 fr.** *ou* **2 fr. 50**.

1. Curettage utérin.

2. Ténotomie (comprenant la suture des tendons superficiels) du poignet, de la main, du pied ou du cou-de-pied.

3. Périnéorraphie n'intéressant pas le sphincter de l'anus.

4. Trépanation simple du crâne.

5. Réduction des fractures intra ou juxta-articulaires du poignet ou des os de la face.

H. — *Allocation de* **30 fr.**, **40 fr.** *ou* **55 fr.**, *suivant que le prix
de la visite pour la localité est respectivement
de* **1 fr. 50, 2 fr.** *ou* **2 fr. 50.**

1. Uréthrotomie externe ou interne.
2. Accouchement d'origine traumatique sans complication.
3. Arthrotomie du carpe, du métacarpe, du poignet, du pied, du cou-de-pied, du coude, du genou.
4. Ligature des tibiales et péronières, de la poplitée, fémorale, linguale, des carotides, des artères palmaires et plantaires.
5. Empyème simple.

I. — *Allocation de* **40 fr.**, **55 fr.** *ou* **75 fr.** *suivant que le prix
de la visite pour la localité est respectivement
de* **1 fr. 50, 2 fr.** *ou* **2 fr. 50.**

1. Réduction des fractures du corps du fémur et du tibia, du genou, du cou-de-pied, de la rotule, de la colonne vertébrale, du bassin.
2. Amputation du bras.
3. Ligature de l'axillaire, de la sous-clavière.

J. — *Allocation de* **60 fr.**, **75 fr.** *ou* **100 fr.** *suivant que le prix
de la visite pour la localité est respectivement
de* **1 fr. 50. 2 fr.** *ou* **2 fr. 50.**

1. Trachéotomie sans complication.
2. Kélotomie sans complication.
3. Opération sur le rein après blessure ou déchirure de l'organe.
4. Réduction des fractures des deux os de la jambe.
5. Arthrotomie de l'épaule, de la hanche.
6. Désarticulation du carpe, du métacarpe, du poignet, du cou-de-pied, du coude, du genou.
7. Amputation de l'avant-bras, de la jambe.
8. Laparotomie exploratrice.

K. — *Allocation de* **75 fr.**, **100 fr.**, *ou* **130 fr.**, *suivant que
le prix de la visite pour la localité est respectivement
de* **1 fr. 50, 2 fr.** *ou* **2 fr. 50.**

1. Désarticulation de l'épaule.
2. Ligature de l'iliaque externe.

L. — *Allocation de* **110 fr.**, **150 fr.**, *ou* **200 fr.**, *suivant que
le prix de la visite pour la localité est respectivement
de* **1 fr 50, 2 fr.** *ou* **2fr. 50.**

1. Désarticulation de la hanche.
2. Amputation de la cuisse.

Art 12. — Les opérations suivantes donnent lieu, suivant les cas, aux allocations dont le *minimum* et le *maximum* sont déterminés ci-après :

1. Curettage et grattage des os, de 25 à 40 fr.
2. Évidement et trépanation des os, de 40 à 75 fr.
3. Sections et sutures des nerfs ou des tendons autres que ceux prévus au n° 2 du groupe G, de 40 à 75 fr.
4. Hématocèle intra-utérine, de 40 à 75 fr.
5. Réduction des fractures des os du crâne, de 40 à 75 fr.
6. Réduction des luxations ayant nécessité l'emploi des appareils et des méthodes de force, — du pouce, de l'épaule, du cou-de-pied, du genou, de 40 à 125 fr.
7. Grands phlegmons et abcès profonds, de 55 à 75 fr.
8. Empyème avec résection costale, de 55 à 100 fr.
9. Autoplasties, de 55 à 100 fr.
10. Réduction des fractures intra ou juxta-articulaires de l'épaule, du coude, de la hanche, de 55 à 100 fr.
11. Opérations après rupture de l'urèthre, de 75 à 100 fr.
12. Résections articulaires du carpe, du métacarpe, du poignet, du pied, du cou-de-pied, du coude, du genou, de 75 à 100 fr.
13. Trachéotomie compliquée, de 75 à 125 fr.
14. Laparotomie suivie d'opérations sur les viscères abdominaux, de 75 à 150 fr.
15. Kélotomie avec complications (anus contre nature, résection de l'intestin, etc.), de 75 à 150 fr.
16. Périnéorraphies autres que celles visées au n° 3 du groupe G, de 75 à 150 fr.
17. Réduction des luxations — ayant nécessité l'emploi des appareils et des méthodes de force — du coude, de la hanche, de 75 à 150 fr.
18. Résections articulaires de l'épaule, de la hanche, de 75 à 150 fr.
19. Opération d'Estlander, de 100 à 150 fr.
20. Trépanation compliquée du crâne, volet crânien, de 100 à 150 fr.

Dans l'allocation afférente à toute réduction de luxation ou de fracture se trouve comprise la pose du *premier* bandage contentif ou du premier appareil plâtré ou silicaté, s'il y a lieu.

Art. 13. — Pour les interventions de grande chirurgie, la rémunération de tout aide (docteur en médecine ou officier de santé) est fixée au quart du prix de l'opération, sans que, quel que soit le nombre des aides, leur rémunération totale puisse dépasser la moitié de ce prix.

Art. 14. — Lorsque, sur l'avis écrit du médecin traitant, le blessé doit s'adresser à un médecin spécialiste, il y a lieu à attribution des honoraires ci-après.

A. — **Médecins oculistes.**

1. Examen du blessé, y compris un pansement simple, 3 fr.

2. Extraction d'un corps étranger superficiel, y compris un autre pansement, 5 fr.

3. Extraction d'un corps étranger de la cornée avec kératite, y compris quatre autres pansements, 15 fr.

4. Opération de moyenne importance sur la cornée, la sclérotique, l'iris (sutures cornéennes, autoplastie conjonctivale, ulcères infectieux, excision de prolapsus iridiens, opérations sur les voies lacrymales et les paupières, discision de cataractes secondaires, etc.), y compris quatre autres pansements, 35 fr.

5. Opérations sérieuses (cataractes traumatiques, extraction de corps étrangers du corps vitré, du cristallin, énucléation, éviscération, iridectomie, etc.), y compris quatre autres pansements, 75 fr.

Au delà de cinq pansements, chacun est compté pour 3 fr. (sans que le nombre des pansements supplémentaires puisse dépasser vingt).

B. — **Médecins oto-rhino-laryngologistes.**

1. Examen du blessé, y compris un pansement simple, 5 fr.

2. Examen complet de l'audition, 10 fr.

3. Tamponnement antérieur des fosses nasales, 5 fr.

4. Tamponnement antéro-postérieur des fosses nasales, 20 fr.

5. Ablation simple, sans opération, d'un corps étranger de l'oreille, des fosses nasales, du pharynx, 10 fr.

6. Ablation par voie endolaryngée d'un corps étranger du larynx, 20 fr.

7. Ablation chirurgicale d'un corps étranger de l'oreille, du nez (par décollement de l'oreille externe, opération de Rouge ou analogue), 60 fr.

8. Ablation chirurgicale d'un corps étranger du larynx par laryngotomie ou trachéotomie, trépanation de l'apophyse mastoïde, 75 fr.

Art. 15. — Les allocations dues en vertu du présent arrêté font l'objet d'une note d'honoraires signée du médecin traitant et contenant :

1° Les noms et adresse du médecin traitant;

2° Les nom et adresse du blessé;

3° Les nom et adresse du chef d'entreprise;

4° La date de l'accident;

5° La commune où le blessé a été soigné ;

6° S'il y a lieu, la distance kilométrique entre la mairie de la commune où le blessé a été soigné et la limite de la commune où réside le médecin ;

7° L'indication, dans leur ordre chronologique et avec leurs dates, des certificats, consultations, visites, interventions, ainsi que des circonstances (visites de nuit, à heure fixe, indemnités de déplacement, etc.) qui peuvent en modifier le prix ;

8° La dénomination exacte des opérations d'après le tarif (avec explication du prix fixé, au cas où le tarif comporte un maximum et un minimum) ;

9° L'indication, s'il y a lieu, des fréquences de visites ou consultations et de tout ce qui dans le traitement a pu présenter un caractère anormal ;

10° Le total des honoraires.

TITRE II

FRAIS PHARMACEUTIQUES

Art. 16. — Le tarif des frais pharmaceutiques visé par l'article 4 de la loi du 9 avril 1898 est fixé, pour le département de la Seine et pour les autres départements, tel qu'il est annexé au présent arrêté [1].

Paris, le 30 septembre 1905.

Le ministre du Commerce, de l'Industrie,
des Postes et des Télégraphes,

F. DUBIEF.

ANNEXES

Tarif des manipulations pour les préparations magistrales.

1° Emplâtres sur la peau ou sur sparadrap.

Le produit de la longueur d'un emplâtre, multipliée par sa largeur, donne sa surface en centimètres carrés, et c'est d'après

---

1. Nous ne jugeons pas nécessaire de donner ce tarif qui n'a d'utilité que pour les pharmaciens. Nous nous bornons à transcrire le tarif des manipulations pour les préparations magistrales, des analyses d'urine et le prix des objets de pansements.

a dimension de cette surface que les emplâtres sont taxés, conformément au tableau ci-dessous.

Le prix de la peau ou du sparadrap et celui de la masse emplastique qui sert à confectionner l'emplâtre se trouvent compris dans les prix indiqués par ce tableau.

Si l'emplâtre doit être additionné, saupoudré, recouvert ou arrosé d'une substance quelconque, on ajoute au prix fixé par le tableau le prix de cette substance, plus 10 centimes pour cette manipulation spéciale.

Une bordure de diachylum augmente d'un quart le prix de l'emplâtre.

Les emplâtres sont divisés en quatre catégories, suivant la valeur de la masse emplastique.

Dénomination des emplâtres divisés en catégories.	Centimètres carrés de surface.	Prix
1re CATÉGORIE Emplâtres de ciguë, des quatre-fondants, du pauvre-homme, de thapsia, de thériaque, de savon camphré, vésicatoire, de Vigo.	de 1 à 10 — 11 à 25 — 26 à 50 — 51 à 75 — 76 à 100 — 101 à 150 — 151 à 200 — 201 à 300 — 301 à 400	0 fr. 10 0 — 20 0 — 30 0 — 45 0 — 50 0 — 60 0 — 80 1 — » 1 — 10
2e CATÉGORIE Emplâtres de poix de Bourgogne, de céroène, de diachylum, de diapalme, de savon.	de 1 à 50 — 51 à 100 — 101 à 200 — 201 à 300 — 301 à 400 — 401 à 500	0 fr. 25 0 — 40 0 — 50 0 — 80 1 — » 1 — 20
3e CATÉGORIE Emplâtres avec extraits (de ciguë, de belladone, etc.).	On établit le prix, en ajoutant le prix de l'extrait employé au prix d'un emplâtre de même surface et de la 1re catégorie.	
4e CATÉGORIE Emplâtres ou mouches d'opium.	On calcule le prix de l'extrait d'opium, et on l'augmente d'un prix fixe de manipulation de 0 fr. 20.	

2° Collutoires, collyres, confections, électuaires, gargarismes, glycérolés, injections, lavements, liniments, loochs composés, **lotions, macérations, marmelades, mélanges,** mixtures, **opiats, pommades, potions, poudres** composées, **solutions.**

Pour établir le prix de ces préparations, on fait d'abord le total des prix de chacune des substances qui entrent dans leur composition, et l'on y ajoute un prix fixe de manipulation de 20 centimes, mais seulement dans les cas où l'emploi du mortier, ou du feu, ou du filtre est nécessaire.

3° Décoctions, infusions, lixiviations.

Les prix des décoctions, des infusions, des lixiviations sont établis en ajoutant au prix des substances un prix proportionnel de manipulation fixé par le tableau ci-contre........

Jusqu'à 100 gr.	0 15
De 101 à 250 —	0 20
De 251 à 500 —	0 35
De 501 à 1000 —	0 50

4° Stérilisation.

La stérilisation d'un liquide par simple ébullition est fixée d'après la règle suivante :

Pour toute quantité égale ou inférieure à 100 grammes . 0 20
Pour toute quantité égale ou supérieure à 100 grammes . 0 50

5° Stérilisation à l'autoclave : 70 centimes.

6° Paquets et pilules.

La division d'une poudre en paquets et la division d'une masse pilulaire en pilules sont réglées comme il suit, d'après le nombre de paquets ou de pilules :

De 2 à 10, 2 centimes le paquet ou la pilule, en outre du prix des substances.

Pour les paquets ou pilules à partir du 11ᵉ, 1 c. 5 le paquet ou la pilule, en outre du prix des substances.

1ᵉʳ exemple : pour la préparation de huit pilules, on compte huit fois 2 centimes, c'est-à-dire 16 centimes qu'on ajoute au prix des substances.

2ᵉ exemple : pour la préparation de seize pilules, on compte pour les dix premières, dix fois 2 centimes ou 20 centimes, et pour les six autres, six fois 1 c. 1/2 ou 9 centimes, ce qui donne le total de 29 centimes, qu'on ajoute au prix des substances.

Si la substance mise en paquets est une poudre composée, on ajoute, pour rémunérer la manipulation nécessitée par la préparation de cette poudre, une somme de 20 centimes au chiffre obtenu par le calcul ci-dessus, mais seulement si le nombre des paquets est inférieur à 20.

Il est également ajouté un prix de manipulation de 20 centimes pour la préparation de toute masse pilulaire composée de plusieurs substances, lorsque le nombre des pilules à préparer est inférieur à 20.

Nota. — Pour ne pas introduire de fractions de 5 centimes

dans les mémoires, on les néglige quand elles sont inférieures à 3 centimes, et 3 ou 4 centimes se comptent comme 5 centimes.

Si les pilules doivent être argentées, le prix de manipulation ci-dessus est augmenté de 1 centime par pilule : il est doublé si elles doivent être gélatinisées et triplé si elles doivent être kératinisées.

7° Cachets médicamenteux.

La division d'une poudre en cachets médicamenteux est réglée comme il suit, d'après le nombre de cachets :

De 2 à 10, 3 centimes le cachet, en outre du prix des substances, mais y compris la valeur des rondelles de pain azime.

Pour les cachets à partir du 11e, 2 centimes le cachet, en outre du prix des substances, mais y compris la valeur des rondelles de pain azyme.

Si la substance mise en cachets est une poudre composée, on ajoute, pour rémunérer la manipulation nécessitée par la préparation de cette poudre, une somme de 20 centimes au prix obtenu par le calcul ci-dessus, mais seulement si le nombre de cachets est inférieur à 20.

8° Capsules.

Le prix de manipulation pour les capsules préparées sur ordonnance spéciale est égal à trois fois le prix établi pour les cachets.

9° Ampoules stérilisées à l'autoclave.

Pour établir le prix de ces ampoules, lorsqu'elles sont préparées sur ordonnance spéciale et non d'après une formule courante, on établit le prix du médicament, auquel on ajoute un prix de 20 centimes par ampoule.

10° Analyse d'urine

Recherche qualitative du sucre, de l'albumine ou de la bile, avec indication de la densité et des autres caractères physiques de l'urine... 2 fr.

Cette somme de 2 fr. est allouée aux pharmaciens, même dans les cas où il y a lieu d'exécuter l'un ou l'autre des dosages taxés ci-dessous.

Examen microscopique du sédiment................ 2 fr.

Dosage des éléments anormaux :

Sucre... 2 fr.
Albumine... 2 fr.

Dosage des éléments normaux :

Urée... 2 fr.
Acide urique....................................... 2 fr.
Chlorures.. 2 fr.
Phosphates... 2 fr.
Analyse complète.................................. 10 fr.

11° Analyse bactériologique : 10 fr.

12° Indemnité de nuit : 1 fr. en plus du prix des médicaments.

13° Petits pansements d'urgence.

Pour les petits pansements faits d'urgence par les pharmaciens dans le cas de traumatisme peu important, il leur est alloué, fournitures comprises, 75 centimes à titre d'indemnité.

Objets de pansement.

DÉSIGNATION	QUANTITÉS DIVERSES	PRIX (largeur 0m.05)	QUANTITÉS DIVERSES	PRIX (largeur 0m.07)	QUANTITÉS DIVERSES	PRIX (largeur 0m.10)	20 GRAMMES	30 GRAMMES	50 GRAMMES	100 GRAMMES	125 GRAMMES	200 GRAMMES	250 GRAMMES	500 GRAMMES
Bandes de gaze hydrophile.	5m	0 35	5m	0 40	5m	0 50	0 45	0 70	1 10	2 10	»	»	»	»
— de tangeps	—	0 30	—	0 35	—	0 40	0 35	0 55	0 80	1 40	»	»	»	»
— de tarlatane	—	0 30	—	0 35	—	0 40	0 35	0 55	0 80	1 40	»	»	»	»
— de tarlatane phéni-quée	—	0 35	—	0 40	—	0 50	0 45	0 70	1 10	2 10	»	»	»	»
— de toile	—	0 70	—	0 90	—	1 20	»	»	»	0 85	1 05	1 50	1 75	»
— de crépon (filet bleu)	—	0 75	—	0 95	—	1 20	»	»	»	»	»	»	»	»
— (filet rouge)	—	0 85	—	1 10	—	1 50	»	»	»	»	»	»	»	»
Coton ordinaire cardé	la feuille	0 10	1m	0 50	0m.50	0 30	»	»	0 30	»	0 65	»	1 05	1 75
— hydrophile	»	»	»	»	»	»	»	»	0 35	»	0 70	»	1 25	2 »
— boriqué	»	»	»	»	»	»	»	»	0 50	»	0 95	»	»	»
— iodoformé à 4 p. 100	»	»	»	»	»	»	»	»	1 »	»	2 10	»	»	»
— phéniqué	»	»	»	»	»	»	»	»	0 55	»	1 05	»	»	»
— salicylé	»	»	»	»	»	»	»	»	0 90	»	1 40	»	»	»
— au salol	»	»	»	»	»	»	»	»	0 90	»	1 40	»	»	»
— au sublimé	»	»	»	»	»	»	»	»	0 55	»	1 05	»	»	»
Crins de Florence stérilisés	le flacon	3 50	»	»	»	»	»	»	»	»	»	»	»	»
Drains stérilisés, le flacon de	0m,25	3 »	»	»	»	»	»	»	»	»	»	»	»	»
Gaze purifiée	5m	1 75	1m	0 40	»	»	»	»	»	»	»	»	»	»
— purifiée et stérilisée	—	4 »	—	1 25	»	»	»	»	»	»	»	»	»	»
— boriquée	—	2 »	—	0 55	»	»	»	»	»	»	»	»	»	»
— hydrophile (purifiée)	—	1 75	—	0 40	»	»	»	»	»	»	»	»	»	»
— iodoformée à 30 p. 100	»	»	—	2 10	0m.50	1 25	»	»	»	»	»	»	»	»
— à 10 p. 100	»	»	—	1 40	—	0 85	»	»	»	»	»	»	»	»
— phéniquée	5m	2 »	—	0 55	»	»	»	»	»	»	»	»	»	»
— salicylée	—	2 50	—	0 70	»	»	»	»	»	»	»	»	»	»
— au salol	—	2 80	—	0 90	»	»	»	»	»	»	»	»	»	»
— au sublimé à 1 p. 1000	»	2 »	—	0 55	»	»	»	»	»	»	»	»	»	»
Lint boriqué	1m	1 40	»	»	»	»	»	»	»	»	»	»	»	»
Mackintosh	1m 0m.50	4 » 2 50	»	»	»	»	»	»	»	»	»	»	»	»
Protective (1 m. sur 0 m. 20)	le rouleau	1 40	»	»	»	»	»	»	»	»	»	»	»	»
Soie stérilisée	le flacon	3 50	»	»	»	»	»	»	»	»	»	»	»	»

RÉPERTOIRE ALPHABÉTIQUE

du tarif spécial des honoraires médicaux

(prévu dans certains cas par la loi-accidents).

Les opérations de grande chirurgie donnent droit, en sus du prix de la consultation ou de la visite, à une allocation; les trois chiffres qui sont donnés sont calculés suivant que le prix de la visite pour la localité est respectivement de 1 fr. 50, 2 fr. ou 2 fr. 50.

Ablation d'esquilles ou pointes osseuses. Tabl. B. N° 4 : 2 vis. ou cons.
Ablation d'ongles semi-détachés........ Tabl. B. N° 5 : 2 vis. ou cons.
Ablation de parties condamnées........ Tabl. B. N° 6 : 2 vis. ou cons.
Ablation simple, sans opération, d'un corps étranger de l'oreille, des fosses nasales, du pharynx (*Spécialiste*)...... Tabl. B. N° 5 : 10 fr.
Ablation par voie endolaryngée d'un corps étranger du larynx (*Spécialiste*)....... Tabl. B. N° 6 : 20 fr.
Ablation chirurgicale d'un corps étranger du larynx par laryngotomie ou trachéotomie, trépanation de l'apophyse mastoïde (*Spécialiste*)................ Tabl. B. N° 8 : 75 fr.
Ablation chirurgicale d'un corps étranger de l'oreille, du nez (par décollement de l'oreille externe, opération de Rouge ou analogue)................ Tabl. B. N° 7 : 60 fr.
Abcès superficiel (ouverture)............ Tabl. B. N° 1 : 2 vis. ou cons.
Abcès profond (ouverture)............. Art. 12. N° 7 : 55 fr. à 75 fr.
Accouchement d'origine traumatique sans complications....................... Tabl. H. N° 2 : 30, 40, 55 fr.
Amputation d'un doigt ou d'un orteil.. Tabl. E. N° 6 : 10 vis. ou cons.
Amputation du bras.................. Tabl. I. N° 2 : 40, 55, 75 fr.
Amputation de l'avant-bras, de la jambe. Tabl. J. N° 7 : 60, 75, 100 fr.
Amputation de la cuisse .... Tabl. L. N° 2 : 110, 150, 200 fr.
Anesthésie locale.................... Tabl. B. N° 2 : 2 vis. ou cons.
Anesthésie générale.................. Tabl. E. N° 1 : 10 vis. ou cons.
Appareils plâtrés ou silicatés (pose répétée) au-dessus du coude et du genou...... Tabl. B. N° 15 : 1 vis. ou cons.
Appareils plâtrés ou silicatés (pose répétée) pour les parties du corps autres que celles visées dans le paragraphe précédent....................... . Tabl. D. N° 11 : 5 vis. ou cons.
Anus contre nature (voir Kélotomie).

1. Ce répertoire, établi par le docteur Jeanne, du *Concours Médical*, facilitera la rédaction des notes d'honoraires. Voir page 484.

Examen du blessé y compris un panse-
  ment simple (*Spécialiste*).............. Tabl. B. N° 1 : 5 fr.
Face (voir Fractures intra-articulaires).
Faciale (voir Ligature).
Fémorale (voir Ligature).
Fémur (voir Fractures du corps du fémur).
Fosses nasales (voir Tamponnement —
  Ablation).
Foyers sanguins (voir Evacuation de
  foyers sanguins).
Fractures simples (Contention) des côtes,
  de l'omoplate, sternum, os du crâne, etc.,
  quand elle n'exige pas d'intervention
  spéciale et en dehors de toute compli-
  cation .... Tabl. C. N° 6 : 3 vis. ou cons.
Fractures (Réduction) des os du crâne.. Art. 12. N° 5 : 40 à 75 fr.
Fractures simples (Réduction) du maxil-
  laire inférieur........................ Tabl. E. N° 6 : 10 vis. ou cons.
Fractures simples (Réduction et conten-
  tion) des doigts, orteils, métacarpiens
  et métatarsiens....................... Tabl. D. N° 10 : 5 vis. ou cons.
Fractures simples (Réduction) du corps
  de l'humérus, du cubitus, du radius,
  de la clavicule....................... Tabl. E. N° 4 : 10 vis. ou cons
Fractures (Réduction) intra ou juxta-arti-
  culaires de l'épaule, du coude, de la
  hanche .... Art. 12. N° 10 : 55 à 100 fr.
Fracture des deux os de l'avant-bras.... Tabl. E. N° 4 : 10 vis. ou cons.
Fractures (Réduction) du péroné........ Tabl. F. N° 2 : 20, 25, 35 fr.
Fractures (Réduction) intra ou juxta-arti-
  culaires du poignet ou des os de la face. Tabl. G. N° 5 : 25, 30, 40 fr.
Fractures (Réduction) du corps du fémur
  et du tibia, du genou, du cou-de-pied,
  de la rotule, de la colonne vertébrale,
  du bassin............................ Tabl. J. N° 1 : 40, 55, 75 fr.
Fracture (Réduction) des deux os de la
  jambe............................... Tabl. I. N° 4 : 60, 75, 100 fr.
Gangrènes (voir Pansement).
Genou (voir Appareil plâtré — Arthrotomie
  — Désarticulation — Fracture — Luxa-
  tion — Résection).
Grattage (voir Curettage).
Greffes épidermiques.................. Tabl. D. N° 12 : 5 vis. ou cons.
Hanche (voir Arthrotomie - - Désarticu-
  lation — Fracture — Luxations —
  Résection).
Hématocèle vaginale.................. Tabl. F. N° 1 : 20, 25, 35 fr.
Hématocèle rétro-utérine..... .... Art. 12. N° 4 : 40 à 75 fr.
Hématomes (voir Extirpation d'héma-
  tomes).
Hémostase par ligature au fond d'une
  plaie .... Tabl. C. N° 3 : 3 vis. ou cons.

  ACCIDENTS DU TRAVAIL.

Luxations (Réduction des) ayant nécessité l'emploi des appareils et des méthodes de force, du pouce, de l'épaule, du cou-de-pied, du genou...................... Art. 12. N° 6 : 40 à 125 fr.

Luxations (Réductions des) ayant nécessité l'emploi des appareils et des métho-des de force, du coude, de la hanche. Art. 12. N° 17 : 75 à 150 fr.

Main (voir Massage — Ténotomie).

Mastoïde (voir Ablation chirurgicale d'un corps étranger).

Massage de la main ou du pied par le médecin traitant.................... Tabl. A. N° 7 : 1 vis. ou cons.

Massage complet autre que celui de la main ou du pied.................... Tabl. B. N° 10 : 2 vis. ou cons.

Maxillaire inférieur (voir Luxations — Fracture).

Métacarpe (voir Arthrotomie — Désarti-culation — Résection).

Métacarpiens (voir Fractures simples des doigts).

Métatarsiens (voir Fractures simples des doigts).

Nerfs (voir Sections et sutures des nerfs).

Nez (voir Fosses nasales).

Omoplate (voir Fracture simple de l'omo-plate).

Ongles (voir Ablation d'ongles semi-déta-chés).

Opération de diagnostic nécessitant un outillage et une technique spéciaux : otoscopie, rhinoscopie, laryngoscopie, ophtalmoscopie...................... Tabl. C. N° 5 : 3 vis. ou cons.

Opération de moyenne importance sur la cornée, la sclérotique, l'iris (sutures cornéennes, autoplastie conjonctivale, ulcères infectieux, excision de prolapsus iridiens, opérations sur les voies lacry-males et les paupières, divisions de cata-ractes secondaires) y compris quatre autres pansements (*Spécialiste*)........ Tabl. A. N° 4 : 35 fr.

Opérations sérieuses (cataractes trauma-tiques, extraction de corps étrangers du corps vitré, du cristallin, énucléation, éviscération, iridectomie), y compris quatre autres pansements (*Spécialiste*). Tabl. A. N° 5 : 75 fr.

Ophtalmoscopie (voir Opération de dia-gnostic).

Oreille (voir Ablation d'un corps étran-ger).

Orteil (voir Amputation — Luxations).

Os (voir Ablation — Curettage — Évide-ment).

Résections articulaires du carpe, métacarpe, poignet, pied, cou-de-pied, coude et genou	Art. 12. N° 12 : 75 à 100 fr.
Résections articulaires de l'épaule, de la hanche	Art. 12. N° 18 : 75 à 150 fr.
Rhinoscopie (voir Opération de diagnostic).	
Rotule (voir Luxation. — Fracture).	
Saignée	Tabl. C. N° 4 : 3 vis. ou cons.
Sclérotique (voir Opération de moyenne importance).	
Sections et sutures des nerfs ou des tendons autres que ceux prévus au N° 2 du groupe G (voir Ténotomie)	Art. 12. N° 3 : 40 à 75 fr.
Séreuses [bourses] (voir Extirpation d'hématomes).	
Sérums (voir Injections).	
Silicatés (voir Appareils).	
Sous-clavière (voir Ligature de l'axillaire).	
Spéculum (voir Toucher vaginal).	
Sternum (voir Fractures simples des côtes).	
Suture simple	Tabl. B. N° 2 : 2 vis. ou cons.
Sutures multiples	Tabl. D. N° 1 : 5 vis. ou cons.
Sutures des nerfs (voir Sections et Ténotomie)	Tabl. G. N° 2 : 25, 30, 40 fr.
Tamponnement antérieur des fosses nasales (*Spécialiste*)	Tabl. B. N° 3 : 5 fr.
Tamponnement antéro-postérieur des fosses nasales (*Spécialiste*)	Tabl. B. N° 4 : 20 fr.
Taxis sans anesthésie par les méthodes de douceur	Tabl. D. N° 6 : 5 Vis. ou cons.
Temporale (voir Ligature de la radiale).	
Tendons (voir Ténotomie — Sections).	
Ténotomie (comprenant la suture des tendons superficiels du poignet, de la main, du pied et du cou-de-pied	Tabl. G. N° 2 : 25, 30, 40 fr.
Tibia (voir Fractures du corps du fémur).	
Tibiale (voir Ligature des tibiales).	
Toucher rectal	Tabl. B. N° 14 : 2 vis. ou cons.
Toucher vaginal et examen au spéculum	Tabl. A. N° 13 : 2 vis. ou cons.
Trachéotomie sans complication	Tabl. J. N° 1 : 60, 75, 100 fr.
Trachéotomie compliquée	Art. 12. N° 13 : 75 à 125 fr.
Trachéotomie (voir Ablation chirurgicale d'un corps étranger du larynx).	
Traumatismes (voir Pansement de brûlures, gangrènes).	
Trépanation simple du crâne	Tabl. G. N° 4 : 25, 30, 40 fr.
Trépanation compliquée du crâne, volet crânien	Art. 12. N° 20 : 100 à 150 fr.
Ulcères de la cornée (voir Opération de moyenne importance).	
Uréthre (Opération après rupture de l').	Art. 12. N° 11 : 75 à 100 fr.

Tarif

des interventions électriques ou radiologiques pour les accidents du travail

adopté par le Syndicat Général des Médecins français
électrologistes et radiologistes.

N. B. — *Toute exploration radiographique, radioscopique ou par tout autre
mode de courants électriques sera accompagnée d'un certificat médical motivé.*

ÉLECTRO-DIAGNOSTIC

Examen électrique sommaire et certificat le résumant. . . . . .   10 fr.

Examen électro-diagnostic complet avec rapport sur cet examen
seul. . . . .   25 »

Ce prix comprend l'examen du membre blessé et la comparaison avec le membre sain, ou l'examen des deux membres semblables, ou l'examen de la face.

Ce prix sera doublé s'il est nécessaire d'examiner un bras (ou les deux bras) et la face, une jambe (ou les deux jambes) et la face; un bras (ou les deux bras) et une jambe (ou les deux jambes). Il sera triplé s'il fallait examiner le sujet tout entier.

Un rapport complet sur l'état du sujet accompagné de l'électro-diagnostic sera tarifé au prix habituel du rapport ou de l'expertise, suivant les cas, majoré du prix prévu ci-dessus pour l'électro-diagnostic.

TRAITEMENT [1].

Traitement électrique par un spécialiste quel que soit le nombre
des séances à son cabinet, chacune. . . . .   5 »

Ce prix sera doublé si l'on est obligé de soigner séparément deux régions différentes, triplé pour trois régions, etc.

Traitement électrique par un spécialiste quel que soit le nombre
des séances, au domicile du malade, chacune. . . . .   10 »

Ce prix sera augmenté de 5 francs si l'on est obligé de soigner séparément deux régions différentes, de 10 francs pour trois régions, etc.

Traitement comprenant l'électrisation complète du corps comme :

---

1. On entendra arbitrairement par régions différentes : 1° la face, le cou ; 2° les membres supérieurs; 3° le tronc; 4° les membres inférieurs.

électricité statique, courants de Morton, haute fréquence, etc.
chaque séance. . . . . 5 fr.
Traitement électrique plus particulier (gynécologie, acupuncture
électrolytique simple, etc.), au cabinet du médecin, chaque
séance . . . . 10 »
Ponction, injection et électrolyse de solution médicamenteuse
(adénite, hydrocèle, etc.) au cabinet du médecin, chaque intervention . . . . 10 »
Électrolyse de l'urètre, du rectum, de l'œsophage. . . . . 100 »
Lavement électrique au domicile. . . . . 100 »

RADIOLOGIE

Radiothérapie (au domicile du médecin), quel que soit le nombre
de séances, chacune. . . . . 20 »

Radioscopie [1] :

Un bras ou les deux bras . . . . 20 »
Une jambe ou les deux jambes. . . . . 20 »
Tête. . . . . 40 »
Thorax . . . . 40 »
Abdomen . . . . 40 »
Localisation d'un corps étranger par la radioscopie, le double
d'une radioscopie simple.

Radiographie :

Main . . . . 20 »
Poignet. . . . . 20 »
Pied. . . . . 25 »
Avant-bras. . . . . 25 »
Cheville. . . . . 30 »
Coude. . . . . 30 »
Genou. . . . . 40 »
Bras. . . . . 40 »
Jambe. . . . . 40 »
Cuisse. . . . . 45 »
Épaule . . . . 50 »
Dents ou maxillaire inférieur . . . . 50 »
Hanche. . . . . 60 »
Tête. . . . . 75 »
Thorax . . . . 75 »
Colonne vertébrale. 100 »
Bassin. . . . . 100 »

1. La radioscopie dans beaucoup de cas pouvant mieux éclairer le
diagnostic, il serait peut-être utile de prévoir le cas où cette radioscopie
aura lieu en présence du médecin traitant et du médecin de la Compagnie qui assure le blessé. Il y aurait lieu par suite de rémunérer le
médecin traitant pour son dérangement, soit 10 fr. ; dans ce prix serait
compris le certificat signé par le radiologiste, le médecin traitant et le
médecin de la Compagnie.

Si la région à radiographier est entourée d'un appareil plâtré, il sera perçu une somme de 20 francs en rémunération de l'augmentation de la durée de la radiographie et de la difficulté d'obtenir un bon cliché dès la première pose.

Ces prix s'entendent pour un seul cliché de la région et une épreuve, chaque épreuve en plus sera comptée le 1/5 du prix total.

Toutes autres radiographies de la même région prises le même jour dans une autre position seront comptées chacune seulement 75 p. 100 de ces prix. De même, la radiographie de la même région du côté sain, si elle était nécessaire pour comparaison, serait comptée seulement à 75 p. 100.

La *localisation de corps étrangers* ou de calculs (rein, foie, etc., par la radiographie) sera comptée le prix de deux clichés, mais *sans diminution* pour le deuxième, afin de compenser la perte de temps résultant de mensurations à prendre et des calculs à faire.

RADIOLOGIE (au domicile du blessé).

Toute application radiologique au domicile du blessé sera tarifée, *en plus du tarif ci-dessus*, pour transport, montage et démontage des appareils, déplacement du médecin : quel que soit le nombre de clichés . . . . 100 fr.

Au cas où cette application aurait lieu en dehors de la ville habitée par le médecin, il y aurait lieu d'établir un supplément d'indemnité basé sur la distance et sur la difficulté plus ou moins grande de transport.

Ce tarif est un tarif minimun établi par analogie avec les tarifs pour les autres branches de la médecine dans les accidents du travail, c'est-à-dire se rapprochant des honoraires demandés par l'ensemble des membres du Syndicat dans la clientèle ouvrière.

Loi

sur la réparation des dommages résultant des accidents du travail

(Belgique. — 28 décembre 1903.)

CHAPITRE PREMIER

DES INDEMNITÉS

Article premier. — La réparation des dommages qui résultent des accidents survenus aux ouvriers des entreprises visées à l'article 2, dans le cours et par le fait de l'exécution du contrat de travail régi par la loi du 10 mars 1900, est réglée conformément aux dispositions de la présente loi.

Sont assimilés aux ouvriers les apprentis, même non salariés, ainsi que les employés qui, à raison de leur participation directe ou indirecte au travail, sont soumis aux mêmes risques que les ouvriers et dont le traitement annuel, fixé par l'engagement, ne dépasse pas 2 400 francs.

L'accident survenu dans le cours de l'exécution du contrat de travail est présumé, jusqu'à preuve contraire, survenu par le fait de cette exécution.

Art. 2. — Sont assujetties à la présente loi les entreprises, privées ou publiques, désignées ci-après :

I. Les mines, minières, carrières; les fours à coke; les fabriques d'agglomérés de houille; les fours et ateliers de préparation des minerais et des produits de carrières;

Les hauts fourneaux, aciéries, usines à produire et à ouvrer le fer et les autres métaux; les fonderies;

La construction des machines et ouvrages métalliques; les forges; les ateliers de ferronnerie, serrurerie, poêlerie; le travail des métaux; la fabrication des boulons, clous, vis, chaînes, fils, câbles, armes, couteaux et autres ustensiles ou objets en métal;

Les glaceries, verreries, cristalleries, gobeleteries; la fabrication de produits céramiques;

La fabrication des produits chimiques, du gaz et des sous-produits, des explosifs, des allumettes, des huiles, des bougies, des savons, des couleurs et vernis, du caoutchouc, du papier;

Les tanneries et les corroieries;

Les moulins à farine; les brasseries, malteries, distilleries; la fabrication des eaux gazeuses; la fabrication du sucre;

Les travaux de maçonnerie, charpente, peinturage et tous autres travaux de l'industrie du bâtiment; le ramonage des cheminées; les travaux de terrassement, creusement de puits, pavage, voirie et autres travaux du génie civil;

Les exploitations forestières;

Les entreprises de transports, par terre, de personnes et de choses; les entreprises de navigation intérieure, de halage, de remorquage et de draguage; les entreprises d'emmagasinage, d'emballage, de chargement et de déchargement; l'exploitation des télégraphes et des téléphones;

Les entreprises dont l'exercice comporte l'emploi de vapeur, d'air, de gaz ou d'électricité, dont la tension excède une limite à déterminer par arrêté royal;

Et, en général, les entreprises où il est fait usage, autrement qu'à titre temporaire, de machines mues par une force autre que celle de l'homme ou des animaux;

II. Les exploitations industrielles, non comprises dans les catégories ci-dessus énumérées et qui occupent habituellement cinq ouvriers au moins;

Les exploitations agricoles qui occupent habituellement trois ouvriers au moins;

Les magasins de commerce où l'on emploie habituellement trois ouvriers au moins;

III. Les entreprises, non visées ci-dessus, dont le caractère dangereux aura été reconnu par arrêté royal, sur l'avis de la Commission des accidents du travail.

Art. 3. — Les chefs d'entreprises ou de parties d'entreprises non visées à l'article 2 ont la faculté de se soumettre aux dispositions de la présente loi.

Ils feront, à cet effet, le cas échéant, une déclaration expresse, dont il leur sera donné récépissé, au greffe de la justice de paix du siège de l'entreprise. Si l'entreprise comprend plusieurs exploitations distinctes et situées dans différents cantons judiciaires, la déclaration sera faite au greffe de la justice de paix du siège de chacune de ces exploitations.

En ce qui concerne les entreprises soumises au régime de la loi du 15 juin 1896 sur les règlements d'atelier, mention de la déclaration sera insérée dans un règlement d'atelier, rédigé et et affiché conformément à la prédite loi. En dehors de ce cas, la déclaration n'a d'effet que s'il est prouvé qu'elle a été connue de l'ouvrier avant l'engagement de celui-ci. Le fait de cette connaissance peut être prouvé par toutes voies de droit.

Art. 4. — *Lorsque l'accident a été la cause d'une incapacité temporaire et totale de travail de plus d'une semaine, la victime a droit, à partir du jour qui suit l'accident, à une indemnité journalière égale à 50 p. 100 du salaire quotidien moyen.*

Si l'incapacité temporaire est ou devient partielle, cette indemnité doit être équivalente à 50 p. 100 de la différence entre le salaire de la victime antérieurement et celui qu'elle peut gagner avant d'être complètement rétabli.

Si l'incapacité est ou devient permanente, une allocation annuelle de 50 p. 100, déterminée d'après le degré d'incapacité, comme il vient d'être dit, remplace l'indemnité temporaire à compter du jour où, soit par l'accord des parties, soit par un jugement définitif, il est constaté que l'incapacité présente le caractère de la permanence. A l'expiration du délai de revision prévu à l'article 30, l'allocation annuelle est remplacée par une rente viagère.

Art. 5. — *Le chef d'entreprise est tenu, conformément aux dispositions ci-après, des frais médicaux et pharmaceutiques causés par l'accident et faits pendant les six premiers mois.*

Si le chef d'entreprise a institué, à sa charge exclusive, un service médical et pharmaceutique et en a fait mention dans une clause spéciale du règlement d'atelier, la victime n'a pas le choix du médecin et du pharmacien; il en est de même lorsque, à défaut de règlement d'atelier, les parties sont, par une stipulation spéciale du contrat de travail, convenues que le service est institué par le chef d'entreprise.

Dans les autres cas, la victime a le choix du médecin et du pharmacien; mais le chef d'entreprise n'est tenu qu'à concurrence de la somme fixée à forfait par un tarif établi par arrêté royal.

Les indemnités pour frais médicaux et pharmaceutiques pourront être payées à ceux qui en ont pris la charge. Les personnes à qui ces frais sont dus ont une action directe contre les chefs d'entreprise.

Art 6. — *Lorsque l'accident a causé la mort de la victime, il est alloué, le cas échéant, les indemnités suivantes :*

1° Une somme de 75 francs pour frais funéraires. Le dernier alinéa de l'article 5 est applicable à cette indemnité;

2° Un capital représentant la valeur, calculée en raison de l'âge de la victime au moment du décès, d'une rente viagère égale à 30 p. 100 du salaire annuel.

Ce capital est exclusivement attribué aux catégories de personnes ci-après désignées :

A. Au conjoint non divorcé ni séparé de corps, à la condition que le mariage soit antérieur à l'accident; toutefois, le veuf n'a droit à l'indemnité que lorsque la victime était son soutien;

B. Aux enfants légitimes, nés ou conçus avant l'accident, pour autant que les uns et les autres soient âgés de moins de 16 ans;

C. Aux petits-enfants âgés de moins de 16 ans ainsi qu'aux ascendants, dont la victime était le soutien;

D. Aux frères et sœurs, âgés de moins de 16 ans, dont la victime était le soutien.

Le conjoint n'a droit qu'aux trois cinquièmes du capital en cas de concours avec plusieurs enfants; il a droit aux quatre cinquièmes, en cas de concours, soit avec un seul enfant, soit avec un ou plusieurs ayants-droit des autres catégories.

Les enfants ont la priorité sur les ayants-droit des catégories *C* et *D*; les ayants-droit de la catégorie *C* excluent ceux de la catégorie *D*. Entre ayants-droit d'une même catégorie, il y a lieu à partage égal par tête. Toutefois, à défaut de conjoint survivant, les petits-enfants viennent en concours avec les enfants, mais le partage a lieu par souche.

Les parts du conjoint et des ascendants sont converties en rentes viagères.

Les parts des autres ayants-droit sont converties en rentes temporaires dont l'extinction aura lieu à l'âge de 16 ans. Le juge peut, toutefois, à la requête de tout intéressé, parties préalablement entendues ou appelées, ordonner un autre mode de placement du capital; il peut aussi, dans les mêmes conditions, modifier équitablement la répartition du capital entre ayants-droit appelés concurremment.

Art. 7. — *La victime ou ses ayants-droit peuvent demander que le tiers au plus de la valeur de la rente viagère leur soit payé en capital.*

Le juge statuera au mieux de l'intérêt des demandeurs, après que le chef d'entreprise aura été entendu ou dûment appelé.

En cas d'incapacité permanente partielle, le juge peut aussi, dans les mêmes formes, à la demande de tout intéressé, ordonner que la valeur de la rente soit intégralement payée en capital à la victime, lorsque les arrérages annuels ne s'élèvent pas à soixante francs.

La valeur de la rente viagère sera calculée conformément à un tarif approuvé par arrêté royal et préalablement soumis à l'avis de la Commission des accidents du travail.

Art. 8. — Le salaire servant de base à la fixation des indemnités s'entend de la rémunération effective allouée à l'ouvrier en vertu du contrat, pendant l'année qui a précédé l'accident, dans l'entreprise où celui-ci est arrivé.

Pour les ouvriers occupés depuis moins d'une année dans l'entreprise, le salaire doit s'entendre de la rémunération effective qui leur a été allouée, augmentée de la rémunération moyenne allouée aux ouvriers de la même catégorie pendant la période nécessaire pour compléter l'année.

Lorsque l'entreprise ne comporte qu'une période habituelle de travail inférieure à une année, le calcul de l'indemnité s'opère en tenant compte tant du salaire alloué pour la période d'activité que du gain de l'ouvrier pendant le reste de l'année.

Lorsque le salaire annuel dépasse 2 400 francs, il n'est pris en considération, pour la fixation des indemnités, qu'à concurrence de cette somme.

En ce qui concerne les apprentis, ainsi que les ouvriers âgés de moins de 16 ans, le salaire de base ne sera jamais inférieur aux salaires des autres ouvriers les moins rémunérés de la même catégorie professionnelle; il ne sera, en aucun cas, évalué à moins de 365 francs par an.

Le salaire quotidien moyen s'obtient en divisant par 365 le chiffre du salaire annuel déterminé conformément aux dispositions qui précèdent.

Art. 9. — Le gouvernement peut, pour des industries déterminées, et après avoir pris l'avis des sections compétentes des conseils de l'industrie et du travail, décider que le salaire de base sera fixé d'après la moyenne annuelle des salaires alloués antérieurement à l'accident, pendant une période de dix ans au plus.

Art 10. — Les allocations déterminées aux articles qui précèdent sont à la charge exclusive du chef d'entreprise.

Toutefois, le chef d'entreprise est, sans préjudice de ce qui est dit à l'article 11, exonéré de cette charge s'il a contracté, pour le payement des dites allocations, soit avec une société d'assurances agréée conformément aux dispositions du chapitre II de la présente loi, soit avec la caisse d'assurances organisée en vertu de l'article 35. En pareil cas, l'assureur est de plein droit subrogé aux obligations du chef d'entreprise.

A défaut d'avoir contracté, comme il est dit ci-dessus, et sans préjudice des autres obligations résultant de la présente loi, les chefs des entreprises privées sont tenus de contribuer au fonds spécial institué par l'article 20; ils peuvent néanmoins en être dispensés par arrêté ministériel, sur l'avis de la Commission des accidents du travail, s'ils ont garanti le payement éventuel des allocations dans les conditions et de la manière qui seront prescrites par arrêté royal.

Art. 11. — Les chefs d'entreprise ou leurs assureurs peuvent convenir avec les sociétés mutualistes reconnues par le Gouvernement que celles-ci assumeront, pendant six mois au plus à partir de l'accident, le service des indemnités qui seraient dues à leurs membres en cas d'incapacité de travail, à la condition toutefois qu'il soit justifié :

1° Que les débiteurs de ces indemnités ont pris à leur charge une quote-part de la cotisation de mutualité. Cette quote-part, déterminée de commun accord, ne pourra être inférieure au tiers :

2° Que les sociétés intéressées accordent à leurs membres les mêmes secours en cas de maladie qu'en cas de blessure.

Si le secours journalier accordé par la société est inférieur à l'indemnité due en vertu de la présente loi, le chef d'entreprise est tenu de verser la différence.

Un arrêté royal réglera les conditions auxquelles les sociétés mutualistes pourront assumer le service des secours tenant lieu de l'indemnité temporaire.

Art. 12. — Les indemnités temporaires sont payables aux mêmes époques que les salaires; les allocations annuelles et les arrérages des rentes sont payables trimestriellement par quart; les frais funéraires sont payables dans le mois du décès.

Art. 13. — Les indemnités dues en vertu de la présente loi aux victimes d'accidents ou à leurs ayants-droit ne sont saisissables que pour cause d'obligation alimentaire légale.

CHAPITRE II

DES GARANTIES DE L'ASSURANCE

Art 14. — Sauf dans les cas déterminés à l'article 16, le chef d'entreprise est tenu de constituer le capital de la rente, conformément au tarif visé à l'article 7, soit à la Caisse générale d'épargne et de retraite, soit à un autre établissement agréé pour le service des rentes. Un arrêté royal déterminera les conditions requises pour cette agréation, qui ne pourra être accordée par le gouvernement que sur l'avis de la Commission des accidents du travail.

La constitution du capital doit être effectuée :

En cas de mort de l'ouvrier, dans le mois de l'accord entre les intéressés et, à défaut d'accord, dans le mois du jugement définitif;

En cas d'incapacité permanente de travail, dans le mois de l'expiration du délai de revision prévu à l'article 30.

Toutefois, les établissements chargés du service des rentes peuvent, sous leur responsabilité, accorder des délais aux chefs d'entreprise.

Ces établissements sont, dans ce cas, subrogés aux actions et privilèges de la victime et de ses ayants-droit.

Art. 15. — La créance de la victime de l'accident ou de ses ayants-droit est garantie par un privilège qui prend rang immédiatement après le n° 4 et sous le n° 4 *bis* de l'article 19 de la loi du 16 décembre 1851 sur les privilèges et hypothèques.

Art. 16. — Le chef d'entreprise est dispensé du versement du capital de la rente s'il justifie :

Qu'il a subrogé un assureur à ses obligations conformément à l'article 10. Cette subrogation comporte libération du privilège établi par l'article 15;

Ou bien qu'il a garanti le service de la rente en déposant, conformément aux conditions à déterminer par arrêté royal, à la Caisse des Dépôts et Consignations ou à la Caisse générale d'épargne et de retraite, des titres d'une valeur suffisante pour assurer éventuellement la constitution du capital dont le versement n'a pas été effectué.

Il est également dispensé de verser le capital de la rente, si la constitution éventuelle de ce capital ou le service de la rente est assuré par une hypothèque, ou une caution, déclarée suffisante par le juge de paix, sauf appel, après que la victime ou ses ayants-droit ont été entendus ou dûment cités.

Le jugement désigne les immeubles grevés de l'hypothèque, l'objet de la garantie et la somme jusqu'à concurrence de laquelle l'inscription peut être prise.

Le juge peut aussi déclarer suffisante l'affectation, à la garantie dont il s'agit, d'une inscription, soit pour la propriété, soit pour l'usufruit, au grand-livre de la dette publique.

Les inscriptions ou les oppositions sont requises, en vertu du jugement, soit par le greffier, soit par le procureur du roi, soit par la victime ou les ayants-droit.

L'article 32 est applicable aux actes prévus par la présente disposition.

Art. 17. — Seront agréées aux fins de la présente loi les caisses communes d'assurances contre les accidents, constituées par les chefs d'entreprise, ainsi que les compagnies d'assurances à primes fixes, qui se conformeront au règlement à établir par arrêté royal.

Les assureurs agréés sont astreints à constituer des réserves ou cautionnements dans les conditions à déterminer par le règlement.

Le montant des réserves ou cautionnements est affecté, par privilège, au paiement des indemnités.

Aucune clause de déchéance ne pourra être opposée par les assureurs agréés aux créanciers d'indemnités ou aux ayants-droit.

Art. 18. — L'agréation sera accordée et révoquée par le gouvernement, qui prendra préalablement l'avis de la Commission des accidents du travail.

Les arrêtés royaux d'agréation et de révocation seront insérés au *Moniteur*.

La liste des sociétés agréées sera publiée tous les trois mois au *Moniteur*.

Art. 19. — Les caisses communes d'assurance contre les accidents agréées en vertu de l'article 17 jouiront de la capacité juridique et des avantages attribués par la loi du 28 mars 1868 aux caisses communes de prévoyance en faveur des ouvriers mineurs, reconnues par le gouvernement.

Les statuts des caisses communes pourront stipuler que les indemnités du chef d'incapacité de travail seront, pendant un délai qui n'excédera pas six mois à partir de l'accident, directement payées aux victimes par le chef d'entreprise ou par une caisse locale fonctionnant à son intervention, le tout sous la garantie de la caisse commune intéressée.

Art. 20. — Il est institué, sous le nom de fonds de garantie, une caisse d'assurance contre l'insolvabilité patronale; cette caisse a pour but de pourvoir au paiement des allocations dues en cas d'accident, lorsque le chef d'entreprise est en défaut de s'acquitter des obligations qui lui incombent.

Le fonds est rattaché à la Caisse des dépôts et consignations.

L'intervention de ce fonds est subordonnée à la constatation préalable du défaut d'exécution des obligations du chef d'entreprise, et, s'il y a lieu, de l'assureur. Cette constatation est faite par le juge de paix, dans les formes à établir par arrêté royal.

La caisse pourra exercer un recours contre les débiteurs défaillants; elle est subrogée aux droits, actions et privilèges des victimes ou des ayants-droit, tant à l'égard des chefs d'entreprise qu'à l'égard des tiers.

Le recours contre les chefs d'entreprise est exercé, par voie de contrainte, comme en matière de contributions directes.

Le fonds de garantie est alimenté par des cotisations mises à la charge des chefs des entreprises privées qui, sur réquisition de l'administration des contributions directes, n'auront pas justifié du contrat d'assurance prévu au 2ᵉ alinéa de l'article 10 ou de la dispense visée au 3ᵉ alinéa du même article. Un arrêté royal règle la déclaration et les autres formalités à exiger en vue d'établir cette justification.

Le montant des cotisations est déterminé par arrêté royal, sur avis de la commission des accidents du travail.

Les rôles d'assujettissement sont dressés, le recours des imposés s'exerce, et les recouvrements sont opérés au besoin par voie de contrainte, comme en matière de contributions directes.

CHAPITRE III

DE LA RESPONSABILITÉ CIVILE

Art. 21. — Il n'est en rien dérogé aux règles générales de la responsabilité civile lorsque l'accident a été intentionnellement provoqué par le chef d'entreprise.

Sauf cette exception, les dommages résultants des accidents du travail ne donnent lieu, à charge du chef d'entreprise, au profit de la victime ou de ses ayants-droit, qu'aux seules réparations déterminées par la présente loi.

Les dommages et intérêts ne seront, en aucun cas, cumulés avec ces réparations.

Indépendamment de l'action résultant de la présente loi, la victime et les ayants-droit conservent, contre les personnes responsables de l'accident, autres que le chef d'entreprise ou ses ouvriers et préposés, le droit de réclamer la réparation du préjudice causé, conformément aux règles du droit commun; le chef d'entreprise sera, le cas échéant, exonéré de ses obligations à concurrence du montant des dommages et intérêts accordés.

L'action contre les tiers responsables pourra même être exercée par le chef d'entreprise, à ses risques et périls, aux lieu et place de la victime ou des ayants-droit, s'ils négligent d'en faire usage.

Art. 22. — Les indemnités établies par la présente loi ne sont point dues lorsque l'accident a été intentionnellement provoqué par la victime.

Aucune indemnité n'est due à celui des ayants-droit qui a intentionnellement provoqué l'accident.

Art. 23. — Toute convention contraire aux dispositions de la présente loi est nulle de plein droit.

CHAPITRE IV

DES DÉCLARATIONS D'ACCIDENTS ET DE LA JURIDICTION

Art. 24. — *Tout accident survenu à un ouvrier au cours de son travail et qui a occasionné ou est de nature à occasionner soit la mort de la victime, soit une incapacité de travail, doit être déclaré dans les trois jours, par le chef d'entreprise ou son délégué, sans préjudice de toutes autres informations prescrites par les lois ou règlements.*

La déclaration est faite par écrit à l'inspecteur du travail, ainsi qu'au greffe de la justice de paix ou de la commission arbitrale compétente en vertu de l'article 26. La déclaration mentionne la nature et les circonstances de l'accident; elle indique, s'il y a lieu, le nom de l'assureur avec lequel le chef de l'entreprise a contracté. *Un arrêté royal déterminera pour le surplus la forme et les conditions de la déclaration ainsi que les cas dans lesquels un certificat médical devra y être joint aux frais du déclarant.*

La déclaration de l'accident peut être faite, dans les mêmes formes, par la victime ou ses ayants-droit.

Récépissé de la déclaration est, en tous cas, envoyé par le greffier au déclarant.

S'il résulte de la déclaration que le chef d'entreprise ne reconnaît pas que la présente loi soit applicable à l'accident signalé, à raison notamment des circonstances du fait ou de la qualité de la victime, l'inspecteur du travail fera une enquête sur les causes de l'accident. Lorsqu'il est procédé à une enquête en vertu de la présente disposition ou en vertu des lois et règlements relatifs à la police du travail, une expédition du procès-verbal d'enquête est transmise par l'inspecteur au greffe de la juridiction compétente.

Les parties ont le droit de prendre au greffe connaissance ou copie, à leurs frais, de la déclaration de l'accident, du certificat y annexé et, s'il y a lieu, de l'expédition du procès-verbal d'enquête.

Art. 25. — Les chefs d'entreprise ou leurs délégués qui contreviendront aux dispositions de l'article qui précède seront punis d'une amende de 5 à 25 francs.

En ce qui concerne la recherche et la constatation des contraventions, ainsi que les enquêtes en matière d'accidents, les inspecteurs du travail sont investis des pouvoirs que leur confèrent les lois du 5 mai 1888 et du 11 avril 1896, sous les sanctions édictées par les dites lois à charge des chefs d'entreprise ou de leurs délégués qui mettraient obstacle à l'exercice de ces pouvoirs.

En cas d'infraction, les inspecteurs dressent procès-verbaux qui font foi jusqu'à preuve contraire. Une copie d'un procès-verbal est, dans les quarante-huit heures, remise au contrevenant à peine de nullité.

Art. 26. — Le juge de paix du canton où l'accident s'est produit est seul compétent pour connaître des actions relatives aux indemnités dues aux ouvriers ou à leurs ayants-droit, en vertu de la présente loi, ainsi que des demandes en revision de ces indemnités ; il statue, en dernier ressort, jusqu'à la valeur de trois cents francs, et en premier ressort, à quelque valeur que la demande puisse s'élever. Lorsque l'accident est survenu à l'étranger, la compétence territoriale du juge de paix est déterminée comme en matière mobilière.

En ce qui concerne les entreprises affiliées à des caisses communes d'assurance agréées, les statuts de ces caisses peuvent stipuler que le jugement des contestations sera déféré à une commission arbitrale, laquelle statuera, soit en dernier ressort, soit à charge d'appel devant le Tribunal de première instance du siège de la caisse, suivant les règles visées au précédent alinéa. Cette stipulation sera portée à la connaissance des ouvriers dans la forme à déterminer par les statuts.

La commission arbitrale sera composée d'un magistrat, président, désigné à cette fin par le premier président de la Cour d'appel, et d'un nombre égal de chefs d'entreprise et d'ouvriers. L'organisation de la commission et la procédure d'arbitrage seront déterminées par les statuts conformément aux dispositions du règlement prévu par l'article 17 de la présente loi.

Art. 27. — Même dans le cas de la subrogation prévu par l'article 10, 2e alinéa de la présente loi, l'ouvrier ou ses ayants-droit ont toujours la faculté d'assigner directement le chef d'entreprise, sauf le droit de celui-ci de mettre l'assureur en cause.

La victime ou ses ayants-droit ont, dans tous les cas, une action directe contre l'assureur, même non agréé; leur créance est privilégiée sur tout ce qui sera dû par lui au chef d'entreprise, à raison de l'assurance.

Il n'est point dérogé aux règles ordinaires de la compétence en ce qui concerne les actions dirigées contre les assureurs non agréés.

Art. 28. — Les parties ont le droit de comparaître volontairement devant le juge de paix pour faire constater leur accord en ce qui concerne les indemnités à allouer en suite d'accidents.

L'expédition du procès-verbal constatant cet accord sera revêtue de la formule exécutoire.

Art. 29. — Lorsque la cause n'est pas en état, le juge a toujours le droit, même d'office, d'accorder une provision à la victime ou à ses ayants-droit, sous la forme d'une allocation journalière.

Les jugements allouant des indemnités temporaires ou viagères seront exécutoires par provision, nonobstant l'appel et sans qu'il soit besoin de fournir caution. Toutefois, lorsqu'il y aura lieu d'accorder une rente dont le capital est exigible, le juge restreindra l'exécution provisoire au paiement des arrérages; dans ce dernier cas, le juge aura la faculté d'exiger caution du chef d'entreprise, si celui-ci n'a point subrogé un assureur à ses obligations.

En cas d'exécution forcée, s'il y a lieu de constituer le capital de la rente, le juge pourra, à la diligence de tout intéressé et même d'office, désigner un curateur *ad hoc* chargé d'opérer cette constitution au moyen des fonds recouvrés.

Art. 30. — *L'action en paiement des indemnités prévues par la présente loi se prescrit par trois ans.*

La demande en revision des indemnités fondée sur une aggravation ou une atténuation de l'infirmité de la victime, ou sur le décès de celle-ci par suite des conséquences de l'accident, est ouverte pendant trois ans à dater de l'accord intervenu entre parties ou du jugement définitif.

Art. 31. — L'action en payement ou en revision des indemnités prévues par la présente loi ne peut, en aucun cas, être poursuivie devant la juridiction répressive ; l'exercice en est indépendant de celui de l'action publique à laquelle l'accident donnerait éventuellement ouverture.

CHAPITRE V

DISPOSITIONS FISCALES

Art. 32. — *Sont exempts du timbre et du droit de greffe et sont enregistrés gratis lorsqu'il y a lieu à la formalité de l'enregistrement, tous les actes volontaires et de juridiction gracieuse relatifs à l'exécution de la présente loi.*

Art. 33. — Sont délivrés gratuitement tous certificats, actes de notoriété et autres dont la production peut être exigée, pour l'exécution de la présente loi, par la Caisse générale d'épargne et de retraite et par les Caisses communes d'assurances agréées.

CHAPITRE VI

DISPOSITIONS GÉNÉRALES
ET DISPOSITIONS TRANSITOIRES

Art. 34. — Un comité technique sera institué par arrêté royal, auprès du ministère de l'Industrie et du Travail. Il sera composé de onze membres, parmi lesquels il y aura deux actuaires au moins, un médecin, ainsi qu'un représentant des chefs d'entreprise et un représentant des ouvriers, élus l'un et l'autre par le Conseil supérieur du travail.

Indépendamment des attributions qui lui sont dévolues par la présente loi, la Commission délibérera sur toutes les questions qui lui seront soumises par le ministre au sujet de la réparation des dommages résultant des accidents du travail.

Art. 35. — La Caisse générale d'épargne et de retraite est autorisée à traiter des opérations d'assurance contre les risques d'accidents prévus par la présente loi.

Les conditions générales ainsi que les tarifs de ces assurances seront approuvés par arrêté royal.

Art. 36. — Les polices d'assurance, antérieures de six mois à la date de la mise en vigueur de la présente loi, et relatives aux risques d'accidents du travail dans les entreprises soumises à la dite loi, pourront, dans un délai d'un an à dater de sa mise en vigueur. être dénoncées, par l'assureur ou l'assuré, soit au moyen d'une déclaration écrite dont il sera donné reçu, soit par un acte extrajudiciaire.

Cette dénonciation ne sortira ses effets qu'à partir de la mise en vigueur de la loi, sauf convention contraire ; elle ne donnera lieu à aucune indemnité.

Art. 37. — La présente loi ne sera applicable que six mois après la publication du dernier des arrêtés royaux qui doivent en régler l'exécution.

Ces arrêtés seront pris dans le délai d'un an à partir de la publication de la loi.

Art. 38. — En ce qui concerne les accidents du travail survenus après l'entrée en vigueur de la présente loi, les Caisses communes de prévoyance en faveur des ouvriers mineurs régies par la loi du 28 mars 1868, jouiront du bénéfice d'agréation prévu à l'article 17, moyennant les conditions suivantes :

1° Les caisses doivent être reconnues par le gouvernement ; leurs statuts seront revisés et soumis à son approbation ;

2° Les caisses doivent continuer à servir les pensions ou rentes dues à raison d'accidents survenus avant l'entrée en vigueur de la présente loi :

3° Les statuts doivent consacrer les règles énumérées ci-après :

a. Les subventions ou cotisations, pour la réparation des accidents du travail sont à la charge exclusive des exploitants ;

b. Les caisses pourvoient au paiement des indemnités et au service des rentes dans les cas prévus par la présente loi ;

c. Leur administration et leur comptabilité sont séparées de celles qui concernent le service des pensions ou des secours pour cause d'invalidité ou de vieillesse ;

d. Les caisses constituent les réserves, garanties ou cautionnements déterminés par arrêté royal ;

e. Les indemnités ne seront pas inférieures à celles attribuées par la présente loi ; les statuts peuvent néanmoins régler l'attribution des indemnités, en cas d'accident mortel, d'une manière différente de celle déterminée à l'article 6 ; mais, dans leur ensemble, ces indemnités ne seront pas inférieures à celles allouées par le dit article ; les statuts peuvent aussi porter la stipulation prévue au deuxième alinéa de l'article 19.

f. Les statuts déterminent les conditions auxquelles un exploitant peut renoncer à l'affiliation.

Les statuts peuvent disposer que le jugement des contestations relatives aux indemnités aura lieu conformément au deuxième alinéa de l'article 26.

La commission permanente des Caisses de prévoyance en faveur des ouvriers mineurs sera organisée par arrêté royal.

Le Gouvernement prendra son avis pour l'exercice des pouvoirs que lui confère le présent article et spécialement pour l'examen des statuts.

Art. 39. — Tous les trois ans, le gouvernement fera un rapport aux chambres sur l'exécution de la présente loi.

DISPOSITION ADDITIONNELLE

Art. 40. — Les deux premières phrases du numéro 1 de l'article 3 de la loi du 28 mars 1868 sont remplacées par la disposition suivante :

« Faculté de contracter, de disposer et d'acquérir à titre onéreux, d'ester en justice, sur les restrictions déterminées, s'il y a lieu, par arrêté royal. »

Ce que le médecin doit savoir de la loi belge sur les accidents[1].

Aperçu général.

A. — Définition de l'accident.

L'accident est une atteinte à l'organisme humain causée par l'action soudaine d'une force extérieure dépendant d'un événement soudain et anormal, ainsi que toute affection nerveuse ou tout trouble psychique provoqués par cet événement.

B. — Champ d'application de la loi.

Pour qu'il puisse y avoir lieu à réparation, il faut :

1° *Un accident;*
2° *Survenu à un ouvrier;*
3° *Engagé par contrat de travail;*
4° *Survenu dans le cours et par le fait de l'exécution du contrat de travail;*

a. Tout accident survenu dans le cours de l'exécution est présumé, jusqu'à preuve contraire, survenu par le fait de cette exécution.

b. La loi n'est pas applicable en cas d'accidents survenus

---

1. Voy. Poëls, *Commentaire médical de la loi du 28 déc. 1903. Bulletin médical des Accidents du Travail*, 1904.

pendant les repos, si l'ouvrier est soustrait à l'autorité, la direction et la surveillance du patron.

c. Il en est de même en cas d'accidents survenus par suites d'actes de courage, de dévouement et de sauvetage, à moins que ces actes ne soient liés à l'exécution du contrat de travail.

5° Dans les entreprises visées par l'article 2 ou soumises à la loi en vertu de l'article 3;

6° Un accident ayant occasionné soit la mort de la victime, soit une incapacité de travail de plus d'une semaine;

a. Aucune indemnité n'est due lorsque l'incapacité de travail n'a duré que sept jours (délai de carence).

b. Pendant le délai de carence, les soins médicaux et pharmaceutiques sont dus à partir du premier jour.

7° Un accident qui ne soit pas provoqué intentionnellement par le patron ou par l'ouvrier.

C. — Conséquences des accidents du travail.

Mort ....
a. Le médecin a pour mission d'établir que le décès est la conséquence directe et immédiate d'un accident.
b. La famille de la victime a droit à 75 francs pour frais funéraires et à un capital représentant la valeur, calculée en raison de l'âge de la victime au moment du décès, d'une rente viagère égale à 30 p. 100 du salaire annuel.

Incapacité de travail :
a. Permanente.
Totale. La victime a droit à une rente de 50 p. 100 du salaire entier.
Partielle. La victime a droit à une rente de 50 p. 100 de la différence entre le salaire antérieur à l'accident et celui qu'elle peut gagner dans l'avenir.

Incapacité de travail :
b. Temporaire.
Totale. La victime a droit à 50 p. 100 de son salaire quotidien moyen.
Partielle. La victime a droit à 50 p. 100 de la différence entre son salaire antérieur à l'accident et celui qu'elle peut gagner avant d'être complètement rétablie.

En outre la victime a droit aux soins médicaux et pharmaceutiques gratuits pendant les six premiers mois.

D. — Délai de carence.

Si l'incapacité temporaire ne dépasse pas sept jours, aucune allocation n'est due. La victime a droit aux soins médicaux et pharmaceutiques.

E. — Rétroactivité.

Si l'incapacité temporaire dépasse sept jours, l'indemnité court à partir du lendemain de l'accident.

F. — État antérieur des victimes.

Dans l'appréciation des dommages, il ne faut point tenir compte de la préexistence de maladies ou affections.

G. — Maladies professionnelles.

Dans des conditions tout à fait spéciales, certaines maladies professionnelles peuvent revêtir les caractères de l'accident.

H. — Maladies occasionnées par les nécessités du travail.

Elles ne peuvent pas entrer dans le cadre des accidents du travail.

I. — Libre choix du médecin.

L'ouvrier a le libre choix du médecin, à moins que le chef d'entreprise n'ait organisé un service médical et pharmaceutique.

J. — Frais pharmaceutiques et médicaux.

Sont à la charge du chef d'entreprise pendant les six premiers mois après l'accident.

K. — Prescriptions.

L'action en paiement des indemnités prévues par la loi se prescrit par trois ans, à partir du jour de l'accord des parties ou du jugement définitif.

L. — Délai de revision.

La demande en revision des indemnités, fondée par une aggravation ou une atténuation de l'infirmité de la victime, ou par le décès de celle-ci, par suite des conséquences de l'accident, est ouverte pendant trois ans à dater de l'accord intervenu entre parties ou du jugement définitif.

M. — Cumul de réparations.

Une fois l'indemnité fixée définitivement, une fois le délai de revision passé, cette indemnité est définitivement acquise et le premier accident ne peut exercer aucune influence sur la réparation d'un accident subséquent.

Arrêté royal
fixant le tarif des honoraires prévu par l'article 5, alinéa 3, de la loi du 24 décembre 1903 sur les accidents du travail en Belgique.

LÉOPOLD II, Roi des Belges,

A tous présents et à venir, SALUT.

Vu la loi du 24 décembre 1903 sur la réparation des dommages résultant des accidents du travail et, notamment, l'article 5 de la dite loi, ainsi conçu :

Art. 5. — Le chef d'entreprise est tenu, conformément aux dispositions ci-après, des frais médicaux et pharmaceutiques causés par l'accident et faits pendant les six premiers mois.

Si le chef d'entreprise a institué, à sa charge exclusive, un service médical et pharmaceutique et en a fait mention dans une clause spéciale du règlement d'atelier, la victime n'a pas le choix du médecin et du pharmacien ; il en est de même lorsque, à défaut de règlement d'atelier, les parties sont, par une stipulation spéciale du contrat de travail, convenues que le service est institué par le chef d'entreprise.

Dans les autres cas, la victime a le choix du médecin et du pharmacien ; mais le chef d'entreprise n'est tenu qu'à concurrence de la somme fixée à forfait par un tarif établi par arrêté royal [1].

Les indemnités pour frais médicaux et pharmaceutiques pourront être payées à ceux qui en ont pris la charge. Les personnes à qui ces frais sont dus ont une action directe contre les chefs d'entreprise.

Vu l'avis de la commission des accidents du travail;

Sur la proposition de Notre Ministre de l'industrie et du travail,

Nous avons arrêté et arrêtons :

Art. 1er. — Les sommes à payer par les chefs d'entreprise, à titre de frais médicaux, dans les cas prévus par l'art. 5, troisième alinéa, de la loi du 24 décembre 1903, sont fixées à forfait, conformément au tarif A annexé au présent arrêté.

Art. 2. — Pour les accidents occasionnant une incapacité de travail de plus d'une semaine, les frais des certificats sont compris dans les sommes prévues au tarif A.

En cas de mort, le certificat de constatation du décès est tarifé à 5 francs.

Art. 3. — En cas d'interventions multiples ou réitérées pour une même lésion, la somme la plus forte est due à l'exclusion de toute autre, sans préjudice de ce qui est prévu pour l'assistance.

Art. 4. — En cas de lésions multiples provoquées par le même accident chez le même sujet, la somme fixée pour l'intervention la plus importante est due intégralement: les autres interventions et traitements ne donnent lieu qu'au payement de la moitié des sommes prévues au tarif A.

Art. 5. — Les sommes à payer par les chefs d'entreprise, à titre de frais pharmaceutiques, dans les cas prévus par l'article 5,

---

1. Les frais dont il s'agit sont à charge du chef de l'entreprise, pendant six mois à partir de l'accident.

« Les frais pharmaceutiques et médicaux comprennent ceux des bandages, des appareils dont la victime a besoin pour retrouver l'usage de ses membres; mais cette obligation ne dépasse pas six mois.

» Ils comprennent le coût de l'hospitalisation, mais dans la limite où ce coût correspond à la charge des soins médicaux et fournitures pharmaceutiques: les frais de logement, de nourriture, de garde, en un mot l'entretien, demeurent à la charge de la victime, celle-ci recevant, pour son entretien, l'indemnité forfaitaire : c'est là le principe.

» Néanmoins, dans son application, il faut tenir compte de plusieurs éléments.

» Si le médecin traitant, que ce soit celui désigné par le patron ou celui choisi par l'ouvrier, estime nécessaire que la victime soit traitée à l'hôpital, l'entretien spécial imposé devient un élément de frais du traitement; il est à la charge du patron. Ce sera aux juges à arbitrer d'après les circonstances. »

(Dr Poëls, *Commentaire médical de la Loi du 24 décembre 1903.*)

troisième alinéa, de la loi du 24 décembre 1903, sont fixées à raison des fournitures faites, sans toutefois que ces sommes puissent dépasser au total les prix forfaitaires du tarif *B* ci-annexé.

En cas de contestation sur la valeur des fournitures, le juge statuera, dans les limites du forfait, en tenant compte, notamment, des tarifs en usage dans les administrations publiques.

Art. 6. — Notre Ministre de l'industrie et du travail est chargé de l'exécution du présent arrêté.

Donné à Ostende, le 30 août 1904.

Par le Roi :   LÉOPOLD.
Le Ministre de l'industrie et du travail,

Francotte.

ANNEXE

Tarif des frais médicaux et pharmaceutiques
(art. 5, troisième alinéa, de la loi du 24 décembre 1903).

TARIF A

I. — Luxations et fractures (réduction et traitement).

a. *Luxations.*

Doigts. — Orteils. — Clavicule. — Maxillaire inférieur.....	10 fr.
Pouce. — Os du Carpe. — Poignet.....................	15 »
Rotule. — Os du tarse. — Cou-de-pied................	20 »
Épaule. — Coude. — Genou..........................	25 »
Hanche...	40 »

b. *Fractures simples.*

Phalanges. — Doigts. — Orteils. — Métacarpiens. — Métatarsiens......................................	10 »
Os du carpe. — Os de la face. — Côtes. — Sternum. — Omoplate......................................	15 »
Malléole. — Calcaneum...........................	20 »
Os du crâne. — Maxillaire inférieur. — Clavicule. — Humérus. — Avant-bras. — Rotule. — Malléoles......	25 »
Bassin. — Jambe.................................	40 »
Colonne vertébrale..............................	50 »
Fémur..	60 »

c. *Fractures compliquées (fractures qui présentent des lésions de voisinage de nature à en augmenter la gravité*.

Os de la main, du pied, de la face. — Omoplate......... 30 fr.
Maxillaire inférieur. — Clavicule. — Humérus. — Avant-
    bras.. 40 »
Côtes. — Sternum. — Rotule........................... 50 »
Jambe.. 70 »
Bassin — Colonne vertébrale — Fémur................. 80 »

II. — INTERVENTIONS OPÉRATOIRES (AVEC TRAITEMENT NÉCESSITÉ PAR L'ACCIDENT).

a. *Petites interventions.*

Rapprochement des plaies par sutures. — Ablation
d'ongles. d'esquilles libres. — Section des parties
molles condamnées. — Cautérisation (excepté la cautérisation superficielle du tissu cutané . — Traitement
de l'asphyxie. — Cathétérisme des voies urinaires ou
de la trompe d'Eustache. — Hémostase par tamponnement.. 10 »

b. *Ligatures d'artères en dehors de la plaie.*

Temporale. — Faciale. — Cubitale. — Radiale. — Arcade
palmaire superficielle. — Tibiale antérieure. — Péronière. — Plantaire....................................... 20 »
Linguale. — Axillaire. — Humérale. — Arcade palmaire
profonde. — Iliaque externe. — Crurale. — Fémorale.
Poplitée... 40 »
Carotide. — Sous-clavière............................. 50 »

c. *Amputations. — Désarticulations. — Résections.*

Phalanges. — Doigts. — Orteils....................... 15 »
Métacarpiens. — Métatarsiens......................... 25 »
Os du carpe ou du tarse............................... 30 »
Main. — Pied.. 40 »
Bras. — Coude. — Avant-bras......................... 50 »
Côtes. — Épaule. — Cuisse. — Genou. — Jambe........ 75 »
Hanche.. 100 »
Os de la face.. 40 »
Trépanation... 100 »
Evidement. — Curettage de tissus osseux. — Extraction
de séquestre.. 30 »

d. *Opérations diverses.*

Suture de tendons, de nerfs ou de leurs gaines.......... 20 fr.
Ouverture de phlegmons profonds ou diffus. — Thora-
    centèse. — Paracentèse. — Ponction vésicale......... 25 »
Extraction de corps étrangers des tissus profonds. —
    Accouchement. — Avortement. — Curettage utérin... 30 »
Trachéotomie. — Laryngotomie...................... 50 »
Ouverture chirurgicale d'une grande articulation. —
    Kélotomie. — Autoplastie.......................... 50 »
Suture osseuse..................................... 60 »
Uréthrotomie externe. — Opérations sur les viscères.... 100 »
Opérations sur les parties externes de l'œil............. 20 »
Opérations sur les parties profondes de l'œil............ 50 »
Énucléation d'un œil................................ 50 »
Opérations sur l'oreille moyenne..................... 20 »
Opérations sur l'oreille interne...................... 50 »

III. — ASSISTANCE.

a. *Assistance sans anesthésie.*

Un aide.. 10 »
Deux aides ou plus................................ 20 »

b. *Assistance avec anesthésie.*

Un aide.. 20 »
Deux aides ou plus................................ 30 »

IV. — CAS NON SPÉCIFIÉS CI-DESSUS.

Les interventions et les traitements non visés dans la nomenclature précédente et relatifs à des accidents occasionnant au
moins une incapacité de travail d'un jour, seront payés d'après
le tarif suivant :

a. Accidents nécessitant un traitement médical de un à
    quatre jours.. 3 fr.
b. Accidents nécessitant un traitement médical de cinq
    à sept jours.. 6 »
c. Accidents nécessitant un traitement médical de huit à
    quatorze jours... 10 »
d. Accidents nécessitant un traitement médical de quinze
    à trente jours.. 20 »
e. Accidents nécessitant un traitement médical de plus
    d'un mois : pour premier mois...................... 20 »
Plus 5 francs par quinzaine supplémentaire jusqu'à l'ex-
    piration du sixième mois.

TARIF *B*

1. Lésions donnant lieu à un traitement de moins de huit jours...................................   5 fr.
2. Lésions donnant lieu à un traitement de huit à quatorze jours...................................   10 »
3. Lésions donnant lieu à un traitement de quinze à trente jours...................................   20 »
4. Lésions donnant lieu à un traitement de trente et un à soixante jours...................................   30 »
5. Lésions donnant à lieu à un traitement de soixante et un à quatre-vingt-dix jours...................................   40 »
6. Lésions donnant lieu à un traitement de quatre-vingt-onze jours à six mois...................................   60 »
7. Lésion ayant occasionné la mort, quelle que soit la durée du traitement...................................   60 »

   Par le Roi :   LÉOPOLD.
Le Ministre de l'industrie et du travail,

   FRANCOTTE.

APPENDICE

A propos de la radiographie des fractures [1].

Depuis que la loi de 1898 indemnise les suites d'accidents, le pronostic des fractures s'est complètement transformé. On trouve très rarement des fracturés qui se déclarent guéris, même après un ou deux ans, d'une fracture diaphysaire consolidée sans raccourcissement appréciable. Le blessé va de médecin en médecin, porteur d'un radiogramme qui montre un cal, une déformation, ou même simplement une diminution d'opacité au niveau d'un os. Il accuse de l'impotence et des douleurs persistantes et finit par obtenir plusieurs certificats parmi lesquels il choisit finalement celui qui apprécie le plus généreusement son incapacité. Nous sommes convaincus, pour avoir soigné et suivi comparativement des fracturés assurés et non assurés, que, dans les suites éloignées de ces traumatismes, il n'y a souvent de réel que le désir d'obtenir une pension viagère.

Aussi le praticien doit-il vulgariser dans le public les notions suivantes et saisir toutes les occasions de les exposer aux magistrats qui s'occupent d'affaires d'accidents :

1° Le cal est transparent aux rayons X jusqu'au moment où il est infiltré de sels calcaires, ce qui ne commence guère qu'à partir du quinzième ou vingtième jour.

2° Certains cals sont encore transparents aux rayons X, alors qu'ils sont déjà solides (Destot [2]).

3° Le raccourcissement d'un os fracturé, mesuré sur le cliché, ne correspond pas toujours à un raccourcissement équivalent du membre qui peut avoir conservé sa longueur normale (Demoulin [3]).

1. Voy. les incapacités consécutives aux fractures, pages 50 et suiv.

2. Destot, *in* Marcelot, *Radiographie et diagnostic clinique des fractures,* Thèse de Paris, 1905-1906, n° 277, p. 73. Bonvalot-Jouve, éditeur.

3. Demoulin en a présenté un bel exemple à la *Société de Chirurgie* le 14 mars 1906.

4° L'existence d'un cal volumineux ou vicieux, réunissant des fragments chevauchant l'un sur l'autre, n'entraine pas forcément — loin de là — une impotence du membre ni des douleurs dans la région blessée. C'est ainsi que chez les fracturés de cuisse qui ont guéri avec un raccourcissement d'un ou deux centimètres — ce qui est un résultat excellent — et marchent sans claudication, la radiographie, comme l'a montré Tuffier dès 1900, montre *toujours* un certain degré de déplacement [1].

5° Si « le cliché radiographique *bien fait* d'une fracture montre un cal plus volumineux qu'il ne l'est réellement, l'os que ce cal intéresse est forcément plus volumineux. S'il y a amplification, elle reste forcément proportionnelle » (Contremoulins [2]).

6° Enfin et surtout, dans la pratique des accidents du travail, le médecin ne doit jamais établir de certificat ou de rapport d'après des radiogrammes de provenance inconnue, qui peuvent avoir été truqués très habilement, ou achetés à un autre blessé. On devra toujours faire pratiquer une nouvelle radiographie par un radiographe de profession et, autant que possible, pour éviter les substitutions de personnes, assister à la séance. Aux épreuves positives (au moins deux, l'une antéro-postérieure, l'autre interne-externe ou externe-interne), qui porteront le nom du blessé, la date de l'examen, et la position de la région sur la plaque, sera joint un petit rapport écrit et signé par le radiographe.

1. Monod en a rapporté une observation à la *Société de Chirurgie*, le 28 février 1906, et ce cas a été l'origine d'une discussion qui a abouti à la conclusion précédente.

2. Contremoulins *in* Nogier, Des erreurs de la radiographie, *Rapport au Congrès de l'A. F. A. S.*, Clermont-Ferrand, août 1908. *Archives d'électricité médicale de Bergonié*, 25 juin 1908, pp. 450 à 458.

TABLE ALPHABÉTIQUE

INDEX DES NOMS CITÉS

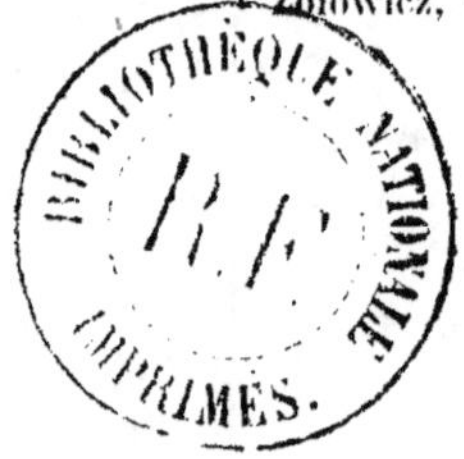

MASSON ET Cᵉ, ÉDITEURS
LIBRAIRES DE L'ACADÉMIE DE MÉDECINE
120, BOULEVARD SAINT-GERMAIN, PARIS — VIᵉ ARR.

Octobre 1908.

Pratique
Médico=Chirurgicale

MÉDECINE ET CHIRURGIE GÉNÉRALES ET SPÉCIALES
OBSTÉTRIQUE, PUÉRICULTURE, HYGIÈNE
MÉDECINE LÉGALE, ACCIDENTS DU TRAVAIL, PSYCHIATRIE
CHIMIE ET BACTÉRIOLOGIE CLINIQUES, ETC.

Directeurs :

E. BRISSAUD, A. PINARD, P. RECLUS

Secrétaire Général : **HENRY MEIGE**

Collaborateurs :

ALLARD, BACH, BAUER, BAUMGARTNER, BOIX, BONNIER
BOUFFE DE ST-BLAISE, BOURGES, BRÉCY, CARRION, CHEVASSU, CHEVRIER
CLERC, COUVELAIRE, CROUZON, DOPTER, DUVAL, ENRIQUEZ
FAURE, FEINDEL, FIEUX, FORGUE, FRUHINSHOLZ, GOSSET, R. GRÉGOIRE
GRENET, HALLION, HERBET, JEANBRAU, KENDIRDJY, LABEY, LAPOINTE
LARDENNOIS, LAUNAY, LECÈNE, LENORMANT, LEPAGE
LEREBOULLET, LONDE, DE MASSARY, H. MEIGE, MORAX, MOUTIER, OUI
PARISET, PÉCHIN, PIQUAND, POTOCKI, RATHERY, SAUVEZ
SAVARIAUD, SCHWARTZ, SÉE, SICARD, SOUQUES, TOLLEMER, TRÉMOLIÈRES
TRENEL, VEAU, WALLICH, WIART, WURTZ

*Six volumes in-8°, formant ensemble 5.700 pages, illustrés de
1.231 figures, demi-reliure amateur, tête dorée.*

Prix de l'ouvrage complet. . . 110 francs

(1) Sur demande, *la Librairie Masson et Cⁱᵉ envoie gratuitement les cata-
logues suivants*. — Catalogue général. — Catalogues de l'Encyclopédie
scientifique des Aide-Mémoire. — I. *l'Ingénieur*. — II. *le Biologiste*.
Les livres de plus de **5 francs** *sont expédiés* **franco** *au prix du Catalogue.*
Les volumes de 5 francs et au-dessous sont augmentés de 10 °/₀ *pour le port.*
Toute commande doit être accompagnée de son montant.

================ COLLECTION DE PRÉCIS MÉDICAUX ================

COLLECTION DE PRÉCIS MÉDICAUX

Cette nouvelle collection s'adresse aux étudiants, pour la préparation aux examens, et à tous les praticiens qui, à côté des grands Traités, ont besoin d'ouvrages concis, mais vraiment scientifiques, qui les tiennent au courant. D'un format maniable, élégamment cartonnés en toile anglaise souple, ces livres sont abondamment illustrés, ainsi qu'il convient à des livres d'enseignement.

Vient de Paraître :

Introduction à l'étude de la Médecine par G.-H. ROGER, professeur à la Faculté de Paris. *Quatrième édition, entièrement revue.* . **10 fr.**

Physique Biologique par G. WEISS, agrégé à la Faculté de Paris, avec 543 figures . **7 fr.**

Physiologie par MAURICE ARTHUS, professeur à l'Université de Lausanne. *Troisième édition,* avec 286 figures en noir et en couleurs. . . . . . . **10 fr.**

Chimie physiologique par MAURICE ARTHUS, *Cinquième édition,* avec 109 fig. et 2 planches hors texte. . . . . **6 fr.**

Dissection par P. POIRIER, professeur, et AMÉDÉE BAUMGARTNER, prosecteur à la Faculté de Paris, avec 169 figures. . . . . **6 fr.**

Microbiologie clinique par F. BEZANÇON, agrégé à la Faculté de Paris, avec 82 fig. **6 fr.**

Examens de Laboratoire *employés en clinique,* par L. BARD, professeur à l'Université de Genève, avec la collaboration de MM. G. MALLET et H. HUMBERT, avec 138 figures en noir et en couleurs. . . . . **9 fr.**

Diagnostic médical et exploration clinique par P. SPILLMANN et P. HAUSHALTER professeurs et L. SPILLMANN, professeur agrégé à l'Université de Nancy, avec 153 figures. . **7 fr.**

Médecine infantile par P. NOBÉCOURT, agrégé à la Faculté de Paris, avec 77 figures et 1 planche en couleurs. . . . . **9 fr.**

Chirurgie infantile par E. KIRMISSON, professeur à la Faculté de Paris, avec 462 figures . . . . **12 fr.**

Médecine légale par A. LACASSAGNE, professeur à la Faculté de Lyon, avec 112 figures et 2 planches en couleurs. . . . . **10 fr.**

Ophtalmologie par le Dr V. MORAX, ophtalmologiste de l'hôpital Lariboisière, avec 339 figures et 3 planches en couleurs. . . . . **12 fr.**

Thérapeutique et Pharmacologie par A. RICHAUD, agrégé à la Faculté de Paris, avec figures . . . . **12 fr.**

Vient de paraître :

QUINZIÈME ÉDITION, ENTIÈREMENT REFONDUE
DU
MANUEL
de
Pathologie Interne
PAR
G. DIEULAFOY
4 vol. in-16, avec figures en noir et en couleurs, cartonnés à l'anglaise. **32 fr.**

Clinique Médicale
de l'Hôtel-Dieu de Paris
PAR
G. DIEULAFOY
Professeur de clinique médicale à la Faculté de médecine de Paris,
Médecin de l'Hôtel-Dieu, Membre de l'Académie de médecine.

Cinquième série, 1905-1906 :

1 volume in-8° avec figures dans le texte et 14 planches hors
texte en noir et en couleurs. . . . . **10 fr.**

Déjà publiés :

I. — 1896-1897, 1 volume in-8°. . . . . **10 fr.**
II. — 1897-1898, 1 volume in-8°. . . . . **10 fr.**
III. — 1898-1899, 1 volume in-8°. . . . . **10 fr.**
IV. — 1901-1902, 1 volume in-8°. . . . . **10 fr.**

Clinique Médicale de l'Hôtel-Dieu
Professeur G. DIEULAFOY

CLINIQUE ET LABORATOIRE
CONFÉRENCES DU MERCREDI
PAR MM.
L. NATTAN-LARRIER et **O. CROUZON**, Chefs de Clinique.
V. GRIFFON et **M. LOEPER**, Chefs de Laboratoire.

1 *vol. in-8° de* 330 *pages, avec* 37 *fig. et* 2 *planches hors texte.* **6 fr.**

G.-M. DEBOVE
Doyen de la Faculté de Médecine, Membre de l'Académie de Médecine.

Ch. ACHARD	**J. CASTAIGNE**
Professeur agrégé à la Faculté, Médecin des Hôpitaux.	Professeur agrégé à la Faculté, Médecin des Hôpitaux.

DIRECTEURS

Manuel
des
Maladies de l'Appareil circulatoire
et du Sang

PAR MM.

**Ch. AUBERTIN, L. BRODIER, J. CASTAIGNE, M. COURTOIS-SUFFIT,
Jean FERRAND, André JOUSSET, Marcel LABBÉ
Ch. LAUBRY, M. LOEPER, P. NOBÉCOURT, F. RATHERY
Jules RENAULT, Pierre TEISSIER, H. VAQUEZ.**

1 vol. grand in-8° de 844 pages avec figures dans le texte. . **14 fr.**

Dans ce manuel, on trouvera la description des maladies du cœur faite par MM. les professeurs agrégés Teissier, Vaquez, Nobécourt, etc., élèves du professeur Potain devenus des maitres à leur tour. Les chapitres consacrés aux œdèmes, aux maladies des artères et des veines, complètent très utilement ce livre où l'on trouvera encore décrites pour la première fois d'une manière didactique certaines affections du sang, en particulier les leucocytoses et les leucémies.

Manuel
des
Maladies des Reins
et des Capsules surrénales

PAR MM.
**J. CASTAIGNE, E. FEUILLIÉ, A. LAVENANT, M. LOEPER
R. OPPENHEIM, F. RATHERY**

1 vol. in-8°, avec figures dans le texte. . . . . **14 fr.**

Ces maladies, qui ont donné lieu à tant de travaux au cours des dernières années, ont été étudiées d'une façon particulièrement documentée tout en restant claire et pratique. Les chapitres consacrés par M. le professeur agrégé Castaigne à la division clinique des néphrites, à l'étude des fonctions rénales, à la tuberculose des reins, à la thérapeutique des néphrites, fourniront aux médecins toute une série de notions pratiques indispensables. De même, l'article consacré par M. le professeur agrégé Loeper et M. le docteur Oppenheim à la pathologie des capsules surrénales met au point toute l'histoire clinique des surrénalites, naguère encore si confuse.

Manuel
des
Maladies du Tube digestif

TOME I

BOUCHE, PHARYNX, OESOPHAGE, ESTOMAC

PAR

G. PAISSEAU, F. RATHERY, J.-Ch. ROUX

1 vol. grand in-8° de 725 pages avec figures dans le texte . . **14** fr.

Cette première partie comprend les maladies de la bouche et du pharynx que M. Paisseau a décrites minutieusement, les affections de l'œsophage que M. Rathery a su présenter d'une façon aussi intéressante que pratique. Enfin l'étude des maladies de l'estomac, par M. J.-Ch. Roux, constitue la partie capitale de ce volume. Les chapitres consacrés à la sémiologie et à l'étude des dyspepsies rendront les plus grands services aux praticiens, ainsi que ceux relatifs aux rapports des maladies nerveuses avec les affections de l'estomac et à la question souvent si complexe des régimes et des médications au cours des dyspepsies.

TOME II

INTESTIN, PÉRITOINE, GLANDES SALIVAIRES, PANCRÉAS

PAR MM.

M. LOEPER, Ch. ESMONET, X. GOURAUD, L.-G. SIMON, L. BOIDIN et F. RATHERY

1 vol. grand in-8° de 810 pages avec 116 figures dans le texte. **14** fr.

Dans l'article de M. Simon sur les glandes salivaires se trouvent exposées les recherches si intéressantes poursuivies par l'auteur sous la direction du professeur Roger. De même, M. Rathery a su exposer tous les travaux récents qui ont transformé depuis quelques années l'étude clinique des maladies du Pancréas. L'article de M. Boidin est une mise au point de la pathologie du péritoine envisagée surtout au point de vue clinique et thérapeutique. Enfin la plus grande partie de l'ouvrage est consacrée à l'étude de la pathologie intestinale par M. le professeur agrégé Loeper. Bien que ce livre soit avant tout un manuel de pratique courante, le lecteur trouvera dans cet article l'exposé de toutes les recherches nouvelles.

Tome IX. — 1 vol. gr. in-8° de 1092 pages, avec figures. . . . . **18 fr.**

Maladies de l'encéphale. — Maladies de la protubérance et du bulbe. — Maladies intrinsèques de la moelle épinière. — Maladies extrinsèques de la moelle épinière. — Maladies des méninges. — Syphilis des centres nerveux.

Tome X et dernier. — 1 vol. grand in-8° de 1048 pages, avec figures en noir et en couleurs et 3 planches hors texte en couleurs . . . . . **18 fr.**

Des Névrites. — Pathologie des différents muscles et nerfs moteurs. — Tics. — Crampes fonctionnelles et professionnelles. — Chorées, Myoclonies. — Maladie de Thomsen. — Paralysie agitante. — Myopathie primitive progressive. — Amyotrophie Charcot-Marie et Werdnig-Hoffmann. — Acromégalie, Gigantisme, Achondroplasie, Myxœdème. — Goitre exophtalmique. — Pathologie du grand sympathique. — Neurasthénie. — Épilepsie. — Hystérie. — Paralysie générale progressive. — Les Psychoses.

Table analytique des 10 volumes.

Traité
de
Microscopie Clinique

PAR

Dʳ M. DEGUY
Ancien Interne des Hôpitaux de Paris
Ancien Chef de Laboratoire
à l'Hôpital des Enfants-Malades

A. GUILLAUMIN
Docteur en Pharmacie
Ancien Interne des Hôpitaux de Paris

1 vol. grand in-8° de 428 pages, avec 38 figures dans le texte, 93 planches en couleurs, relié toile anglaise. 50 fr.

Cet important ouvrage est en même temps un traité et un atlas, plus un atlas qu'un traité. Essentiellement pratique, il s'adresse à la fois au médecin et au pharmacien et leur rendra, dans l'exercice quotidien de leur profession, les plus grands services pour l'établissement du diagnostic microscopique, ce puissant et indispensable auxiliaire du diagnostic clinique.

Il comprend l'étude des éléments suivants :

Sang — Sérosités pathologiques (cytodiagnostic) — Lait et colostrum. — Matières fécales. — Parasites animaux de l'organisme et leurs œufs. — Teignes cryptogamiques et dermatoses. — Microbes pathogènes. — Crachats. — Conjonctivites. — Flore et maladies de l'appareil génital. — Urines. — Sperme. — Cheveux, poils, fibres et textiles. — Trypanosomes. — Champignons vénéneux.

Un texte clair et pratique accompagne les 93 planches en couleurs, d'une exactitude scrupuleuse, qui forment le fond de ce superbe et utile ouvrage.

=== MÉDECINE ===

TRAITÉ ÉLÉMENTAIRE
de
Clinique Médicale

PAR

G.-M. DEBOVE

Doyen de la Faculté de Médecine de Paris,
Professeur de Clinique médicale,
Médecin des hôpitaux,
Membre de l'Académie de Médecine.

ET

A. SALLARD

Ancien interne des hôpitaux.

1 volume grand in-8° de 1296 pages,
avec 275 figures, relié toile. . **25 fr.**

Condenser en un volume les principales notions théoriques et pratiques nécessaires au diagnostic, tel est le but de ce livre. Outre la description des procédés de recherche et d'exploration par lesquels le médecin s'efforce d'arriver à la rigueur scientifique, les auteurs y exposent, avec l'étude générale des grands syndromes propres à chacun des appareils organiques, le tableau clinique de chaque maladie.

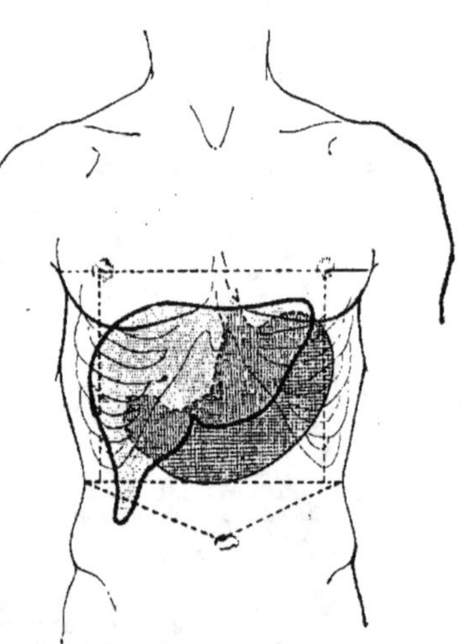

Fig. 168. — Rapports de l'estomac avec le foie et la cage thoracique. Repères permettant de les déterminer par la percussion.

Leçons sur les
Troubles fonctionnels du Cœur
(INSUFFISANCE CARDIAQUE — ASYSTOLIE)

PAR

Pierre MERKLEN

Médecin de l'hôpital Laënnec

PUBLIÉES PAR

le Dr Jean Heitz

1 volume in-8° de VIII-430 pages, avec figures. . . . . **10 fr.**

Vient de paraître :

Les Médicaments usuels

Par le Dʳ A. MARTINET
Ancien Interne des hôpitaux de Paris.

TROISIÈME ÉDITION, REVUE ET AUGMENTÉE
1 volume in-8°. . . . . **5 fr.**

Traité de Physiologie

PAR

| **J.-P. MORAT** | **Maurice DOYON** |
| Professeur à l'Université de Lyon. | Professeur adjoint à la Faculté de Médecine de Lyon. |

5 volumes gr. in-8°, avec figures en noir et en couleurs dans le texte.
En souscription : **60 fr.**

TOME I. **Fonctions élémentaires.** — Prolégomènes, contraction.
— Sécrétion, milieu intérieur, avec 194 figures. . . . . **15 fr.**

TOME II. **Fonctions d'innervation,** avec 263 figures. . . . . **15 fr.**

TOME III. **Fonctions de nutrition.** — Circulation. — Calorification,
avec 173 figures . . . . **12 fr.**

TOME IV. **Fonctions de nutrition** (*suite et fin*). — Respiration,
excrétion. — Digestion, absorption, avec 167 figures. . . . . **12 fr.**

Sous presse : TOME V ET DERNIER
Fonctions de relation et de reproduction.

Pathologie générale expérimentale

Les

Processus généraux

PAR LES

| **Dʳ CHANTEMESSE** | **Dʳ PODWYSSOTZKY** |
| Professeur à la Faculté de Paris. | Professeur à l'Université d'Odessa. |

TOME I. — 1 vol. grand in-8°, avec 162 figures en noir et en couleurs. . . . . **22 fr.**

TOME II. — 1 vol. grand in-8°, avec 94 figures en noir et en couleurs. . . . . **22 fr.**

BIBLIOTHÈQUE
d'Hygiène thérapeutique

FONDÉE PAR

le professeur PROUST
Membre de l'Académie de Médecine, Inspecteur général des Services sanitaires

Chaque ouvrage forme un volume cartonné toile
et est vendu séparément : **4** francs.

VOLUMES PARUS

Hygiène du Dyspeptique (2ᵉ *édition*). — **Hygiène du Neurasthénique** (3ᵉ *édition*). — **Hygiène des Maladies de la Femme.** — **L'Hygiène du Goutteux** (2ᵉ *édition*). — **L'Hygiène de l'Obèse** (2ᵉ *édition*). — **L'Hygiène des Asthmatiques.** — **Hygiène et Thérapeutique thermales.** — **Les Cures thermales.** — **Hygiène des Albuminuriques.** — **Hygiène du Tuberculeux** (2ᵉ *édition*). — **Hygiène et Thérapeutique des Maladies de la bouche** (2ᵉ *édition*). — **L'Hygiène des Diabétiques.** — **L'Hygiène des Maladies du cœur.** — **Hygiène et Thérapeutique des Maladies des fosses nasales.**

Traité d'Hygiène ❧❧❧❧❧❧❧❧❧

Par A. PROUST
Professeur à la Faculté de médecine de Paris,
Membre de l'Académie de médecine.

Troisième édition, revue et considérablement augmentée

AVEC LA COLLABORATION DE :

A. NETTER et **H. BOURGES**
Professeur agrégé
Membre du Comité consultatif d'hygiène publique.   Chef du laboratoire d'hygiène à la Faculté de Médecine.

Ouvrage couronné par l'Institut et la Faculté de Médecine.

1 vol. in-8ᵉ de 1240 pages, avec figures et cartes dans le texte, **25** francs.

Les Maladies Populaires

Maladies vénériennes, Alcoolisme, Tuberculose

Par L. RÉNON
Professeur agrégé à la Faculté de Médecine de Paris,
Médecin de l'hôpital de la Pitié, Membre de la Société de Biologie.

Deuxième édition revue et augmentée

1 volume in-8° de VIII-510 pages. . . . . **5 fr.**

La Pratique ✦✦✦✦✦✦✦✦✦
✦✦✦✦✦ Dermatologique

Traité de Dermatologie appliquée

PUBLIÉ SOUS LA DIRECTION DE MM.

ERNEST BESNIER, L. BROCQ, L. JACQUET

PAR MM.

AUDRY, BALZER, BARBE, BAROZZI, BARTHÉLEMY, BÉNARD, ERNEST BESNIER
BODIN, BRAULT, BROCQ, DE BRUN, COURTOIS-SUFFIT,
DU CASTEL, A. CASTEX, J. DARIER, DEHU, DOMINICI, W. DUBREUILH, HUDELO
L. JACQUET, JEANSELME, J.-B. LAFFITTE, LENGLET, LEREDDE,
MERKLEN, PERRIN, RAYNAUD, RIST, SABOURAUD, MARCEL SÉE, GEORGES
THIBIERGE, TRÉMOLIÈRES, VEYRIÈRES.

*4 volumes reliés toile formant ensemble 3870 pages, et illustrés de
823 figures en noir et de 89 planches en couleurs.......* **156** *fr.*
Chaque volume est vendu séparément.

Depuis la publication de la *PRATIQUE DERMATOLOGIQUE*,
les applications électrothérapiques ont acquis une grande importance. Aussi MM. BESNIER, BROCQ et JACQUET ont-ils fait re-
fondre entièrement, en Janvier 1907, l'article **Electricité**.

On y trouvera maintenant exposées, avec clarté et précision,
les diverses modalités de la cure électrique : courants galva-
niques, électrolyse et ionisation; courants faradiques et sinusoï-
daux; franklinisation; courants de haute fréquence, radiothérapie, etc., etc.

En outre, à chacune des dermatoses justiciables de ces
méthodes, on trouvera les renvois et indications nécessaires.

TOME *1*. — 1 vol. avec 230 fig. et 24 planches . . . . **36** fr.
Anatomie et Physiologie de la Peau. — Pathologie générale de la Peau. — Symptomatologie générale des Dermatoses. — Acanthosis nigricans à Ecthyma.

TOME *II*. — 1 vol. avec 168 fig. et 21 planches. . . . . . . **40** fr.
Eczéma à Langue.

TOME *III*. — 1 vol. avec 201 fig. et 19 planches. . . . . **40** fr.
Lèpre à Pityriasis.

TOME *IV*. — 1 vol. avec 213 fig. et 25 planches. . . . . . **40** fr.
Poils à Zona.

OUVRAGE COMPLET

Traité
d'Anatomie Humaine

PUBLIÉ SOUS LA DIRECTION DE

P. POIRIER   ET   **A. CHARPY**

Professeur d'anatomie à la Faculté de
médecine de Paris. Chirurgien des hôpitaux.

Professeur d'anatomie à la Faculté
de médecine de Toulouse.

AVEC LA COLLABORATION DE

O. AMOEDO — A. BRANCA — A. CANNIEU — B. CUNÉO — G. DELAMARE — PAUL DELBET
A. DRUAULT — P. FREDET — GLANTENAY
A. GOSSET — M. GUIBÉ — P. JACQUES — TH. JONNESCO — E. LAGUESSE
L. MANOUVRIER — M. MOTAIS — A. NICOLAS — P. NOBÉCOURT — O. PASTEAU — M. PICOU
A. PRENANT — H. RIEFFEL — CH. SIMON — A. SOULIÉ

5 volumes grand in-8°, avec figures noires et en couleurs. 160 fr.

Vient de paraître :

MÉDECINE OPÉRATOIRE
des
VOIES URINAIRES
Anatomie Normale
ET
Anatomie Pathologique Chirurgicale
Par J. ALBARRAN
Professeur de clinique des Maladies des Voies urinaires
à la Faculté de Médecine de Paris, Chirurgien de l'Hôpital Necker.

Un volume grand in-8° de XI-901 pages, avec 561 figures dans le texte
en noir et en couleurs. *Relié toile.* . . . . . **35** fr.

Cet ouvrage, magnifiquement illustré de figures très claires en noir et en couleurs, est destiné à devenir le guide de tout chirurgien désirant s'adonner aux opérations sur les voies urinaires.

Le plan que l'auteur a voulu suivre est assez différent de celui des traités de Médecine opératoire. Le Professeur Albarran a eu seulement en vue d'exposer les procédés opératoires employés par lui, pour le traitement des maladies de l'appareil urinaire qui nécessitent l'intervention chirurgicale. Il n'a, à aucun moment, voulu perdre de vue le but pratique de ce livre destiné à ceux qui doivent opérer sur le vivant ; aussi a-t-il évité systématiquement les descriptions schématiques des opérations cadavériques, et s'est-il, au contraire, efforcé d'établir les indications anatomo-pathologiques des opérations.

L'illustration de la *Médecine Opératoire des Voies urinaires* est tout à fait hors pair : 561 figures *en noir et en couleurs*, dues au talent de MM. PAPIN, LEUBA, FRANTZ, illustrent le texte avec netteté et précision. Enfin, ce magnifique ouvrage, tiré avec luxe sur papier couché, est revêtu d'une reliure originale et élégante.

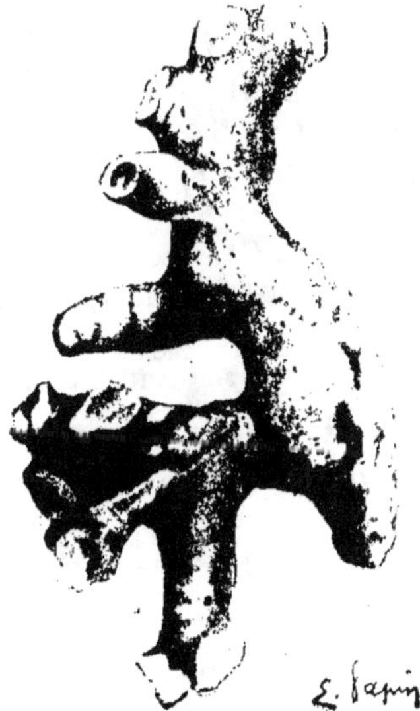

Fig. 81. — Calcul ramifié du rein moulant le bassinet et les calices

Vient de paraître :

Petite Chirurgie Pratique

PAR

TH. TUFFIER
Professeur agrégé à la Faculté de Médecine de
Paris, Chirurgien de l'hôpital Beaujon.

P. DESFOSSES
Ancien interne des hôpitaux de Paris
Chirurgien du Dispensaire de la Cité du Midi

DEUXIÈME ÉDITION, REVUE ET AUGMENTÉE

1 vol. petit in-8° de VIII-568 pages, avec 353 figures, cartonné à l'anglaise. **10 fr.**

Le but de ce livre est d'exposer aussi clairement que possible les éléments de petite chirurgie indispensables à l'infirmière, à l'étudiant, au praticien.

Les remaniements de cette édition portent sur plus du cinquième du livre. Les additions comprennent le *pansement des brûlures*, les *greffes dermo-épidermiques*, *l'anesthésie par la stovaïne*, la *méthode de Bier*, *la gymnastique de la respiration et du maintien*, etc...

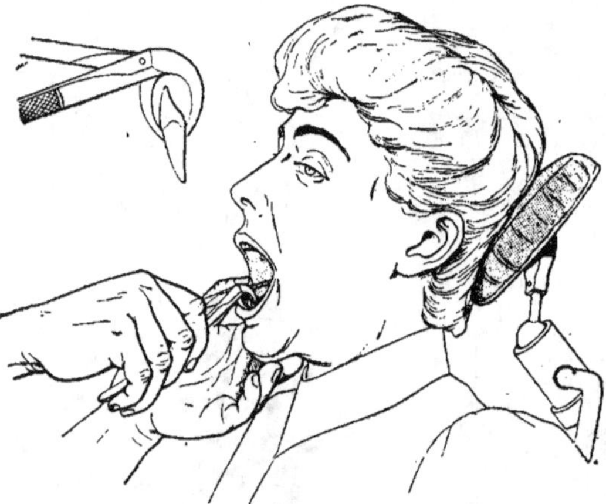

Fig. 346. — Extraction d'une incisive inférieure.

Les médecins de campagne sont dans la nécessité de s'occuper de la bouche de leurs malades ; le Dr Neveu a écrit pour eux un chapitre très substantiel sur les *extractions dentaires* et *l'hygiène de la bouche et des dents*.

Guide anatomique
aux Musées de Sculpture

PAR

A. CHARPY
Professeur d'Anatomie à la Faculté de
Médecine de Toulouse.

L. JAMMES
Professeur adjoint à l'Université
de Toulouse.

1 vol. petit in-8° de VIII-112 pages, avec figures. . . . . **2 fr.**

Ce guide n'a point pour but d'apprendre l'anatomie aux artistes : il se propose simplement de permettre aux visiteurs de musées d'étudier avec fruit et de comprendre les œuvres de sculpture.

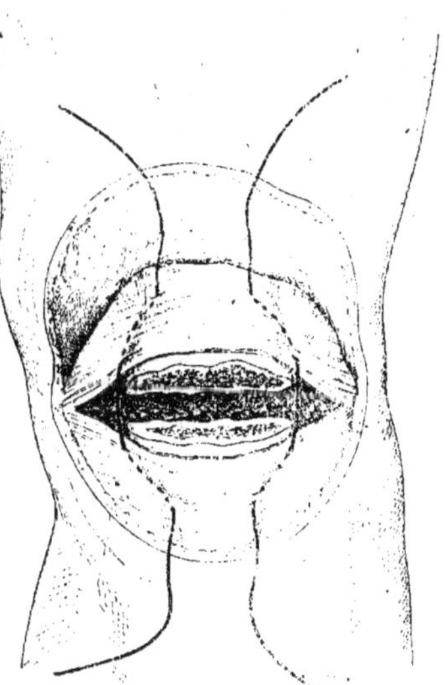

Fig. 256. — **Fracture de la rotule.** Double suture fibro-périostique latérale (Blake).

Précis de ❧❧❧❧❧❧❧❧❧❧❧❧❧
❧❧❧❧❧ Technique opératoire

PAR

LES PROSECTEURS DE LA FACULTÉ DE MÉDECINE DE PARIS
Avec Introduction par le professeur Paul Berger

Le *Précis de Technique opératoire* est divisé en 7 volumes.

Pratique courante et Chirurgie d'urgence, par VICTOR VEAU, 2ᵉ *édition.* — **Tête et cou,** par CH. LENORMANT (2ᵉ *édition*). — **Thorax et membre supérieur,** par A. SCHWARTZ (2ᵉ *édition*). —**Abdomen,** par M. GUIBÉ (2ᵉ *édition*). — **Appareil urinaire et appareil génital de l'homme,** par PIERRE DUVAL (2ᵉ *édition*). — **Membre inférieur,** par GEORGES LABEY. — **Appareil génital de la femme,** par R. PROUST.

Chaque volume, cart. toile et illustré d'environ 200 fig., la plupart originales. . . . . **4 fr. 50**

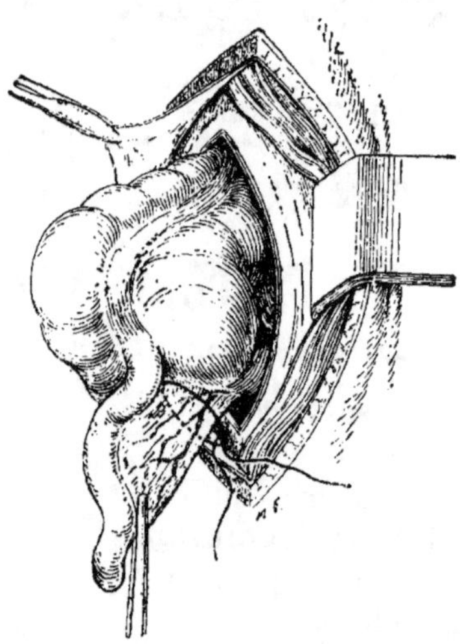

Ligature du méso-appendice.

Vient de paraître :

NOUVELLE ÉDITION
complètement revue et augmentée de figures nouvelles

DU

Précis de Manuel Opératoire
Par L.-H. FARABEUF
Professeur à la Faculté de Médecine de Paris
I. Ligatures des Artères. — II. Amputations. — III. Résections
Appendice.
1 vol. in-8ᵉ de XVI-1092 pages avec 862 figures, broché. . . . . **16 fr.**

================ COLLECTIONS ================

L'ŒUVRE MÉDICO-CHIRURGICAL (Dʳ CRITZMAN, Directeur)

Suite de Monographies Cliniques
SUR LES QUESTIONS NOUVELLES
EN MÉDECINE, EN CHIRURGIE ET EN BIOLOGIE

Chaque Monographie est vendue séparément. . . . . **1 fr. 25**

Il est accepté des Abonnements pour une série de 10 Monographies consécutives, au prix à forfait et payable d'avance de **10** francs pour la France et **12** francs pour l'Etranger (port compris).

DERNIÈRES MONOGRAPHIES PUBLIÉES :

34. **Le Rhumatisme tuberculeux** (*pseudo-rhumatisme d'origine bacillaire*), par le professeur Antonin PONCET et Maurice MAILLAND.
35. **Les Consultations de nourrissons,** par Ch. MAYGRIER, agrégé.
36. **La Médication phosphorée,** par le Pʳ GILBERT et le Dʳ POSTERNAK.
37. **Pathogénie et traitement des névroses intestinales,** par le Dʳ GASTON LYON.
38. **De l'Enucléation des fibromes utérins,** par Th. TUFFIER, professeur agrégé, chirurgien de l'hôpital Beaujon.
39. **Le Rôle du sel en pathologie,** par Ch. ACHARD, professeur agrégé.
40. **Le Rôle du sel en thérapeutique,** par Ch. ACHARD.
41. **Le Traitement de la Syphilis,** par le professeur E. GAUCHER.
42. **Tics,** par le Dʳ HENRY MEIGE.
43. **Diagnostic de la Tuberculose par les nouveaux procédés de laboratoire,** par le Dʳ NATTAN-LARRIER.
44. **Traitement de l'hypertrophie prostatique par la prostatectomie,** par R. PROUST, professeur agrégé à la Faculté de Paris.
45. **De la Lactosurie** (*Études urologiques de médecine comparée sur les états de grossesse, de puerpéralité et de lactation chez la femme et les femelles domestiques*) par M. CH. PORCHER, professeur à l'Ecole vétérinaire de Lyon.
46. **Les Gastro-entérites des nourrissons,** par A. LESAGE, médecin de l'Hôpital des Enfants (Hérold).
47. **Le Traitement des Gastro-entérites des nourrissons et du Choléra infantile,** par A. LESAGE.
48. **Les Ions et les médications ioniques** par S. LEDUC, professeur à l'Ecole de médecine de Nantes.
49. **Physiologie de l'acide urique,** par P. FAUVEL, docteur ès sciences, professeur à l'Université catholique d'Angers.
50. **Le Diagnostic fonctionnel du cœur,** par W. JANOWSKI, professeur agrégé à l'Académie médicale de Saint-Pétersbourg.
51. **Les Arriérés scolaires,** par R. CRUCHET, professeur agrégé à la Faculté de Médecine de Bordeaux.
52. **Artério-Sclérose et Athéromasie,** par le professeur TEISSIER, professeur à l'Université de Lyon.
53. **Les Sulfo-éthers urinaires** (*physiologie et valeur clinique dans l'auto-intoxication intestinale*) par H. LABBÉ, chef de laboratoire à la Faculté de Paris et G. VITRY, chef de clinique à la Faculté de Paris.
54. **Les injections mercurielles intra musculaires dans le traitement de la Syphilis,** par le Dʳ A. LEVY-BING, ancien interne de St-Lazare.

DIVERS

BARD. — **Précis d'Anatomie pathologique** (*Deuxième édition*), par L. Bard, professeur à l'Université de Genève. 1 vol., avec 125 fig., cart. toile. **7 fr. 50**

BRISSAUD. — **Leçons sur les Maladies nerveuses** (*Deuxième série*; hôpital St-Antoine), par E. Brissaud, professeur à la Faculté de Paris, recueillies par Henry Meige. 1 vol. grand in-8°, avec 165 figures. . . . . **15 fr.**

BROCA. — **Leçons cliniques de Chirurgie infantile**, par A. Broca, agrégé à la Faculté de Paris. *Deuxième série.* 1 vol. in-8°, avec 99 figures. **10 fr.**

CALMETTE (A.). — **Recherches sur l'Épuration biologique et chimique des Eaux d'égout**, *effectuées à l'Institut Pasteur de Lille et à la station expérimentale de la Madeleine*, par A. Calmette, avec la collaboration de MM. E. Rolants, E. Boullanger, F. Constant, L. Massol.
> Tome I. Avec la collaboration du Pr A. Buisine. 1 vol. in-8° de IV-194 pages avec 39 figures et 2 planches hors texte. . . . . **6 fr.**
> Tome II. 1 vol. gr. in-8°, de IV-314 pages, avec 45 figures et 11 graphiques dans le texte et 6 planches hors texte.. . . . . **10 fr.**

CALOT. — **Traite pratique de Technique Orthopédique**, par le Dr Calot, chirurgien en chef de l'hôpital Rothschild, etc.
> I. *Technique du Traitement de la Coxalgie*, avec 178 fig. 1 vol. . . **7 fr.**
> II. *Technique du Traitement de la Luxation congénitale de la hanche*, avec 206 figures et 5 planches. 1 vol.. . . . . **7 fr.**
> III. *Technique du Traitement des Tumeurs blanches*, avec 192 fig. 1 vol. **7 fr.**

CHAPUT. — **Les Fractures malléolaires du Cou-de-Pied et les Accidents du Travail** par le Dr Chaput, chirurgien de l'hôpital Lariboisière.
1 vol. petit in-8° de 160 pages avec 73 figures dans le texte . . . . **3 fr. 50**

DUCLAUX. — **Traité de Microbiologie**, par E. Duclaux.
> Tome I. *Microbiologie générale.* — Tome II. *Diastases, toxines et venins.* — Tome III. *Fermentation alcoolique.* — Tome IV. *Fermentations variées des diverses substances ternaires.*
> Chaque volume grand in-8°, avec figures. . . . . **15 fr.**

GAUTIER (A.). — **Cours de Chimie minérale et organique**, par Arm. Gautier, de l'Institut, professeur à la Faculté de Paris. 2 vol. gr. in-8°, avec fig.
> I. *Chimie minérale. Deuxième édition.* 1 vol. grand in-8°, avec 244 fig. dans le texte . . . . **16 fr.**
> II. *Chimie organique. Troisième édition*, avec la collaboration de Marcel Delépine, agrégé à l'École supérieure de Pharmacie de Paris. 1 vol. grand in-8°, avec figures. . . . . **18 fr.**

— **Leçons de Chimie biologique, normale et pathologique.** — *Deuxième édition*, publiée avec la collaboration de M. Arthus. 1 vol. in-8°, avec 110 figures. . . . . **18 fr.**

HENNEQUIN et LŒWY. — **Les Fractures des Os longs** (*leur traitement pratique*), par les Drs J. Hennequin, membre de la Société de chirurgie, et Robert Lœwy. 1 vol. grand in-8°, avec 215 fig. dont 25 planches représentant 222 radiographies originales. . . . . **16 fr.**

===== **DIVERS** =====

KENDIRDJY. — **L'Anesthésie chirurgicale par la Stovaïne**, par le Dr Léon Kendirdjy, ancien interne des hôpitaux. 1 vol. in-12 de 206 pages, broché. **3** fr.

KIRMISSON. — **Leçons cliniques sur les Maladies de l'appareil locomoteur** (*os, articulations, muscles*), par le Dr Kirmisson, professeur à la Faculté de Paris. 1 vol. in-8°, avec figures dans le texte. . . . . **10** fr.

— **Traité des Maladies chirurgicales d'origine congénitale**, par le Pr Kirmisson. 1 vol. in-8°, avec 311 figures et 2 planches en couleurs. . . . . **15** fr.

— **Les Difformités acquises de l'appareil locomoteur pendant l'enfance et l'adolescence**, par le Pr Kirmisson. 1 vol. in-8°, avec 430 figures **15** fr.

LANNELONGUE. — **Leçons de Clinique Chirurgicale**, par O. Lannelongue, professeur, membre de l'Institut et de l'Académie de médecine. 1 vol. grand in-8° de 594 pages, avec 40 figures et 2 planches . . . . **12** fr.

LAVERAN. — **Traité d'Hygiène militaire**, par le Dr Laveran. 1 vol. in-8°, avec 270 figures . . . . **16** fr.

LETULLE. — **La pratique des autopsies**, par M. Letulle, professeur agrégé à la Faculté de Paris. 1 vol. in-8° cavalier de 548 pages, avec 136 figures. Broché, **10** fr. — Cartonné. **12** fr.

MARFAN (A.-B.). — **Leçons cliniques sur la Diphtérie**, et quelques maladies des premières voies, par A.-B. Marfan, professeur agrégé à la Faculté de Paris. 1 vol. grand in-8° de iv-488 pages, avec 68 fig. dans le texte. **10** fr.

MEIGE (Henry) et FEINDEL (E.). — **Les Tics et leur Traitement**, par les Drs Meige et Feindel. 1 vol. in-8° de 640 pages. . . . . **16** fr.

MENARD. — **Étude sur la Coxalgie**, par le Dr V. Menard, chirurgien de l'hôpital maritime de Berck-sur-Mer. 1 vol. in-8° de ix-439 pages, avec 26 planches hors texte. . . . . **15** fr.

RECLUS. — **L'Anesthésie localisée par la Cocaïne**, par P. Reclus, professeur à la Faculté de Paris. 1 vol. petit in-8°, avec 59 figures. . . . . . **4** fr.

ROGER. — **Les Maladies infectieuses**, par G.-H. Roger, professeur à la Faculté de Paris, 2 vol. grand in-8°, avec 117 figures . . . . **28** fr.

RUDAUX (P.). — **Précis élémentaire d'Anatomie, de Physiologie et de Pathologie**, par P. Rudaux, ancien chef de clinique à la Faculté de médecine de Paris. Avec préface de M. Ribemont-Dessaignes. 1 vol. in-16 avec 462 figures, cartonné toile. . . . . **8** fr.

THIBIERGE — **Syphilis et Déontologie**, par Georges Thibierge, médecin de l'hôpital Broca. 1 vol. in-8°, broché. . . . . **5** fr.

TRIPIER. — **Traité d'Anatomie pathologique générale**, par R. Tripier, professeur à la Faculté de Lyon. 1 vol., avec 230 fig. en noir et en couleurs **25** fr.

WEISS. — **Leçons d'Ophtalmométrie** (*Cours de perfectionnement de l'Hôtel-Dieu*), par G. Weiss, professeur agrégé à la Faculté de Paris. Avec Préface de M. le P^r De Lapersonne. 1 vol. petit in-8°, avec 149 fig. . . . . **5** fr.